U0313061

# 现代名中医颈肩腰腿痛验治概述

SUMMARY OF TCM EXPERIENCE AND
TREATMENT OF NECK, SHOULDER,
BACK AND LEG PAIN

崔树平◎编著

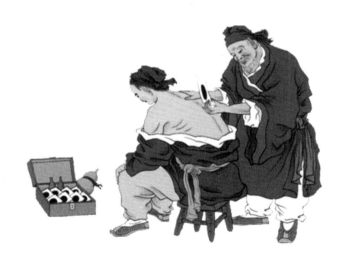

天津出版传媒集团

天津科学技术出版社

**图书在版编目（CIP）数据**

现代名中医颈肩腰腿痛验治概述 / 崔树平编著 . --
天津：天津科学技术出版社，2021.5

ISBN 978-7-5576-9320-6

Ⅰ.①现… Ⅱ.①崔… Ⅲ.①颈肩痛－中医诊断学－
经验②腰腿痛－中医诊断学－经验③颈肩痛－中医治疗法
－经验④腰腿痛－中医治疗法－经验 Ⅳ.① R274.915

中国版本图书馆 CIP 数据核字 (2021) 第 098049 号

现代名中医颈肩腰腿痛验治概述
XIANDAI MINGZHONGYI JINGJIAN YAOTUI TONG YANZHI GAISHU
责任编辑：胡艳杰

出　　版：天津出版传媒集团
　　　　　天津科学技术出版社
地　　址：天津市西康路 35 号
邮　　编：300051
电　　话：(022) 23332400
网　　址：www.tjkjcbs.com.cn
发　　行：新华书店经销
印　　刷：天宇万达印刷有限公司

开本　889×1194　1/16　印张　22.5　字数　586 000
2021 年 5 月第 1 版第 1 次印刷
定价：188.00 元

# 作 者 简 介

崔树平，男，汉族，生于 1958 年 2 月，祖籍河南南召。中共
党员，本科学历，中医骨伤专业主任医师，南阳崔树平骨伤医院院
长，2000 年中国接骨图的制作人。中西医结合治疗骨折的代表人物，
《中华中医药学会》常务理事，中华中医药学会骨伤专业委员会主
任委员，《中华骨科杂志》《中国骨伤》主编。荣获世界文化协会授
予的"爱因斯坦科学奖""中国接骨学最高成就奖""尚天裕教授的
高度评价""治疗骨伤疾病，造福广大人民"的赞誉。1995 年参编
由中国中医药出版社出版的《中华医道·骨伤专辑》，2000 年其研
制的"骨炎康"获国家发明专利，同年获"美国爱迪生发明中心金
质奖"。2015 年获"五一劳动奖"荣誉称号。2016 年在"第四届医
圣张仲景南阳国际论坛·国际中医微创针法高峰论坛"上交流《中
药外敷及锁定矫正手法治疗颈椎病》的论文。有 2019 年由天津科

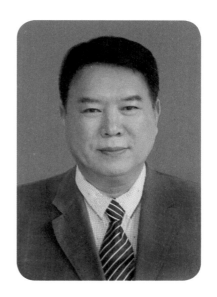

技出版社出版《崔树平正骨经验录》和《膝关节退变性疾病诊疗最新进展》两部专著。近年来
国内几次抗震救灾中（汶川 2008 年、玉树 2010 年、雅安 2013 年、九寨沟 2017 年）四次大地
震中与解放军救灾医疗队第一时间赶到灾区现场，为当地群众和藏族同胞进行救治，深受当地
政府及驻军好评。

崔树平主任医师，少年逐梦，矢志岐黄，秉承师教，博采众长，历经坎坷，成就辉煌。从
事中医骨伤 40 年，心系病人，服务社会，以一个医者的道德和责任，秉烛夜读，精研细琢，深
得先贤之妙，在骨伤领域取得了突出成绩。他"为医憔悴终不悔，梅花香自苦寒来"，胸怀骨伤
经论，巧用中医中药，妙手回春，撰文济世。40 多年来，他医泽天下，牢记责任，勇于担当，
执着追求，德耀杏林，为中医事业振兴和民生健康作出了贡献。

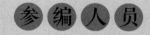

参 编 人 员

## 内 容 提 要

　　本书共分上、中、下及附录篇，从不同层面概述了十二位现代名中医治疗"筋伤"和"颈肩腰腿痛"方面的学术思想和经验，特别是治疗方法上的丰富经验。上篇以中医传承的历史回顾，介绍了《黄帝内经》两千多年的继承与发展。回顾了新中国成立后中医的光辉发展之路，以及改革开放后40年的振兴发展新征程。中篇重点介绍了十二位现代名中医的学术思想及验治案例；下篇为现代名中医验治概述；附录篇收集整理了关于促进中医药传承创新发展的相关法规、文件。

# 前　言

　　《现代名中医颈肩腰腿痛验治概述》一书收集传承了两位院士及十位国医大师现代名中医在临床治疗筋伤（软伤）方面的经验以及学术思想。

　　肩颈以及腰腿痛是普通人群中严重的公共卫生问题，中年人群风险尤为显著，研究团队呼吁人们应增强对肩颈、腰腿痛的预防意识，以减轻未来的健康及精神负担。

　　医学界最新发表的一项研究对全球人口的肩颈痛负担进行了分析，认为全球范围内的肩颈疼痛的人数，从 1990 年的 1.643 亿增加到了 2017 年的 2.887 亿。全球疾病负担研究将"肩颈疼痛"定义为：持续至少 24 小时的颈椎区域疼痛。根据研究中 2017 年数据分析，男性与女性相比女性肩颈患病率和发病率更高，且患病率随年龄增长，到 70 岁以后开始下降。在男性与女性中，患病人数分别在 45 ～ 49 岁和 50 ～ 54 岁年龄组达到峰值。中国患肩颈痛的人数，每 10 万人患病数近 5000；年度发病率也在全球前三达 1037.7 万 /10 万人。从全球整体数据来看，社会经济发展水平较高的国家和地区，肩颈痛的负担也更高，已成为普通人群中的严重公共卫生问题。2019 年在博鳌亚洲论坛全球健康论坛大会上，根据世卫组织"实现全民健康——传统医学"分论坛上最新发布的《2019 年传统医学和补充医学全球报告》，截至 2018 年，传统医学和补充医学在 170 个世卫组织会员中得到应用，范围已遍布全球。

　　报告表明，截至 2018 年，在参与调查的世卫组织会员国中，109 个会员国制定了关于传统医学和补充医学的法律法规，107 个会员国为传统医学设立了国家级办公室；传统医学和补充医学的研究机构数量也在迅速增加，75 个会员国设立了国家级研究机构；此外，124 个会员国制定了关于草药的法律法规，125 个会员国有草药注册系统，78 个会员国有对传统医学和补充医学服务提供者的监管，45 个会员国将传统医学和补充医学纳入医疗保险体系。泰国庄甲胜皇家大学校长苏·玛丽说，泰国大多数西医医院接受使用针灸，中医不仅在泰国有很好的前景，对全人类的健康都有很大好处。

　　因此，本书对中国传统医学中对这些疾病的认识及治疗经验都有独特之处，近百年来，现代中医名师对其从疾病的认识到对其治疗及学术观点都各具特色，并收到了很好的治疗效果。

　　本书旨在展示一代名中医医学家和国医大师宝贵的医疗经验，力求如实反映他们的学术思想及临床经验。详尽概述一代名师成长及学术思想形成的足迹，多角度反映出作为我国著名中医大师的成长历程。

　　由于我们才学疏浅在整理出版此书时难免有错误、遗漏，敬请同道及师长斧正。

编者

2020 年 6 月

# 目　录

## 附录篇:

# 上篇：

## 历史的回顾，走振兴发展之路

中医传承的历史回顾

70 年的光辉发展之路

守正创新　不忘初心

展望未来　走振兴发展的新征程

# 中医传承的历史回顾

中华民族上下五千年的历史给世界创造了辉煌的成就，活字印刷术（北宋毕昇）、指南针（北宋）、火药（唐代）及造纸术（东汉蔡伦）为世界的文明发展做出了重大贡献，而传统中医早在两千多年前就形成了理论体系。科学的发展史告诉我们，任何理论的产生、形成，都离不开特定的社会、文化、科技发展的历史背景。《黄帝内经》（以下简称《内经》）是我国现存医学文献中最早的一部经典著作，它集中地反映了我国古代的医学成就，树立了中医学的理论体系，奠定了中医学的发展基础。

《内经》总结了秦汉以前的医疗经验，汲取和融会了古代哲学及自然科学的成就，从宏观角度论述了天、地、人之间的相互联系，讨论和分析了医学科学最基本的课题——生命规律；并创建了相应的理论体系和防治疾病的原则和技术。两千余年来，历代医家正是在《内经》所提供的理论原理、应用技术及其所采用的方法论的基础上，通过不断的探索、实践和创新，使中医学术得到持续的发展，为中华民族的生存、繁衍以及人民的身体健康做出了不可泯灭的贡献。这也是《内经》之所以被历代奉为"医家之宗"的重要缘由，及至今日，《内经》对中医学术的研究发展及临床实践仍然具有重要的指导价值，因此，越来越受到中外学术界的重视。

## 一、《内经》理论体系的形成

### （一）形成条件

科学史告诉我们，任何理论的产生、学科的形成，都离不开特定的社会，如文化、科技发展的历史背景，《内经》理论体系的形成，同样与当时社会的变革、哲学思想的渗透、自然科学技术的影响不可分割，作为医学论文的汇编，《内经》的形成与当时医疗实践经验的积累，关系更为密切。

### 1. 社会的变革，巫术的衰落

春秋战国时代是封建社会取代奴隶社会的变革时期，生产关系的变革，大大地促进了社会生产力的发展以及经济的繁荣，而经济的发展必然带来科学文化的发展。秦始皇统一中国，建立了中央集权政府后，推行书同文、车同轨，统一货币、法律、度量衡制度。在思想上，在战国时代就已经形成了"诸子蜂起，百家争鸣"的局面，人们借助朴素的世界观解释自然界诸多现象。自然科学的发展，是人们和自然界斗争的记录，它表明了人们对于自然的认识和控制在逐步地深化和提高，自然科学有利于人们破除封建迷信思想，抵御巫术等有神论思想的侵袭。

巫术作为人类早期文化生活中的普遍现象，它渗透到社会生活的各个方面，可以认为巫术是先民们应对自然时所产生的行为反应，也是科学不发达的标志。战国以后，唯物主义思想的逐步发展以及自然科学的日益发达，巫术逐渐衰落。医学的事实教育人们，人患病之后，求助于巫术、占星问卜、乞望上帝、神灵解除疾病的痛苦，是不能解决问题的，这样，医学的发展成为时代的需要。《内经》的作者们冲破了封建迷信及神权思想的笼罩，旗帜鲜明地提出"拘于鬼神者，不可与言至德"的观点。《内经》的问世，是医巫分道扬镳的标志。

2. 医疗实践经验的积累

医学史研究证明，有人类就有生活，有生活就有医疗实践。劳动人民在长期与疾病做斗争的过程中积累了大量的实践经验。《诗经》中载有许多古代疾病的病名和证候，以及防病保健方面的知识。《山海经》中收载了 100 余种药物及 30 多种疾病。1973 年，长沙马王堆出土了大批西汉医药帛书，如《足臂十一脉灸经》《阴阳十一脉灸经》《五十二病方》等，收载了涉及内、外、妇、儿、五官各科疾病的防治经验及有关经络等内容，足见《内经》成书前，医家们已经积累了丰富的实践经验。

另外，战国时代，战争连年不断，战争必然要死人，这为解剖学的产生提供了一定的条件，人们有机会探索了解人体的形态结构。如《内经》中记载有"若夫八尺之士，皮肉在此，外可度量切循而得之，其死可解剖而视之。其藏之坚脆，腑之大小，谷之多少，脉之长短，血之清浊……皆有大数"。《内经》时代不仅对人体外部有了细致的观察度量，而且在相当进步的人体解剖技术基础上，对人体内部器官也有了很多研究。对于脏腑的坚脆、大小、长短的观察测量，大大开阔了人们的眼界，丰富了医疗经验，为进一步把握人体生理病理的活动规律创造了条件。

再者，《内经》成书以前，已经有许多医学文献问世，这些医学典籍为《内经》的产生奠定了理论基础。因为任何自然科学的发展都是连续性的，不可能从一无所有，突然产生一部巨著，这可以从《内经》所引用的文献中可以得到佐证。据统计，《内经》引用的医学文献有 20 余种，如《上经》《下经》《大要》《本病》《奇恒》《揆度》等，可惜的是，这些珍贵的资料皆已散佚，无可稽考。

## 二、《内经》理论体系的主要内容

《内经》包括《素问》《灵枢》两部分，共 162 篇，其内容十分丰富，除了医学知识外，还涉及天文、历法、气象、地理、心理、生物等许多学科的内容。就医学知识而言，其可分为基本理论和医疗技术两大类。历代医家曾经采用分类的方法对《内经》加以注释研究，就其理论知识部分，借鉴古今学者的研究成果，大致可以分为养生、阴阳五行、藏象、经络、气血精神、病因病机、病证、诊法、论治、运气等十类。

（一）养生

养生，即保养生命的意思，又称摄生、卫生。《内经》以"渴而穿井，斗而铸锥"为比喻，说明"病已成而后药之""不亦晚乎"的道理，突出"不治已病治未病"的预防思想。

《内经》认为，养生的目的是为了维护人与自然的和谐、形与神的和谐、脏腑气血阴阳的和谐，借以维护健康，达到延年益寿之目的。养生的内容十分丰富，主要有：顺应自然，效法自然界四时阴阳消长变化来调摄；情志方面要"恬淡虚无""精神内守"；饮食方面要"食饮有节""谨和五味"；劳作方面要"形劳而不倦"，避免"醉以入房，以欲竭其精，以耗散其真"；还应积极参加导引按跷等健身活动。这些养生方法归纳起来可分为养形和养神两大类，其基本原则是形宜动，神应静，动静得宜，则"形与神俱，而尽终其天年"。《内经》的养生学说对我们研究预防医学、康复医学有重要价值。

（二）阴阳五行

阴阳学说和五行学说滥筋于中国古代哲学，它们既是构建《内经》理论的一种方法，其被引进中医学领域后，赋予了医学的含义，故又同时成为《内经》理论体系的内容之一，贯穿于各个方面。

《灵枢·阴阳系日月》云："阴阳者，有名而无形。"阴阳是古人在大观案、分析自然现象的基础上，被抽象出来的泛指一切相互关联着的事物或现象，及某些事物或现象所存在着的相对属性，它是对客观世界实际存在的许多特殊矛盾现象的概括。《素问·明阳高合论》说："阴阳者，数之可十，推之可百，数之可千，推之可万，万之大不可胜数，然其要一也。"世界上变化万千的事物和现象无一不是阴阳矛盾的体现。《素问·阴阳应象大论》中说："阴阳者，天地之道也，万物之纲纪，变化之父母，生杀之本始，神明之府也。"《内经》断定万事万物都具有阴阳矛盾，都受阴阳之理的制约，阴阳对立双方的交感、互用、消长、转化是世界万物发生、发展、变化、消亡的总根源，阴阳是宇宙运动的基本规律。

《内经》应用阴阳的理论阐释人体的组织结构，"人生有形，不离阴阳"，人的形体及脏腑组织无不存在既对立又互根的阴阳关系。人的正常生命活动离不开阴阳的相互制约和相互促进，"阳化气，阴成形"则是体内物质代谢的主要形式，"阴平阳秘"是健康的象征，阴阳失调，则是疾病发生、发展和变化的基本机制。"察色按脉，先别阴阳"，提示阴阳是诊察分析疾病的纲领。"谨察阴阳所在而调之，以平为期"，则强调治疗的根本目的是协调阴阳，以恢复阴阳的和谐。

五行学说利用木、火、土、金、水五种元素及它们之间存在的生克制化关系，说明客观世界内部错综复杂的联系。《内经》的作者认为，自然界万事万物并不是杂乱无章的，可以从它们的形质特点分为五大类。这五大类事物的运动遵循着一定的规律。如张介宾所说："造化之机，不可无生，亦不可无制。无生则发育无由，无制则亢而为害，必须生中有制，制中有生，才能运行不息，相反相成"。"存在于客观世界事物内部的生克制化关系，正是推动万物生生不息，周而复始的重要动因"。《内经》作者利用五行学说为我们勾画了世界万物五行生化图式，与此同时，又以五行归类五脏、五腑、五体、五官、五志、五液等，建立了以五腑为中心的五个生理系统，这五个生理系统之间的生克制化关系，维系人体的生命活动。《内经》认为自然界的五行系统与人体五行系统息息相关，相互沟通和感应，形成统一的整体。

阴阳学说与五行学说各有特点，都有一定的局限性，因此，《内经》中常结合在一起阐释有关医学问题。五脏六腑各有阴阳属性，也各有五行之性。如《灵枢·官能》说："言阴与阳，合于五行，五藏六府，亦有所藏，四时八风，尽有阴阳。"《内经》作者将阴阳五行理论成功地引入《内经》，成为中医学理论体系的重要组成部分。

（三）藏象

《内经》对人体生理活动的认识以藏象学说为核心内容。简单地说，藏象学说是专门研究"象"与"藏"相互关系的理论。人体的结构和机能是极其复杂的，人体的生命现象体现在完整的、活生生的机体上。虽然结构和功能有密切的关系，但《内经》藏象学说并不着重于形体结构的细微剖析，它所揭示的人体正常的生理活动规律，是立足于生命活体所表现的各种征象来概括和阐释机体内部活动的实际情况；从人与自然的相互关系中把握生命活动的规律。

藏象学说以五脏为主体，将六腑、五体、五官、九窍、四肢百骸等全身组织器官分成五大系统，它们相互之间并不是孤立的，通过经脉的络属沟通，气血的流贯，相互联系，形成统一的整体。藏象学说一方面研究脏腑、经络、形体官窍、气血津液各自的生理功能，另一方面从总体上揭示它们之间的复杂联系及其活动规律，还注意自然界气候、气象、地理等环境因素对机体生理活动的影响，体现了"藏气法时""四时五藏阴阳"的整体思想。

藏象学说在《内经》中占有重要的地位，成为《内经》理论体系的核心，也是临床辨证论治的重要理论基础。

（四）气血精神

《灵枢·本藏》说："人之血气精神者，所以奉生而周于性命者也。"气血精神乃是生命之根本。

《素问·调经论》强调："人之所有者，血与气耳。"血与气是维持人体生命活动最基本的物质。气的概念肇端于古代哲学，其被引入中医学领域后，赋予医学的含义，"人之有身，全赖此气"。人身之气来源于肾中精气、脾胃所化生的水谷之气以及由肺吸入之清气相合成。人体的生、长、壮、老、衰，无不赖气以生存。气化是气的特殊运动方式，是《内经》对体内复杂的物质代谢过程的朴素认识。血由中焦脾胃受纳运化饮食水谷，吸取其中的精微物质，变化而成。血在脉中循行，内至五脏六腑，外达皮肉筋骨，起着濡养和滋润作用，保证了生命活动的正常进行。

血属阴，气属阳。气血之间互根互用，气血阴阳之间的协调平衡，是健康的标志。反之，"血气不和，百病乃变化而生"（《素问·调经论》）。因此，"疏其血气，令其调达，而致一和平"（《素问·至真要大论》），是治病的重要法则。

精，是由禀受于父母的生命物质与后天水谷精微相融合而成的精华物质。《素问·金匮真言论》中说："夫精者，身之本也。"《灵枢·经脉》中说："人始生，先成精。"精是生命的本源，是维持人体生命活动的基本物质。

神，是指七情（喜、怒、忧、思、悲、恐、惊）、五神（神、魂、魄、意、志）等精神活动。广义的神，指人体生命活动的总括。神的活动以脏气血为基础，又是脏腑气血生理活动的反映。"血气者，人之神。"（《素问·八正神明论》）五神分属五脏所藏，故又称"五神脏"。"人有五藏化五气，以生喜怒悲忧恐。"（《素问·阴阳应象大论》）神的盛衰直接反映生命机能的盛衰，"得神者昌，失神者亡"。因此，《内经》防治疾病以"养神""治神"为首务。

精属阴，神属阳。对于人体而言，精为本，神为用。《素问·生气通天论》中说："阴平阳秘，精神乃治。""积精"可以"全神"。在病理情况下，精亏则神疲，精亡则神散。

（五）经络

经络，是人体通行气血、沟通表里上下、联络脏腑组织器官的一个系统。经络系统，包括经脉、络脉、经别、经筋、皮部等。经络学说，是研究人体经络系统的生理功能、病理变化及其与脏腑、气血津液相互关系的学说。经络系统原属藏象学说内容，因其具有相对独立性，故另列叙述。

经络系统由四大部分组成，即经脉、络脉、内属脏腑部分、外连体表部分。经脉部分又分为十二正经、奇经八脉、十二经别；络脉有别络、浮络、孙络之分。十二经脉各与其本身脏腑有直接络属关系，从而沟通了脏腑之间以及脏腑与经络之间的复杂联系；经络与体表组织之间的联系，主要有十二经筋和十二皮部。另外，《内经》还记载了俞穴的分布，及其在治疗中的应用。

经络学说的问世，不仅为针刺技术的推行奠定了理论基础，而且在整个《内经》理论体系中占有极为重要的地位，对中医理论及临床医学的发展具有重要学术价值。《灵枢·经脉》中说："经脉者，所以能决死生，处百病，调虚实，不可不通。"《灵枢·经别》中说："夫十二经脉者，人之所以生，病之所以成，人之所以治，病之所以起，学之所始，工之所止也。"

（六）病因病机

病因病机学说，是阐释疾病的起因及其发生、发展和转归的规律的学说。《内经》认识到外在自然气候的反常变化和内在情志的刺激，是导致疾病发生的两大重要致病因素，前者称为"六淫"，后者称为"七情"，并根据这些病因的来源不同，将其分为阴阳两大类。风雨寒暑，邪从外入，故属阳；饮食起居失节、情志变动，病由内生，故属阴。《内经》关于病因的阴阳分类，是我国最早的病因分类法，是后世"三因论"分类法的基础。

六淫是风、寒、暑、湿、燥、火六种外感病邪的总称。六淫致病各有其特点，其共同的特点是有季节性，如春季多风，夏季多暑，长夏多湿，秋季多燥，冬季多寒；与地势高低也有关系，如《素问·五常政大论》中说："地有高下，气有温凉，高者气寒，下者气热。"

七情分为喜、怒、忧、思、悲、恐、惊七类，在一般情况下属于生理活动的范围，并不足以致病。但若长期的精神刺激突然受到剧烈的精神创伤，超出了生理活动所能调节的范围，导致人体阴阳气血、脏腑经络的功能失调。

致病因素作用于人体后能否使人发病，发什么病，还与人体内的正气强弱、体质特点、精神状态有着重要关系。《内经》提出了"正气存内，邪不可干""邪之所凑，其气必虚，阴虚者阳必凑之"的重要发病观。强调正气在发病中的重要作用，"两虚相得，乃客其形"，正气不足是发病的先导。《内经》还以斧斤伐木为喻，说明了体质与发病的关系。

在病机理论方面，《内经》以邪正盛衰、阴阳失调、升降失调阐释了病变的基本机理，提出了著名的"邪气盛则实，精气夺则虚"，以及"百病生于气"的学术论断。在《素问·至真要大论》中提出了"病机十九条"作为审察分析病机的示范。至于疾病的传变与转归，《内经》除指出某些"卒发"疾病无明显传变规律外，着重提出了表里相传、循经传变、脏腑相移和循生克次第传变等多种方式，均示人以规矩。

（七）病证

病，指疾病；证，即证候。《内经》中病与证的含义未严格分开。病证是对在一定条件下致病因素作用于机体，引起人体脏腑气血功能失调的病理过程。

《内经》中有关病证的记载，内容十分丰富，据粗略统计，所载病证名称达300余个，其中予以专题讨论的有咳嗽、痿病、痹病、风病、热病、疟疾、厥病、消渴、肿胀、癫狂、痈疽、积聚、诸痛等，涉及内、外、妇、儿、五官等多门临床学科。《内经》将一切疾病概括为外感和内伤两大类，外感病是指感受外邪而产生的一类疾病，内伤病指情志、饮食、劳逸失度或正气虚衰等导致脏腑功能失调的一类疾病。具体来说，又可分为六淫病证、脏腑病证、形体病证、官窍病证等。其对病证命名的方式大致有以下四种：一是根据病因命名，如伤寒病、暑病等；二是依据主要症状命名，如热病、咳病等；三是从病机命名，如痹病、厥病等；四是以病位命名，如头痛、胁痛、腰背痛等。这些内容有许多被后世医家所承袭，并沿用至今。

《内经》中有许多以病证立篇名的专论，如《咳论》《痹论》《痿论》《厥论》《风论》《举痛论》等，这些专论就该病证的病因病机、证候分类、疾病转归、治疗原则、护理保健等做了系统的阐述。其中关于证候的分类，采用了脏腑分证、经络分证、病因分证等方法，这些乃是后世脏腑辨证、经络辨证、病因辨证的雏形。《内经》关于病证的理论，反映了《内经》时代的临床水平，也为后世临床学科的发展开拓了先河。

（八）诊法

诊法，即诊断疾病的方法。《内经》诊法的内容包括望、闻、问、切四诊，其中对望色和切脉的论述尤为详细，有很大的实用价值。

望诊方面，通过观察面部色泽变化的善恶，可以推断五脏疾病及其预后；通过望形体姿态，可以测知体质的强弱和疾病的轻重。《素问·脉要精微论》指出："精明五色者，气之华也。"凡色泽明润含蓄，是脏腑精气充足的表现；色泽枯槁晦暗，是脏腑精气衰弱的征象。《灵枢·通天》介绍了阴阳五态人的形体特征，进而反映了各种体质的特点。切诊方面，着重对脉诊做了较为详细的阐述。诊脉的方法有遍诊脉法、三部九候诊法、人迎寸口脉诊法以及寸口脉诊法等。《内经》还发明用健康人的呼吸来测定病人脉搏迟速的诊断方法，所谓"常以不病调病人"。对寸口脉诊的原理，20余种脉象的主病，"真藏脉"的脉象特征和预后，以及诊脉的注意点等做了较系统的阐述。

《内经》强调诊家疾病必须"四诊合参"。《灵枢·邪气藏府病形》中说："见其色，知其病，命曰明；按其脉，知其病，命曰神；问其病，知其处，命曰工……故知一则为工，知二则为神，知三则神且明矣。"《素问·阴阳应象大论》指出："善诊者，察色按脉，先别阴阳。审清浊而知部分，视喘息、听音声而知所苦，观权衡规矩而知病所主，按尺寸、观浮沉滑涩而知病所生。以治无过，以诊则不失矣。"两段文字都强调望、闻、问、切四诊综合应用，才能做出正确的诊断，所谓"能合色脉，可以万全"。

（九）论治

《内经》论治，包括治疗原则和治疗方法。论治疾病是以正确的诊断为前提和依据的，而治疗原则的实施又要通过一定的治疗手段和方法作用于人体，从而发挥治疗效应。《内经》所记载的治疗方法甚多，如砭石、针刺、灸焫、药物、熏洗、药熨、敷贴、按摩、导引、饮食和精神疗法等。对针刺疗法的阐述尤为详尽，从针具、针刺取效的原理、针刺的手法、针刺的治疗范围、治疗的禁忌以及据病选穴等，均有记载。而关于药物的方剂，全书只有十三方。可见《内经》时代，详于针刺，略于方药。

《内经》的价值在于它提出了一整套治疗理论。例如，倡导"上工治未病"，强调"善治者，治皮毛"的早期治疗观点；治疗的根本目的是"谨察阴阳所在而调之，以平为期""疏其血气，令其调达，而致和平"；从整体观念出发，采用"上病下取，下病上取""从阴引阳，从阳引阴"的治则；祛邪必须因势利导；"其高者，因而越之；其下者，引而竭之"；提出"治病必求其本"的观点，在分清标本缓急的基础上，要"间者并行，甚者执行"；在治疗过程中要根据季节气候、地区以及人的体质等因素，制订适宜的治疗方案，所谓"圣人治病，必知天地阴阳，四时经纪"，强调因时、因地、因人制宜，等等。至于具体治法，大致可分为正治法和反治法两大类，正治法如"寒者热之，热者寒之"等；反治法如"寒因寒用，热因热用"等。上述治则与治法仍然是今天临床实践应该遵循的准则。

（十）运气

运气，即五运六气。运气学说是以人与天地相应观为指导，以阴阳五行为理论框架，以天干、地支为演绎工具，专门研究自然界天象、气象的变化规律以及天象、气象变化与人类疾病发生和流行的关系的一种学说。

运气学说运用干支纪年的推算法，以"甲子"六十年为一周。又将十天干联系五运，十二地支联系六气，由于五运和六气两大系统的运动，形成了六十种气象变化的类型，气象变化直接影响了自然界的生长化收藏以及人体的健康和疾病的流行。运气学说正是根据人"与天地同纪"的道理，将气候、物候、病候置于同一规律进行分析研究，一年一个小周期，六十年一个大周期。既然每年的气候和疾病流行的情况都可以运用运气学说来加以推测，那么在预防疾病和临床诊断治疗方面，也可以以此为重要参考，所谓"必先岁气，无伐天和"。

运气学说作为古代的医学气象学，是《内经》理论体系的组成部分，它对今天研究医学与气象学的关系有一定的借鉴价值。

## 三、《内经》理论体系的学术特点

《内经》理论体系的建构方法决定了其学术特点，归纳起来有三：天人合一，五脏一体整体地把握生命规律；人生有形，不离阴阳——辩证地对待生命活动；候之所始，道之所生——从功能概括生命本质。

（一）天人合一，五脏一体——整体地把握生命规律

《内经》在探究人体生命活动规律过程中，并不是把人体分割成各个部分孤立地加以分析研究，而是从人体内部之间的相互联系和人体与自然界相互联系中加以认识的，认为人是一个有机整体（五脏一体）、人与自然是一个统一的整体（天人合一）。

1. 天人合一　天，指自然；天人合一意思泛指人与自然是一个统一的整体。《素问·至真要大论》中说："天地之大纪，人神之通应也。"所谓"人神"，是指人的生命活动现象，人体的生理活动规律与自然界变化的"大纪"是基本一致的。故《素问·举痛论》中说："善言天者，必有验于人。"

人类是宇宙万物之一，与天地万物有共同的生成本源。《素问·宝命全形论》中说："天地合气，命之曰人""人以天地之气生，四时之法成"。人产生于自然界，赖自然条件而生存，人的生命活动必然受到自然环境的制约和影响，"天气变于上，人物应于下"（王充《论衡》）；另一方面，"上下之位，气交之中，人之居也"（《素问·六微旨大论》）。人处在天地气交之中，人的生命现象也可以说是属于自然现象的一部分，因此，自然变化的某些法则与人体生理活动的原理是一致的。这是《内经》"天人合一"观的立论基础。《灵枢·岁露论》说："人与天地相参也，与日月相应也。"

《内经》藏象学说以五行原理为基本框架，将自然界的五方、五时、五气、五化等，与人体五大功能系统密切联系，勾画了一个外内相应的整体模式。以肝为例，肝属木，主春季，应东方，通于风气，与生气相应，余脏类推。《素问·经脉别论》提出了"四时五藏阴阳"的观点。旨在说明人体五脏功能系统与自然界的四时阴阳消长变化是相收受通应，密切联系着的。《素问·六节藏象论》也有心"为阳中之太阳，通于夏气"，肺"为阳中之少阴（原作太阴），通于秋气"，肾"为阴中之太阴（原作少阴），通于冬气"，肝"为阴（原作阳）中之少阳，通于春气"，脾"为至阴之类，通于土气（长夏）"的论述。隆盛之阳为太阳，初生之用为少阳，隆盛之阳为太阴，初生之阴为少阴，它既是五脏的阴阳属性，也是五时之气的盛衰消长，两者相互通应。

人与自然的统一性表现在自然对人的制约性、人对自然的依存性上，人类在长期的生存斗争中形成了对自然环境的调节适应能力。如《灵枢·五癃津液别》指出："天暑衣厚则腠理开，故汗出……天寒则腠理闭，气湿不行，水下留于膀胱，则为溺与气。"人体天暑多汗少尿，天寒少汗多尿的自动调节功能，就是人与自然求得统一的生理活动表现。《灵枢·刺节真邪》也有类似的记载："阴阳者，寒暑也，热则滋雨而在上，根荄少汁，人气在外，皮肤缓，腠理开，血气减，汗大泄，皮淖泽。寒则地冻，水冰，人气在中，皮肤致，腠理闭，汗不出，血气强，肉坚涩。"把自然现象和人的生命现象完全融为一体。

2. 五脏一体　《内经》认为，人是一个有机整体，构成人体的各个组织器官，在结构上相互沟通，在功能上相互联系、相互协调、相互为用，在病理上相互影响。具体体现在五脏一体、形神合一等方面。

《内经》藏象理论是以五脏为中心组成五个功能系统，通过经络，将六腑、五体、五官、九窍、四肢百骸等全身组织器官联系成一个整体。例如：

心系统：心→小肠→血脉→舌→面

肝系统：肝→胆→筋→目→爪

脾系统：脾→胃→肉→口→唇

肺系统：肺→大肠→皮→鼻→毛

肾系统：肾→膀胱→骨→耳→发

人体的脏腑组织器官虽各有不同的功能，但都是以心为主导，各脏腑密切协调的有机整体。《灵枢·邪客》说："心者，五藏六府之大主也。"《灵枢·五癃津液别》的描述更形象："五藏六府，心为之主，耳为之听，目为之候，肺为之相，肝为之将，脾为之卫，肾为之主外。"五脏六腑之间"不得相失""故主明则下安""主不明则十二官危"。此"主"指心。

形体和精神是生命的两大要素，二者相互依存、相互制约，是一个统一的整体。《灵枢·天年》中说："何者为神？岐伯曰：血气已和，荣卫已通；五藏已成，神气舍心，魂魄毕具，乃成为人。"经文提示，人是形神相谐的统一体，神不能脱离形体单独存在，有形才能有神；神是形的生命体现，形没有神的依附就徒存躯壳而已。形神和谐是健康的象征，形神失调是疾病的标志。形神合一的观点是中医学的生命观，也是心身统一论的理论基础。

《内经》正是从整体认识人体的基本观念出发，要求医生在诊治疾病中不仅眼于病变局部的情况，而且重视整体对局部的影响；不仅注意人体本身的变化，尤其要联系自然社会环境因素对人体的影响。在诊断疾病时要审察内外，无失气宜；治疗中立法用方因时因地制宜，"必先岁气，无伐天和"，否则"治不法天之纪，不用地之理，则灾客至矣"；养生中必须"法于阴阳，和于术数""顺四时而适寒暑，和喜怒而安居处，节阴阳而调刚柔。如是，则辟邪不至，长生久视"。

（二）人生有形，不离阴阳——辩证地对待生命活动

脱胎于中国古代哲学的《内经》理论体系，十分注意用辩证的目光对待生命活动。《内经》不仅认为一切事物都有着共同的物质根源，而且还认为一切事物都不是一成不变的，各个事物不是孤立的，它们之间是相互联系、相互制约的，生命、健康和疾病是普遍联系和永恒运动变化的。

《内经》借助古代阴阳学说的观点阐释人体生命活动中存在的对立、统一规律。从形体结构而言，《素问·金匮真言论》中说："夫言人之阴阳，则外为阳，内为阴。言人身之阴阳，则背为阳，腹为阴。言人身藏府中阴阳，则藏者为阴，府者为阳……"人体的结构再复杂，均可以阴阳来划分，阴阳中又可分为阴中之阳和阳中之阴等。人的生命活动过程，就是人体阴阳对立双方在矛盾运动中此消彼长、此盛彼衰，不断维持动态平衡的过程。例如，生理活动中物质与功能的转化，就是一对由平衡到不平衡，在矛盾运动中不断求得新的平衡的阴阳对立统一的过程。"阳化气，阴成形"，从有形物质转化为无形物质，是"化气"的过程，是"阳"作用的结果；从无形物质转化为有形物质，是"阴"作用的结果。阴阳之间化气、成形，生生化化，从而维持正常的生理过程。"阴平阳秘，精神乃治"，是对正常生理活动的概括，一旦阴阳失和，即是病态。"阴胜则阳病，阳胜则阴病。阳胜则热，阴胜则寒。重寒则热，重热则寒""重阳必阴，重阴必阳""阴阳离决，精气乃绝"。《内经》理论体系就是运用阴阳

对立统一的观点来分析、解释人体的生理、病理现象。疾病的发生发展既然是阴阳失调所致，因而协调阴阳，就成为治病的基本准则。诚如《素问·至真要大论》中所说："谨察阴阳所在而调之，以平为期。"恢复阴阳的动态平衡是治疗的最终目的，于是养生的基本要求是"逆从阴阳"，此"逆从"是偏义复词，义偏于"从"，即顺从阴阳，维护阴阳之间的和谐。

在对待局部与整体、人体与自然关系的认识方面，也充满辩证法。《内经》以整体"人"的状态为出发点，把人体各个部分联系起来，把人的生理病理同自然社会联系起来，从运动变化过程中研究人体和医学问题（详参前文）。

运动是物质的属性。《内经》认为，人体生命过程的生、长、壮、老、已各个阶段是永恒运动着的，用运动变化的观点对待人与自然、疾病与治疗等问题。例如，在自然界，"天气下降，气流于地；地气上升，气腾于天。故高下相召，升降相因，而变作矣"。在人体，清阳出上窍，独阴出下窍；清阳发腠理，浊阴走五藏；清阳实四支，浊阴归六府"；在疾病，"伤寒一日，巨阳受之……六日厥阴受之"；在治疗，同病异治，异病同治，等等。因此，《素问·六微皆大论》中说："成败倚伏生乎动，动而不已，则变作矣。"

（三）候之所始，道之所生——从功能概括生命本质

"候"，是表现于外的各种现象、征象；"道"，是法则和规律的意思。《素问·五运行大论》谓："夫候之所始，道之所生。"说明根据事物的外在表现，可以总结出事物变化的法则和规律。《内经》关于生命本质及其规律的认识，主要是通过对自然现象和人体生理、病理现象的观察、总结、概括而来。"道"源于"候"。《素问·五运行大论》中说："夫变化之用，天垂象，地成形，七曜纬虚，五行丽地。地者，所以载生成之形类也；虚者，所以列应天之精气也；形精之动，犹根本与枝叶也。仰观其象，虽远可知也"。此言，天道玄远，神妙莫测，但可以通过气象、物候的观察，总结大自然变化的规律。同样的道理，人体的脏腑藏匿于体内，医生无法了解其生理活动情况，但可以通过观察活体表现在外的生理病理现象，来把握生命的本质及其活动规律。《内经》理论体系的形成，就是先人们在长期与疾病做斗争的生活与医疗实践中，仰观天象，俯察地理，远取诸物，近取诸身的结果。研究表明，《内经》藏象学说的形成，古代医学家除了通过尸体解剖获得对人体的初浅了解以外，更重要的是对活着的人体进行动态的观察，通过分析人体对不同环境条件和外界刺激的不同反应，来认识人体的生理活动规律。即从"象"把握"藏"。《素问·阴阳应象大论》中所说的"以表知里"以及《灵枢·外揣》中的"司外揣内"，表达的都是同一意义。

## 四、《内经》的学术价值

《内经》诞生于两千年前，它的问世，不仅奠定了中医学的理论体系，而且数千年来一直是指导中医临床实践和推动中医学术发展的准绳。历史已经推演到21世纪，现代医学的飞跃发展，推动了医学科学的不断进步。当前我们重新审视这部古老的经典，它的学术价值又在哪里呢？

（一）奠定了中医学独特的理论体系

在世界医学史上，曾经有过多种传统医学，如希腊、罗马、印度、埃及。但是经过漫长的历史，除中国的传统医学得到了延续外，几乎全部沦为民间医学，或者出现了断层现象。而中国的传统医学，虽然经历磨难，却一枝独秀，不仅得以延续，而且日益受到世界人民的青睐。这在世界医学史上是令

人深思的。其中原因除了中医学具有独特的疗效外，就是因为它拥有一整套独特的、较为完整的理论体系，而《内经》是中医理论体系的奠基之作。

《内经》问世以前的医学，尚处于较为零星的不成系统的医疗经验积累的阶段，尚无理论可言。至春秋战国时代，出现了"诸子蜂起，百家争鸣"，朴素的唯物主义哲学发展到战国时代，出现了道家、儒家、墨家、法家、阴阳家、名家、兵家等学派，这是我国古代历史上学术思想最为活跃的时期，为医学理论的形成奠定了思想基础。

《内经》作者自觉地吸收了当时比较先进的哲学思想，作为理论的支柱，并与医疗经验进行有机的结合，使之升华，形成了藏象学说、病因病机学说、诊法学说及疾病防治学说，为中医学奠定了较为完整的理论体系，为中医学的发展提供了理论依据和指导方法。这也是中医学术发展历千年而不衰，而且在世界传统医学中独树一帜的根本原因。

埃及人曾经创造过令人叹为观止的医学成就，但自从公元前332年埃及被马其顿王亚历山大大帝征服以后，它的文化和传统医学便开始希腊化。此后又随着罗马的阿拉伯人的入侵，埃及文化先后融化到基督教文化及汇入伊斯兰文化圈内，只留下金字塔、木乃伊供人凭吊。

印度传统医学曾经也有丰富的内容，约于公元前1500年，受到雅利安人入侵后，也遭到了毁灭。

古希腊——罗马的医学曾经随它的国家的繁荣而盛极一时，后来由于内部原因导致外敌入侵，文化先后中断，而它的传统医学在近代西医学发展之后，遭到遗弃和散佚，它和阿拉伯医学几乎全部被取代了。

中医学之所以得以延续至今，真正的魅力在于两个方面：一是它的医疗实用价值，中医学对中华民族的繁衍昌盛做出了不可磨灭的贡献；二是它有着一套至今魅力不减的理论体系的指导，这些理论的学术价值仍然不可低估。自《内经》之后，中医学术虽然代有发展、流派纷呈，医学著作汗牛充栋，然而追溯这些学说、流派、著作的渊源，无一不是导源于《内经》。

（二）确立了"天地人三才"医学模式

《内经》认为，人是自然界的产物，人的生命现象是自然现象的一部分，强调人与自然是一个不可分割的整体，它们遵循着同一自然规律。

《内经》中说："天地合气，命之曰人。"自然界充满气，气又可分为阴气和阳气，阴气（地气）与阳气（天气）的结合和交互作用形成了人体。《内经》以"气"为中介将人与天地联系起来，并提出"人与天地相应"的观点，自然环境的变化与人体生理病理的变化有着千丝万缕的联系。于是，将人体放在自然环境和社会环境这些大背景下来考察生命的运动规律。所谓天地人"三才"是一个统一的整体，彼此不可分割。因此，《内经》要求每一个医生应该"上知天文，下知地理，中知人事"。"天文""地理"，概指自然环境中的种种影响因素："大事"，泛指社会人际之事，大而至于社会政治、经济、文化、民风习俗等，小而至于病人的政治、经济地位，家境遭遇及个人经历等，这些内容均与人体身心健康有着密切的关系。"天地人"三才医学模式贯穿于整个中医学理论体系之中，指导人们认识人体生理病理及诊治疾病和预防保健等医疗实践活动。

基于上述思路，《内经》关于健康的定义可以归纳为：①躯体无异常变化，所谓"平人者不病也"；②内部机能和谐，"形与神俱"；③对外界环境适应，"顺四时而适寒暑，和喜怒而安居处"。简单地说，健康就是和谐，形神和谐，人与环境的和谐。人们的医疗实践活动就是为了调整和维护这种和谐。这与WHO关于健康的定义不谋而合。

三才医学模式告诫医生不仅要注意患者的"病"，更要注意生病的"人"，知道谁生了病，有时比了解生了什么病更为重要。疾病不过是致病因素作用于机体的一种反应，不同个体对疾病的反应是不同的，个体总是按照自身体质气质的反应和检验呈现出种种临床症状。《内经》特别重视体质气质理论的原因盖出于此。

令人惊奇的是，《内经》三才医学模式与近代医学界提出的"社会—心理—生物医学模式"的基本观点是相通的。首先，两者都不把"人"作为一个超然独立的实体，而是看作自然社会环境中的一员。因此，认识健康与疾病，不仅要着眼于个体，更要着眼于人与自然社会环境的相互联系。其次，两者都注意到精神心理因素在个体健康与疾病中所起的作用，强调社会心理因素的重要性，这就使得人们对于健康和疾病的认识及处理，不至于陷入单纯生物因素的死胡同。这对于推动中医学术发展和提高诊治疾病、预防疾病的效果，具有深远的指导意义。

（三）《内经》是一部治病的法书

《内经》是一部阐述中医学理论的著作。但金元时代张子和曾说，《内经》是一部治病的法书。

首先，《内经》所阐述的中医学理论是分析人体生理病理，指导疾病的诊断、治疗、预防的重要武器，至今仍然具有重要的实践价值，这是中医理论的生命力之所在。

以阴阳为例，阴阳学说导源于中国古代哲学，自被引进中医学领域后，使阴阳的概念不仅具有哲学的含义，用以阐释事物相互对立而又统一的两个方面，而且赋予阴阳以医学的内容，如阴虚、阳虚二词，作为病理名词，具有医学的含义，这里不再作为两个哲学概念来理解。阴阳的这种双重含义，使中医学的理论具备了思辨色彩，同时可直接作为诊治疾病的指导。

再以藏象理论为例，《内经》开藏学说之先河，以五脏为中心，把六腑、五气、五神、五志、五体、五时、五味、五色、五音、五声等构建成五脏系统，形成一个表里相合、内外相关的整体。在这个整体系统中，经络是沟通表里、联络脏腑的渠道，精气神是维护和主宰这个系统的中流砥柱。藏象理论比较科学地阐释了人体的生理机能和整个人体的生命状态。《内经》藏象理论在分析人体疾病状态时，奠定了脏腑辨证的雏形。如《素问·咳论》《痿论》《痹论》是产生新学说、新理论的重要途径，也是学术发展的重要规律。这就是为什么《内经》所确定的理论原则至今还有一定生命力的根本原因。现代新兴的某些边缘学科，如医学气象学、时间医学、社会医学、医学心理学等之所以常常可以在古老的经典里找到若干雏形，其道理盖出于此。

现代科学已逐渐由高度分析的方法，趋向高度综合及综合与分析相结合的方向，而中医学术的发展越来越需要借助与之相关的现代科学的理论和方法，才能有希望获得突破，而这一思路可以从《内经》的成功中得到深刻的启迪。

（四）创建经络学说，发明针灸疗法

当前国际医学界出现了一股"中医热"，与其说是"中医热"，不如说是"针灸热"，中国医学走向世界是以针灸为先导的。由"针灸热"进而引发了探索经络实质的研究热点。经络学说的提出和针灸疗法的发明，是《内经》的一大学术成就。

从《内经》以前的有关史料看，针灸疗法的应用和经络的发现，经历了漫长的历史过程。从砭石到九针，从局部的刺激到循经感传现象的发现，或"连穴成线"，或"先有经后定穴"，从脉演进到经络。但在《内经》诞生以前，这些经验的累积和理论的片段，颇为零星，尚未形成系统。这从马王堆出土的西汉医书《帛书经脉》中的《足臂十一脉灸经》和《阴阳十一脉灸经》有关记载中可以得到佐证。该书所载十一条灸脉尚不互相连接，及至《内经》才形成了包括正经、奇经、经别、别络、经筋、皮部等内外连属的经络系统，明确了"经络之相贯，如环无端"。经络成为人体内传送信息而又与自然界密切相连的网络。

经络现象是中医学的一大发现，中医学以朴素的形态揭示证明了人体一个具有多种多样内在联系的统一的整体系统。经络学说集中体现了中医学用整体系统的观点观察人体和治疗疾病的这一特点。

对经络现象的研究吸引了越来越多的国内外学者，他们运用电生理学、解剖学、神经系统等研究方法，采用穴位皮肤电测定、皮肤温度测定及照相、液晶热象图、激光照相等多种手段，证实了经络现象的客观存在。对于经络实质的探究，成为学术界研究的热点。有学者认为，经络是独立存在的一套联络调节系统，经络是迄今为止未被认识的人体特殊结构；也有学者认为，经络没有特殊的物质结构，而是综合人体一切解剖系统来经营生活的综合系统。至今经络的本质还是个谜，这与其说是中医落后于现代科学的发展，不如说现代科学远远不能胜任理解与阐释中华祖先发现的瑰宝。

经络研究的实质是寻找体内联系的途径和机制，用现代科学技术和方法找出它的物质基础和作用原理，从而有可能推动基础医学和临床医学的重大变革，创造出新的理论体系而导致医学革命。

而针灸疗法除用于处理常见病外，还用于治疗肿瘤、不孕症、减肥、戒毒、艾滋病及针刺麻醉等。可见，以《内经》为发端的经络学说和针灸疗法，已经显示了无法泯灭的科学光彩。

**关于气候化与治疗、预防的关系**

因时、因地、因人制宜，是中医治疗学的重要原则，《素问·气交变大论》中说："夫道者，上知天文，下知地理，中知人事。"指出辨证施治过程中，要注意全面分析外在环境与内在整体的有机联系。《素问·五常政大论》中说："圣人治病，必知天地阴阳，四时经纪。"张介宾指出："五运有纪，六气有序，四时有令，阴阳有节，皆岁气也，人亦应之，以生长收藏，即天和也。"吴崑说："岁气有偏，人病因之，用药必明乎岁气。"由此可知，所谓"岁气"，即每年的气候变化。"天和"即自然气候的正常变化，岁气每年都有变迁，每年四季气候变化亦各有不同。而人体随时要受到自然气候的影响，所以治疗用药不能与四季气候违反。《内经》又强调指出："不知年之所加，气之盛衰，虚实之所起，不可以为工矣。"（《素问·六节藏论》）《内经》中还谈到根据时令气候的不同而注意选择不同性质的药物。《素问·六元正纪大论》说："论言热无犯热，寒无犯寒。余欲不远寒，不远热奈何？岐伯曰：……发表不远热，攻里不远寒。"指出夏季不用过热的药，冬季不用过寒的药。但夏季有表寒证的，也不能不用热药；在冬季而有里热郁结的，也不能不用寒凉之品。不仅如此，《内经》还根据六淫致病的不同性质为后世揭示了寒热温清总的治疗原则。如《素问·至真要大论》中所说"热淫于内，治以咸寒，佐以甘苦，以收之，以苦发之""寒淫所胜，平以辛热，佐以甘苦"等等，这些理论一直有效地指导着后世的临床实践。此外，《内经》治疗还与不同的地理区域气候紧密配合，如《素问·五常政大论》中说："西北之气散而寒之，东南之气收而温之，所谓同病异治也。"

《内经》对针灸与四时气候变化的关系也十分重视。《素问·诊要经终论》就明确指出："春夏秋冬，各有所刺，法其所在。"《内经》认为三阴三阳之六气，内合于五脏，由于六气有太过不及，五脏有有余不足，四时气候亦有变迁之不同，因此人身血气所主部位各异，在治疗上要根据不同的气候条件，来决定取穴及针刺手法。

尤其值得指出的是，《内经》对医学气象的研究，突出地反映了防重于治的思想，《素问·四气调神大论》中说："圣人春夏养阳，秋冬养阴，以从其根……故阴阳四时者，万物之终始也，死生之本也，逆之则灾害生，从之则苛疾不起。"指出在春夏阳气当旺之季，要保养人体内部的阳气，以免阳衰生病；秋冬阴气当旺之季，要保养体内的真阴，以适应来春阳气生发的机体变化。这就是顺从阴阳变化，而保养阴阳之根。如果违背了这个规律，就是逆阴阳之根，就会削伐机体的元真之气，而导致病害。该篇中还根据四季的不同特点，对起居、精神调摄做了具体的说明，如"春三月……夜卧早起，广步于庭，被发缓形，以使志生……此春气之应，养生之道也""夏三月……夜卧早起，无厌于日，使志无怒……此夏气之应，养长之道也""秋三月……早卧早起，与鸡俱兴，使志安宁……收敛神气，使秋气平……此秋气之应，养收之道也""冬三月……早卧晚起，必待日光，使志若伏若匿，若有私意，若已有得，去寒就温，无泄皮肤……此冬气之应，养藏之道也"。诚然，我们今天机械地按照这种规定的时间去养生作息是不尽合适的。但不难看出，根据四时变异阴阳消长，注意生活起居及精神调摄，对于保持健康有着重要意义。总之，《内经》认为注意与四时气候的适应，避免外邪的侵袭，是预防疾病的重要措施和摄生所必须遵循的重要原则。因此，《素问·四气调神大论》明确指出了"不治已病治未病"的思想，正是这种防重于治的思想对后世医学的发展做出了可贵贡献。

综上所述，我们不难看到，《内经》对医学气象问题的论述，有着丰富多彩的内容，它在朴素的唯物主义思想指导下，把人与自然看作是一个密不可分的整体；充分认识到季节的变化，昼夜的交替，气候的异常，地区环境的差异与人体生理、病理及疾病的诊断治疗预防等方面的关系，包含了不少可贵的科学见解和值得研究的课题。就其所述各种气象要素对人体的影响而言，似已包括气温、湿度、日照、风速、气压、降水等内容，相信随着科学事业的发展，它所阐述的医学气象理论，将会不断地得到新的论证和理解。当然，我们还应当看到，由于《内经》成书年代的限制，它所叙述的医学气象理论，还不可能有科学实验依据，诸如气象与五脏生理活动及情志活动的关系，气象与脉象、营卫循行的关系等，正有待我们进行新的探索。

（五）《内经》与医学心理学

心理学是研究人的心理活动规律的科学，是一门边缘学科。而医学心理学则是一门将医学和心理学相互结合、相互渗透、相互交叉的新兴学科，将心理学的理论知识和实验技术应用于医学领域，探索和解决医学领域中的心理学问题，主要研究心理因素对健康的影响以及在各类疾病的发生、发展与变化过程中的规律，从而发挥防病、治病及养生保健的作用。我国传统的医学理论一直十分重视心理因素的作用，有人专门做过统计，发现在《内经》中所涉及的心理学、医学心理学思想内容的表述达129篇，可见其心理学思想的丰富程度，因此非常值得我们去探讨。

1.《内经》中心理概念的表述

心理学的研究内容主要包括人的心理活动过程和个性心理特征两方面。心理活动过程指人的认知、情感和意志活动过程，个性心理特征则包括人的能力、气质、兴趣和积极性等。这在《内经》中都归属于"神"的范畴，据初步统计，在《内经》中有关"神"的论述有150处之多。比较经典的如《灵枢·本神》中的论述，"故生之来谓之精，两精相搏谓之神，随神往来者谓之魂，并精而出入者谓之魄，所以任物者谓之心，心有所忆谓之意，意之所存谓之志，因志而存变谓之思，因思而远幕谓之虑，因虑而处物谓之智"。这段话可以看作《内经》心理思想的纲领。在这里，《内经》还把心理活动的神分为更加具体的神、魂、魄、意、志、思、虑、智，这些均可以看作是对人的认知过程和意志过程的表述。而对于人的情感活动，《内经》则主要以"五志"的概念加以描述，并与脏腑的功能活动联系起来，在《素问·阴阳应象大论》中有："人有五藏化五气，以生喜怒忧恐。"同时更具体地指出，肝在志为怒，心在志为喜，脾在志为思，肺在志为忧，肾在志为恐。

至于与心理活动关系最密切的脏腑，研究工作者尚未成定论。因为一方面在《素问·灵兰秘典论》中有"心者，君主之官也，神明出焉"的明确论述，而对于另外一个重要的器官——大脑与心理活动的关系，《素问·脉要精微大论》中又有"头者精明之府"的论述。实际上，现代医学理论认为，心与大脑之间是相互影响、相互依存、相辅相成的。心脏相当于一个动力泵，推动血液的循环，为大脑提供物质基础，而同时心脏自身的功能活动又要受到大脑的调节。在实验研究中，又有人通过对脑电图的长期观察分析，发现人体内部存在着个优化耦合系数。心脏确实参加了脑的思维工作，而且心脑以最佳频率耦合的形式参加了思维。这就客观证实了心脑耦合机制是人类意识最佳状态的重要条件，为心功能的研究提供了一个新的途径。

2.《内经》关于人格体质的分类

人格是心理学研究的重要内容，包括个性心理倾向性和个性心理特征两方面，主要表现为人对人、对事、对物等方面的态度、趋向等等。而体质则主要指遗传禀赋、生理素质等方面的个体差异。《内经》中有很多篇讨论了人格问题，但多结合人的体质进行，充分体现了其形神合一的整体观和辩证观。其分类方法不一，可归纳为以下几个方面：（1）按阴阳多少分类。如在《灵枢·通天》中，有阴阳五态人的人格类型，将人分太阴之人、少阴之人、太阳之人、少阳之人、阴阳和平之人五种。《灵枢·行针》则将人分为重阳、阳中有阴、阴多阳少及阴阳和调四种类型。（2）按五行属性分类。《灵枢·阴阳二十五人》篇中先把人按五行分类，然后以五音类比，再分成五种亚型，于是共得出二十五种类型。（3）按体形肥瘦分类。《灵枢·逆顺肥瘦》篇将人分为肥人、瘦人、肥瘦适中人三型。《灵枢·卫气失常》中又将肥胖之人分为膏型、脂型、内型三种。（4）按禀性勇怯分类。如《灵枢·论勇》将人分为勇士和怯士。

可见，《内经》中对人格体质分类的论述，内容十分丰富，研究者把它同现代心理学的研究方法进行比较后，有了很多惊人的发现。英国心理学家艾森克的人格维度图是很重要的人格理论，它融合了古希腊希波克拉底的四体液学说和荣格的内外向学说，集中体现在他的人格维度图中。而《内经》关于人格体质学说的内容则主要体现在《灵枢·通天》和《灵枢·阴阳二十五人》两篇中。研究者把这两篇里的主要内容填写在艾森克的人格维度图中，结果发现两者有很大程度的吻合之处，而且两者有关心理行为特征的描述也非常相近。《内经》将消极、沉静、向内的人格归于阴，将积极、活跃、向外的人格归于阳。在填写中人们就发现，阳形人的心理特征（以下括号外为维度图的描述语言，括号内为《内经》中的描述语言），如乐观的、积极的（"志发于四野"）；易于冲动的（"举措不顾是非"），多言善谈的（"虚说""好言大事"）等等全都分布在以外倾维度为中心的领域。反之，阴形人的心理特征，如安静的、沉默的（"安安然""纤纤然"），被动的（"善附人"），不善交际的（"洁洁然"），悲观的（"多忧"）等等全都分布在以内倾度为中心的领域。

由以上的论述可以看出，《内经》有关人格理论的论述与现代心理学研究方法有不谋而合之处，体现了中医的特色，对中医的临床实践有重要的指导意义。

3. 心理与发病

（1）情志变化与发病

《内经》认为，情志活动与人的脏腑气血二者间有密切联系，当脏腑气血功能失调时必然导致情志的异常改变。如在《灵枢·本神》中五神脏的理论，即"肝藏血，血舍魂，肝气虚则恐，实则怒。脾藏营，营舍意，脾气虚则四肢不用，五藏不安；实则腹胀，经溲不利"……反之，情志活动的异常又会对脏腑气血构成影响而产生疾病。如《灵枢·百病始生》篇中说："喜怒不节则伤藏，藏伤则病起于阴也。"在《素问·举痛论》中具体地描述了情志变化对脏腑功能活动的影响，即所谓的九气为病论："怒则气上，喜则气缓，悲则气消，恐则气下，寒则气收，炅则气泄，惊则气乱，劳则气耗，思则气结。"

对《内经》中的情志学说，当前也做了不少的研究工作，主要是投入于其发病的病因病机上相关问题的探讨。比如，对"怒伤肝"的理论，用电刺激豚鼠，发现激怒的豚鼠胆汁排出明显减少。此外还有实验证实，情绪紧张可以影响自主神经功能，引起肝脏血管收缩，减少血流量，继而影响肝细胞的正常分泌功能，即"肝郁气滞"。

而现代精神神经免疫学也认为，人体的神经内分泌系统和免疫系统，并不是各自独立地发挥作用，而是形成紧密的信息传递系统，相互调节，这在流行病学研究中已经得到验证。人们还发现，不同的情绪会引起不同的病理反应。如失望、悲伤的情绪，作用于大脑海马状突起部分，能刺激人体的垂体—肾上腺—皮质网络，引起皮质醇类等多种调节人体新陈代谢所必需的激素，因肾上腺受刺激而超量分泌。如果这种超量分泌过多且持续时间过长，免疫力就会下降，从而发生疾病。

另外，临床也发现，许多慢性病人确有一些常见而又比较固定的心理变化特点。如肺结核病人常有很高的兴奋或欣快表现，心脏病人则有恐惧、焦虑、孤寂等不良的心理状态等。

（2）社会因素与发病

现代医学心理学认为社会因素是心身疾病的一个重要因素。这在《内经》时代也已经有所认识，其中的社会因素不仅包括社会地位和生活条件的变化，如《素问·疏五过论》中的"必问尝贵后贱，虽不中邪，病从内生，名曰脱营。尝富后贫，名曰失精，五气留连，病有所并""饮食居处，暴乐暴苦，始乐后苦，皆伤精气，精气竭绝，形体毁沮""故贵脱势，虽不中邪，精神内伤，身必败亡。始富后贫，虽不伤邪，皮焦筋屈，痿躄为挛"等等，说明社会地位和生活条件的变化常常会引起情志变化，从而导致疾病的产生。另外，社会因素还包括人际关系的协调与否，如《灵枢·逆顺肥瘦》中的："上合于天，下合于地，中合于人事。"

4. 心理与诊断治疗和养生

（1）诊断

《内经》认为，人的心理与生理、病理都有密切关系。患者的人格特征不同，因此人在患病时就必然会不同程度地反映出各种心理状态，了解这些人格特征和心理状态，就有利于对疾病做出正确的诊断。《内经》在论述有关疾病证候时，体现了较为浓厚的中医心理诊断特色，提示医家在具体的望闻问切四诊中，要把握好心理诊断，将有利于分析病情，得出正确结论。

望诊，《内经》认为，由于"神有余则笑不休，神不足则悲"的缘故，观察人的情志变化可以了解神气的盛衰。闻诊，《素问·阴阳别论》中有"二阳一阴发病，主惊骇背痛，善噫善欠"的条文。说明声音可以反映心神病变。问诊，是心理诊断中最为重要和直接的方法，《内经》的相关论述比较精辟。在《素问·疏五过论》中明确指出："凡欲诊病者，必问饮食居处，暴乐暴苦，始乐后苦。"此外，在《素问·移精别气论》《素问·征四失论》中亦阐述了问诊的技巧和方法。切诊，在心理诊断中也有一定的意义，因为心理情志的变化可以反映于脉象上，即"凡人之惊恐恚劳动静。（脉）皆为之变也"。现代研究中，在总结了大量的文献和临床观察的基础上，提出了中医心理脉象的概念，丰富了中医心理诊断学的内容。

（2）治疗

心理治疗，是运用心理学的理论与技术，治疗病人的心理障碍，达到缓解和治愈疾病的目的，主要是通过医生的言行情态等影响患者的情感、性格、举止，以改变患者的神情行为，从而使之恢复正常。在现代心理学的发展过程中，形成了种类繁多的治疗方法，比较常用的有：催眠疗法、暗示疗法、精神分析疗法、认知领悟疗法、系统脱敏疗法、暴露疗法、厌恶疗法、理性情绪疗法、疏导心理疗法、精神支持疗法、患者中心疗法、森田疗法等。可以看出，这些治疗方法大多来源于国外，是根据国外各国人民具体的工作、生活、心理状况而制定出的，因此在我国的心理工作中，实施起来可能会有一定的困难。这就要求我们在研究中，应该大力挖掘中医学中有关心理治疗的思想，结合临床实践，创造出中国式的心理治疗方案。这项工作在 20 世纪 80 年代后已经展开，并取得了一定的成绩。研究表明，有关中医心理治疗的内容在《内经》中还是很丰富的，主要有祝由、暗示、情志相胜、导引行气几个方面。

祝由是一种以语言开导为主的心理疗法，其主要内容在于祝说病由，转移患者精神，从而调整气机，使病得愈。关于这一方法的论述，主要出自《素问·移精变气论》，文中明确提出了祝由的方法以及适用范围，即"邪不得深入"。另外，在《灵枢·师传》篇中又有论述，"告之以其败，语之以其善，导之以其所便，开之以其所苦"，告诉医生应该针对病人的不同思想实际和个性特征，进行劝说开导，消除顾虑，这与现代心理治疗中的精神支持疗法相似。

暗示疗法也是现代心理治疗中的一种重要方法，主要通过含蓄间接的方式，诱导病人在"无形"中接受医生的治疗意见，进而影响人体的生理功能，达到治疗疾病的目的。一般采用语言或手势、表情等等，在《素问·调经论》中有生动记载："按摩勿释，出针视之，曰我将深之，适人必革，精气自伏，邪气散乱，无所休息，气泄腠理，真气乃相得。"

情志疗法与现代的行为治疗学之间有很大的相似之处。《素问·阴阳应象大论》和《素问·五运行大论》中根据五脏主五志应五行的理论，以及五行生克制化的规律，提出了以情胜情的心理治疗法则，即以一种情志神制另一种情志，以达到淡化、消除不良情绪，保持良好的精神状态之目的，并列出了怒伤肝，悲胜怒；喜伤心，恐胜喜；思伤脾，怒胜思；忧伤肺，喜胜忧；恐伤肾，思胜恐的情志相胜规律，对后世产生了重大影响。后人在《儒林外史》中讲的"范进中举"的故事，就是"恐胜喜"的一个范例。

导引行气，即现在的气功，从其本质上看也包含一定的心理疗法因素，主要目的在于静心调神，进而调身。《素问·上古天真论》有"恬淡虚无""精神内守""呼吸精气""独立守神"等论述。

总之，心理治疗的内容在《内经》中是丰富多彩的，除了上述几点以外，《内经》还强调在诊病时，建立良好的医患关系也十分重要。如《素问·汤液醪醴论》中记载有："今良工皆得其法，守其数，亲戚兄弟远近音声日闻于耳，五色日见于目，而病不愈者，亦何暇不早乎。岐伯曰：病为本，工为标；标本不得，邪气不服，此之谓也。"说明了医生与病人之间的协作关系的重要性，这其中也体现出了心理因素的作用。

（3）心理卫生

心理卫生，是保护心理健康的措施和各种活动的总称，主要研究人的心理特征、预防心理疾病的发生，培养健康的心理素质，保护身心健康等等。《内经》中的心理卫生思想，反映为一种"防治并重，以防为主，形神俱养，以神为主"的整体辩证观。至于具体的调养方法，文中认为首先应该清静恬淡，即《素问·上古天真论》中说的"志闲而少欲，心安而不惧，形劳而不倦"。同时，《内经》认为应当顺应四时而调养，这在《素问·四气调神大论》中有具体论述。

由以上的论述可以看出，《内经》中蕴含着丰富的心理学思想，是古代心理学知识和医学相结合的产物，从心理学的概念、心理学的研究方法、心理疾病的发生到心理疾病的治疗和预防，均有较为详尽的记载，基本形成了一个完整的知识体系，为现代中医心理学的发展奠定了坚实的理论基础。《内经》所探究的人不是一个单纯具有自然属性的人，而是"形神合一"的人，置人于自然、社会环境的变化之中来考虑其机能状态，并结合环境的变化进行诊断、治疗、预防等一系列医疗活动。后世有将《内经》的这种医学原则称作是"天地人三才"医学模式，这与现代所提出的社会—心理—生物医学模式在基本原理上是一致的。

近年来，随着社会的发展，人们工作、生活的节奏日益加快，由精神、心理因素造成的疾病也日益增多，身心医学在临床中得到了很大的发展，认为人们的心理、性格、环境、生活因素等均参与了疾病的发生、发展，贯穿于病程始终，并影响着疾病的预后。因此，现代身心医学在临床诊疗疾病时，常常结合患者的性格倾向、心理和社会因素，从而做出相应的诊断与治疗，进行心理指导、环境调整、生活指导等相关的身心医学管理。在这种情况下，人们对医学心理学提出了更高的要求，国内的研究者纷纷将目光投向了《内经》这部医学巨著上。当前的研究工作主要落实在文献整理、理论探讨、临床观察、调查实验等方面，并逐步走向量化、标准化、正规化。但因为起步较晚，而且未能及时与先进的科学技术结合起来，走创新发展之路。《内经》中的关于心理学的认识有丰富的内容，应该将其做出系统化分析和整理，以充实我们的基础理论研究，增强其客观性和科学性。

总之，深入研究《内经》中的心理医学知识，对促进现代心理医学的发展有很强的借鉴意义，有助于提高对现代所提出的社会—心理—生物医学模式的认识，从而促进身心医学的发展，加快中医心理医学的发展。

在现代研究中，人们往往选取天体运行与人体之间的关系为研究点，应用现代科技手段深入挖掘《内经》中的合理思想，已经取得了一定的研究成果。目前的研究表明，天体运行的周期性变化将会带来自然万物相应的变化。

太阳对地球上的生物来说，无疑有着举足轻重的地位。因为阳光的强弱可以直接作用于生物体，为之提供信息和能量，另外一方它可以导致大气中的一切物理过程以及气候条件的相应改变，间接影响生命活动。因此，当太阳上各种能造成电磁场辐射和微粒辐射变化的异常，如黑子活动加剧、磁爆发生、耀斑出现或日食等，都会给生物体带来相应的影响。国内曾对日全食时人体机能的异常变化做了系列观察，发现血浆环核苷酸、血浆皮质醇含量下降，尿 –17 羟类固醇排泄量下降，交感神经兴奋性显著抑制。另有学者对日食情况下正常小鼠脑内单胺类介质进行了测定。检测结果表明，日食开始后，体内 5-HT 含量下降，DA 含量也急剧下降，日食过后又大幅度地回升。因为日食发生后，阳光辐射出现骤然变化，并同时导致大气电离、地球磁场和地面气象等环境因素的改变，而这些变化对于动物脑内异常敏感的神经递质来说，无疑都是刺激因素，从而导致了相应的变化。

同样，月球也会对生物体的活动产生相应的影响。出现这种现象的机制，现代研究资料认为，可能是因为受到月球引力、月球磁场和月光强弱的影响，在已有的研究工作中，涉及最多的是女性月经周期。如对于《素问·八正神明论》所论的月节律，有学者总结到：女性月经周期平均为 28 天，恰好处于"恒星月"周期 27 天 7 小时 43 分 11.4 秒和一个朔望月之间，卵巢黄体的形成，也呈现 14±2 天的半月周期……大部分月经来潮时间在盈月，新月前为经期高峰……满月前后受孕最多……在望月夜晚，妇女月经出血量成倍增加；而在月亏情况下，则出现相反现象。当然，研究者也发现男性的生理功能也会随月相盈亏而发生变动，如尿 –17 羟类固醇的排泄量、胡须的生长、痛阈和体重的变化均呈月节律。

至于行星运动对地球的影响，其研究开始于 20 世纪 60 年代。有人认为行星效应可通过潮汐的作用影响太阳，而太阳的扰动又通过磁场的变化影响地球。也有人认为这是因为行星磁场对地球的影响，又加上月亮磁场的共同作用，对地球形成不同纬度带的"对应区"，从而造成了对地球大气环流的影响。对于文中所论述的星体的异常运行会形成一定的灾难，以往认为是唯心的。但近代研究却在一定程度上证明了这种说法的可靠性。比如，有人发现，彗星出现的周期现象同地球上某些疾病的流行周期相当一致。比如百日咳每 3.5 年一次的流行，恰与 Fncke 彗星每 3.5 年一次运行于地球附近空间同步出现。此外，对流感流行病学的研究也发现，流感的大流行与亮新星，特别是与其亮度极大期有着明显的对应关系。因此，如果将该项研究深入下去，对预防某些疾病的发生无疑将有十分重大的意义。

总之，《内经》中蕴藏着丰富的天文历法知识，这是我国古代劳动人民在长期的劳动生产实践中总结发明出来的，人们对宇宙的形成、对天体日月五星的观察、对天体运行规律的论述、对历法的认识，无不体现了我国古代劳动人民的智慧。当然，由于当时的科学技术水平不够发达，观测结果不可避免地可能会存在一定的误差，而且其中也会出现一些唯心主义的思想，这就要求我们在研究时，应该全面地、辩证地去看待这些问题。同时我们还应该看到，虽然现代医学的研究层次在逐步深入，已经进入分子水平，但对于整个宇宙这个大系统以及人与宇宙的研究工作而言，显然我国中医学要占优势。在《内经》所阐述的天文历法知识中，充分体现了中医学"天人相应"的系统论和整体观，这是中医学的精髓之所在。目前，国外已经开始了"医学—生物学—太阳地球物理学—气象学"等一系列的相关研究。我们更应该发挥自身优势，深入挖掘和研究《内经》中的天文历法知识，深入理解其中所蕴含的"天人合一"的意义，一方面从基础实验的角度进行研究，寻求外界变化对生物体产生影响的物质基础。另一方面，从临床应用的角度进行研究，根据日月星辰的运动变化与人体生理病理的关系，从而推断出人体脏腑经络、气血阴阳的变化，推测可能发生的疾病谱，并采取相应的预防治疗措施，达到防病治病的目的。在研究中，我们还应该积极借鉴现代天文学、物理学、地理学、物候学、气象学、分子生物学等多学科知识，这对于发展多学科交叉渗透，以及发展现代天文学、生命科学等无疑也是一种促进。

两千多年来在中华民族的生存与发展中，中医药起到了巨大的贡献，如东汉末年医圣张仲景所著的《伤寒杂病论》确定了辨证论治的原则。

张仲景继承了《内经》等古典医籍的基本理论，结合当时人民同疾病做斗争的丰富经验，以六经论伤寒，以脏腑论杂病，提出了包括理、法、方、药在内的辨证论治原则，使祖国医学的基础理论与临证实践紧密地结合起来。

张仲景十分重视《内经》的研究，尤其对《素向·热论》等篇下过很深的功夫。《素问·热论》中说："今夫热病者，皆伤寒之类也。"接着指出："伤寒一日，巨阳（太阳）受之，故头项痛，腰脊强；二日阳明受之，阳明主肉，其脉挟鼻，络于目，故身热，目疼而鼻干，不得卧也；三日少阳受之，少阳主胆，其脉循胁络于耳，故胸胁痛而耳聋。三阳经络皆受其病，而未入于脏者，故可汗而已。"三阳经传尽，又传入三阴经，四日太阴受之，五日少阴受之，六日厥阴受之。这种以六经传变的形式对外感发热病的论述，给了张仲景研究伤寒病以很大的启发。

张仲景在《素问·热论》的基础上，考察了整个外感病的发展变化过程。根据病邪侵害经络、脏腑的盛衰程度，病人正气的强弱，以及有无宿疾等条件，寻找发病的规律，并且提出了许多新的见解。这些都总结在现存的《伤寒论》十卷中。概括起来，即是以六经论伤寒，也就是把外感发热病在发展过程中各个阶段所呈现的各种综合症状，作为辨证论治的纲领。三阳病多属于热证、实证，三阴病多属于寒证、虚证。由于手足经络同名，六经实际上是十二经。而十二经又络属各个脏腑，因而把疾病的发生、发展、传变与整个脏腑经络联系起来。张仲景将经络及其所属脏腑作为辨证的理论根据，从而提出了伤寒传变的途径，而在症候变化方面，有表里之分，寒热之异，虚实之别。例如，同是太阳表证，又有表实表虚之辨；同是阳明实证，却有经证腑证之分足见其辨证之精细。在表里虚实寒热之中，又以阴阳为总纲，这就为后世的八纲辨证打下了基础。《伤寒论》除了分别介绍各经病证的特点和相应的治法之外，还说明了各经病证的传变、合病、并病，以及因处治不当而引起的变证、坏证与其补救方法等。通过六经证候的归纳，可以分清诸证主次，认识证候的属性及其变化，从而在治疗上可以掌握原则性和灵活性。《伤寒论》第十六条说"观其脉证，知犯何逆，随证治之"，这是张仲景对辨证论治法则的扼要概括，也反映了原则性与灵活性的结合。

《伤寒杂病论》是一部优秀的古典医学名著，是历代中医必读的教科书，其距今已经1700多年了，对中医药的发展做出了巨大的贡献。晋代皇甫谧著《针灸甲乙经》为现存最早的针灸专著，此书较早传至国外。

回顾2000年中医的传承，发展就是《内经》的传承，发展的光辉历史。是自然科学的发展史，正如毛主席所说"在生产斗争和科学实验范围内，人类总是不断发展的，自然界也总是不断发展的，永远不会停止在一个水平上。因此人类总得不断地总结经验，有所发现，有所创造，有所前进"和"中国医药学是一个伟大宝库，应当努力发掘，加以提高"。

明代李时珍著《本草纲目》全书五十二卷，是我国古代文化科学宝库中的一份珍贵遗产，具有多方面的成就。其总结了16世纪以前我国的药物学，对药物广泛收载，多达1800种，是我国中医药史上的重要里程碑。《本草纲目》自1596年第一版刊行后，影响深远并且很早就流传到朝鲜、日本等国，先后被全译或节译成日、韩、拉丁、英、法、德等文字。鲁迅对《本草纲目》高度评价为"含有丰富的宝藏""实在是极可宝贵的"。1956年中国科学院院长郭沫若对李时珍的崇高题词为"医中之圣，集中国药学之大成，本草纲目乃一八九二种药物说明，广罗博采，曾费三十年之殚精。造福生民。使多少人延年活命，伟哉夫子，将随民族生命永生"。李时珍的名字及其业绩，将永载史册，与世长存。

# 70 年的辉煌发展之路

20 世纪初由于广大中医药人员的努力和人民群众防治疾病的需要，中国医学取得了一定的成就，临证各科积累了新的经验，并有一些较好的著作问世；学术思想方面，产生了"中西医汇通派"，他们的活动在当时的历史条件下有着一定的进步意义。

1941 年毛主席为延安中国医科大学题词"救死扶伤，实行革命的人道主义"。1949 年新中国成立后，成立了中华人民共和国卫生部，下设有中医司负责制定管理中医药的工作。新中国成立初期，废止中医的思想回潮，中医面临"科学化"改造。广大民众的健康状况和医疗水平相当落后，单靠西医或单靠中医都不可能迅速改善人民大众的医疗条件和卫生状况，相对集中于大中城市的 2 万西医和散在于广大农村的几十万中医必须团结起来，倾力合作，才能完成摆在医学界面前的艰巨而紧迫的任务。在毛主席关怀下确定的卫生工作的三大方针——"面向工农兵""预防为主""团结中西医"，以及毛主席为第一届全国卫生工作会议的题词"团结新老中西各部分医药卫生工作人员，组成巩固的统一战线，为开展伟大的人民卫生工作而奋斗"，明确了处理中西医关系问题的基本原则。

1951 年开始，根据卫生部的指示，各地纷纷建立中医进修学校和中医进修班，规定开设的课程为："基础医学（包括解剖、生理、病理、医史、药理、细菌、寄生虫学）、预防医学（包括公共卫生、传染病学）、临床诊疗技术（包括内科、外科、急救学、针灸疗法、组织疗法）、社会科学（包括社会发展简史、新民主主义论、时事报告）等 4 种。"可见中医进修教育并不是"产生新中医"的教育，而是改造现有中医使之所谓"科学化"的教育全盘西化。20 世纪 50 年代初毛主席多次对卫生部的工作提出批评，指出存在轻视、歧视，限制中医的严重错误，提出"重视中医、学习中医，对中医加快研究整理并发扬光大，这将是我们祖国对全人类贡献中的伟大事业之一"。强调："今后最重要的是首先要西医学习中医，而不是中医学习西医。"1954 年毛主席又指出："即时成立中医研究机构，派好的西医学习中医，共同参加研究工作。"同年，《人民日报》发表了题为《贯彻对待中医的政策》的社论，社论中指出："号召和组织西医学习研究中医学的必要性是毋庸置疑的。"

《关于改进中医工作问题给中央的报告》建议：成立中医研究院；吸收中医参加大医院工作；扩大和改进中医的业务；改善中医的进修工作；加强对中药的产销管理；整理出版中医书籍；中华医学会应吸收中医参加，使之成为全国医学界的群众性的学术团体。《关于改进中医工作问题给中央的报告》强调了"改善中医进修问题"，指出："中医进修学校，要真的担负起提高中医业务水平的任务，应以中医各科课程为主，再加一些必要的生理卫生、传染病、流行病学等基础科学知识课程和适当分量的政治课。中央卫生部应本此方针，及早制定中医进修学校的教学计划和教学大纲，并逐步编印统一的教材。"原本以"中医科学化"为宗旨的中医进修教育从此改变了指导方针，以西医学术改造中医的教育开始向提高中医整体学术水平的教育转化。

《关于改进中医工作问题给中央的报告》，于1954年11月23日由中央批准执行，所提建议后来基本上都得到了落实，对中医事业的发展起到了极为重要的促进作用。

根据毛泽东同志的指示和《关于改进中医工作问题给中央的报告》的建议，中医研究院筹备处于1954年10月成立。筹备处先后接收了原卫生部直属的针灸疗法实验所、北京中医进修学校、中央卫生研究院中国医药研究所、华北中医研究所、重庆市第七人民医院外科痔瘘小组和尚在筹备中的华北人民医院筹备处。

在中医研究院筹备过程中，卫生部先后向全国各有关院校及大医院征调主治医师、高年资住院医师及高等医学院校应届毕业生，限期到卫生部中医研究院报到，参加离职学习中医研究班，或跟随名老中医临诊学习。

1955年12月19日中医研究院正式宣告成立，由中医研究院创办的第一届全国西医学习中医研究班同时开学。隆重的典礼仪式在北京市广安门内北线阁举行。政务院总理周恩来为中医研究院建院亲笔题词："发扬祖国医药遗产，为社会主义建设服务。"中央党政领导等到会祝贺，在京的苏联、越南医学专家也应邀参加了典礼。

西医学习中医是更无前例的创举，学习方法是亟待研究的课题。《光明日报》社论"开展祖国医学的研究工作"明确指出："西医学习中医学术，必须是系统地学习，全面地接受，然后加以整理和提高。"这是几十年来一直发挥着指导作用的"系统学习，全面掌握，整理提高"十二字方针在媒体上的最早表述。1955年12月《健康报》发表了社论"发扬祖国医学遗产的重要措施——祝中医研究院成立"，对西医学习中医的方法做了进一步阐释。

西医学习中医的工作，在不断克服困难、总结经验的同时，逐渐扩大规模。1956年年初，广州、上海、武汉、成都、天津也相继成立了西医离职学习中医班，有的地区还组织了6～8个月的短期离职学习班。1955年年底还广泛组织了西医学习中医在职学习班。有些地区还挑选了一部分青壮年西医，拜老中医为师。通过不同形式的学习，西医学员一般都认识到了中医不仅有丰富的临床经验，而且有独特的理论体系，中医大有可学，而且是可以学懂、学通的。

西医学习中医工作取得了一定的成绩，积累了宝贵的经验。

1958年6月，中国产生了第一批中西结合的高级医生——中医研究院创办的全效，转请中医会诊。带教的老中医阎老师在望闻问切之后，以考验学生的口吻问李经纬："你认为这是什么病证，应该如何治疗？"李经纬根据病人骨瘦如柴、面色黧黑、略显肿胀、睡眠欠佳、食欲不振、神疲乏力等临床表现，诊断为湿重于热的黄疸，确立祛湿清热、疏肝利胆之法，遣用疏肝、利胆、渗湿之药，佐以安神的茯神、消食的神曲等。阎老师看后颇为赞许："可以！"遂在李经纬书写的会诊记录和处方上签了字。李经纬毕业后分配到中医研究院医史研究室工作，历任医史研究室主任、中国医史文献研究所所长、中国医史博物馆馆长、中华医学会医史学分会主任委员、《中华医史杂志》总编辑，学术成果累累，成为著名的医史学家。

《关于西医学中医离职班情况成绩和经验给中央的报告》总结了西医学习中医班的几点经验：第一，必须依靠党的领导，加强思想教育；第二，学习中医基础理论必须结合临证见习，做到理论联系实际；第三，离职学习时间，2年左右可以学通；第四，学员对象，以大学毕业或相当水平，具有2～3年临床经验，年龄在30岁左右，拥护中医政策的党、团员青年西医为适宜；第五，要解决中医师资和教材问题，随时改进教学方法。

《关于西医学中医离职班情况成绩和经验给中央的报告》建议，今后由各省、市、自治区自行规划举办同类学习班，以使更多的西医得到这种学习机会。

中共中央遵照毛泽东同志的指示，将毛泽东同志批示的内容改写成《中共中央对卫生部党组关于组织西医离职学习中医班总结报告的批示》：

"上海局及各省、市、自治区党委：中央卫生部党组关于西医离职学习中医的经验的意见很好，现在转发给你们，请你们研究执行。中国医药学是我国人民几千年来同疾病做斗争的经验总结。它包含着中国人民同疾病做斗争的丰富经验和理论知识，它是一个伟大的宝库，必须继续努力发掘，并加以提高。我们必须组织力量认真地学习、研究，加以整理。根据中央的方针，卫生部曾经举办了少数西医离职学习中国医药学的学习班，经验证明这种办法很好。各省、市、自治区党委，凡是有条件的，都应该办一个七十人到八十人的西医离职学习中医的学习班，以两年为期。学生的条件，应该有大学毕业水平和二三年的临床经验，最好能有看中医书籍的中文水平。这样，在一九六○年冬或一九六一年春，全国大约就可以有二千名中西结合的高级医生，其中可能出几个高明的理论家。这是一件大事，不可等闲视之。请你们积极办理。"同年高教部在北京、上海、广州、成都都筹建 4 所中医学院，学制 6 年，每所中医学院规模为 2400 人，开设主课有《黄帝内经》《伤寒论》《金匮要略》及《温病学》等，1962 年至 1965 年，全国中医院校毕业 5600 名，各地培养中医学徒 5.9 余名，为中医队伍增添了新生力量。

《中共中央对卫生部党组关于组织西医离职学习中医班总结报告的批示》，于 1958 年 11 月 18 日附以《中央卫生部党组关于西医学习中医离职班情况成绩和经验给中央的报告》下发，很快在全国引起了巨大反响。

1958 年 11 月 28 日，《人民日报》发表了《大力开展西医学中医运动》的社论，对《中共中央对卫生部党组关于组织西医离职学习中医班总结报告的批示》进行了宣传，并发出了更加强有力的号召。1958 年 12 月 3 日，《健康报》发表社论《贯彻党的中医政策必须大搞群众运动》。1959 年 1 月 25 日《人民日报》又发表社论《认真贯彻党的中医政策》。这些重要文章都对党的中医政策进行了大力宣传，对西医学习中医的群众运动的开展起到了重要的推动作用并收到了很好的效果。

1959 年 2 月以后，西医学习中医的群众运动掀起了一个新的高潮。多种形式的"西学中"教育，培养了一大批中西医兼通的新型人才，其中不乏毛主席所期待的"中西结合的高级医生"或"高明的理论家"。多年来他们大都奋斗在中医药科研、教学、医疗的第一线，在各自的工作岗位上无私奉献，默默耕耘，为中国医学的发展做出了重要贡献，为扩大中医药学的国际影响和传播发挥了巨大作用。

近代以来，中医药发展颇多曲折。在 20 世纪 50 年代，毛泽东多次做出关于中医工作的批示，特别是关于西医学习中医的重要批示，在全国范围内兴起了一股西医学习中医的热潮，中西医结合研究应用中医药呈一时之盛，其影响绵延至今。这一批示让发展中医药在思想认识上更加明确，在政策措施上有了保障，在社会实践上得到全面推进，是那一历史时期留给我们的宝贵财富。学习借鉴其做法和实践经验，对于当前推动落实《国务院关于扶持和促进中医药事业发展的若干意见》，充分发挥中医药在医改中的作用，仍有着积极的现实意义。

普及农村医疗卫生工作的工作在全国迅速展开的同时卫生部组织在全国各地建立县级人民医院，并扶持有条件的公社建立公社卫生院组织对农村一些有文化的青年进行医学知识培训。在上海川沙县江镇公社"赤脚医生"，他（她）们背起药箱，走村串户，田间地头为农民治病，农忙时也参加劳动。涌现出王桂珍、黄钰祥这样一批"赤脚医生"，他们用"一根针、一把草"的简、便、廉的方法，治好了广大农村农民的疾病。后来又产生的"合作医疗"的模式解决了农村缺医少药的状况，很受广大农村劳动人民群众欢迎。这种模式被世界卫生组织高度赞扬和推广。其实就是一根针灸用的针和一把能治疗的中草药。1971年在北京举办了"全国中草药就医疗法展览会"，展览会分：除四害（灭蛆、灭蝇、灭蚊、灭孑孓、灭臭虫、灭鼠、灭钉累、灭蟑螂）；中草药治疗常见病多发病（约120余种，包括内、外、儿妇、五官）；中西医结合新医疗法；计划生育；工业卫生及中草药栽培和新的实用医疗器械。北京展出后，反应强烈，而后又在全国各地巡展。极大地改善了农村的医疗条件和看病难的问题。

# 守正创新　不忘初心

　　人类在漫长的发展进程中创造了丰富多彩的世界文明，中华文明是世界文明多样性、多元化的重要组成部分。中医药作为中华文明的杰出代表，中医药在历史的发展进程中，兼容并蓄，创新开放，形成了独特的生命观、健康观、疾病观、防治观，实现了自然科学与人文科学的融合和统一，蕴含了中华民族深邃的哲学思想。随着人们健康观念的变化和医学模式的转变，中医药越来越显示出独特的价值。

　　第一，重视整体。中医认为人与自然、人与社会是一个相互联系、不可分割的统一体，人体内部也是一个有机的整体。重视自然环境和社会环境对健康与疾病的影响，认为精神与形体密不可分，强调生理和心理的协同关系，重视生理与心理在健康与疾病中的相互影响。

　　第二，注重"平"与"和"。中医强调和谐对健康具有重要作用，认为人的健康在于各脏腑功能和谐协调，情志表达适度中和，并能顺应不同环境的变化，其根本在于阴阳的动态平衡。疾病的发生，其根本是在内、外因素作用下，人的整体功能失去动态平衡。维护健康就是维护人的整体功能动态平衡，治疗疾病就是使失去动态平衡的整体功能恢复到协调与和谐状态。

　　第三，强调个体化。中医诊疗强调因人、因时、因地制宜，体现为"辨证论治"。"辨证"，就是将四诊（望、闻、问、切）所采集的症状、体征等个体信息，通过分析、综合，判断为某种证候。"论治"，就是根据辨证结果确定相应治疗方法。中医诊疗着眼于"病的人"而不仅是"人的病"，着眼于调整致病因子作用于人体后整体功能失调的状态。

　　第四，突出"治未病"。中医"治未病"核心体现在"预防为主"，重在"未病先防、既病防变、瘥后防复"。中医强调生活方式和健康有着密切关系，主张以养生为要务，认为可通过情志调摄、劳逸适度、膳食合理、起居有常等，也可根据不同体质或状态给予适当干预，以养神健体，培育正气，提高抗邪能力，从而达到保健和防病作用。

　　第五，使用简便。中医诊断主要由医生自主通过望、闻、问、切等方法收集患者资料，不依赖于各种复杂的仪器设备。中医干预既有药物，也有针灸、推拿、拔罐、刮痧等非药物疗法。许多非药物疗法不需要复杂器具，其所需器具（如小夹板、刮痧板、火罐等）往往可以就地取材，易于推广使用。

　　1986年，国务院成立了中医药管理局，随后各省市自治区也相继成立各级中医药管理局，为中医药发展提供了组织保障。特别是党的十八大以来，党和政府把发展中医药摆到了更加重要的位置，做出一系列重大决策部署。在全国卫生与健康大会上，习近平总书记强调，要"着力推动中医药振兴发展"。中国共产党第十八次全国代表大会和十八届五中全会提出"坚持中西医并重""扶持中医药和民族医药事业发展"。2015年，国务院常务会议通过《中医药法（草案）》，并提请全国人大常委会审议，为中医药事业发展提供良好的政策环境和法制保障。2016 年，中共中央、国务院印发《"健康中国 2030"规划纲要》，作为今后 15 年推进健康中国建设的行动纲领，提出了一系列振兴中医药发展、服务健康中国建设的任务和举措。国务院印发《中医药发展战略规划纲要（2016—2030 年）》，把中医药发展上升为国家战略，对新时期推进中医药事业发展做出系统部署。这些决策部署，描绘了全面振兴中医药、加快医药卫生体制改革、构建中国特色医药卫生体系、推进健康中国建设的宏伟蓝图，中医药事业进入新的历史发展时期。

中国发展中医药的基本原则和主要措施是坚持以人为本，实现中医药成果人民共享。中医药有很深的群众基础，文化理念易于为人民群众所接受。中医药工作以满足人民群众健康需求为出发点和落脚点，不断扩大中医医疗服务供给，提高基层中医药健康管理水平，推进中医药与社区服务、养老、旅游等融合发展，普及中医药健康知识，倡导健康的生产生活方式，增进人民群众健康福祉，保证人民群众享有安全、有效、方便的中医药服务。

坚持中西医并重，把中医药与西医药摆在同等重要的位置。坚持中医药与西医药在思想认识、法律地位、学术发展和实践应用上的平等地位，健全管理体制，加大财政投入，制定体现中医药自身特点的政策和法规体系，促进中、西医药协调发展，共同为维护和增进人民群众健康服务。

坚持中医与西医相互取长补短、发挥各自优势。坚持中西医相互学习，组织西医学习中医，在中医药高等院校开设现代医学课程，加强高层次中西医结合人才培养。中医医院在完善基本功能的基础上，突出特色专科专病建设，推动综合医院、基层医疗卫生机构设置中医药科室，实施基本公共卫生服务中医药项目，促进中医药在基本医疗卫生服务中发挥重要作用。建立健全中医药参与突发公共事件医疗救治和重大传染病防治的机制，发挥中医药独特优势。

坚持继承与创新的辩证统一，既保持特色优势又积极利用现代科学技术。建立名老中医药专家学术思想和临床诊疗经验传承制度，系统挖掘整理中医古典医籍与民间医药知识和技术。建设符合中医药特点的科技创新体系，开展中医药基础理论、诊疗技术、疗效评价等系统研究，组织重大疑难疾病、重大传染病防治的联合攻关和对常见病、多发病、慢性病的中医药防治研究，推动中药新药和中医诊疗仪器、设备研制开发。

坚持统筹兼顾，推进中医药全面协调可持续发展。把中医药医疗、保健、科研、教育、产业、文化作为一个有机整体，统筹规划、协调发展。实施基层服务能力提升工程，健全中医医疗服务体系。实施"治未病"健康工程，发展中医药健康服务。开展国家中医临床研究基地建设，构建中医药防治重大疾病协同创新体系。实施中医药传承与创新人才工程，提升中医药人才队伍素质。推动中药全产业链绿色发展，大力发展非药物疗法。推动中医药产业升级，培育战略性新兴产业。开展"中医中药中国行"活动，弘扬中医药核心价值理念。

坚持政府扶持、各方参与，共同促进中医药事业发展。把中医药作为经济社会发展的重要内容，纳入相关规划、给予资金支持。强化中医药监督管理，实施中医执业医师、医疗机构和中成药准入制度，健全中医药服务和质量安全标准体系。制定优惠政策，充分发挥市场在资源配置中的决定性作用，积极营造平等参与、公平竞争的市场环境，不断激发中医药发展的潜力和活力。鼓励社会捐资支持中医药事业，推动社会力量开办中医药服务机构。

基本建立起覆盖城乡的中医医疗服务体系。在城市，形成以中医（民族医、中西医结合）医院、中医类门诊部和诊所以及综合医院中医类临床科室、社区卫生服务机构为主的城市中医医疗服务网络。

在农村，形成由县级中医医院、综合医院（专科医院、妇幼保健院）中医临床科室、乡镇卫生院中医科和村卫生室为主的农村中医医疗服务网络，提供基本中医医疗预防保健服务。截至 2015 年年底，全国有中医类医院 3966 所，其中民族医医院 253 所，中西医结合医院 446 所。中医类别执业（助理）医师 45.2 万人（含民族医医师、中西医结合医师）。中医类门诊部、诊所 42528 个，其中民族医门诊部、诊所 550 个，中西医结合门诊部、诊所 7706 个。2015 年，全国中医类医疗卫生机构总诊疗人次达 9.1 亿，全国中医类医疗卫生机构出院人数 2691.5 万人。中医药除在常见病、多发病、疑难杂症的防治中贡献力量外，在重大疫情防治和突发公共事件医疗救治中也发挥了重要作用。中医、中西医结合治疗传染性非典型肺炎，疗效得到世界卫生组织肯定。中医治疗甲型 H1N1 流感，取得良好效果，成果引起国际社会关注。同时，中医药在防治艾滋病、手足口病、人感染 H7N9 禽流感等传染病，以及四川汶川特大地震、甘肃舟曲特大泥石流等突发公共事件医疗救治中以及新冠肺炎的救治中，都发挥了独特作用。

中医预防保健服务加快发展。推进中医预防保健服务体系建设，在二级以上中医医院设立"治未病"科室，在基层医疗卫生机构、妇幼保健机构、疗养院等开展"治未病"服务，社会中医养生保健机构发展迅速。推进中医药健康服务发展，开展中医药健康旅游、医养结合。中医药健康管理项目作为单独一类列入国家基本公共卫生服务项目，中医药在公共卫生服务中的潜力和优势正逐步释放，推动卫生发展模式从重疾病治疗向全面健康管理转变。

中医药在医药卫生体制改革中发挥重要作用。在深化医药卫生体制改革中，充分发挥中医药临床疗效确切、预防保健作用独特、治疗方式灵活、费用相对低廉的特色优势，放大了医改的惠民效果，丰富了中国特色基本医疗卫生制度的内涵。中医药以较低的投入，提供了与资源份额相比较高的服务份额，2009 年至 2015 年，中医类医疗机构诊疗服务量占医疗服务总量由 14.3% 上升到 15.7%。2015 年，公立中医类医院比公立医院门诊次均费用低 11.5%，住院人均费用低 24%。

建立起独具特色的中医药人才培养体系。把人才培养作为中医药事业发展的根本，大力发展中医药教育，基本形成院校教育、毕业后教育、继续教育有机衔接，师承教育贯穿始终的中医药人才培养体系，初步建立社区、农村基层中医药实用型人才培养机制，实现从中高职、本科、硕士到博士的中医学、中药学、中西医结合、民族医药等多层次、多学科、多元化教育全覆盖。截至 2015 年年底，全国有高等中医药院校 42 所（其中独立设置的本科中医药院校 25 所），200 余所高等西医药院校或非医药院校设置中医药专业，在校学生总数达 75.2 万人。实施中医药传承与创新人才工程，开展第五批全国名老中医药专家学术经验继承工作，建设了 1016 个全国名老中医药专家传承工作室、200 个全国基层名老中医药专家传承工作室，为 64 个中医学术流派建立传承工作室。开展全国优秀中医临床人才研修、中药特色技术传承骨干人才培训、乡村医生中医药知识技能培训等高层次和基层中医药人才培养项目。124 名中医药传承博士后正在出站考核。探索建立引导优秀人才脱颖而出的褒奖机制，开展了两届国医大师评选，60 位从事中医药、民族医药工作的老专家获得"国医大师"荣誉称号。

中医药科学研究取得积极进展。组织开展 16 个国家级中医临床研究基地建设及中医药防治传染病和慢性非传染性疾病临床科研体系建设，建立了涵盖中医药各学科领域的重点研究室和科研实验室，建设了一批国家工程（技术）研究中心、工程实验室，形成了以独立中医药科研机构、中医药大学、省级以上中医医院为研究主体，综合性大学、综合医院、中药企业等参与的中医药科技创新体系。近年来，有 45 项中医药科研成果获得国家科技奖励，其中科技进步一等奖 5 项。屠呦呦因发现"青蒿素——一种用于治疗疟疾的药物"，荣获 2011 年美国拉斯克临床医学奖和 2015 年诺贝尔生理和医学奖。因将传统中药的砷剂与西药结合治疗急性早幼粒细胞白血病的疗效明显提高，王振义、陈竺获得第七届圣捷尔吉癌症研究创新成就奖。开展中药资源普查试点工作，并初步建成由 1 个中心平台、28 个省级中心、65 个监测站组成的中药资源动态监测信息和技术服务体系，以及 16 个中药材种子种苗繁育基地和 2 个种质资源库。组织开展民族医药文献整理与适宜技术筛选推广工作，涉及 150 部重要民族医药文献、140 项适宜技术。这些科研成果的转化应用，为提高临床疗效、保障中药质量、促进中药产业健康发展提供了支撑。

中药产业快速发展。颁布实施一系列加强野生中药资源保护的法律法规，建立一批国家级或地方性的自然保护区，开展珍稀濒危中药资源保护研究，部分紧缺或濒危资源已实现人工生产或野生抚育。基本建立了以中医药理论为指导、突出中医药特色、强调临床实践基础、鼓励创新的中药注册管理制度。目前，国产中药民族药约有 6 万个药品批准文号。全国有 2088 家通过药品生产质量管理规范（GMP）认证的制药企业生产中成药，中药已从丸、散、膏、丹等传统剂型，发展到现在的滴丸、片剂、膜剂、胶囊等 40 多种剂型，中药产品生产工艺水平有了很大提高，基本建立了以药材生产为基础、工业为主体、商业为纽带的现代中药产业体系。2015 年中药工业总产值 7866 亿元，占医药产业规模的 28.55%，成为新的经济增长点；中药材种植成为农村产业结构调整、生态环境改善、农民增收的重要举措；中药产品贸易额保持较快增长，2015 年中药出口额达 37.2 亿美元，显示出巨大的海外市场发展潜力。中药产业逐渐成为国民经济与社会发展中具有独特优势和广阔市场前景的战略性产业。

中医药文化建设迈出新步伐。中国政府重视和保护中医药的文化价值，积极推进中医药传统文化传承体系建设，已有 130 个中医药类项目列入国家级非物质文化遗产代表性项目名录，"中医针灸"列入联合国教科文组织人类非物质文化遗产代表作名录，《黄帝内经》和《本草纲目》入选世界记忆名录。加强中医药健康知识的宣传普及，持续开展"中医中药中国行"大型科普活动，利用各种媒介和中医药文化宣传教育基地，向公众讲授中医药养生保健、防病治病的基本知识和技能，全社会利用中医药进行自我保健的意识和能力不断增强，促进了公众健康素养的提高。

中医药标准化工作取得积极进展。制定实施《中医药标准化中长期发展规划纲要（2011—2020年）》，中医药标准体系初步形成，标准数量达 649 项，年平均增长率 29%。中医、针灸、中药、中西医结合、中药材种子种苗 5 个全国标准化技术委员会及广东、上海、甘肃等地方中医药标准化技术委员会相继成立。42 家中医药标准研究推广基地建设稳步推进，常见病中医诊疗指南和针灸治疗指南临床应用良好。民族医药标准化工作不断推进，常见病诊疗指南的研制有序开展，14 项维医诊疗指南和疗效评价标准率先发布，首个地方藏医药标准化技术委员会在西藏自治区成立，民族医药机构和人员的标准化工作能力不断提高。

推动中医药全球发展。中医药已传播到 183 个国家和地区。据世界卫生组织统计，目前 103 个会员国认可使用针灸，其中 29 个设立了传统医学的法律法规，18 个将针灸纳入医疗保险体系。中药逐步进入国际医药体系，已在俄罗斯、古巴、越南、新加坡和阿联酋等国以药品形式注册。有 30 多个国家和地区开办了数百所中医药院校，培养本土化中医药人才。总部设在中国的世界针灸学会联合会有 53 个国家和地区的 194 个会员团体，世界中医药学会联合会有 67 个国家和地区的 251 个会员团体。中医药已成为中国与东盟、欧盟、非洲、中东欧等地区和组织卫生经贸合作的重要内容，成为中国与世界各国开展人文交流、促进东西方文明交流互鉴的重要内容，成为中国与各国共同维护世界和平、增进人类福祉、建设人类命运共同体的重要载体。

支持国际传统医药发展。中国政府致力于推动国际传统医药发展，与世界卫生组织保持密切合作，为全球传统医学发展做出贡献。中国总结和贡献发展中医药的实践经验，为世界卫生组织于 2008 年在中国北京成功举办首届传统医学大会并形成《北京宣言》发挥了重要作用。在中国政府的倡议下，第 62 届、第 67 届世界卫生大会两次通过《传统医学决议》，并敦促成员国实施《世卫组织传统医学战略（2014—2023 年）》。目前，中国政府与相关国家和国际组织签订中医药合作协议 86 个，中国政府已经支持在海外建立了 10 个中医药中心。

促进国际中医药规范管理。为促进中医药在全球范围内的规范发展，保障安全、有效、合理应用，中国推动在国际标准化组织（ISO）成立中医药技术委员会（ISO/TC249），秘书处设在中国上海，目前已发布一批中医药国际标准。在中国推动下，世界卫生组织将以中医药为主体的传统医学纳入新版国际疾病分类（ICD-11）。积极推动传统药监督管理国际交流与合作，保障传统药安全有效。

开展中医药对外援助。中国在致力于自身发展的同时，坚持向发展中国家提供力所能及的援助，承担相应的国际义务。目前，中国已向亚洲、非洲、拉丁美洲的 70 多个国家派遣了医疗队，基本上每个医疗队中都有中医药人员，约占医务人员总数的 10%。在非洲国家启动建设中国中医中心，在科威特、阿尔及利亚、突尼斯、摩洛哥、马耳他、纳米比亚等国家还设有专门的中医医疗队（点）。截至目前，中国政府在海外支持建立了 10 个中医药中心。近年来，中国加强在发展中国家特别是非洲国家开展艾滋病、疟疾等疾病防治，先后派出中医技术人员 400 余名，分赴坦桑尼亚、科摩罗、印度尼西亚等 40 多个国家。援外医疗队采用中药、针灸、推拿以及中西医结合方法治疗了不少疑难重症，挽救了许多垂危病人的生命，得到了受援国政府和人民的充分肯定。

# 展望未来 走振兴发展的新征程

当前，中国经济发展进入新的历史时期，中医药在经济社会发展中的地位和作用愈加重要，已成为独特的卫生资源、潜力巨大的经济资源、具有原创优势的科技资源、优秀的文化资源和重要的生态资源。中医药振兴发展迎来了天时、地利、人和的历史性机遇。

中国将学习借鉴各种现代文明成果，坚持古为今用，推进中医药现代化，切实把中医药继承好、发展好、利用好，努力实现中医药健康养生文化的创造性转化、创新性发展，使之与现代健康理念相融相通，服务于人民健康，服务于健康中国建设。到2020年，实现人人基本享有中医药服务；到2030年，中医药服务领域实现全覆盖。同时，积极推动中医药走向世界，促进中医药等传统医学与现代科学技术的有机结合，探索医疗卫生保健的新模式，服务于世界人民的健康福祉，开创人类社会更加美好的未来，为世界文明发展做出更大贡献。

七十年的光辉发展里程，走向世界，造福人类。

回顾近百年以来，中医药发展屡经沉浮。进入新时代，为了更好地推动中医药传承发展，为了坚定文化自信，让中医药在中华民族伟大复兴的征程中做出新的贡献。为了打造全球性健康产业，形成中华文化软实力和健康产业全球竞争优势。从2015年，屠呦呦因发现青蒿素获诺贝尔生理和医学奖，她在获奖演说中说："这是中医给世界的礼物。"中医药的价值因此备受世界关注。其实，中医药作为中华民族的一大发明，也是中国给世界的珍贵礼物。

事实上，价值的多元性是中医药的鲜明特点，也赋予中医药在各领域具有深厚潜力的资源优势，正如毛泽东同志当年所言"中国医药学是一个伟大的宝库"，中医药工作者也当如习近平同志所说"增强民族自信，勇攀医学高峰，深入发掘中医药宝库中的精华"。国家中医药管理局党组学习贯彻习近平总书记关于发展中医药的重要论述，立足国家经济社会发展全局，强调中医药发展要发挥好"五种资源"的优势和作用，即独特的卫生资源、潜力巨大的经济资源、具有原创优势的科技资源、优秀的文化资源和重要的生态资源，诠释的也是发挥中医药多元价值的作用，突出了中医药在国家经济社会发展全局中的"全价值链"特征。

中医药是中国原创并具世界性需求的一个"宝库"。当前，在国际中国地位迅速上升、国内推进"四个全面"战略布局的背景下，发挥中医药的多元价值，发掘中医药这一"伟大的宝库"，将发展中医药作为国家战略，重点从健康、文化和经济三处着力，对解决当下国内发展转型困局，确立中国在全球治理和竞争中的重要地位，培育中国的文化软实力，推动实现中华民族伟大复兴，具有"四两拨千斤"和"激活全局"的重要意义。

回顾中医药发展的道路都没有现代这样的机遇和条件，"民族自信""文化自信"必将走向新的辉煌征途。

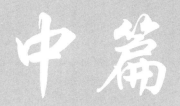

# 中篇：

## 现代名中医的传承与学术思想简介

（按姓氏笔画排序）

韦以宗（国医大师）

韦贵康（国医大师）

邓铁涛（国医大师）

石仰山（国医大师）

朱良春（国医大师）

孙树椿（国医大师）

陈可冀（院士）

施杞（国医大师）

秦伯未（中医学家）

郭维准（国医大师）

崔树平（中医大师）

程莘农（院士）

# 国医大师邓铁涛

## 一、邓铁涛简介

邓铁涛 1916 年出生，广东省开平市人。首届国医大师。广州中医药大学终身教授，博士生导师，中华全国中医学会常务理事，博士生导师，广东省名老中医，内科专家。

1916 年 10 月，出生于一个中医家庭。1932—1937 年，就读于广东中医药专科学校。历任广东中医药专科学校、广东省中医进修学校教务主任，广州中医学院教务处副处长、副院长，中华人民共和国卫生部第一届药品评审委员会委员，中华医史学会委员，广东省第四、五届政协委员，广东省及广州市科委顾问，中国中医药学会理事会顾问，中国中医药学会中医理论整理委员会副主任委员，中国中西医结合研究会名誉理事，中华医学会广东分会医史学会主任委员，广州中医药大学学位评定委员会委员，国家中医药管理局中医药工作专家咨询委员会委员，家庭医生在线专家顾问等职。

1962 年、1979 年两次获广东省政府授予的"广东省名老中医"称号。

1990 年，被国家中医药管理局遴选为"全国老中医药专家学术经验继承工作指导老师"。1993 年，荣获广东省"南粤杰出教师"特等奖。2003 年，获中国科学技术协会授予全国防治非典型肺炎优秀科技工作者。2005 年 6 月，被科技部聘为国家重点基础研究发展计划（973 计划）"中医基础理论整理与创新研究"项目首席科学家。2006 年 12 月，获中华中医药学会首届中医药传承特别贡献奖。2008 年 1 月，被国家中医药管理局聘为"治未病"工作顾问。2009 年 7 月，93 岁的邓铁涛教授被人力资源和社会保障部、卫生部、国家中医药管理局等国家三部委联合评定为"国医大师"并获证书，邓铁涛教授是广东唯一获此殊荣者。2019 年 9 月，邓铁涛被追授"全国中医药杰出贡献奖"称号。

邓铁涛从事中医医疗、教学与科研工作 60 多年，对重症肌无力、冠心病、高血压、中风、慢性胃炎、慢性肝炎、肝硬化、糖尿病、红斑狼疮、硬皮病及危重病的抢救等，积累了丰富的诊疗经验。擅长以中医脾胃学说论治临床各系统病证。1985 年研制成功的中成药"五灵止痛散"获广州市科技成果四等奖，技术转让费 5 万元全部贡献给中国中医药学会振兴中医基金会。1991 年，邓铁涛教授主持的课题"脾虚型重症肌无力临床研究及实验研究"，获得国家中医药管理局科技进步一等奖，1992 年获国家科技进步二等奖，这是新中国成立以来我国中医药学界不易获得的奖励级别。"非典"时期，邓铁涛教授较早发表论著《论中医诊治"非典"》，为中医药防治 SARS 提供技术指导，被国家中医药管理局任命为抗"非典"专家顾问组组长，荣获中华中医药学会"中医药抗'非典'特殊贡献奖"。近年来邓老以 90 多岁高龄，仍不断探索临床新领域，与广东省中医院心脏中心合作，开展围心脏手术期的中医药治疗研究，大大提高了心脏病人对手术的适应能力，促进术后的康复。邓铁涛教授既重视理论又着力于临床，对中医理论有较高造诣，先后对五脏相关学说、脾胃学说、痰瘀相关学说、伤寒与温病之关系、中医诊法与辨证、中医教育思想、中药新药开发、医史文献研究、岭南地域医学研究等，提出了很多有价值的学术论点，对现代中医理论的发展产生了积极的影响。他提出的"五脏相关学说"，凝聚了对中医理论继承与发展的高度认识。他认为，中医五行学说在历史上起过积极作用，五行学说的核心是五脏相关学说，但是中医脏腑学说的发展，又在许多方面超越了五行学说，因此他提出，现代应以"五脏相关学说"取代"五行学说"，实现中医基础理论的换装与质变。邓铁涛教授亦一直以五脏相关学说指导其临床，取得了显著成效。

**主要论著：**

主编《中医诊断学讲义》人民卫生出版社

主编《中医简明教程》（上册）广东人民出版社

主编《中医诊断学讲义》（修订 2 版）上海科学技术出版社

主编《中医学新编》上海科技出版社、上海人民出版社

合编《新编中医学概要》人民卫生出版社

主编《中医大辞典》（基础理论分册）人民卫生出版社

主编《中医诊断学》（修订 5 版）上海科学技术出版社

合编《实用中医内科学》上海科学技术出版社

主编《中医名言录》广东科学技术出版社

主编《中医诊断学》（参考丛书）人民卫生出版社

主编《实用中医诊断学》上海科学技术出版社

主编《奇难杂证新编》广东科学技术出版社

主编《中医证候规范》广东科学技术出版社

主编《学说探讨与临证》广东科学技术出版社

主编《耕耘集》上海中医学院出版社

## 二、传承与学术思想

邓铁涛教授提出了许多有价值的学术观点，对现代中医理论的发展，产生了积极的影响。凝聚了对中医理论继承与发展的高度认识。认为中医的脏腑学说在许多方面超越了五行学说，提出了现代应以"五脏相关学说"取代"五行学说"。

1996 年，清华学界对中医气本质、经络实质、阴阳、五行、藏象、中医哲学观等都有了新的全面整体创造性的认识和解说，如邓宇等发现的：气是流动着的"信息—能量—物质"的混合统一体；分形分维的经络解剖结构；数理阴阳；中医分形集：分形阴阳集—阴阳集的分形分维数，五行分形集—五行集的分维数；分形藏象五系统—心系统、肝系统、脾系统、肺系统、肾系统；中医三个哲学观—新提出的第三哲学观：相似观—分形论等。还包括近代针灸经络的发展史、近代中医气的进展简史、中西医结合史、中医中药史等。古医史中医产生于原始社会，春秋战国中医理论已经基本形成，出现了解剖和医学分科，已经采用"四诊"，治疗法有砭石、针刺、汤药、艾灸、导引、布气、祝由等。西

汉时期，开始用阴阳五行解释人体生理，出现了"医工"、金针、铜钥匙等。东汉出现了著名医学家张仲景，他已经对"八纲"（阴阳、表里、虚实、寒热）有所认识，总结了"八法"。华佗则以精通外科手术和麻醉名闻天下，还创立了健身体操"五禽戏"。唐代孙思邈总结前人的理论并总结经验，收集5000多个药方，并采用辨证治疗，因医德最高，被人尊为"药王"。唐朝以后，中国医学理论和著作大量外传到高丽、日本、中亚、西亚等地。两宋时期，宋政府设立翰林医学院，医学分科接近完备，并且统一了中国针灸由于传抄引起的穴位紊乱，出版《图经》。金元以降，中医开始没落。明清以后，出现了温病派时方派，逐步取代了经方派中医。在明朝后期成书的李时珍的《本草纲目》标志着中药药理学的没落。同一时期，蒙医、藏医受到中医的影响，在朝鲜东医学也得到了很大的发展，如许浚撰写了《东医宝鉴》。自清朝末年，中国受西方列强侵略，国运衰弱。同时现代医学（西医）大量涌入，严重冲击了中医发展。中国出现许多人士主张医学现代化，中医学受到巨大的挑战。人们开始使用西方医学体系的思维模式加以检视，中医学陷入存与废的争论之中。同属中国医学体系的日本汉方医学、韩国的韩医学亦是如此。2003年"非典"以来，经方中医开始有复苏迹象。

现代，中医在中国仍然是治疗疾病的常用手段之一。在国际上，针灸引起了医学界的极大兴趣，世界卫生组织的观点认为，针灸已被证实在减轻手术后疼痛、怀孕期反胃、化疗所产生的反胃和呕吐、牙齿疼痛方面是有效的且其副作用非常低，然而，对慢性疼痛，背部疼痛以及头痛。WHO认为很多针灸和一些草药的有效性得到了科学双盲研究的较强支持，但是对于其他的传统疗法还需要进行进一步研究，而且不能忽视未经研究的传统疗法存在的安全性及危险性等问题。WHO在2002年5月发表《2002—2005年传统医药研究全球策略》，邀请全球180余国将替代医学纳入该国的医疗政策。

# 三、传承及创新

中医学术如何发展

（1）必须以马列主义哲学为指导思想。先秦哲学中的朴素辩证唯物论思想，给中医带来几千年的发展，赋予中医以强大的生命力。马列主义哲学是现代最科学的哲学，邓老认为学习它、运用它以指导我们的继承与发扬工作，使中医学再来一次飞跃的发展，是可以肯定的。中医教育必须加强这方面的教学，要把它看成是发展中医的命根子。

（2）发展中医辨证论治，运用中医的综合治疗方法，参考西医的诊断方法。中医针灸按摩，加上丸散膏丹，历来是中医抢救危重症的手段。但现在的年轻医生，大多不重视针灸、按摩，以学会开刀为荣。中药常缺，急用之丸、散、膏、丹几成空白，这真是置中医于绝境了！必须改变这不合理之局面。西医的一些检查手段，大多借助于生化、物理学之成就，这些成就也可以为中医之辨证论治服务，我们不可拒而不用，应该看到采用现代科学技术，能帮助发展中医学。例如血液流变学与血流动力学检查，可以为我们对血瘀证的辨证提供指标。中医医院的仪器设备越新越好。但必须说明的是借用西医的诊断仪器和方法，其目的在于发展中医的技术与理论，使我们的经验总结更易于为人们所接受。

（3）继承与发扬。继承与发扬二者是辩证的关系，没有继承，发扬便成为无源之水，无本之木，发扬只是一句空话；只顾继承而不去发扬，中医学的生命便会停止。就目前而论，中医学的继承工作，做得很不够，特别是临床学科方面丢失的东西太多了，因此必须继续抓紧继承工作。抢救中医学术，已成燃眉之急。就整个中医学而言，"继承"与"发扬"，在现阶段，"继承"是主要的。因为没有继承也就谈不上发扬。

（4）与自然科学（包括西医学）的结合是今后努力的方向。要用实验科学解决中医的理论问题，单靠中西医结合是做不到的，甚至往往得出相反的结果。例如白虎汤的退热问题，西医药理研究无法证实。至于脏象、经络、运气学说等就更难用目前西医之实验手段去突破。要想中医学由量变到飞跃的发展，对人类做出更大的贡献，不采用多学科的最新成果，是无法完成这一历史使命的。但与自然科学结合过程中，必须以马列主义哲学做指导，继承中医学的系统理论，才能发展得更快更好。

# 国医大师韦贵康

## 一、韦贵康简介

韦贵康，男，1938 年出生。1964 年毕业于河南平乐正骨学院，后分配在广西中医学院（广西中医药大学）从事教学、医疗、科研工作。现为广西中医药大学终身教授、博士生导师、主任医师。先后担任广西中医学院第二附院院长，广西中医学院院长，广西中医学院骨伤科研究所所长。兼任广西政协常委、医药卫生委员会主任，广西科协副主席，广西国际手法医学协会理事长，中华中医药学会骨伤科专业委员会副会长，全国高等中医药院校骨伤科研究会资深会长，世界中医骨科联合会资深主席，世界手法医学联合会主席，国家中医药管理局中医药科技进步奖终评委员会委员，国家自然科学基金科研项目评审专家等。

作为全国骨伤名师培养国内外中医骨伤科硕士生 103 人，博士生 5 人；撰写医学论文 80 多篇；作为主编或副主编出版专著 26 部；开展脊柱病损、脊柱相关疾病及整治手法研究，通过技术鉴定成果 9 项，获省部级科技成果奖 5 项，国家专利 3 项。荣获全国"五一劳动奖章"，享受国务院特殊津贴，为全国优秀教师、全国骨伤名师、跨世纪骨伤杰出人才、全国名老中医。

应邀到亚、欧、澳、美洲等 10 多个国家与地区讲学或进行学术交流，在国内外有一定学术地位。由他发起，联合学术界，在中国注册成立的广西国际手法医学协会与美国注册成立的世界手法医学联合会，举办国际学术会议 10 多次，与会者近 5000 人，来自 50 多个国家与地区。曾受聘为：俄罗斯依尔库骨科研究所及医学院客座教授、新加坡中医学院客座教授、澳大利亚自然医学院客座教授、美国疼痛医学研究院名誉院长、美国国际中医药研究院名誉院长、国际中医药学院（美国注册）院长、我国香港骨伤学院院长等职。

学术成就：手法整治颈椎性血压异常，脊柱相关疾病群分类与诊治，脊柱生理曲度内在联系及其变化对颈肩腰背痛影响和诊治，脊柱病损整治三联手法的应用，移动式均衡架的发明与应用，经方"痛安汤""脊髓康""骨坚散""解痉散瘀汤""三路烫疗药"等的临床应用。学术著作:《中国手法诊治大全》《实用中医骨伤科学》《脊柱相关疾病》（中国中文版与美国英文版）《脊柱与四肢软组织损伤治疗手法彩色图谱》《脊柱相关疾病与手法治疗》等。

1991 年荣获全国"五一劳动奖章"、全国优秀教师，1992 年起享受国务院颁发的政府特殊津贴，2007 年 6 月获"国医骨伤名师"称号。

韦贵康 1964 年毕业于河南平乐正骨学院，受业于近代著名骨伤科专家、平乐正骨传人高云峰与郭维准。先后师从于国内著名骨科专家尚天裕、冯天有、胡清潭及广西著名民间医师梁锡恩大师。40多年来，他一直工作在科教、医疗、科研工作第一线。临床诊治患者20多万人次，撰写医学论文70多篇，出版专著22部，获省级以上科技成果奖5项，国家专利3项。所开展的科研涉及骨伤科多个领域。主持完成的科研项目，经专家鉴定，达到国内先进或领先水平的有：①颈椎性血压异常与手法治疗疗效研究；②脊柱四个生理曲度内在联系及其变化与颈肩腰腿痛关系研究；③颈曲值改变对神经根、椎动脉影响及治疗研究；④均衡牵引架临床应用研究；⑤脊柱损伤性疾病与骨伤手法治疗研究。开展脊柱相关疾病研究，从病因病理、诊断与鉴别诊断、防治等方面，总结出脊柱相关疾病32个病种。

作为知名专家、学者韦贵康曾先后多次应邀到新加坡、澳大利亚、德国、奥地利、俄罗斯、日本、美国、瑞典、泰国、马来西亚、越南等国和我国香港等地讲学或进行学术交流。以他为主发起，联合学术界，在中国注册成立的广西国际手法医学协会与在美国注册成立的世界手法医学会联合，分别在中国与国外举行国际学术会议多次，在国际上有一定影响。

## 二、传承及学术思想

（一）颈椎损伤性疾病手法

1.调骨手法　适用于脊椎骨关节轻度移位者

（1）坐位单人旋转整复法

适用范围：多用于上颈段颈椎轻度旋转移位者。

手法步骤：以C2棘突偏右为例。患者端坐位，医者左拇指置于棘突右侧，右手置于头顶部，使颈部前屈35°，侧屈35°，右旋转45°。医者左手其余四指置于右侧头颞部，右手换置于左侧面颊部，向右旋转时，瞬间稍加大用力，拇指同时用力向左侧轻推，常听到"咯"的响声，手法完毕，颈部恢复原状。

注意事项：颈部旋转幅度不超过45°为宜，旋转极限时间不超过15秒为宜，以免颈部过度扭转，使脑部缺血，出现头晕等症状。手法后2～3天不宜做颈部过度转动，停止治疗3天后可做颈后伸位左右旋转活动，可以巩固疗效。

（2）坐位角度整复法

适用范围：多用于中颈段颈椎轻度侧方或旋转移位者。

手法步骤：以C4棘突偏右为例。患者端坐位，医者左拇指置于棘突右侧，使头部前屈45°，左侧屈45°，并向右侧旋转45°，右手拇指与余四指分别置于患者两侧下颈部，瞬间稍加大用力，左拇指同时用力向左侧轻推，常听到"咯"的响声，手法完毕，恢复原状。

注意事项：如有颈曲反张，手法操作时，颈部屈曲角宜小，一般不超过30°。手法后不宜过度做颈部后伸活动，以免颈椎再移位。

（3）坐位侧旋提推法

适用范围：多用于下颈段颈椎轻度侧方移位者，尤其是椎间隙变窄或软组织粘连者。

手法步骤：以C6棘突偏右为例，患者端坐位，医者右拇指置于偏移棘突右侧，左手掌托住下颌部，颈部前屈15°，医者背胸部稍屈曲，使患者头部紧靠医者胸骨柄处，左侧旋转45°，左手稍用力向上提，同时右拇指瞬间用力向左侧轻推，常听到"咯"的响声，手法完毕。

注意事项：手法关键在于向上提力要适当，旋转提力与推力同时进行。手法后不宜过度做颈部前屈活动，以免颈椎再移位。

（4）坐位头部微屈提推法

适用范围：多用于颈 C3–5 轻度后移位。

手法步骤：以 C3 后移为例。患者端坐位，医者右拇指置于后移的棘突上，左手托持下颌部，颈部前屈 15°，医者背胸部稍屈曲，使患者头部紧靠医者胸骨柄处，左侧旋转 30°，左手稍用力向上提，同时右拇指瞬间用力向前轻推，常听到"咯"的响声，手法完毕。

注意事项：操作时向前推的力量不宜过大，以免纠正过度。手法后不宜过度做颈部前屈后伸活动，睡枕不宜过高。

（5）坐位头部后伸斜拉法

适用范围：多用于中颈段颈椎钩椎关节轻度移位者。

手法步骤：以 C4 钩突右移为例。患者端坐位，医者右食指置于 C4 钩突右侧，左手托持下颌部，颈部后伸 15°，左侧屈 15°，右旋转 15°，此时，左手稍用力向左上方牵拉，同时右食指瞬间用力向左上方轻推，常听到"咯"的响声，手法完毕。

注意事项：手法操作时，颈部角度应适当，角度捧拉时产生的合力以到达钩突为宜。手法后不宜做颈部侧用扭转活动，以免颈椎再移位。

（6）仰卧位单人旋转整复法

适用范围：多用于上颈段颈椎轻度侧方或旋转移位者。

手法步骤：以 C2 棘突偏右为例。患者仰卧位，头垫低枕或不垫枕，医者左手穿过患者颈后部，触到 C2 棘突右侧，右手把持患者左侧面颊部，使患者头部向右侧旋转 45°，保持右旋转并稍用力向头部方向牵拉，同时左手食指稍用力将 C2 棘突向左侧推，常听到"咯"小声，手法完毕。

注意事项：仰卧位操作欠方便，其偏移棘突主要依靠触诊感觉，推力与旋转力应协调适当。如颈后肌痉挛明显，可使患者俯卧位，用捏拿点按手法使肌肉放松后再进行手法，疗效更好。

（7）俯卧悬位推按法

适用范围：用于下颈段或上胸段小关节轻度后移位者。

手法步骤：以 C7 后移位为例。患者俯卧位，头部中立位，下颌及上胸部置放薄软枕，头颈部与两上肢悬空，医者左手托持患者下颌部于水平位，右拇指触及 C7 后移，掌根大小鱼际部置于棘突上，与床面成 45° 向前下轻推 2～3 下，手法完毕。

注意事项：手法操作时，向前下推按的力量不宜过大。手法后不宜过度做颈部前屈后仰，以免颈椎角度移位。

（8）颈椎牵引下四步整复法

适应范围：多用于中颈段颈椎间隙变窄或深部粘连，或颈肌痉挛明显者。

手法步骤：以中颈段椎间隙变窄为例，按常规进行坐位，颈椎布带牵引，重量为 5～10kg，10 分钟后再进行四步手法：左右旋转；左右侧屈，后伸，点推风池。每步手法做 3～5 遍。四步手法完成后，再牵引 10 分钟。

注意事项：牵引重量以不超过 10kg 为宜，各方向手法应在颈生理活动范围之内，角度不宜过大。颈曲成角或反张，不宜做前屈手法，避免过度旋转。反之，如颈椎前滑脱，不宜做后伸手法。

2. 理筋手法　适用于无骨关节移位的软组织损伤者

（1）点按法常用穴位：风池、风府、耳门、太阳、鱼腰、肩井、肩髃、曲池、内关、外关、合谷等。操作时用拇指垂直点按加压，反复操作 3 ~ 5 分钟。

（2）疏理法：于颈、肩、上肢等处肌肉进行捏拿、揉按、斜滚、分筋理筋，反复操作 3 ~ 5 分钟。

（3）牵拉法：将上肢向上呈 180° 内外旋转牵拉 2 ~ 3 次，牵引双手指向远端理拔。

（二）胸椎损伤性疾病手法

1. 调骨手法　适用于脊椎骨关节轻度移位者

（1）掌根推按法

适用范围：适用于胸椎中下段后关节紊乱。

手法步骤：患者俯卧，胸前垫一软枕，两上肢置于身旁，自然放松。医者站于患者左侧，左手掌根部按压患椎棘突，右手放于左手背上，嘱患者做深吸气，在呼气末时，医者手掌与脊柱呈 45° 方向、向前上方推按，此时可听到"咯"的一声，手法告毕。

（2）提拉膝顶法

适用范围：适用于胸椎上段后关节紊乱。

手法步骤：患者端坐低凳上，双手十字交叉置于枕后。医者双手置患者两肩部腋前，右脚置于低凳上，嘱患者略后仰背靠医者膝前。医者上身略前俯，右膝顶往患椎棘突，双手用力向上提拉，右膝同时往上方顶推，此时可听到"咯"的一声，手法告毕。

2. 理筋手法　适用于无骨关节移位的软组织损伤者

（1）轻拍法：用手掌或半握拳，于局部轻拍 3 ~ 5 下。

（2）揉按解痉法：用手掌根，于局部揉按 1 ~ 2 分钟。

（3）疏理通络法：用手指或手掌，局部由内向外顺肋骨走行方向推按 1 ~ 2 分钟。

3. 胸椎损伤性疾病整合手法的注意事项

（1）由于胸椎间关节属微动关节，其关节突关节呈冠状位，两侧还有肋椎体关节与肋横突关节，所以，胸椎活动度有限，手法宜轻、稳。

（2）手法后加强扩胸锻炼和悬吊活动。

（三）腰椎与骶髂关节损伤性疾病手法

1. 调骨手法　适用于脊椎骨关节轻度移位者

（1）斜搬法

适用范围：适用于腰椎有轻度侧方移位者。

手法步骤：患者侧卧床上，位于上面的下肢屈髋屈膝 80°，位于下面的下肢伸直位。医者手扶持患者肩前侧，另一手扶持臀部，两手用力斜搬，方向相反而力量相等，注意交叉点在患椎上，当遇到阻力时，突然加大推拉力，常听"咯"的一声。患者改另一侧卧，按上述方法操作。手法告毕。

（2）双连椅旋转整复法

适用范围：适用于腰椎旋转移位者。

手法步骤：患者坐双连椅前椅，医者坐后椅。医者一手拇指触患者偏移棘突并固定之，另一手自患者腋部上肩，把握对侧肩部，使患者前屈 60° ~ 90°，同侧屈 45°，在拇指推挤棘突向对侧外上方的同时，另一手向后上方旋转，常听到"咯"的一声。然后在对侧的棘突定位，按上述操作进行手法。

手法告毕。

（3）动态推拉法

适用范围：适用于脊柱侧弯畸形者。

手法步骤：以胸椎侧弯向左为例。患者俯卧，用一宽带置于其膝关节上后方，固定双脚。医者一手置于患者侧弯一侧，另一手扶持固定下肢的捆带，令患者下肢后伸30°。然后一手推挤弯侧，同时一手提起下肢向相反方向摆动3～5次。手法告毕。

（4）单髋过伸整复法

适用范围：适用于骶髂关节后错位。

手法步骤：以右侧为例。患者俯卧，医者站立于患者左侧，左手掌根按压患者右侧骶髂关节处，右手托起其腿膝上部，先缓缓旋转患肢3～5次，接着用力上提大腿过伸，同时左手用力下压，两手向相反方面扳按，此时可听到"咯"的响声，或手下有整复感。手法告毕。

（5）仰卧推压法

适用范围：适用于骶髂关节前错位。

手法步骤：以右侧为例。患者仰卧，助手固定其健侧髂前上棘，医者左手置于患者患侧髂前上棘，令患者侧下肢伸直抬高30°，同时右手用力向后推压2～3次。此时常听到整复声，或手下有整复感。手法告毕。

（6）侧卧挤压法

适用范围：多用于耻骨联合分离者与骨盆旋转上移位者。

手法步骤：患者取侧卧位，下位的髋膝关节伸直，上位的髋膝关节屈曲。助手把握上位的踝关节，医者站于床边，双手置于患者上位的臀部外侧，在嘱助手反复伸屈膝关节时，医者用力往下压，操作数遍。对侧再按此步骤操作数遍。最后嘱患者双手抱住下肢极度屈曲，医者协助作起伏动作，反复数次，手法告毕。

2. 理筋手法　适用于无骨关节移位的软组织损伤者

（1）压扳腰骶部：患者俯卧位，医者一手托持其膝关节前上方，使下肢伸直位抬起20°～30°，另一手按压下腰部与腰骶部3～5遍。

（2）点按穴位：于第3～5腰椎棘突两侧翼3cm处，点按1～2分钟。于两侧梨状肌投影区处，点按1～2分钟。于委中下3cm处，点按1～2分钟。

（3）推髂胫束：患者侧卧，上位的下肢伸直，下位的下肢屈曲，医者用掌根于髂腰脊从上至下推按1～2分钟。

（4）牵拉抬高下肢：患者仰卧，医者一手把持患者踝部后侧，一手扶住膝关节上方，使下肢伸直位，逐渐提高，尽可能达到70°～90°。

3. 腰骶椎损伤性疾病整合手法应用注意事项

（1）腰骶椎损伤性疾病的整合手法，注意使用力学的杠杆与旋转的原理，不但省力而且容易整复。用力应适中，避免用暴力。

（2）腰椎间盘突出症，手法时应避免腰部过屈活动。中央型腰椎间盘突出症，髓核较大，压迫硬膜囊>1/2时，应慎用手法治疗。腰椎滑脱，手法时应避免腰椎过伸活动。骶髂关节错位，手法影响到髋关节时用力应慎重，以防止损伤股骨颈。

（3）功能锻炼，应注意避免进行与病理相同方向的活动。如腰椎间盘突出，避免做腰前屈活动。腰椎滑脱，避免做腰后伸活动。

**（四）颈椎部脊柱相关疾病对症手法**

适用于一些症状突出与阳性体征者，进行调理筋手法后，根据临床症状进行。

1. 头痛

（1）痛点点按：在头皮上找到 2 ～ 3 处痛点，做局部点按，每穴位 1 ～ 2 分钟。

（2）穴位反射：于风池上 1cm 处，用拇指向头痛方向点按，使头部有"得气"为度，反复点按 1 ～ 2 分钟。

2. 头晕

（1）头额部轻摩法：于头额部用两手手指做轻摩，反复操作 1 ～ 2 分钟。

（2）耳部"鸣天鼓"：两手掌贴按两耳，各手指置于头颈部，中指紧贴头皮，食指弹于中指 5 ～ 7 下，反复操作 1 ～ 2 分钟。

3. 心惊心悸

（1）按摩星状神经节反应点：选该反应点（胸锁乳突肌下 1/4 前 2cm 处），使头部偏向同侧 30°，用拇指指腹于局部向内按压 1 ～ 2 秒钟，反复操作 1 ～ 2 分钟，以胸部感到"得气"为度。

（2）点按脊旁穴：于胸椎 2 ～ 6 棘突两旁 2cm 处，选择 2 ～ 3 个反应点，用拇指点按 1 ～ 2 秒，反复操作 1 ～ 2 分钟，以胸前"得气"为度。

4. 血压异常

（1）高血压：在颈上段多做点按疏理手法 1 ～ 2 分钟，并于天鼎穴（相当颈动脉窦处）揉按 1 ～ 2 分钟。

（2）低血压：在颈下段多做点按疏理手法 1 ～ 2 分钟，并于天鼎穴（相当颈动脉窦处）揉按 1 ～ 2 分钟。

5. 上肢麻木

（1）顺推法：沿上肢神经走行方向，从近端向远端进行推按，反复操作 1 ～ 2 分钟。

（2）穴位按压：于缺盆穴、天宗穴点按，一般手部会有麻感。

**（五）胸椎部脊柱相关疾病对症手法**

适用于一些突出的症状与阳性体征者，进行调骨理筋手法后，根据临床症状进行。

1. 胃脘痛　于第 6 ～ 10 胸椎之间，弹拨操作 10 ～ 20 下。

2. 胸闷　用拇指于第 1 ～ 5 胸椎两侧棘突旁开 2cm 处做点按，以胸部有微胀感为度，操作 2 ～ 3 分钟。

**（六）腰椎部脊柱相关疾病对症手法**

适用于一些突出的症状与阳性体征者，进行调骨理筋手法后，根据临床症状进行。

1. 下肢麻木疼痛　在局部病灶处，深部叩击或点按 5 ～ 8 次。沿神经走行方向，由近到远进行推拿疏理法。

2. 下肢肿胀　下肢肿胀多属静脉回流障碍。由下肢内侧从远端向近端推按，每侧 2 ～ 3 分钟。

3. 排尿异常　排除尿路系统等实质病变后，在腰骶部梨状肌处进行点按疏理 2 ～ 3 分钟，消除由马尾神经或阴部神经受刺激而引起的排尿异常。

（七）脊柱疾病整治手法规范性研究

组合脊柱调骨手法、理筋手法、对症手法，是规范的一套脊柱疾病整治手法。脊柱损伤性疾病，主要病理是脊柱力平衡受破坏，脊柱内压增高、炎变等，手法的作用在于"调衡、减压、消炎"。施手法时要充分利用生物力学原理（如失稳、杠杆、旋转力的原理），针对性强，强调"顺生理，反病理"的指导原则。从中医看，脊柱是督脉之通路，督脉总督全身之阳，督脉不通为此病机基础，手法作用在于"通"，"正则通""松则通""顺则通""动则通""调则通""荣则通"，以通之手段达到治病目的。因脊柱通过神经、血管与大脑、内脏等各个器官密切联系，其病理变化往往涉及脑神经与内脏系统。在手法操作过程中要做到诊断明确、定位准确、步骤规范、用力得当、筋骨并治、次数适宜、主兼恰当、动静统一，这样才能收到应有的效果。患者乐于接受，疗效显著而确切。

（八）脊柱软组织损伤伴排尿紊乱

排尿的次数、尿量、时间及控制力的异常，包括尿频、尿急、尿量过多或过少、排尿困难、尿潴留、遗尿、尿失禁等，统称排尿异常。脊柱相关疾病所致的排尿异常，属于功能性排尿异常。

1. 腰骶部软组织损伤手法

（1）腰低部软组织的松解、舒筋、推按等治疗手法，可缓解腰臀部肌痉挛，促进局部血液循环，改善腰脊柱动力平衡，减轻或消除对支配膀胱和括约肌神经的激压。

（2）梨状肌损伤治疗手法

梨状肌松解、舒筋法：患者俯卧，两下肢自然分开。医者站立床沿，右手拇指（体型健壮者可用肘关节）按梨状肌体表投影，自内上往外下、由轻到重理按5～6次，至患肢酸胀或发热为度。最后用掌根松解患侧臀肌。

直腿抬高内旋牵拉法：患者仰卧，医者站立于床沿，助手按压患者健肢膝踝关节并固定之。医者由手握患肢踝关节后缘，左手掌扶按患膝。在反复和缓慢抬举患肢至50°～60°时，内旋患肢，并逐渐加大患肢抬举的角度至患者能忍受为度。

2. 腰骶部骨关节损伤手法　纠正脊柱静力失衡，缓解骨关节创伤性炎症对支配膀胱和括约肌神经的激压。

腰椎后关节紊乱治疗手法（以L4棘突偏右为例）

坐位腰椎旋转复位法：患者端坐，两手手指交叉于头后。医者坐在患者身后另一椅，右手从患者右腋下穿过，绕颈后搭在患者左肩，左手拇指按压L4棘突右侧。嘱患者前屈35°，右侧偏45°。医者右手顺势往后上旋拉患者的同时，左拇指往左前方推按患椎棘突。此时可闻关节复位响声，手法毕。

坐位腰椎旋转膝顶复位法：患者及医者体位同上。医者坐在患者身后另一椅，右手从患者右腋下穿过，绕颈后搭在患者左肩，左手拇指按压L4棘突右侧，左膝顶住患者右侧臀部。嘱患者前屈35°，右侧偏30°。医者右手顺势往后上旋拉患者的同时，左膝往左前方顶推患者右臀。此时可闻关节复位响声，手法完毕。

3. 骶髂关节错位复位手法

（1）骶髂关节前错位复位手法（以右侧为例）：患者仰卧床沿，两下肢伸直。助手按压左膝上部，医者站立于患者右侧，右手握患者右踝或小腿近端，左手扶按右膝。先屈曲右侧髋膝关节，内收外展5～6次，再往对侧季肋部过屈右髋膝关节，趁患者不备用力下压，此时可闻关节复位响声或手下有关节复位感，手法完毕。

（2）骶髂关节后错位复位手法（以左侧为例）

俯卧单髋过伸复位法之一：患者俯卧，医者站立于患者左侧。右手托患肢膝上部，左掌根压左侧低髂关节。先缓缓旋转患肢5～7次。医者尽可能上提患者左侧大腿，过伸患肢，左手同时用力下压骶髂关节，两手成相反方向扳按，此时可闻关节复位响声或手下有关节复位感，手法完毕。此法适用于体弱及肌肉发达患者。

俯卧单髋过伸复位法之二：患者俯卧，医者站立床上，左足立于患者右侧，面向患者下身，右足跟置于患侧骶髂关节处，然后双手过伸提拉患肢至最大限度（患侧骨盆距床板10～15cm），并保持这一高度。右足跟猛力下蹬患侧骶髂关节（此时患者腰椎由过伸位恢复到伸直位），此时可闻关节复位响声或足下有关节复位感，手法完毕。此法适用于身强体壮肌肉发达的患者。

（3）患肢牵抖复位手法（以右侧为例）：患者仰卧床沿，右下肢靠外侧，两手拉住床头（或由助手牵拉其两腋下）。医者右腋夹住患肢踝部，右手绕过患肢小腿后侧搭在左前臂中段，左手紧握患肢小腿中上段，在持续对抗牵拉的情况下，用力往下牵抖患肢。此法适用于孕产妇及年老体弱患者。

4. 注意事项

（1）年老体弱及骨质疏松患者，禁用腰骶部骨关节的复位手法，只宜做腰骶部软组织的松解、舒筋手法，且力度宜轻。

（2）伴有骶髂关节错位的孕妇，只可行患肢牵抖复位法予以复位。禁用腰臀部的按压手法。

（3）腰椎间盘突出症腰曲消失或后突以及腰椎前滑脱患者，禁用"单髋过伸复位法"。

（4）严重臀肌挛缩患者，慎用骶髂关节"屈髋屈膝复位法"和"直腿抬高内旋牵拉法"。

（九）颅脑外伤伴颈椎外伤后综合征

颅脑外伤伴颈椎外伤后综合征指颅脑及颈部外伤急性期过后，仍残留有头痛、头晕、记忆力减退、烦躁、易怒、颈部疼痛及上肢麻木等症状。这些症状主要由颅脑损伤和颈椎损伤引起，但无相应明显脑的器质性阳性体征，可诊断为脑外伤伴颈外伤后综合征。此病占颅脑外伤10%～15%。

1. 头部手法

（1）叩击法：单手或双手手指并拢，呈半屈曲位，用指尖轻叩百会穴、角孙穴及头部反应点20～30次。

（2）点揉法：用拇指指腹分别点揉印堂、睛明、攒竹、阳白、太阳、百会、角孙、风池及风府等穴各约10秒钟。

2. 颈部手法

（1）按捏推拿法：用手掌或手指指腹于颈后两侧进行揉按推拿，然后用拇指与其余四指构成钳形，对局部肌肉肌腱进行捏拿，形如拿物，反复多次。

（2）分筋理筋法：分筋是指用指腹对肌肉进行垂直分拨，理筋指顺肌纤维方向进行推按，两者交替使用数次，以放松痉挛的肌肉。

临床主要应用以上理筋解痉手法，可适当选用调骨手法，参见前"脊柱损伤性疾病整治手法"。

典型病案：刘某，女，34岁，1988年6月15日初诊。患者于2年前摔伤头部，当时昏迷片刻，急送某医院诊为脑震荡，经住院观察治疗2天痊愈出院，但以后常觉头晕头痛，颈痛，失眠多梦，视力减退，血压偏高。两年来，不能正常工作与生活，在多家医院诊为脑震荡后遗症，经药物治疗未见明显效果来诊。查体血压150/98mmHg，心率110次/分钟，颈部活动明显受限，C1、C2、C5压痛，

C2 棘突偏左，位置性眩晕试验、臂丛神经牵拉试验阳性。X 线片示颈曲反张，C2 齿状突偏左，C4-5 钩椎关节左右不对称。诊断为颅脑损伤并颈椎损伤后综合征。

利用旋转复位手法治疗，每 2 天 1 次，手法治疗 2 次后，自觉头晕头痛明显减轻，睡眠好转，测血压 130/80mmHg，心率 80 次 / 分钟，再经 5 次手法治疗，诸症消失，恢复工作，疗程共 15 天。1 年后随访，疗效巩固。

移动式均衡牵引架治疗骨盆倾斜合并腰腿痛

移动式均衡牵引架，适用于腰曲变直、骨盆倾斜合并有腰腿痛患者，表现为不同程度的"歪臀跛行"或腰脊柱侧弯（棘突偏歪）；腰以前屈受限为主，偶有后伸受限，触诊两髂后上棘不等高，下腰部局部压痛或叩痛；压痛放射至一侧或双侧下肢外后侧；直腿抬高试验、"4"字试验、单腿负重试验、拿筒柄试验可出现阳性。骨盆 X 线示两侧髂骨最高点不在同一水平，出现上移或下移，或伴有两侧骶髂关节间隙或两则闭孔不等宽，或两侧髂嵴横径不等长为异常（旋转移位）。

均衡牵引：应用多功能移动式均衡牵引架俯卧位牵引，牵引总重量为 35 ~ 50kg，根据骨盆有无倾斜情况，两侧脚采用等量或不等量牵引，髂嵴上移者，同侧脚牵引重大于对侧 3 ~ 5kg；然后根据腰曲改变情况，决定腰部采用加压（15 ~ 25kg）或不加压法，每次牵引时间为 20 ~ 30 分钟，每日 1 次，2 周为 1 个疗程，一般 1 ~ 2 个疗程。

手法选择：适用于脊椎小关节错位，棘突偏歪、侧弯畸形、脊柱滑脱、肌痉挛、骶髂关节前、后错位等，选择性先进行手法，或牵引中或牵引后再进行手法。骨盆旋转倾斜者牵引未能纠正，疼痛未能缓解者，配合用踩跷法，平时注意做腰肌功能锻炼。

双连椅与临床应用研究

双连椅用优质木料制成，分为前凳与后凳，前后凳用金属连杆连接，连杆外套一金属管（稍比连杆大些），且后凳在连杆上可前后滑动；在前凳扶手杆的中央，有一圆洞，可安放金属的颈椎牵引器；前凳比后凳高 1.0 ~ 1.5cm。

患者与医生分别坐在双连椅的前后凳上，在行胸、腰椎整复时，患者的臀部要坐好，双脚分别置于前凳的前脚外侧，并踏稳地面，从而形成"三足鼎立"之势。医生在患者的后凳上坐稳（以 L5 棘突偏右为例）。以左手拇指第 2 指节指腹置于偏歪棘突的偏歪侧，以右上肢从后向上向前穿过患者的右侧腋窝，再向上越过右侧肩部、颈后部，以右手抓住患者的左肩部；与此同时，以右膝前部顶住患者的右侧臀部，嘱患者尽量前屈并向右后侧旋转，当患者难以旋转时，医生的左手拇指将 L5 棘突向左侧扳动，同时右上肢将患者的上半身向右后侧旋提，常可听到"咯"的一声，L5 整复告毕，此为旋转整复的扳法；其推法为医生将双手置换下，使双手用力的方向一致（扳法则医生双手用力的方向相反），其旋转仅向左后侧旋提就能完成推法动作。

应用双连椅行胸、腰椎整复，能够纠正或改善解剖位移的胸、腰椎，从而使其恢复正常生理功能。

（十）脊柱疾病经验方

1. 脊髓康

组成：鹿角胶 12g（另煎）、炮穿山甲 12g、土鳖虫 6g、红花 6g、川芎 12g、黄芪 20g、补骨脂 12g、鸡内金 9g、丹参 15g、麝香 0.05g（冲服）。

功效：补肾活血，通经逐瘀。

主治：脊髓型颈椎病。

用法：水煎服，每天 1 剂。

方义分析：脊柱为督脉所系，督脉为诸阳之会，总督一身之阳，一旦劳伤受损，必伤及手足三阳经，经络不通，出现肢体麻木不用，不能活动。脊髓型颈椎病病程长，预后差，久病多痰多瘀，阳气闭郁，兼耗气血，阴阳俱损，不荣筋节，所以治疗当开阳通闭，温阳活络，破痰逐瘀，方可鼓舞气血，以达四肢。脊髓康方中的鹿角胶、补骨脂有补肾作用，均能生精补髓，壮火益土；黄芪味清气浮，振奋元阳，有补气作用；丹参、红花、土鳖虫、川芎化瘀活血，攻专走窜；鸡内金化坚消积，加上穿透力较强的炮穿山甲、麝香，使药深达病所而奏效。

[病案] 张某，男，2005 年 5 月初诊，患者 3 年前因长期低头工作，进而出现颈项强直疼痛，伴左侧肩背部麻木，进行性加重，半年前出现左足部力量欠佳，并有左手上肢烧灼感，MRY 示有 C4-5 椎间盘突出，西医考虑手术，因不愿手术来寻求保守治疗，查体颈前屈、左侧偏及旋转活动均受限，C5-6 压痛明显，颈肌痉挛，臂丛牵拉试验阴性，霍夫曼征阳性，舌有瘀斑，脉结涩。X 线片示 C4-5 椎间隙变窄，C5 后纵韧带有钙化影，颈椎 MRI 示 Ca. 椎间盘突出。

诊断：脊髓型颈椎病。

治疗：内服脊髓康，每天 1 剂，并行颈部理筋手法，每日戴颈托，治疗 15 天，自我感觉良好，颈项痛减轻，左上肢麻木烧灼感基本消除，仍有左侧肩背部麻木，改手法为 3 日 1 次，并指导进行颈部功能锻炼，继服脊髓康，加桂枝 12g、郁金 15g、丹参 12g。治疗 20 天，症状稳定，仍有颈部酸痛，左上肢麻木感减少，但手指感觉不甚灵活，停止手法，继服脊髓康，加生地 12g、当归 12g、合欢皮 12g，减鹿角胶、炮穿山甲、郁金。再服 21 天，每周行保健手法 1 次，颈部基本无痛，仅有酸胀感，双侧上下肢肌力正常。停止治疗，观察 1 年，无病症复发。

2. 痛安汤

组成：两面针 12g、白芍 15g、龙骨 30g、甘草 5g、丹参 30g、田七 9g、降香 12g。

功效：活血清热，消炎。

主治：各种气滞血瘀，瘀血化热筋伤，骨折疾病，如腰椎间盘突出症、急性腰扭伤、骨折后遗症、颈椎病等。

用法：水煎服，每天 1 剂。

加减：瘀肿甚加红花 6g、白花蛇舌草 12g，眩晕甚加钩藤 12g、天麻 12g，四肢痿软无力加鹿角胶 12g（另烊）。

方义分析：龙骨甘涩，逐邪涤痰，入肝破结，凡郁血败血，皆肝经之血积；丹参降而下行，专入血分，并有凉血清心之力，热而血滞者尤擅；白芍亦入肝经，化阴补血，补敛肝脏精血，养和经脉营卫；两面针辛温，祛风通络，现代药理示有抑制细菌生长作用；田七，古称为"南人军中金疮要药"，化瘀止血之功极强，止血不留瘀，活血兼止痛；降香活血化瘀；甘草调和诸药。

[病案] 丁某，女，29 岁，患者两天前因打排球不慎跌伤腰部，当时自觉腰部轻度疼痛，X 线摄片未见异常，后腰痛渐增，遂来我院就诊。查体一般情况良好，弯腰明显受限，L5S1 压痛，直腿抬高试验阴性，咳嗽征阴性，X 线片示腰曲正常，未见明显异常。诊断为急性腰扭伤。

处理：因患者拒做手法，给安痛汤加减内服。药用茯苓 12g、泽泻 12g、丹皮 10g、肉桂 3g、威灵仙 10g。水煎服，每天 1 剂，休息 3 日后，做功能锻炼，1 周后症状基本消除。随访 3 个月，病情无反复。

# 三、传承及创新

（一）颈椎性血压异常发病与诊治

1. 颈椎性血压异常发现与确立

1978 年起，发现一些伴血压异常的颈椎病，随着颈椎病的治愈或好转，其血压异常相应恢复正常或改善，后又经过论证，提示此类血压异常与颈椎病有关，故定名为颈椎性血压异常。

2. 颈椎性血压异常发生率研究

（1）颈椎病中颈椎性血压异常发生率：观察颈椎病 550 例，在排除非手法治疗的适应证以后，使用诊断式手法为主治疗，并参照相关资料，结果诊断为颈椎性高血压 123 例，占 6.7.0%；颈椎性低血压 3 例，占 0.55%；高血压以上颈段为多，低血压下颈段为多。

（2）人群高血压中颈椎性高血压发生率：分别观察人群高血压 114 例与 100 例，按照标准诊断为颈椎性高血压分别为 25 例（占 21.9%）与 15 例（占 15.0%）。

3. 手法治疗颈椎性血压异常疗效研究

（1）近期疗效：观察颈椎性血压异常 243 例，采用旋转整复手法治疗，每 2 天 1 次，5 ~ 7 次为 1 个疗程，一般做 1 ~ 2 个疗程，结果显效 123 例，占 50.6%；有效 93 例，占 38.3%；无效 27 例，占 11.1%，总有效率 88.9%。疗程平均 25 天，手法平均 7.1 次。

（2）远期疗效：观察近期显效以上的颈椎性血压异常 104 例的远期疗效。随访时间最短 1.5 年，最长 10 年 1 个月，平均 3.6 年。结果疗效巩固 79 例，占 75.9%；基本巩固 14 例，占 13.5%；复发 11 例，占 10.6%。其中 1 年内复发 4 例，2 ~ 3 年复发 5 例，4 ~ 5 年复发 2 例。

4. 手法适应证与禁忌证研究

（1）适应证：①颈椎病伴血压异常；②卧位与坐位两上肢的血压差 >15mmHg；③年龄在 60 岁以下，病情在 5 年以下者；④血压波动较大 Ⅰ ~ Ⅱ 期高血压；⑤用降压药物疗效不明显者；⑥无明显其他原因引起的血压异常。

（2）禁忌证：①严重心脏病慎用；②Ⅲ期高血压，眼底动脉Ⅲ期硬化者慎用；③血压 >170/110mmHg 慎用，可适当服降压药 2 ~ 3 天后，待血压略降后再做手法为宜；④颈椎结核肿瘤者禁用；⑤年老体弱骨质疏松者慎用。

5. 治疗研究　以手法治疗为主，采取调骨手法、理筋手法和对症手法相结合，2 ~ 3 天 1 次，3 ~ 5 次为 1 疗程，一般 1 ~ 2 个疗程。

[病案] 黄某，男，40 岁，干部。1978 年 3 月 15 日初诊。

患者于 1973 年开始觉头晕、头痛颈累，在某医院诊断为高血压病，长期服降压药未见明显效果。近年症状加重，伴有多汗、眼朦，有时低烧，走路步态不稳，不能正常工作。检查：血压 162/102mmHg，颈活动受限，颈肌痉挛，C1–3 两侧压痛，C2、3 棘突偏左，臂丛牵拉试验阴性，位置性眩晕阳性。X 线片示颈曲稍变直，C2、3 棘突接近吻合。脑血流图示椎动脉系统紧张性增加，左侧椎动脉供血不足。心电图示窦性心动过缓。血脂、尿常规、眼底等检查属正常范围。诊断为颈椎综合征（颈性高血压）。采用颈椎旋转复位法，1 次后头晕稍减，血压下降为 132/80mmHg。以后每隔 4 天做手法 1 次，颈部用温米醋外洗，每天 1 次，共洗 5 次，不用内服药。治疗最初 2 周血压波动在 132 ~ 140/80 ~ 92mmHg，出汗后血压即稳定在 128 ~ 130/78 ~ 82mmHg。总疗程 25 天。4 月 8 日脑血流图复查见双侧波幅均有改善（提高了约 2/5），重搏波较为明显（原为存在）。3个月后随访，疗效巩固，能正常工作与参加重体力劳动，血压 126/78mmHg，脑血流图复查：见左侧转颈试验，推动脉压迫现象有所改善，但右枕乳导联波幅偏低提示紧张度增高。7个月后复查，疗效巩固，无任何不适。

（二）脊柱相关疾病群发病与诊治

1. 病名研究　通过脊柱损伤性疾病数万例的临床观察，发现此类疾病伴随些脊柱以外相关系统，如脑神经、内脏功能紊乱出现的病症，随着脊柱本身疾病的治愈或好转，其伴随的病症也取得相应疗效。对这些伴随病症，暂称为"与脊柱损伤有关病症"，也称"边缘病症"，有 100 多种；在这些病症中，常有一些作为主要症状，有一定稳定的表现特点，它既是一种症状，也具有一种独立疾病的特点，所以称为"脊柱相关疾病"。

2. 发病特点

（1）症状：既有脊柱局部疼痛、肿胀等症状，也有脑神经或自主神经或内脏功能紊乱的症状。

颈段损伤多出现头痛，部位多局限于眼眶周围、颞部、枕部、顶部或一侧头部，疼痛的程度可为轻微隐痛、刺痛或跳痛，常伴眩晕、眼胀、出冷汗等自主神经功能紊乱症状。眩晕多与头颈部位置改变有关，轻者呈一过性发作，重则天旋地转，卧床不起，伴有恶心、呕吐、四肢冰冷等症状，甚可见猝倒，倒地后因体位改变自行爬起，并无任何不适。眼部以眼胀、眼朦较多见，严重时可见视力明显下降甚至失明，有的表现为屈光不正、眼睑下垂等。鼻部常见鼻塞、鼻孔内异样感觉及嗅觉异常，以单侧为多。咽部常见咽部异物感，吞之不下，吐之不出，易于"发炎"，声音嘶哑、失音，吞咽困难或可见呛咳等。耳部常见耳鸣、耳聋、听力下降等现象，多为单侧，头颈部位置改变时症状可减轻或加剧。颈部交感神经受刺激时还可出现血压偏高或偏低、心律失常、顽固性失眠、胸闷胸痛、气短心悸、低热、身体异常出汗（汗多或汗少）等。

胸段损伤多出现心律失常、心悸、假性心绞痛、胸部堵塞和压榨感、咳喘、胃脘痛、胃胀不适、食欲不振、腹痛、腹泻、便秘、慢性胆囊症、糖尿病及胸背痛等，临床症状常规方法反复治疗效果欠佳。

腰骶段损伤多出现下腹痛、腹泻、便秘或里急后重感、排尿异常，痛经、月经失调及性功能障碍等。

脊椎源性疾病常有一些特殊表现，如相同的病症可能发生在不同部位的病损，如排尿异常可发生在上腰段（如腰膨大损伤），也可发生在下腰段（如马尾神经损伤）或发生在臂部（如阴部神经损伤）等。并且临床症状与脊柱解剖部位关系密切。

（2）体征：有脊柱与脑神经或内脏相应体征，并有定位意义，有特殊体征，如颈性眩晕具有位置性眩晕阳性等。

（3）X 线、CT、MRI 检查：可作定位、严重程度与鉴别诊断等。

（4）其他检查：脑血流图、多普勒、心电图、眼底、血、尿检查等，较轻者正常，较重者常有单项或多项异常。

3. 治疗

治疗原则：西医治以"调衡""减压""消炎"。中医"以通为用"，正则通，松则通，顺则通，动则通，调则通，荣则通。

辨证分型：根据每个病的临床特点与中医辨证，临床多分为瘀滞型、风寒湿夹杂型、脏躁型、气血两虚型、肝肾亏损型。

治疗方法：根据辨病与辨证相结合，以手法（调骨、理筋、对症）、中药内治功能锻炼、牵引（常规枕颌牵引与骨盆牵引或特制均衡牵引）等为主。

（三）脊柱生理曲度与脊柱亚健康

脊柱作为一个复杂的整体，共同承担负重力线，协调肢体运动，是各种重要血管、神经通行的通道，决定了它们相互间生理和病理的内在联系。临床上越来越多观察发现同一曲度内或不同曲度间多个椎体同时存在病变。在脊柱平衡状态下，颈腰曲的标准差明显大于胸骶曲，说明颈腰曲观察值离散度较大，即颈腰曲改变比胸骶曲频繁。脊柱的前突值大于后突值，原因可能是为了适应脊柱的功能，维持脊柱整体稳定。脊柱曲度的变化由于受多种因素的影响，呈复杂、无序的过程，50岁以前多遵循"正常—稍变直—略加深"过程，50岁以后可能由于脊柱全面退变，其曲度变化呈紊乱现象。由于个体结构特异性，脊柱曲度的代偿能力有所不同，但一般来说，脊柱生理曲度通过自我调整以协调椎体的运动性和稳定性比例，适应目前应力状态。在脊柱亚健康状态下，出现一定程度的颈肩腰背痛或不适，观察到颈曲、腰曲变化较大，胸曲、骶曲变化较小。曲度变化者比曲度无变化者更易诱发脊柱失稳。曲度异常的大小与临床症状轻重间的关系并不构成平行特征，但它在青年人中更趋向于正比，而在老年人中不成正比。所以，在青壮年脊柱亚健康防治中，更要重视脊柱生理曲度各节段的恢复。

# 国医大师韦以宗

## 一、韦以宗简介

韦以宗，汉族，1946年10月生，广西平南人。主任医师。先后受聘为天津市中西医结合骨科研究所研究员和广西中医学院、长春中医药大学客座教授、硕士研究生导师。现任北京传统医药研究所所长、北京光明骨伤医院院长、北京光明正骨学校校长等职。

韦以宗著述颇丰，其中《中国骨科技术史》已收编为大专院校教材，并被日本译成日文作为教科书讲授。先后点校、校释出版了《理伤续断方》《外科集验方》《秘传外科方》《跌损妙方》《救伤秘旨》《回回药方·折伤门》《永类钤方·风损伤折》《秘传伤科方书》。出版骨伤科教材《中国骨伤科学》10卷，主编《中国骨伤科学辞典》《现代中医骨科学》《中国整脊学》。同时，发表学术论文66篇。出版的图书和发表的论文均多次获奖。创造性地提出脊柱四维弯曲体圆运动规律、圆筒枢纽学说、脊柱平行四边形理论和椎曲论，并取得非手术治疗椎间盘突出症、椎管狭窄症、脊椎滑脱症的成功，为中医整脊的复兴做出贡献。

韦以宗1997年联合18个国家地区成立世界中医骨伤科联合会，至今已举行6届国际大会，出席代表2700余人，24个国家和地区。2003年起承办全国整脊学高级研修班，培养800余名中国整脊医师，并促成中华中医药学会整脊分会的成立，任主任委员。

1999年，韦以宗获吴阶平副委员长颁发的20世纪中国接骨学最高成就奖，2004年7月中央电视台东方之子栏目，以"仁心铁骨"为题介绍韦以宗为中医骨科的振兴和国际交流做出的业绩。2007年获"国医骨伤名师"称号。

## 二、主要学术思想

### （一）古籍文献的整理研究

骨科是中医学伟大宝库的组成部分，主要的理论经验都散见于浩如烟海的中医古籍中。对骨科的历代文献进行系统整理探讨其科学发展史，是继承发扬我们祖先这一宝贵遗产、发展中医事业、发展现代中医骨科的重要环节，也是本学科建设的重要措施。深感中医学骨科文献十分零散，不便继承发扬，因此萌发了对中医学有关骨科的资料进行收集整理的愿望。在1978年2—6月，完成了18万字的《中国古代医学骨科源流略》初稿；1980年又将创伤部分从原稿10万字增加到20万字，名《骨科史与经验论丛》。于 1981 年 12 月至 1982 年 6 月，进行第 3 次修订，1983 年 10 月以《中国骨科技术史》为书名出版发行。

1982 年，先后研究了《跌损妙方》《救伤秘旨》，于 1987 年出版了校释本；1985 年，研究了《理伤续断方》，于 1988 年出版了点校本。1986 年，研究了《回回药方·折伤门》并连载于《中国中医骨科杂志》。同时，对《永类钤方·风损伤折》进行了点校，出版《秘传伤科方书》。另外，还对整脊史进行了研究，近期又收集整理了 18 本武术伤科的方书，出版了《少林寺武术伤科秘方集释》一书。在研究传统文献过程中积累了一定认识和经验，现介绍如下。

（二）基本的立场和观点

尊重民族的历史，首先是对历代的医家著作给以正确的评价。在这方面，要肯定其积极的一面和有特别贡献的一面。对消极的一面，凡符合当时客观情况的，为了吸取教训，也适当指出。认为不能单纯从目前的科学水准去检验古人的东西是否科学，应在尊重历史的立场上，尊重祖先经过长期实践验证了的东西。

中国骨科学文献虽然零散，但根据历史辩证法的发展，今天的理论经验，是前人的理论经验的发展。历史上任何一个发展高潮，也必然是前人经验的积沙成塔。根据这个观点，经反复思索，认为骨科整个历史有四个高潮，即汉代、唐代、元代及前清时期。所谓高潮，表现为骨科文献的出现。然而，如忽视了历史辩证法的发展原则，往往就误解了这些高潮的出现原因。这不难看出，这四个高潮主要的经验和理论，都源于前人的积累。从这一立场去发掘资料，就得到十分丰富的内容。例如《中国骨科技术史》第三章、第五章所发掘的资料，大部分是从各种丛书、方书，乃至历史资料中发掘整理过来的。但这些都是骨科的资料，过去一些误解也可以纠正。因此，《中国骨科技术史》的资料来源，以考证属于当代的文化遗产为原则，无论是数万言的专书，还是几页的手抄；无论是医学专著，还是历史文物传记，都属收集整理之范畴。

给历史以一定的科学地位，也是研究传统文献的基本原则。一些目前研究已证实是科学的，理所当然要给予肯定，也要指出今天一些科学理论和方法的萌芽。例如骨折四大治疗观点、三大原则发生发展的揭示，三大基本理论发生发展的揭示，乃至为了揭示我们祖先在骨折治疗上对生物力学的感性认识，不惜费时去查证唐代的线绳大小一样。这些，都不仅仅是理清技术源流、总结历史经验，更重要的为了给历史做科学的评价，给予应有的科学地位。尊重历史，给民族历史以科学地位的另一方面，是注意到我们民族文化的发展也有吸收外族文化的历史过程。对骨科来说，如南北朝的"胡方"，元朝的《回回药方》及近代的西医，等等。在这方面，由于受资料的局限尚未深入探索，而对于在某历史阶段以及中国骨科整个发展过程中，与西方骨科技术比较优缺，这不仅仅是培养民族自尊心，而且是揭示自然科学发展规律在骨科中的表现，是为了坚持历史唯物辩证法的原则。

唯物辩证法的认识论是从实践—认识—再实践—再认识形成理论而去指导实践的反复过程。中国骨科学形成的客观规律也是如此。一历史阶段的实践经验无不受前期形成的理论所指导，而某一时期形成的理论也是来源于前期的实践。

（三）研究方法

1. 文献资料的收集和研究

基于历史唯物主义的原则立场，在资料收集及采用上，包括了考古文物资料、文史哲学资料、医学古籍文献、近代研究性论著及国外有关文献。

整个资料是以历代流传下来的医学文献为主，也包括考古发现的医学文献。在这个基础上，参考历史传记等资料以佐证，将近代研究性论著及国外文献作为参考。

在学科范围来说，则不限于专科文献。这因为一方面，我国医学文献近万种，但骨科的专著仅有7～8种；另一方面，学科范畴古今有异。此外，骨科毕竟是医学的一个分科，受到整个医学基本理论的指导。因此，要阐明其基本理论的发生发展，要进行系统的整理总结，并揭示其对实践的指导意义，就必须依赖其他综合性论著的史料。研究的最终结果是总结，要坚持古为今用、批判继承的观点。

对历代文献收集后，首先从史学、文字学、目录学和版本学等方面，研究该文献的产生年代，并一册一册的整理研究，弄清版本及其主要理论经验，然后从整个骨科发展角度指出其主要的贡献，这其中有一个比较困难的研究过程，就是对其理论观点和技术发明的阐发。体会是：如果仅仅从古文的角度去理解，往往很难正确理解古人的东西。对既往的研究经验也要持实事求是的态度取舍。例如，在研究《内经》的"薄之"一词时，既要注意到前人的注解，也要从文字学方面去论述，求得真知。又如"瘀""筋""内伤"等，既结合文字学知识，又综观了历代的文献论述及近代的临床研究。

2. 对学科发展历史规律及其内在联系的探讨

（1）整体研究和断代研究相结合：在熟识整个历史资料的基础上，从现代骨科（参考西医骨科）的角度，分清目前所形成的理论、实践经验在各个历史时期的表现。这样从整个学科发生、发展在不同时期所表现的特点，进行断代。这完全是依据本学科技术发展史特征进行的。而在断代的资料里，着重研究这个时期的特征，也就是在基础理论和临床医学上的进步或流变。一般来说，后人的经验是在前人的基础上形成的，因此，在断代分期所整理的理论经验，都是较前人发展了的，或所未有的。而这些发展了或未有发展的东西，是怎样形成的，是否受前人理论或经验所指导或影响，与社会政治哲学及其他自然学科的关系如何？在分期论述中均进行了探讨。也就是说，断代研究，是为了说明整体，整体研究靠断代研究，两者的结合，以力图揭示辩证唯物主义认识论的发展全过程，披露了学科发展的客观规律及内在联系。另一方面，通过断代研究，指出一些形成传统的东西，用实践是检验真理的唯一标准来说明历史的形成。

（2）宏观研究和微观研究相结合：这里说的宏观和微观，是就学科技术发展史本身而言的。要揭示学科的内在联系，揭示中国骨科发展史的特征以及其理论经验的科学性，必须宏观和微观研究相结合。

首先，了解自然科学发展史，了解学科发展史的大体过程乃至社会科学、哲学总的状况，以便看到专科发展与整个科学、社会、哲学的内在联系，看到专科发展的特点。《中国骨科技术史》各章所揭示的学科发展特点，都是这种研究的初步结论。

骨科技术史研究一个最大的苦楚，就是整个历史文献零散，缺乏理论性内容，多为临证医学的论述。然而，要揭示、总结整个学科的基本理论，只有通过研究医学全部理论的宏观，结合研究专科临证医学的微观，从某历史阶段整个医学体系的理论特征，去认识该时期在专科临证医学的特点。反过来，也是从研究某一时期临证医学的特点，看到该时期整个医学理论的变化。

研究了学科基本理论全过程后，再深入研究其发生、发展和流变的微观，以探讨其内在联系。例如，对气血学说的理论发生发展和流变全过程的披露，从气的概念开始到气血学说的形成，再到对临床的指导及变化。这其中分别探索气的概念、气血关系的概念、瘀的概念及治瘀方药的发生，乃至理气活血治则的流变等。为了探讨理气活血治则的流变，探索了理气药使用的整个变异。追溯了理气药在晋代的发掘、唐代的实践、宋代的形成及与之有关的理论学说。通过这种微观研究，向人们揭示了理气药及理气活血这一治则的形成并非某一医家、某方书一朝一夕提出来的，是经过千百万人的实践，几代、几十代人的实践而总结出来的结晶。这不仅给这一治则以科学的评价，而且反过来又丰富了整个气血学说的理论内容及科学性，也揭示了这一治则、这一理论的整个内在关系。诸如肾主骨学说、经络学说的研究，都是通过这种宏观和微观的研究去阐述其发生、发展和流变的客观规律及科学性的。

再具体而言，诊断学的形成，治疗学的形成，某一治疗法则和某一方药、方法的形成，都是通过这种研究方法去阐述的。

至于对某一方药、方法，通过深入研究后，指出其理论依据或科学性，并不是强加给古人或属牵强、穿凿。通过微观研究与宏观研究的结合，才能正确反映历史的本来面目，并给历史文化以科学的地位，才能达到整理、提高。例如对虫类药应用的总结、骨类药应用的总结、铜类药应用的总结，等等。也是一个微观研究，却揭示了整个理论的坚实实践基础，向人们揭示中医学骨科的一方一技，并非是盲目的实践，也并非是朝夕形成的，都有其理论性和科学性。从而披露整个学科发展的内在联系，给今天的学科研究以启发和借鉴。

在今天看来是简朴的外科技术，却是中国骨科史上发展不起来的客观原因，探讨较多者都是通过微观研究去侧面披露的。例如，首先总结历史有关对手术治疗的应用情况，研究了这些手术疗法失传与社会、哲学的关系，和其他学科的关系，另一方面从药物疗法应用于外治法的经验方药的研究，具体说，是汉代郑玄"五毒攻之"的方药，到清代的"白降丹"，乃至上溯到《治百病方》的大风方出现等，无非是一方面总结、肯定历代形成了传统的方药外治法，另一方面也揭示我们的祖先在外科手术疗法发展不起来的状况下，对药物外用的探讨，这也是中医外科、骨科的特征。

关于伤科学派问题，为了研究一方一技，也即微观研究、具体研究，对流传了400多年，而20世纪50年代后很少人问津的跌打点穴疗法进行探讨后，悟出了经络学说的理论，解决了过去认为的玄虚之说，使这部骨科遗产，恢复了应有的科学历史地位。在此具体研究的基础上，看到了这一学派的独特理论和治伤方法。因而，提出了"明清伤科学派的形成"这一观点，并从15世纪后的一系列医学家著作的学术观点中找到了论据。伤科学派的立论，揭示了伤科与整个医学基本理论的内在联系，伤科与社会、哲学的内在联系。对少林学派的充分肯定，也向人们揭示了实践的第一性；革新创造对学科发展的促进性，也揭示了中国骨科发展史上的某些缺陷，即缺乏广泛学术交流，靠师授家传的局限而产生某些推理的形而上学的东西；也指出这种虽有一定理论指导，但只靠经验单方束缚学科的发展的历史教训。这些发现和揭示，也是靠深入的微观研究再跳出来去看宏观、微观二者的结合而取得的。

要揭示中国骨科发展史上的特征，还要研究西方医学骨科，即整个世界东西方医学骨科发展史这一宏观。因此，介绍西医骨科发展的简史，探讨他们整个历史过程中发展了什么、放弃了什么，这些发展和放弃的原因何在，有哪些值得我们去学习的，有哪些短处。这样，使人们既看到中国骨科的特征，它的优缺点，也使人们看到中国骨科的宝贵经验，看到我们不能在这"安乐椅"上故步自封，必须虚心地、批判地学习国外经验，才能顺应自然科学发展的客观规律。

3. 文字学、文献学研究与现代临床科研成果研究相结合

如果《中国骨科技术史》发掘了一些既往研究未注意的理论、技术发明及疾病史料，使今天看到了整个学科技术渊源，看到了具有科学理论和临床经验的中医骨科学的话，那么，在整个探讨过程中除了运用上述方法之外，体会最深的一条，就是研究古代文献资料，既要从文字学、文献学进行，又要结合现代临床科研的实际。

（1）探讨并总结指导骨科临床的基本理论：关于这个问题，历代骨科资料极少方书专论骨科理论。在研究骨科发展史全过程的宏观研究基础上，结合现代中医骨科临床方面，主要是从气血论治、从肾论治以及经络辨证这方面提出来的。而且，近年的实验研究，也证实了气血学说、肾主骨学说和经络学说的科学性。因此，在《中国骨科技术史》一书中以这三大学说为提纲，自起源至各个历史发展时期，都总结了这三大学说的发生形成、发展和流变的全过程。从各家的论述结合当代对实践的指导价值，整理了这三大学说的具体内容，还揭露了其实质，指出其科学性与临证医学的内在联系。并且，抓住这三大学说在各时代的运用情况，进行整理提高。如首先整理《内经》《难经》的理论，对蔺道人的实践经验，运用气血学说，加以阐发——符合实际的阐发。又如对蔺道人"便生气血，以接骨耳"的阐发；对明代"肾实则骨有生气""瘀不去则骨不能接，瘀去新骨生"等论点的阐发；对经络学说、子午流注的发掘等。对这些论点科学性的阐发，则依据整理当代的实践经验。也就是说，阐明当代实践对这些理论观点的依赖性和传统性。如此给历史以科学地位，以利于继承发扬。

（2）探讨疾病的全过程：探讨疾病认识的历史过程，这对今天的临床医学、预防医学都有借鉴价值。我们尝试首先探讨病名概念古今的变异。开始，是从文字学方面着手，也注意到了近代外来语的影响，但却拿不定主意，总担心重蹈一些前人牵强穿凿的路。后来，决心是从临床体会、结合文字学研究结果来下的。也就是说，无论古人说是什么病名，着重研究古人有关该病症状、体征及治疗、预后的论述，结合现代临床中有关疾病的临床现象。如对《诸病源候论》的研究，既往很少有人注意到该书对创伤继发动脉血管瘤、周围神经损伤及其手术疗法的发掘。结合临床体会，首先肯定此书说的伤筋，其中就包括有周围神经损伤，所指出的缝合筋的手术，实际是今天说的神经手术。如《理伤续断方》的"肩胛骨脱出"以后各种骨折分型诊断及复位方法等，以及对类似骨髓炎、骨结核、骨肿瘤疾病资料的收集，都是结合临床实际去鉴别的。采取的方法是，以文献中论述的疾病表现为主要依据，结合现代临床的表现，再参考古今疾病名词概念在文字学方面演变过程中当时使用的情况，有的做了文字学方面的论证，有的则相应提及。如果仅仅从文字学去理解，那么，古籍文献大部分资料则变成了废纸，如古人称的"腕"从汉代的动名词"踠"到晋代的名词"腕"而到明代又称"手盘骨"。这不仅包括现代的腕，还包括腕关节、腕掌骨、桡骨远端等部位。又如"出臼"一词，古代文献"出臼"，包含"移位"和关节脱位双重意义。如果仅理解为关节脱位，就会得出一些混乱的概念。又如最易见的"不治"一词，一些人常取笑危亦林说"左股压碎者不治"，认为中医骨科把股骨颈骨折都当作死症。实际上，14世纪说的"不治"，意思是指"难治"，股骨颈骨折至今仍是难治的。

# 三、传承与创新发展

首先是采用"横批三国"的方法，对《黄帝内经》做出另种注解，结合现代临床和西医学科学理论，重新研究古籍文献的治疗方法，使之现代化、科学化，从而提出新的治疗方法，为现代临床服务。这方面集中反映在主编的《现代中医骨科学》和《中国整脊学》上，现举几个典型例子：

（一）束悗法

根据《灵枢·杂病》"痿厥为四末束悗，乃疾解之，日二，不仁者十日而知，无休，病已止"的记载，结合现代对微循环的研究成果创立的一种对慢性损伤性疾患的治疗手法，即束悗疗法。束悗疗法是医者通过手指按压患者病变部位相应的体表动脉，使血循环改善来达到治病目的的一种方法。

1. 基本方法　根据人体损伤的不同部位，首先运用拍击法或按揉法，放松局部的肌肉组织，然后选择供给此部位的体表触摸到的动脉血管，用拇指或中指腹按压之，直到局部或稍远端的皮肤颜色改变，然后突然放开手指，再轻按揉病变部位，如此反复 2 ~ 3 次。使按压时局部的血管空虚，放开后血流阻力减小，形成一种冲击波，从而将致病物质排除。

2. 应用步骤　束悗锁骨下动脉、束悗腋动脉、束悗肱动脉、束悗股动脉。束悗动脉注意事项：束悗按压的时间和用力的大小应视患者情况，严格掌握，按压时手指不宜来回摆动。对脑血管疾病、高血压、糖尿病患者，慎用或不用。束悗法治病机制：初探慢性损伤性软组织疾病的病因，中医学认为，多由气血虚弱，脏腑经络衰虚，卫外不固，受风寒湿等外邪侵袭，或因久伤劳损，机体气血运不畅，阻滞于经络外加六淫邪气犯于经络所致。是一种慢性积累性损伤性疾病。由于损伤，或关节摩擦损伤后，局部出现充血、水肿、渗出等一系列的炎性改变，致使血循环障碍，毛细血管开放数减少。而血液循环障碍，组织缺血、缺氧，静脉回流受阻，大量的凝血淤积在毛细血管和微静脉内，使病变部位的代谢废物难于排出，形成了一个恶性循环。

现代的研究表明，当机体局部受风寒湿损伤后，内环境受到干扰，发生一系列的生理生化变化。首先，局部皮肤、肌肉神经组织的呼吸代谢障碍，pH 值下降，细胞的兴奋性减弱，抵抗力也随之而下降，组织日趋酸化。肌肉组织细胞中赖以维持生化平衡的钾、钠、钙、镁等微量元素代谢失衡，钾钠比值变小，镁含量也变小，钙量积蓄，组织胺增多，导致了肌肉、关节软骨面水肿、疼痛或重着、酸软无力。局部组织中的这种生理生化紊乱，致使血循环的外周阻力增大，随之也出现病变部位的肌肤不温、麻木感觉减退等症状。

要减小血循环的外周阻力，促使这一系列的病理变化向良性方面转变，必须改善循环的局部内环境，加速其输送养料、氧气，排除废物和二氧化碳的新陈代谢效率。根据修瑞娟微循环规律学说："微循环的自律运动是以波浪形式进行的，而微循环对器官和组织的灌注，如海涛的最后一搏，是一种强有力的跳跃和冲击。"运用束悗法，其原理就是在于通过暂时阻断动脉的搏动供给，人为地造成局部毛细血管缺血、缺氧，然后突然放开使动脉血流阻力减小，加速其跳跃和冲击作用，把病变局部的废物，通过急激的冲击波排出，从而达到"欲擒故纵"治疗疾病的目的。

（二）骨空针灸调压疗法

骨空针灸调压疗法是根据《素问·骨空论》和现代研究骨内压导致骨质增生及骨刺等骨、关节疾病形成理论，应用针刺、银针温灸调整骨关节内压，研究出治疗各种骨关节痛症的一种方法。

骨伤痹痛多为压力因素，即物压、热压、气压、冷压，物压可通过手法整复、理筋，解除骨关节错位及筋歪斜或筋出槽。热压、冷压、气压——内压平衡，针灸、银针调压使之恢复平衡，改善局部血运，使炎症水肿消退，微循环修复，促进组织修复，也即《内经》所述"火气已通，血脉乃行""神气乃平"，这是针灸、银针调压镇痛的远期疗效，此原理不仅是以痛止痛，而且能治愈致痛病灶，乃至痊愈康复。

《内经》论述针灸治病的机制，就是疏通经络，调理气血，《灵枢·九针十二原》说："欲以微针通其经脉，调其血气，营其逆顺出入之会……凡用针者，虚则实之，满则泄之，宛陈则除之，邪胜则虚之……泻曰：必持内之，放而出之，排阳得针，邪气得泄。按而引针，是调内温，血不得散，气不得出也。补曰随之，随之意若妄之，若行若按，如蚊虻止，如留如还，去如弦绝，令左属右，其气故止，外门已闭，中气乃实。"针刺行补泻之法，主要是通过调气，即调气压，实证气内压高，故"放而出之"；虚证，气内压不足，所以要"随之"。"其气故止，外门已闭，中所乃实"，"气至乃去之"。因此，历代医学文献对针灸取穴以"得气"为原则，《灵枢·小针解》云"针以得气，密意守气勿失也"，行补泻之法，即调整经络气压，通过调气以调血，通过调气以调整热压和冷压。

《内经》和《针灸甲乙经》论述针灸疗法的三大治法："虚则实之""进而济之，补也"（补法）；"满则泄之，逆而夺之，泻也"（泻法）；"宛陈则除者，去血脉也"（攻泻法）。如用调压医学的观点来看，补法即调冷压，泻法和攻泻法即调热压，《内经》有26种针刺法，现分为三大类简介。

1. 调冷压法　虚证和寒证实质相似，组织缺血缺氧，表现为虚的症候，局部出现冷效应，也即寒证。针灸疗法对虚证寒证刺法有三。

（1）温针、焠针和灸法、药熨法、雷火针法：灸法是最早疗法，《五十二病方》就列"足臂十一脉灸经"，以灸为主。《灵枢·寿夭刚柔》："刺寒痹内热奈何？伯高答曰：刺布衣者，以火焠之。刺大人者，以药熨之。"还列出醇酒、蜀椒、干姜、桂心等药熨药物，"每刺必熨"。因痹证多为寒证，因此"官针"论九针，"焠刺者，刺燔针则取痹也"。《针灸甲乙经》："凡刺寒邪，曰以温，徐往疾去致其神，门户已闭气不分，虚实得调真气存。"焠针即火针，将针烧赤针之，此法后世用于治寒痹，也有用于代刀作脓肿排脓，或烧烙外伤止血。

燔针为温针，一可用艾绒或药物燃烧温热银针，使热直达病所，也可用药代针，作灸法，又称"雷火针"，皆治寒痹，调冷压之法。

《针灸大成》载"雷火针法"："治闪挫诸骨间痛及寒湿气而畏刺者，用沉香、木香、乳香、茵陈、羌活、干姜、穿山甲各三钱，麝香少许，祈艾二两，以绵纸半尺先铺艾、茵于上，次将药末掺卷极紧，收用。按定痛点笔点记，外用纸六七层隔穴，将卷艾药，名雷火针也。"此是药艾灸，调冷压。后世医家应用针法还有"烧山火"针法，是以针刺调气，使经络乃至肢体全身发热，故名。

（2）刺骨法和梅花点穴法：刺骨法，《灵枢》称为"输刺""短刺"。"输刺者，直入直出，深内至骨，以取骨痹。""短刺者刺骨痹，稍摇而深之，针致骨所，以上下摩骨也。""深入至骨""针致骨所，以上下摩骨也"。谓用针直至骨膜，并对骨膜做针式分离，此可谓针刺骨膜减压法。骨膜是神经末梢最丰富和最敏感的部位，也是骨内高压的唯一调压部位。此刺法对调整局部组织缺血、痉挛、粘连和骨内压作用十分明显。从止痛理论上说，无论是闸门学说或脑内抗痛系统学说，都能理解。梅花点穴法，即"扬刺法"，"扬刺者，正内一，傍内四而浮之，以治寒气之博大者也"。对寒证、痛证牵涉范围广而用之。例如，对网球肘的治疗用梅花点穴刺骨法，疗效确切。

2. 调热压法　热证与实证实质相似，是局部充血、瘀血、炎症、水肿的急性期及正气旺盛而局部组织淤积、粘连、硬结的痛证。也即《灵枢》所论："满则泄之，宛陈则除之。"

《灵枢·官针》介绍的"豹文刺""络刺""大泻刺"和"赞刺"，均属刺脉放血调压法。"豹文刺者，左右前后针之，中脉为故，以取经络之血者，故必之应也。"指在穴位前后左右进行散刺，以刺中毛细血管出血，以调整局部组织的充血、炎症、水肿。"赞刺者，直入直出，数发针而浅之出血，是谓治痈肿也。"针刺直出直入对准瘀血凝结或痛肿脓疡，以放血放脓，泻其热压。"大泻刺者，刺大脓以铍针也"，用如尖刀之铍针以放血放脓。"络刺者，刺小络之血脉者"，等等，刺法均是放血减压，适用于实证、热证。

3. 调气刺法　《灵枢·官针》介绍的"经刺""远道刺""极刺""傍针刺"等刺法，是通过调整经络气机以调压，"经刺者，刺大经之结络分也。""远道刺者病在上取之下，刺府输也。""报刺者，刺病无常处，上下行者，直内无拔针，以左手随病所按之，乃出针复刺之也"，即阿是穴。"傍针刺者，直刺，傍刺各一，以治留痹久居者也。"上病调下，左病调右，直刺傍刺，均以"得气"调整经气平衡，还有偶刺、分刺均属此类刺法。

4. 刺筋法　《灵枢·官针》对筋痹，用刺筋调压法，谓"关刺""恢刺"。"关刺者，直刺左右尽筋上，以取筋痹，慎无出血，此肝之应也。"直刺肌腱、韧带附着处以减压。"恢刺者，直刺傍之，举之前后，恢筋急。以治筋痹也。"刺肌腱韧带两旁，并用提插弹拨法，以松解粘连、缓解内压舒缓充血、水肿和痉挛。

5. 天地人三针法　《灵枢·官针》谓之"齐刺"，齐刺者，直入一，傍入二，以治寒气小深者。或曰三刺，三刺者，治痹气水深者也。三刺以治痹病较深部位。《针灸甲乙经》："一者天也，天者阳也……皮者肺之舍也，故为之治锐针……二者地也，地者土也，人之所以应土者肉也，故为之治员针 …… 三者人也，人之所以生者，血脉也，故为之治短 … 者风也，故为之治长针。"锐针、员针、短针及长针是分别刺皮下、肌筋膜、血脉和骨膜，其针法选其皮、肌、脉、骨，治深痹、顽痹，调整局部骨膜、肌筋膜之内压，以泄邪气，调热压。

典型的"透天凉"针法，即运用针泻法调气，使经络乃至肢体发凉，是典型调热压之法。

（三）从悬吊法破解人体腰曲"玄机"，寻找中医治疗椎管狭窄症之路

《素问·宣明五气篇》中的名句："五劳所伤，久坐伤肉。"历代医家注解，都认为长久坐位使血脉灌输不畅而伤肉，其实并不那么简单。在长期的临床实践中发现：腰椎的曲度在站立位照的 X 线侧位片较坐卧位照的 X 线片要大，这说明人在站位和坐位时腰椎在产生伸缩运动。为证实这一点，查阅了国内外研究资料，对自愿接受实验的 28 位（17 ～ 25 岁）男女青年做动态 X 线照片观察。结果显示，站立位腰椎侧位 X 线片与坐位 1 小时后腰椎侧位 X 线片比较，坐位 1 小时后出现整体腰椎下沉、短缩，平均为 1.2cm；腰椎椎间隙也从站立的前宽后窄变为坐位 1 小时后的前后等宽，椎间隙变窄，椎曲变小；脊柱中轴垂线站立时经过第 1 骶椎前缘，而坐位 1 小时后却后移到第 1 骶椎后缘……也即腰椎的后关节部位。

椎间隙变窄意味着椎间隙内的椎间盘受压，而椎间盘后壁较薄，这样就可导致椎间盘向后突出；腰椎的曲度变小，中轴垂线后移，后关节腔及其所组成的神经根孔也变小。椎间盘突出，椎间孔变小会刺激脊神经，另外，整体腰椎下沉、短缩。那么支撑腰的竖脊肌挛缩，从而出现久坐腰痛、腰酸的感觉。这才是"血脉灌输不畅而伤肉""久坐伤肉"的主要机制。笔者认为，久坐导致形态学上的主要病理改变是腰椎曲度变小（变直），主要损伤表现为椎间盘突出、退化，腰骶关节病。所以在临床上，调整腰椎的曲度就可以改变椎间隙的距离。也可以松解神经根孔，后关节腔的宽度，从而找到治疗腰椎管狭窄等疾病的方法。同时，也提醒长期久坐的人们，要尽量避免长时间坐位以预防腰痛。

公元 1337 年，元朝的危亦林著《世医得效方》，创立著名的"悬吊法"复位脊椎骨折脱位。危亦林提出脊椎骨折脱位不必用手整复，只要把伤员倒吊起来，骨折脱位就可以自动复位，危亦林的悬吊法至今还是复位脊椎骨折脱位常用的方法，也有人用这种方法治疗腰椎间盘突出症取得疗效。

"悬吊法"的复位原理是利用身体的重力将椎间隙拉开，脊柱过伸（悬吊法是过伸位）可使前纵韧带张力增加而使骨折复位，但脊柱的骨折脱位多是向后移位，仅以前纵韧带向前的拉力能有这么大的复位力吗？为什么骨盆牵引也是利用身体的纵轴拉力，却无法达到悬吊法的疗效呢？

经反复揣摸危亦林的"悬吊法"中提到的"须用软绳从脚吊起"的"吊脚"，令笔者想到腰大肌。

腰大肌附着于第12胸椎和所有腰椎椎体、横突前缘，位于腹腔后，腰椎前，左右各一，穿越盆腔，止于下肢股骨小转子，危亦林的"吊脚"实际是对腰大肌进行了牵引，强劲的、有向前下方牵拉力的腰大肌，将其附着点的12个胸椎和5个腰椎向后移位，都能使脊椎骨折脱位牵拉复位。又因为人类的腰椎是向前弯曲的，只有腰大肌是附着在腰椎的前缘，所以悬吊时对腰大肌进行的牵拉发挥了作用。这就是仅作骨盆纵轴牵引无法达到的双向调整法。许多解剖书忽视了腰大肌对腰椎曲度的作用力，但中医早在14世纪就揭示了腰大肌的作用："须用软绳从脚吊起""坠下身直，其骨使归窠"。

（四）从人类腰曲成因找到四维调曲法

新生儿的脊柱与四足脊椎动物的脊柱一样，是没有腰曲和颈曲的。许多人认为，人类腰曲、颈曲的出现是站立出现的，对于其形成的机制，认为，要调整腰椎曲度，首先要弄清楚人类的腰曲度是怎样形成的，是什么运动力促使人类站立逐渐产生了腰曲呢？经查阅许多解剖和生理学方面的书及有关信息中心查询，都没有明确的答案，于是下决心解开这个谜。

腰椎管狭窄症，是由多个椎间盘突出或腰椎滑脱，导致椎间隙变窄，椎曲紊乱，腰椎侧弯。或椎体位移继发椎管狭窄，压迫脊髓马尾神经而引起症状。椎曲紊乱的力学基础是椎体位移，椎间隙空间变异，其内之椎间盘必然向侧后方椎管突出；椎体排列序列紊乱，椎体也后移。形成椎管前缘变窄，其后缘的黄韧带相继出现皱折、肥大、增厚而突入椎管，形成椎管后缘狭窄，这就是椎管狭窄的病理解剖形态学的改变，就如一个多节段组成的弯曲管道，一旦变直，各节段必产生位移，管腔容积自然缩小。

从观察28位青年人坐位1小时后，整体腰椎下沉变短、腰曲变直得到了启示，人体坐位时髋关节是屈曲的，止于股骨小转子的腰大肌同样处于屈曲位而松弛，对腰椎前缘的牵拉力也缓解，所以整体腰椎受背后的竖脊肌、腰背筋膜牵拉而向后，同时出现了椎间隙由前宽后窄变为前后等宽的椎间盘椎体的蠕动。

为了认证腰大肌对腰曲的作用，观察了青年人在站位左右跨步运动下的腰椎X线片，结果发现，在年轻人左右跨步下，侧位的X线片都出现腰曲加大。当右腿向前跨步时，上段腰椎出现向右旋转，向左倾斜；当左腿向前跨步时，上段腰椎的动态改变与右跨步相反。这两种动态X线片观察，也支持了腰大肌的作用力与腰曲关系的推断。

（五）从少林武术伤科跌打点穴理解点穴术的奥秘

"跌打点穴"治伤法流传民间，素为技击家所秘，实是中医学伤科遗产组成部分，据文献记载已有400多年的历史，由于被传授者蒙上神秘的色彩，因而对它的研究整理甚少。然其在临床上确有一定的疗效，所以在民间还颇有影响。笔者运用经络学说时间医学理论，结合临床经验破解其奥秘。

1.学术观点和治伤法　跌打点穴是根据"血头行走穴道"和"三十六致命大穴"的说法治伤的。

"血头行走穴道"最早记载于《跌损妙方》（异远真人，1523年）一书中的血头行走穴道歌："周身之血有一头，日夜行走不停留，遇时遇穴若伤损，一七不治命要休。子时走往心窝穴，丑时须向泉井求，井口是寅山根卯，辰到天心巳凤头，午时却于中原会，左右蟾宫分在未，凤尾属申屈井酉，丹肾俱为戌时位，六宫直等亥时来，不教乱缚撕为贵。"歌词中的子、丑、寅、卯、辰、巳、午、未、申、酉、戌、亥，指十二时辰：心窝、泉井、井口、山根、天心、凤头、中原、蟾宫、凤尾、屈井、丹肾和六宫指十二穴位。按其说法，人身气血循环的"血头"是在十二时辰中运行到其相应的穴道上，因此在治疗上就有"点穴法"和"点穴用药法"。

所谓"点穴法"，是对遇时遇穴受到的伤损进行解救。如子时心窝受伤，即用指功点击丑时的泉井以疏通气血。其余穴道受伤也是按十二时辰的顺序行点穴法，俗称"点脉"。

"点穴用药法"是以"少林寺秘传内外损伤的主方"为通用方，然后依据不同的穴位加入引经药内服治疗。《救伤秘旨》（赵廷海，1852年）和《伤科方书》（江考卿，1840年）还载有随症加减法。

"三十六致命大穴"原载于《伤科方书》，后《救伤秘旨》又辑录并列"三十六大穴土说"，在治疗上主要以"十三味总方"为主方，重症加"七厘散""飞龙夺命丹"，还有随穴位、证候加减用药法。

2. 理论依据和科学性 跌打点穴治疗伤法实际上是经络学说结合气功现象在伤科的运用。宋、元时代，由于经络学说的发展，对临床各科产生普遍的指导作用。如外科方面，朱丹溪以经络辨证论治痈疽，后又有以十二经络为诊断依据的外科专家专著《痈疽神秘灸经》（胡员庆，1354年）流传。到明代时发展了以经络学说为诊断依据的伤科方书，这亦是当时医学发展的趋向。

元代滑寿著的《十四经发挥》发展了《灵枢》关于人体营气循行脉中，一日一夜按时流注并与卫气会于太阴的经络气血流注的学说。《十四经发挥》认为手足三阴三阳经的气血运行是相互交接的，从而奠定了针灸学应用"子午流注"的理论基础。它是按十二经络气血流注的时间，以脏腑、阴阳、五行、天干地支以及经穴的井、荥、俞、经、合的穴位五行属性，结合六气的变化，以推算时穴的开合，指导针灸迎随补泻手法的配穴疗法，对伤科产生了影响。从古书图中可看到，跌打点穴所依据的"血头行走穴道"的时辰、穴位与滑寿所论十二经气血流注是一致的。

根据经络学说，任督两脉都与十二经有联系，故有"诸阴之海"之称。在气血运行方面，《灵枢·卫气行》已述及："故卫气之行，一日一夜五十周于身………是故平旦阴尽，阳气出于目，目张则气行于头，循于项下足太阳，循背下……阳尽于阴，阴受气矣。"这段论述为气功现象所证实，如李时珍在《七经八脉考》中指出："任、督两脉，人身之子午也，乃丹家升降之道。"又说："内景隧道，唯返观者能照察之。"近代的气功家也证明练气功到一定程度进行运气时，下腹部有热气向尾骶部推动，并沿脊背上升通头顶、达额顶，复至胸中而下归丹田，称"小周天"。可见，"血头行走穴道"之说是在"子午流注"的影响下，结合气功现象而提出的。

至于十二个穴道，主要是依据任、督两脉与十二经循行有联系的部位而定的。按照经络学说有关经络气血流注的说法，子时气血流注于足少阳经，而足少阳经络肝、贯膈、属胆，"心窝穴"（剑突部位）位于横膈之中，是以足少阳经交会的部位。丑时气血流注于足厥阴经，而足厥阴经络于膻中，也即"泉井"穴。寅时气血流注于手太阴经，而手太阴经从肺系，鼻门（井口穴）为肺之开窍。卯时气血流注于手阳明经，手阳明经根结是颃颡，"山根"穴亦位于此。辰时气血流注于足阳明经，足阳明经行于前额与督脉交于发际正中的"天心"穴。巳时气血流注足太阴经，足太阴经与足阳明经别并行上络头顶，会诸经之气，与督脉交于后枕部的"凤头"穴。午时气血流注于手少阴心经，而心肾是互交的，故下交于命门穴的"中原"穴。未时气血流注于手太阳经，手太阳经交会于肾俞，即"蟾宫"穴。申时气血流注于足太阳经，而足太阳经结于臀，与督脉交于长强穴，即"凤尾"穴。酉时气血流注于足少阴经，足少阴经属肾、络带脉，通过带脉与任脉交会于"屈井"穴（脐部）。戌时气血流注于手厥阴，手厥阴经络三焦，而与任脉交会于下焦之"丹肾"穴（关元）。亥时气血流注于手少阳经，手少阳经属三焦，故与下焦与任脉交会于曲骨（耻骨联合）的"六宫"穴。可见，血头行走十二个穴道，纯属经络学说的推理。但是十二穴道都位于人体躯干部位，受伤易损及内脏或脑髓，从这点来看，确是人体的要害部位。

另一个观点就是"三十六致命大穴"说,《跌损妙方》记受伤的穴位(多是针灸穴位名)65穴,后《伤科方书》记108穴,并分为72不致命穴,36致命穴。这是经验的总结,也依据了法医学上"检查验伤"的知识。清乾隆三十五年(1770),刑律部颁《检骨图格》,标出受伤致死的骨骼标志共24处。这些骨骼部都属于36穴内,如头顶、囟门、左右额角、左右太阳穴、结喉、左右肩井骨、胸前骨、剑突、左右耳门、后枕、左右耳根、环椎、第七胸椎、第六胸椎、腰椎、骶骨等。可见,这些穴位都是人体的重要部位,如受伤,是比较危险的。

跌打点穴所依据的"血头行走穴道"学说,是基于气血学说的理论,用经络、穴位作为诊断方法,在治疗上,"点穴法"无疑是一种振击活血散瘀法,所用的方药,都是理气活血的药物。而且,按不同部位、不同的症状表现而加减用药,是中医学辨证论治的经验。然而有关"血头行走穴道"的说法,是依据经络学说的一种推理,也无多大临床实际意义。气功家发现的现象,也只有在练功到一定程度后发功时才体察到,人体内平衡虽然受到环境、时间的影响,但是否就如"血头行走穴道"的说法那样,尚待进一步研究。因此,对跌打点穴治伤法,应继承其按部位按证候辨证用药的经验,更好地为今天的临床服务。

(六)中医整脊学的整理

1.中医整脊学的理论基础 中医整脊术治疗椎间盘突出症、椎管狭窄症等颈腰疾病,其疗效是众所周知的,但其治疗机制长期以来却没有一个科学的解释,由于得不到科学的解释,所以在外行看来,中医整脊术就很"神秘"。一次在北京举行的全国中医骨科高级研修班——整脊专题研修班上,笔者提出了"一说二论",即"脊柱圆筒枢纽学说""椎曲论"和"椎体板块移动论",科学地诠释了中医传统的六大整脊疗法,即旋转法、牵引法、悬吊法、垫枕法、枕缸法和整盆法的治疗机制,为中医整脊技术进一步数据化、标准化和科学化发展提供了依据。

在深入研究中医整脊术历史文献的基础上,结合对800多例颈腰痛病例进行临床治疗的体会,认为中医传统整脊技术是依据中医整体观的脊柱认识论做指导的,而中医的脊柱认识论与现代功能解剖学的主要观点不谋而合。功能解剖学是现代新兴的解剖学的一个分支学科,它从功能的角度认识人体解剖,认为人体的功能与形态结构是系统的。笔者提出的"一说二论",就是从脊柱功能解剖学的整体观、系统论着手,在将脊柱系统分为静态骨结构系统、静态关节结构系统、动力肌肉韧带系统和神经调控系统四大系统的基础上,发挥中医传统的"体相观",对中医整脊术的治疗机制进行深入研究后提出的。

(1)圆筒枢纽学说:中医自《内经》的"内有阴阳,外亦有阴阳"之说,到明代名医汪机的"有诸中,必形诸外",都是认为人体内部结构会反映在体表,所以可从体相来认识人体内在结构,这就是中医的"体相观"。《医宗金鉴》指出,正骨需"素知体相,识其部位",据此笔者将中医整脊术与中医的"体相观"紧密联系起来,提出了"三圆筒四枢纽"说,即将躯体比拟为由脊柱作为轴心支柱的三个圆筒,这三个圆筒分别为头颅、胸廓和骨盆,连接这三个圆筒的脊柱上有四个枢纽关节,它们是头颅与颈椎连接的"颅椎枢纽关节"、颈椎与胸椎相邻的"颈胸枢纽关节"、胸椎与腰椎相邻的"胸腰枢纽关节"、腰椎与骶椎相邻的"腰骶枢纽关节"。

"圆筒"在脊柱运动中起到了起点和支点的作用,因为人体的脊柱运动,首先是"圆筒在肌肉带动下产生运动,然后通过相关的枢纽关节带动各段椎体关节,产生脊柱的屈伸、旋转、左右侧弯的六大运动功能。对于枢纽关节的作用,结合临床实际、运用局部解剖学和生物力学原理,阐述其枢纽关节在脊柱运动中相互协调、相互制约的调控功能。根据国际上公认的脊柱直立时中轴垂线经过的椎体和为适应功能而形成的脊柱的四个弯曲，绘出了四大枢纽关节力的作用线，并根据局部解剖学所揭示的枢纽关节力的作用线范围内椎体结构的近似性和功能活动的适应性，指出了枢纽关节结构的特殊性及正是由于其结构上的特殊性决定了它在脊柱运动中相互协调、相互制约的调控功能。枢纽关节的调控功能从临床上脊椎侧弯的病例也可以得到证实，如临床上脊椎侧弯的患者颈胸、胸腰均是"S"状，也即腰椎侧弯到了胸腰枢纽则反向侧弯，颈椎侧弯到了颈胸枢纽也反向对方倾斜。这充分证明了枢纽关节在脊柱关节中占有的重要地位。

中医整脊术运用的旋转复位法，实质上是通过"滚圆筒"，即通过旋转头颅以旋转颈椎、旋转胸廓以旋转胸椎、旋转骨盆以旋转腰椎达到治疗目的。临床上，如果注意到枢纽关节力的作用线，科学地利用此作用线施行旋转复位则更科学，也可避免误伤；如果明白枢纽关节的协调和制约功能，就能进一步运用调胸整颈法、调胸整腰法进行治疗，达到更好的治疗效果。例如，用调胸整腰法对 2 ~ 3 度腰椎滑脱可复回到 1 度。中医整脊运用的牵引法、悬吊法等，也可通过圆筒枢纽学说得到圆满的解释并能更好地指导临床应用。

（2）椎曲论：人体组织的结构决定了其功能，而功能反过来又影响结构，特别在人体的生长发育期，运动系统的结构是与功能相辅相成的。

基于这一科学理论，在长期临床观察的基础上，对脊柱矢状面的一个中轴线、四个弯曲，从生长发育到微细解剖、生物力学进行了深入研究，指出椎曲的排列决定了椎管和椎间孔的排列，也决定了脊神经及其各分支以及颈椎动脉的排列。如果一旦椎曲改变，椎间孔、椎管长度和宽度（如果是颈椎并发椎动脉循环改变）就会发生变化。椎曲改变久而久之，其椎体间突和椎体板块会向椎管突入，同时，椎管内容物后纵韧带、黄韧带由于长期的张力充血而变性、增厚，会导致继发性椎管狭窄。因此，临床常见的椎管狭窄症，其主要病因病理改变是椎曲的改变，椎间盘突出和椎管内容物增多仅仅是并发症和诱因，并非是不可逆的。根据这一理论，笔者认为，椎管狭窄症非手术也能治疗。近年来采取非手术疗法，通过用中医传统的整脊法调整椎曲到正常形态，成功地治愈了 28 例严重椎管狭窄症。这更进一步证明了椎曲改变是脊柱运动力学及结构力学病理改变的主要体征，是诊断及康复的主要依据。

分析中医整脊手法调整椎曲的原理认为，胸曲和骶曲的形成源于胚胎发育的自然位置，而颈曲和腰曲则不同，颈曲形成开始于胎儿第 7 周后伸头"喘息反射"的出现，而腰曲则是婴儿出生后从坐到站立行走过程中逐渐形成的，所以颈曲和腰曲的形成是人体发育进化的肌肉动力所决定的。中医整脊很重视"理筋"，即要恢复椎曲的正常生理曲度，首先要恢复肌肉动力，这就是中医"正骨先理筋，筋柔骨正，骨正曲还"的科学性所在。

（3）脊椎椎体板块移动论：脊椎的椎体是椭圆形的板块结构，脊柱通过椎体间的三角形关节组合，完成其三维空间活动。因此，椎体板块是脊柱的核心结构。根据生物力学研究表明，脊椎椎体运动是以旋转、平动为主，但其旋转、平动时，由于关节突关节结构作用均可同时出现成角活动，也即同时有两个轴心方向移动和转动。所以椎体一旦旋转超越生理限度，即可发生椎体倾斜、脊柱侧弯。

分析椎体板块移动与椎曲、椎管和椎间孔及枢纽关节的关系认为，任何一个椎体板块发生位移，都会发生椎曲、椎管及椎间孔的变形，进而伤及椎动脉和脊髓、神经，而中医整脊的六大疗法，都是以恢复椎体板块的位移为治疗核心的，特别在腰椎，由于关节突关节的侧突关节，椎体一旦旋转、倾斜，即出现侧弯，而且是绞链式的旋转侧弯。中医的悬吊复位法、攀索叠砖法就是通过恢复椎体的旋转、倾斜来解决这种绞链式旋转侧弯。由于枢纽关节对脊柱运动有调控作用，当椎体板块发生位移时，枢纽关节可起到制约其位移的作用。中医整脊术依据此原理，采用调胸整颈法、调胸整腰法恢复椎体位移，取得了良好的治疗效果。

运用椎体板块移动论还可以解释椎间盘突出的病因病理。人体的椎间盘就像两个椎体板块之间的气囊，正常情况下可随板块运动而前后左右伸张和缩小，当椎体位移超过了正常的生理限度，椎间盘就向外突出，一旦椎体板块的位移得到纠正，椎体的旋转、倾斜恢复，其突出的椎间盘也就能恢复到原来位置。这就是所谓的"还纳"现象。但椎间盘的"还纳"只有在青壮年时期才发生。人到了中老年，椎间盘退化、纤维环变性、髓核纤维软骨化后，整个椎间盘弹性减弱乃至消失，突出的椎间盘（有资料证明60%的人有椎间盘突出，但没有症状）不可能随椎体转动而伸缩，也就不可能通过整脊术"还纳"，一旦椎体板块因外伤、劳损等原因发生位移，诱发椎间孔变窄，原有突出的椎间盘因突发的椎间孔变形而刺激到神经根，即引起急性腰腿痛。根据"既能动歪，就能动正"的原理，对中老年急性腰腿痛采取俯卧位，痛肢外展牵引，后旋转将位移的椎体板块复位，俾"骨正筋柔"，最终"抬进来的患者"，就能"走回去"。

2. 中医整脊学的整体辨证治疗观　中医整脊学经过两千多年临床积累，形成其富于东方传统文化特色的治疗学。在中医传统思维指导下，结合现代科学、西医学进行研究，形成独具中国特色的脊柱运动力学理论，即脊柱四维弯曲体圆运动规律、脊柱圆筒枢纽学说、脊柱轮廓应力平行四边形平衡理论和椎曲论。这些理论，施杞高度概括为"一圆一说两论"。在这些科学理论指导下，现代中医整脊学以理筋、调曲、练功为三大治疗原则，运用手法、针灸、内外用药和功能锻炼四大疗法以防治脊柱劳损病。在临床应用这"三则""四法"，同时根据辨证论治法则，实施"医患合作""动静结合""筋骨并重""内外兼治""上病下治""下病上治""腹病治脊""腰病治腹"的八大应策。

"医患合作、动静结合、筋骨并重、内外兼治"是现代中医骨科奠基人尚天裕提出的现代中医骨折治疗观。由于整脊是骨科的分支，应用到整脊临床上有其独特的意义。

（1）医患合作：脊柱劳损是患者长期积劳成疾所致，整脊医师给患者进行整脊治疗，首先取得患者的合作。这合作包括患者的知情权、配合治疗的责任、巩固疗效的义务。

知情权：是清楚了解自己患脊柱劳损病是什么原因形成的，为什么出现症状，诊断什么病，如何才能治愈，如治疗不对后果如何，整脊疗法的具体措施是什么，疗程估计多长，预期达到的疗效，等等，都要让患者了解，积极配合治疗。

需要患者配合治疗的责任：诸如卧床休息，在施行针灸、手法时如何配合，以及在医生指导下的功能锻炼。

巩固疗效的义务：指病痛治愈后，在工作生活中还要避免那些不良运动，如何坚持练功等。整脊是以"理筋、调曲、练功"为三大原则，其中练功主要是患者自我锻炼，因此，在整脊临床中医患合作是第一需要。

（2）动静结合：骨折治疗的动静结合是指夹板对骨折的固定和早期功能活动相结合。在整脊临床上，维系脊柱的肌肉韧带就是脊柱骨关节的"夹板"。而"肌肉夹板"必须在相互平衡的基础上，才能对脊柱骨关节起"固定"作用。因此，整脊医师必须十分清楚了解，导致脊柱骨关节不稳定的肌肉是什么？如此才能正确运用"肌肉夹板"对脊柱骨关节的稳定。

脊柱劳损病的病理基础是肌肉韧带劳损，导致脊柱骨关节错位，运动力学、生物力学失衡所致。

因此，在治疗上，首先要恢复、改善动力系统——肌肉、韧带。所以"理筋"在三大原则中为首。理筋、正骨、练功是动态的治疗，目的都是恢复运动力学和生物力学的平衡。而骨关节复位后的稳定，也是靠肌力平衡来稳定的。所以，动中有静，动为了静，不动则不能静。例如，治疗颈曲紊乱的颈椎病，正骨后，需坚持颈肌的锻炼，常常做扩胸运动。练颈肌，练扩胸运动，"动"，为了颈椎骨关节复位的"静"稳定。如果复位后不运动，肌力不协调，则不稳定，重新移位，不能"静"了。

同样，治疗腰椎滑脱症，椎体复位后，靠"哈腰""床上起"锻炼腰背的竖脊肌来稳定椎体，使竖脊肌起到"肌肉夹板"的作用。

另一方面，一些脊柱病变是因"动"而发病的，典型的腰椎间盘突出症，由于腰椎关节紊乱，椎体旋转、倾斜导致椎间盘突出，压迫神经根引起症状。在治疗上则因其源于"动"，而制之以"静"——卧床休息，使椎间盘避免脊柱骨关节的纵轴应力加重其压迫。因此，有"椎间盘突出症可以睡好"之说，并非没有道理，不少报道椎间盘突出症卧床一个月可以自愈，就是以"静"制"动"动静结合的治疗观。

（3）筋骨并重：推拿者重视"筋"，正骨者重视"骨"。但脊柱劳损病不是突发的外伤，而是长期的单侧某肌群损伤导致脊柱骨关节错位。骨折复位要求对位对线。所谓对线指恢复原来的解剖生理的力线。整脊对脊柱骨关节的复位同样要求恢复力线。这力线主要是"椎曲"，特别是"腰曲"和"颈曲"。临床上几乎所有的脊柱劳损病都源自椎曲紊乱。椎曲紊乱的病因病理基础就是椎体关节三角力学结构位移后出现的"骨牌效应"所致。而椎曲紊乱起源于维持椎曲的四维肌力不平衡，所以要正骨、调曲，就必须先理筋。在创伤骨科是"骨正筋柔"，是因为源自"骨伤"；而对于整脊来说，是"筋柔骨正"，因为源自"筋伤"。所以，理筋、调曲、练功三大原则，最终目标是"调曲"。练功也是为了维持复位后椎曲的稳定。所以，在整脊八法临床应用中，除了推拿手法仅仅是理筋之外，其余的旋转法、侧扳法、屈曲法、过伸法、整盆法以及一维、二维、三维和四维的牵引、悬吊法都是筋骨并重的治疗方法。

（4）内外兼治：《灵枢》有一名论："内合于五脏六腑，外合于筋骨皮肤。是故内有阴阳，外亦有阴阳。"人体是一个统一整体。脊柱骨关节疾病，既发生于"筋骨皮肤"，也影响到"五脏六腑"。因此，在治疗上需内外兼治。

整脊临床常用拔罐、药熨、针灸的外治法，可有效松解肌肉韧带粘连，活血化瘀，改善局部循环，恢复肌容积、肌张力。通过正骨、调曲，可使关节复位，减轻软骨、椎间盘的压应力，被压迫的脊髓、神经得到松解，缺血得以改善。但这些组织，均需要气血的补充，才有利于循环改善。因此，根据八纲辨证论治，配合中药内服，则有利于组织的修复。例如，有风寒湿邪者可除之，有瘀血者可散之，实者泻之，虚者补之，寒者温之，使内外平衡，气血协调。临床实践证明，不少内服方药既可消减椎间盘突出的炎症水肿，也可延缓椎间盘的退变，改善脊髓、神经的功能，减轻脊柱劳损病的症状。因此，整脊治疗学是主张内外兼治的。

（5）上病下治：上病下治，是中医整脊学的一大创新，是"一圆一说两论"在临床上的具体运用。

《灵枢·经脉》论及："厥头痛，项先痛，腰脊为应。"脊柱轮廓应力是平行四边形平衡的。平行四边形的数学法则是对边相等、对角相等。因此，在临床上寰枢关节错位调腰骶角；颈曲变直、反弓的颈椎病，调胸椎和腰椎；胸椎侧凸，调腰椎。这种疗法已取得近万例临床的成功，避免了过去局部正骨引起的误伤。

中医整脊学认为腰椎是脊柱结构力学、运动力学的基础。腰椎椎曲紊乱、侧凸，即可继发腰椎、颈椎的椎曲紊乱、侧弯。临床调查 347 例颈曲紊乱的颈椎病，98% 合并腰曲紊乱。X 线动态实验，也证实腰曲变直，颈曲也同时变直。因此，采取上病下治法治疗严重的、疑难的颈椎病，以及胸椎侧凸症疗效好，安全可靠，已成为中医整脊临床诊疗的特色。

（6）下病上治：下病上治，也是中医整脊学的创新。根据脊柱圆运动规律，脊柱骨关节紊乱、侧弯或椎曲改变，都维持在一中轴线上。所以，"上梁不正下梁歪"。要调整"下梁"，就必须调整"上梁"。脊柱颈段、胸段、腰段三个节段中，活动度最大者，颈段是 C1-4 椎；胸段是 T1-5 椎；腰段是 L1-3 椎。据此，腰下段的病变，必须纠正腰上段的侧弯；颈下段的病变，必须纠正颈上段的侧弯，如此才能达到调曲复位的目的。例如，腰椎滑脱症，就必须纠正上段腰椎的反弓、侧弯，滑脱才能复位。急性腰扭伤，往往是 L4-5 关节错缝，但只要在胸腰枢纽作一小旋转，其错缝即可复位。这都是临床上"下病上治"的典型例子。

（7）腹病治脊：腹病治脊，指脊源性胃肠功能紊乱、脊源性妇科病、脊源性男性性功能衰退等。这些病变源自下段胸椎及上段腰椎骨关节紊乱，导致支配该脏器的脊神经紊乱而产生功能性病变。所以，通过整脊恢复其脊神经功能，这是整脊治疗脊源性疾病的具体措施。

（8）腰病治腹：腰椎的稳定，后缘靠腰背的竖脊肌，前缘靠紧贴后腹膜的腰大肌和腹内压。因此，腹内压是稳定腰椎的主要内动力。腹肌松弛，腰椎不稳，多患慢性腰痛。所以，临床有"腹针疗法"治疗腰痛，其原理就是调整腹—肌腹内压。

另一方面，腹部内环境与腰椎的内环境是相互影响的。典型的腰椎间盘突出症患者早期往往有便秘、小便短赤的"湿热下注"证候，而晚期有二便无力或小便频繁的虚寒证候。所以临床上用中医辨证论治，虽是"治腹"（服药），实则"治腰"，湿热下注的椎间盘突出症腰腿痛，通下逐瘀血后，症状即可减轻；虚寒腰痛，用温补壮阳药后，即可治愈。在功能锻炼中，"床上起""俯卧撑"等均为练腹肌的功法，目的也是"腰病冶腹"。

概而言之，中医整脊治疗学八大应策，是富于中医特色的整体辨证治疗观。临床上只要正确运用，疗效将提高，疗程也将缩短，复发率也低。

# 国医大师石仰山

## 一、石仰山简介

石仰山 1931 年生，江苏省无锡人，出生于上海。从事伤科临床工作 50 余年，1950 年继承父业，从父石筱山学习中医伤科、针灸、外科，并师从黄文东医师攻读医学经典著作等，1955 年开业行医。1968 年晋升为上海市首批伤科主治医师。后被推荐选举为上海市中医药学会常务理事、上海市伤科学会主任委员，聘为中国中医科学院特约研究员，上海中医药大学首批兼职教授、研究生导师，上海中医药大学、上海中医药研究院专家委员会名誉委员，上海市龙华医院脊柱病研究所顾问等。曾三次荣获上海市劳动模范。1991 年首批享受国务院特殊津贴，1993 年被指定为上海第二批名老中医继承对象。

1990 年 9 月，上海市黄浦区成立了中医医院，石仰山出任首届院长。由他牵头，医院成立了"石氏伤科"研究室，与学生们共同整理、总结"石氏伤科"经验，并致力于外敷药剂型的改革工作。把祖上沿用百余年的"三色三黄"敷药，研制成新一代的骨伤外敷新药"石氏伤膏"，并主持完成多项课题研究，在石氏伤科专科专病建设上发挥了积极的作用。

石仰山先后编撰出版《中国百年百名中医临床家丛书·石筱山石仰山卷》《中华名中医治病囊秘·石筱山石仰山卷》、《石仰山谈软组织损伤》等多本专著。

## 二、传承及学术思想

上海黄浦区中医院和"石氏伤科"研究室的成立，为石仰山继承和发扬"石氏伤科"创造了良好条件，标志着"石氏伤科"进入一个新的发展阶段。1998 年石氏伤科被黄浦区人民政府命名为黄浦区优势学科，2000 年被上海市人民政府命名为上海市重点专科。石仰山被评为上海市名中医。2006 年被中华中医药学会授予中医药传承特别贡献奖。2007 年被中华中医药学会授予首届"国医骨伤名师"称号，同年石氏伤科被列入上海市第一批非物质文化遗产名录，申报国家非物质文化遗产，他率领的特色专科列入全国重点专科。2014 年人力资源和社会保障部、国家计生委和国家中医药管理局在京举办的第二届国医大师表彰大会授予其"国医大师"荣誉称号。

1. 以气为主，以血为先　《内经》论疾病发生之理，是基于阴阳而归结到气血。《素问·调经论》说："血气不和，百病乃变化而生。"伤科疾病，不论在脏腑、经络（脉），或在皮肉、筋骨，都离不开气血。气血之于形体，无处不到。《素问·调经论》说："人之所有者，血与气耳。"说明了气血的重要性。气属阳而血属阴，故气血是阴阳的物质基础，气血不和，即是阴阳不平而有偏胜；所以因损伤而致的疾病，亦关乎气血阴阳之变。

对于因损伤而成的疾病，其辨证论治原则，虽然说内伤应注意经络（脉），外伤当着重筋骨，但约言之，总不离乎气血，故伤科的理论基础，主要是建立在"气血并重"之上，不能专主血或专主气而有所偏。《诸病源候论》说："血之在身，随气而行，常无停积。"可知损伤而成之瘀血，是由于血行失度，不能随气而行之故。《杂病源流犀烛》卷三十指出："跌仆闪挫，卒然身受，由外及内，气血俱伤病也。"《伤科汇纂》中更明白指出："若专从血论，乃一偏之说也。"理伤的基本原则，亦是气血兼顾而不偏废的。然而形体之抗拒外力，百节的能以屈伸活动，气之充也；血的化液濡筋，成髓养骨，也是依靠气的作用；所以气血兼顾而宜"以气为主"。不过积瘀阻道，妨碍气行，又当祛瘀，则应"以血为先"。今以新伤来说，一般的内伤，有时发作较缓，受伤后，当时或不觉得什么，过后乃发作，对此类病情，治法多"以气为主"而予以通气、利气。如为严重一些的外伤，如骨折、伤筋、脱臼等，其病态立现，其治就需"以血为先"而予以祛瘀化瘀。临床所见，症情变化多端，必须随机应变。总之，"以气为主"是常法，"以血为先"是变法。这是我们理伤对内治所掌握的原则。

明·刘宗厚说：损伤是"外受有形之物所伤，乃血肉筋受病"，"所以，损伤一证，专从血论"（《玉机微义·卷四十三·损伤门》）。其实，这一观点并非刘氏首创。早在《内经》中就已指出：不可为期而致的"有所坠堕，恶血留内"等外伤，治从血论，通利泻瘀。《千金方》所辑的治疗伤损诸方也就是刘氏所提到的"须分其有瘀血停积，而（注：当为或）亡血过多之证"，这两种类型都是从血而论的诊治方。刘氏则是把这一规律做出归纳，提出了纲领，遂对后世留下很深的影响。由此而始，其后伤科著作言及内治几乎都说"损伤一证，专从血论"，有时会使人误以为此为治伤的唯一法则。检阅刘氏原文，尚有以下言论："宜先逐瘀血，通经络，和血止痛，然后调养气血，补益胃气，无不效也"，强调逐瘀后还要调养气血，并着重在补益胃气，这就不是"专从血论"了。他又说逐瘀的"大黄之药唯与有瘀血者相宜，其与亡血过多，元气胃气虚弱之人，不可服也"，这也不是"专从血论"。他甚至提出忠告："有服下药过后，其脉愈见坚大，医者不察，又以为瘀血未尽而后下之，因而夭折人命，可不慎欤！"所以，对刘氏所说的"损伤一证，专从血论"应予以全面理解。《正体类要》在"正体主治大法"中，在提出"瘀血在内也，用加味承气汤下之"的同时，更强调要调益气血，如"青肿不消，用补中益气汤以补气"，"胸胁作痛，饮食少思，肝脾气伤也，用四君、芎、归、柴、栀、丹皮"等，多处指出伤重更须"预为调补脾气"，"预补脾胃"。薛己的依据是诊治百余例伤损患者，气血不虚者唯一人耳。《正体类要》序中明确提出"肢体损于外，气血伤于内"的观点。通过丰富的临床实践，体会到薛己之说诚为治伤之准绳。

肢体者，即由皮肉、筋、骨所组成。每遇外伤，则皮肉筋骨首当其冲，肉眼易见，切（摸）之能辨。

气血者，滋沛乎脏腑、器官、组织，如发生病变或生理功能失常即可出现"气虚""气滞"和"血虚""血瘀"及"血热"的病理现象。这些病理现象在损伤性疾病中都能出现，尤其"气滞"和"血瘀"更与伤科疾患直接有关。

"肢体损于外，气血伤于内"含有两种意义：一是说如果受到外伤，筋骨皮肉固然首当其冲，但气血亦同时受到损害。任何外伤，除皮、肉、筋、骨有损伤外，必然会形成"血瘀"肿胀，从而阻滞筋脉引起疼痛。"通则不痛，不通则痛"其意是也。特别是脊柱受伤形成压缩性骨折的患者，其出现的症状更能说明此句话的含义。脊柱压缩性骨折是肢体受到外伤所出现的症状；疼痛剧烈，转侧起坐艰难，胸闷腹胀，便秘纳呆，则是"气血伤于内"的征象。"气滞"和"血瘀"二者俱见。

气运行于全身，应该疏通流畅，如人体某一部分或某一脏腑发生病变或受到外伤，都可使气的流通发生障碍，出现"气滞"的病理现象。疼痛、胸闷、腹胀、便秘、纳呆均是气滞的表现，尤其遇到内伤，如胸胁进挫伤，腹部进挫伤，更为多见"气滞"症状。

"血瘀"是指全身血流不畅，因血溢脉外局部有"离经"之血停滞，因而局部会出现肿胀、青紫、疼痛。

从伤科门诊中遇见的脊椎压缩性骨折患者来看，都有疼痛、转侧起坐艰难、胸闷、腹胀、便秘、纳呆的症状。

在伤科疾病患者中气滞、血瘀每多同时并见，不但内伤如此，即使外伤肢体，亦每伤及气血。一般说来，单纯气伤则仅是气滞疼痛，而血伤则成瘀。肿胀疼痛并见。《内经》曰："气伤痛，形伤肿。"形伤肿即指瘀血造成肿胀而言，这是因为伤者多少兼有血瘀，而血伤瘀凝，必致阻碍气机流通。伤科临床中，每多气血两伤，肿痛并见，但有偏重伤气或伤血，以及先痛后肿或先肿后痛等不同情况。

二是说明在损伤的治疗中强调气血的辨证和治疗。气与血往往是不可分开的。跌打损伤，局部立见瘀紫肿痛，似乎与气无关，这对于气血运动正常的健康患者来说，每能迅速恢复；而对体质素弱，特别是气虚患者，虽则轻微外伤，但肿痛等症状都迟迟不易消失，治疗中每需加入理气之药方能奏效。在伤科临床上单纯用活血化瘀药或者单纯用理气药的情况是少见的。有时虽有侧重，但两者均不可废偏。从中医学的角度来看，血和气沿着经脉一起流行，互相联系，互相制约，是矛盾的对立统一。"气为血之帅""血随气行""气行则血行""气滞则血凝"，因此治疗伤科疾患，不论内伤、外伤、内治外治，都必须注意流通气血。因为"气血运行于全身，周流不息，外而营养皮肉筋骨，内而灌溉五脏六腑"。从另一种意义上说"肢体损于外，气血伤于内"这句话指出了虽然肢体损伤，但治疗不外乎气血两方面。以骨折为例，清朝陈士铎《辨证录》接骨门说：骨折的内治之法，必须活血去瘀为先，血不活则瘀不去，瘀不去则骨不接。说明治疗骨折应强调活血化瘀。而活血化瘀又离不开气的运行推动，特别到后期的用药，益气养血以收全功，更能说明问题。因此认为：理伤宜气血兼顾，气血的关系则是以血为先，以气为主。气血理论是与损伤有关的基础理论的核心，也是指导治疗的关键。正是在这一点上，继承了前贤经验，在新的高度提出了带有规律性的观点，发展了伤科理论。

2.筋骨并重，内合肝肾　伤科的疾病中很大一部分是伤筋动骨。中医所讲的筋，范围比较广。"筋，束骨而利机关，主全身之运动。""机关"可以理解为关节。也就是说与关节活动有关的就是筋，包括现在讲的关节囊、韧带、肌腱等等。古代有十二经筋的名称，配合十二经脉，多起于四肢、爪甲之间，终于头面，内行胸腹，但不入于脏腑。《内经》里说："诸筋者皆属于节。"所以筋的主要功能是连属关节。人体的俯、仰、屈、伸等一切动作需筋来支持运动。骨是立身之主干。《内经》里说："骨为干"，又说："骨者髓之府，不能久立，行则振掉，骨将惫矣"。所以骨的主要功用是支持人体保护内脏免受外力损伤。

筋束骨、骨张筋，筋与骨的关系殊为密切。因而在治疗上就要筋骨并重。特别是骨折、脱位的治疗，要很好地复位，这是大家都重视的，而治骨的同时要治筋，就容易忽略。伤科传统在骨折复位同时是要理筋的。中西医结合治疗骨折的手法中也有一条是推拿按摩，顺骨捋筋。早期的被动和主动功能锻炼，也是治骨同时治筋。这对疾病的痊愈、功能的恢复是很有关系的。

中医学又认为筋骨与肝肾两脏是密切相关的。肝主筋，《内经》讲："肝者……其充在筋"，"肝主身之筋膜"，这就说明了肝与筋的关系。又提到"肝藏血"，肝血充盈就能"淫气于筋"，使筋有充分的濡养，筋强才能"束骨而利关节"。肾主骨，"肾者……其充在骨"，"肾生骨髓……在体为骨"，又认为"肾藏精"，所谓肾藏精，精生髓，髓养骨，也就是讲骨的生长、发育乃至损伤以后的修复，要依靠肾脏精气的滋养。从筋骨损伤的治疗来讲，也要注意肝肾两脏的情况。中医学亦认为，凡外伤疾病，从现象上看来是外来暴力所造成，而实际上，不健康的身体虽受轻微之外力，亦能引起伤筋伤骨，年老体弱者，肝肾精血较衰，稍受外伤，即易发生骨折，而且骨折后愈合较差，这就是肝肾不足的关系。青年人肝血肾精旺盛，也就不容易外伤筋骨，即使伤了也容易恢复，临床上有些病例不能不随着年龄的增长而变化。肝血肾精盛，筋骨亦劲强有力，肝血肾精衰退时，骨也随之衰退。因此，青年人筋骨受伤，易于恢复和再生，老年人就差了。

3. 调治兼邪，独重痰湿　对伤科的"兼邪"施治，尤多心得。什么是"兼邪"？我们认为："凡非本病，其发生不论前后，而有一个时期与本病同时存在的，都叫兼邪。"例如，有因劳力辛苦而着寒，文献上称为"劳力伤寒"，劳力辛苦内伤气血是本病，着寒则又兼外感寒邪是兼邪。又如腰痛这一病证，役用伤肾，风寒湿外侵，强力举重等都可引起，其中强力举重的腰痛是本病，倘与本病在某时期同时存在，则役用伤肾、风寒湿外侵都是兼邪。这类病例，"似伤非伤，似损非损，病者，果疑于似伤而来，医者岂能混以为伤而治"。总之，"须审症辨因"，然后，施治才能得效。损伤的人是生活在自然界和社会的具体的人，外受风寒暑湿，内有七情六欲，而且体质有虚羸壮实之异。一旦受伤，"肢体损于外，则气血伤于内，营卫有所不贯，脏腑由之不和"，除了损伤局部见有肿胀瘀斑畸形等诸证候外，尚有身热、口渴纳呆、便秘等症（我们把这些凡因损伤而出现的一切症状都称兼症）。此外，或损伤时有恼怒惊忍，或损伤后兼受风寒，则又有一番有关证候，更多见的是由于损伤后气血失和，易致风寒湿邪外袭，或因气血不和，内生痰湿留络。这些情况，必须辨析而施治，否则，独以损伤为治，难得功效。《医宗金鉴·正骨心法要旨》"内治杂证法"中也专论"夹表"，辨形气虚实而分立主方。

临床提出兼邪就更着重从患者的全身情况入手辨证求因而治。"损伤变证"也包括在兼邪之内。损伤变证是指损伤起因，变生他证。而且这一"证"不只是个别的症状，而是一个病症。如伤后结毒就不只是郁瘀化热，结毒成了由损伤引起，却与损伤并存的病症。

临床认为，损伤气血，属气脉闭塞、脘窍凝滞之类，易于痰聚为患。《本草纲目》云："痰涎之为物，随气升降，无处不到……入于经络则麻痹疼痛，入于筋骨则头项胸背腰痛，手足牵引隐痛。即为其症。"清·何梦瑶《医碥》中认为痰"积久聚多，随脾胃之气以汔，则流溢于胃肠之外、躯壳之中，经络为之窒塞，皮肉为之麻木，甚至结成窠囊，牢不可破，其患固不一矣"。

在骨伤科临床上，常见痰与风、寒、湿、瘀诸邪相合为患。痰湿入络，其症或损伤而致，而更多是积劳或过劳所致。因反复损伤，致气血呆滞，痰湿因之留恋，痰瘀交凝，筋损失用，而成缠绵难已之痛疾。损伤日久，如患处残留疼痛、肿胀、关节拘挛与屈伸不利，或皮肤不仁、肌肉萎弱、筋结成块等症，认为此皆气虚而为邪所凑也。或本虚标实，或虚实夹杂，故不可凡伤者均论之为血瘀，须知日久必有兼邪。严用和《济生方》曰："皆因体虚，腠理空疏，受风寒湿气而成痹也。"陈伤或劳损之类，多有阳气虚衰不足、卫阳不固，故腠理空疏，易遭致风寒湿三气杂至，流走经络、凝滞血脉，遂成痹证，病情也往往较为复杂。由于人体之经络发源于脏腑，气血之运行亦有赖于脏腑，若痹证迁延不愈，波及脏腑，亦将导致络道不通，气血运行不畅，从而加重病情，调治亦较困难。故曰：及时温补脾肾，调和气血，是为"上工治未病也"。

关于风寒湿三者，则尤重湿邪，认为伤损之后气血不和，痰湿每能凝滞经络。正如《仁斋直指》指出："血气和平，关络条畅则痰散而无，气脉闭塞，脘窍凝滞，则痰聚而有。"在痰湿的论治中，结合损伤的特点，特别强调与脾肾的关系。张介宾曾指出："夫痰即水也，其本在肾，其标在脾。"故主张其治宜温补肾阳，"补火生土"以化散痰结。宗前贤之说，临床治理痰湿亦每将化散之法与温补脾肾之阳相结合。以自拟化散痰湿之方牛蒡子汤为主合补中益气汤、金匮肾气丸等相参运用，而使痰湿阻滞渐消，气血失和日调。牛蒡子汤由牛蒡、僵蚕、白蒺藜、独活、秦艽、白芷、半夏、桑枝等组成。牛蒡子豁痰消肿，通十二经络。《本草备要》曰："散结除风……利腰膝凝滞之气。"白僵蚕化痰散结。《本草思辨录》曰："治湿胜之风痰。"临床历来重视痰湿的化散，牛蒡、僵蚕等即为家传方中医治痰湿之常用要药，若痰湿甚者，尚可加入制南星。大凡损伤病程较长者，临诊每见痹痛缠绵、关节僵凝，天气阴寒则更加剧，并可移行到损伤肢体以外的部位。对此气血不足、脉络久瘀，而风寒之邪留缠不已之证，治非辛温不能活血通经除痹，因而十分推崇《伤科补要》的麻桂温经汤。该方用麻黄、桂枝、红花、白芷、细辛、桃仁、赤芍、甘草等，临床应用时，如加入益气之参芪及温经止痛之川草乌等疗效更著。如头部内伤，瘀阻于上，清气不升，浊气不降，神明被扰，瘀阻不散，使津液周流障碍，聚而成痰，痰瘀交凝，致使病情重笃难已。其治唯以祛瘀生新，升清降浊合豁痰开窍为法。常用菖蒲、南星、远志、竹沥、龙骨（其性又善利痰，收敛中仍有开通之力，张锡纯语）。其昏馈期，瘀热夹痰者，拟逐瘀醒脑，清热豁痰，取至宝丹清热开窍。清醒期，拟活血化瘀，升清降浊，取柴胡细辛汤，或用葶苈大枣汤加味。恢复期，痰浊阻滞者，治以化痰健运为主，以半夏白术天麻汤或温胆汤化裁，礞石滚痰丸可参用。

胸胁内伤，除了常用理气活血、化痰止咳之品外，往往用白芥子去除由气血凝滞而聚积于皮里膜外的无形之痰。

新伤骨折伤筋，常用南星、万灵丹祛痰湿，以达消结散肿之效。痰淤流注经络所致者（包括周围神经损伤），宜益气活血、化痰通络之法。以补阳还五汤为主，配桂枝、南星、泽漆之类以温经化痰。痰湿入络者，宜祛风豁痰通络。临床投牛蒡子汤方治此证，方中牛蒡子能豁痰消肿，通十二经络，《本章备要》言其"散结除风，利腰膝凝滞之气"；白僵蚕，化痰散结，《本草思辨录》谓"治湿胜之风痰"。两味合用，专治湿痰流注经络。兼风寒者，则配祛风散寒之属；气血阻遏则佐通经活血之品。

腰腿痛（腰椎间盘突出症），取牛蒡子、白芥子、泽漆，以化痰利水消肿，缓解神经根水肿。认为虫类药如蜈蚣、全蝎等都有化痰散结的功效。骨折后期患肢肿胀不消，常取补阳还五汤加苍术、茯苓、泽泻、桂枝等以益气活血，健脾利湿，或酌加草乌、南星、泽漆以温化痰瘀，其效甚捷。正如朱丹溪所言："治痰瘀，实脾土，燥脾湿，是治其本"。

对于髋关节一过性滑膜炎、股骨头骨骺炎、退行性膝关节炎等，除治以祛风活血、益气温阳之法外，常用健脾化痰之品治疗，如牛蒡子、炙僵蚕、地龙、南星、威灵仙、半夏、陈皮等。对于股骨头缺血性坏死的治疗，则常取熟地、山萸肉、巴戟肉等。临床除在内治法中取其化痰浊外，在外治中也常用化痰瘀之法。如常用消散膏、黑虎丹，就是以化痰消散软坚之品治疗头皮血肿、瘀结成块，以及劳损疼痛，多有较满意的效果。痰之为患，变化多端，还须辨证施治。

痰本为人体津液，由于气血滞凝而致津液输布受碍，聚而成痰；或郁瘀化热则灼津成痰。与内科疾病中脾虚生湿酿痰有所不同，骨伤科多见于损伤气血不和，内生痰湿留络。总之，新伤多为痰瘀互结，劳损杂病多为痰湿入络。

4. 勘审虚实，施以补泄　"百病之生，皆有虚实"，损伤之病，亦不例外。一般说来，损伤之初，无论内伤外伤，多数属气滞血瘀的实证。损伤而致气血不足者，唯在新伤出血之血虚，甚至气随血脱之候。这在开放性外伤及脏器损伤中每可见到，在目前伤科临床中并非多见。

素体虚弱而损伤者，属邪实正虚、虚中夹实之证。治疗当先调补虚怯之体，然后祛瘀，或攻补兼施，视具体情况而定，关键是审定患者是否耐攻。盖损伤之病，虽非外邪所害、七情所伤，然气血离经，瘀滞既成，则气血本源亦必因损而弱，甚至亦有重伤久不愈而导致人体阴阳气血脏腑虚弱。故理伤之际，既当攻其瘀滞，又应顾其不足。一般而言，往往祛瘀在先，而后调补肝肾以壮筋骨，扶助脾胃以资化源而养气血。言及薛己《正体类要》通篇所强调的唯在调补脾胃与肝肾命门，说明损伤后由气滞血瘀的实证，是逐渐转化为虚实夹杂之证，甚至因气散血失而虚脱，并提示了理伤时应顾护正气。

临床常见的"劳伤"，认为亦属损伤虚证范畴，乃过度劳力，积渐所伤，而使体质虚弱，以致经脉之气不及贯串，气血养筋生髓之功失其常度，故见腰酸背痛、纳呆、头晕，甚至关节变形等症，因此也习称"脱力劳伤"。在治疗上，注意先天与后天相互资益关系，调中保元汤即是此意，临证常以此方变化而治劳伤筋骨、损及元气一类病症。临床善从脏腑关系出发，运用"脾主四肢""禀气于脾""肺主一身之气"等理论，治疗伤病有虚的疾患。

临诊精于辨证，勘审虚实。常曰：凡初损之后，日渐由实转虚，或虚中夹实，此时纵有实候可言，亦多为宿瘀也；而气多呈虚象，即使损伤之初，气滞之时，亦已有耗气之趋向。故又认为此后之"以气为主"，必着眼于一个"虚"字。前贤薛己便是主张理伤以气为主，病责于虚损的代表。其在《正体类要》中指出："若肿不消，青不退，气血虚也。""青肿不消，用补中益气汤。"临床宗前贤之说而赋予新意，指出伤损之后，实证阶段较短，虚证阶段则为时甚长。故理伤取攻逐之法是其变，用补益之法方为本。至于补法的应用则是多样的。或先攻后补，或先补后攻，或攻中寓补，或攻前预补。临诊虽可灵活多变，但万变不离其宗，总以温补脾肾为主。《灵枢·决气》曰："谷入气满，淖泽注于骨，骨属屈伸，泄泽，补益脑髓，皮肤润泽"；肠胃受谷，上焦出气，以温分肉，而养骨节，通腠理。说明脾胃功能正常，可以使皮肉筋骨脑髓均能得到温养灌注。又肾主骨，为先天之本，因此，取益脾健运以促资化、滋补肾元以壮骨生髓的治则，可使耗损之气复原。所以，在伤损后期或慢性损伤时，多用自拟验方调中保元汤，方中取党参、黄芪、冬术、熟地、山药、鹿角胶、川续断、枸杞子、龟板、山萸肉、陈皮、茯苓、补骨脂、甘草等，是一剂综合补中益气、六味八味、左归右归等诸方参合化裁而成的方剂，充分体现了温补脾肾的学术思想。

5. 从痰论治颈椎病

（1）审因立法

1.1 风寒湿痹，变生为痰　石老认为，风寒湿是导致颈椎病的最主要原因。严用和《济生方》认为本病"皆因体虚，腠理空疏，受风寒湿气而成痹也"。颈椎病患者多阳气虚衰，卫阳不固，易致风寒湿三气杂至，凝滞血脉，若迁延不愈，导致络道不畅，日久成瘀成痰，阻于颈部经脉则诱发颈椎病。本病临床多症见颈、肩、上肢串痛麻木，以痛为主，头有沉重感，颈部僵硬，活动不利，恶寒畏风等。

1.2 脾肾亏虚，痰湿内生　《灵枢·决气》篇认为："谷入气满，卓泽注于骨，骨属屈伸泄泽，补益脑髓，皮肤润泽……肠胃受谷，上焦出气，以温分肉，而养骨节，通腠理。"其认为脾胃功能正常，可使皮肉、筋骨、脑髓得到温养灌注。颈椎病发病多由积劳所致，属胡延光《伤科汇籍》所言"竭力劳作则伤中"的无形之伤，导致中焦运化失常，中虚脾土失运，以致水谷不化精微，聚湿生痰。

肾为先天之本，《素问·阴阳应象大论》载："肾生气，肾虚则少气，骨酸懈惰，不能举动。"是知肾虚则气无所生。颈椎病的发病群体以中老年人为主，女子"六七"、男子"五八"前后，其时已"三阳脉衰于上""肾气衰"乃至"太冲脉衰少""督脉衰损"。肾主气化，肾气亏虚，气化功能失司，可导致人体的水液代谢功能紊乱，进而影响脾运化水湿功能，造成脾肾两亏，痰湿内生，阻于颈部经脉产生颈椎病。李时珍指出："痰涎……入于经络，则麻痹疼痛。"前贤又云"无痰不作眩""无虚不作眩"，故本病临床可见颈肩臂痛、肢体麻木不仁、耳鸣、头晕目眩、头重如裹等症。

1.3 气血失和，痰瘀蕴积　石老治伤强调"气血兼顾，以气为主，以血为先"。人体内气血津液相辅相行，"气为血之帅""气行则血行"。气虚则无力鼓动血脉，血行不畅，停为瘀血。若体内有血液停滞，包括离经之血积存体内，或血行不畅，阻滞于经脉及脏腑，瘀血一旦形成，可影响水液代谢而进一步导致痰饮。正如《血证论》所云："血积既久，亦能化为痰水。"又如《医碥》所载："痰本吾身之津液，随气而行。气若平和，津液流布，而骸受润泽，何致成痰为病？"《医学入门》亦指出："气血调和则流行不聚"，故气血失和，痰湿内生。痰湿随气血流行，内而脏腑，外而经脉，其停留与所过之处，必影响气血运行而导致瘀血。

《素问·调经论》云："孙络水溢，则经有留血。"张山雷亦云："痰涎积于经髓则络中之血必滞。"故血滞为痰，痰瘀夹杂，互为因果，相互转化，合而为病。颈椎病多发生于中老年人。中年之后，气血渐衰，气虚则无力鼓动血脉，血行不畅，停为瘀血；瘀血已成，影响水液代谢，变生为痰，痰瘀交阻于颈项部经脉，进而导致颈椎病的发生。此类患者临床可见颈肩臂疼痛麻木、手足无力、肢体偏痉、头晕目眩、舌质淡暗或有瘀斑。

综上所述，风寒湿为发病之始，乃致病之外因；气血失和、脾肾亏虚、痰湿内生为致病之内因。总之，本病以气血失和、脾肾亏虚为本，风寒痰湿瘀互阻为标。石老认为，临证辨治颈椎病应针对风寒湿入络、气血失和、脾肾亏虚、痰湿瘀互阻四大病机，其重点应从痰论治。

（2）组方特色

石老独重从痰湿论治颈椎病，并以石氏家传方牛蒡子汤为主方治疗，疗效显著。

方中牛蒡子性凉味辛苦，可祛痰除风、消肿化毒、通行十二经络。《药品化义》认为牛蒡子"能升能降，主治上部风痰"；《本事方》曰其"治风热成历节，攻手指，作赤肿麻木，甚则攻肩背膝"。僵蚕性平味辛咸，可祛风解痉、化痰散结，为厥阴肝经之药。《本草求真》谓僵蚕为"祛风散寒，燥湿化痰，温利血脉之品"；《本草思辨录》认为其"治湿胜之风……却痰湿，散肝风"。

牛蒡子汤以牛蒡子、僵蚕相合，宣滞破结，善搜筋络顽疾浊邪，是为主药。助以秦艽、独活舒筋和血、通达周身，透阳明之温热，理少阴之伏风；更伍白芷，芳香通窍、活血破瘀、化湿排脓而生新；并以半夏燥湿化痰、消痞散结而和胃；配以白蒺藜，疏肝风，引气血且散瘀结；桑枝养筋透络，祛风湿而利关节。全方以辛取胜，宣达气血，开破痰结，疏肝宣肺，导其壅滞；寒温兼用，温而不燥，寒而不凝，泄风逐湿之力尤捷，从而使痰湿去筋骨健。

临床对于兼夹风寒者，石老除用牛蒡子汤豁痰通络外，还主张以辛温之药活血通经除痹，遣方用药时常以牛蒡子汤加麻黄、桂枝治之。对于症见脾肾亏虚之象者，除豁痰通络外更需结合健脾补肾同治，以牛蒡子汤加党参、白术、淮山药、山萸肉治之。对于症见痰瘀交阻者，以石氏牛蒡子汤加黄芪、当归、川芎、桃仁、红花以治之。

（3）验案举隅

徐某，男，47岁。初诊日期：2005年4月29日。患者左颈背肩臂酸痛板滞1个月余，头晕、右手指麻木时作，纳呆，曾经外院诊治，但未获效。X摄片显示：颈椎生理弧度变直，C5～6间隙略窄。TCD示：椎基底动脉供血不足。体格检查：颈部活动基本正常，C5～7棘突两侧压痛，无明显放射痛，霍夫曼征（-），右手环、小指痛觉迟钝。舌淡暗，苔薄白腻，脉弦滑。诊断：颈椎病（痰瘀阻络）；辨证：气血失和，脾肾亏虚，痰湿内生；治法：和营逐痰，佐以健脾补肾。

处方：炒牛蒡9g，僵蚕9g，白蒺藜12g，独活9g，秦艽6g，白芷6g，半夏9g，桑枝9g，黄芪30g，川芎9g，当归12g，桃仁12g，红花6g，炒白芍9g，淮山药12g，苍术12g，炒白术12g，山茱萸12g，川续断12g，桑寄生12g。每日1剂，水煎，早晚分服。

二诊（5月13日）：颈背肩臂酸痛板滞及头晕经治较前明显减轻，右手指麻木亦较前减；舌淡暗，苔薄白腻，脉弦滑。上方加金雀根30g。

三诊（5月27日）：颈背肩臂酸痛板滞已不明显，头晕、手指麻木尚未瘥。舌淡暗，苔薄白腻，脉弦滑。上方去秦艽、白芷，加党参9g、鸡血藤15g。14剂。

其后，以上方为基础随症加减，1个月后复诊，诸症已基本消除。

按本案颈椎病证属痰瘀阻络型。其病机为脾肾亏虚，痰湿内生；气血失和，腠理空疏，风寒湿邪乘虚而入；内外湿邪相合，留驻筋脉，脉络瘀滞，痰瘀交阻。治疗兼顾调和气血、补益脾肾，侧重豁痰，予和营逐痰通络，佐以健脾补肾。

（4）痰瘀通络汤治疗根型颈椎病：

石氏痰瘀通络汤治疗126例根型颈椎病分2组，治疗2、3、4周后，VAS评分有差异有统计学意义（P＜0.01），可明显缓解患者疼痛改善其临床症状。

中医学认为，颈椎病是由于慢性劳损或六淫外邪乘虚入侵，脏腑功能失调，导致痰瘀互结、气血失和、经脉不遂而发病。根据本病的临床表现和特点，当属"痹证"范畴。《诸病源候论·风痹论》曰："痹者，风寒湿三气杂至，合而成痹，其状肌肉顽厚，或疼痛……"神经根型颈椎病的主要症状为根性痛，其产生有机械压迫因素和生物化学因素。机械压迫引起的神经根和背根神经主要病理改变为神经内水肿和缺血。椎间盘纤维环破裂会导致周围组织的炎性反应，从而累及神经根；且突出椎间盘周围存在的自体免疫反应也会继发性累及邻近的神经根；黏多糖从破裂的纤维环漏出，即使在没有神经受压的情况下，也会导致根性痛。黏多糖属髓核的成分，而其可归属于中医"痰"的范畴。神经根和背根神经节与炎性刺激有关的病理变化主要是血液循环变化，如神经根内及其周围充血、血管通透性增加、血管内皮细胞激活导致血管内径减小等，即与中医学"血瘀"概念类似。由此可见，颈椎病的产生与痰、瘀阻滞密切相关。清代名医董魏如在其所著之《医极》中指出："痹非三气，患有痰瘀。"可见，痰瘀与痹之间有着重要的内在关系，中医从痹论治疾病时毋忘活血化瘀及祛痰通络之法。

石氏伤科在"兼邪"特色理论的基础上，经过长期临床经验总结，发现从痰瘀方面论治神经根型颈椎病的疗效确切。石氏伤科认为，各种急、慢性损伤皆不外乎气血津液的损伤，而气血津液正常功能的紊乱是产生痰瘀的重要因素。就颈椎病而言，肾督亏虚，太阳膀胱气化不利，水精不布，水液不能滋养经脉，而结为痰湿，留滞于太阳气道；因颈背为诸脉会通之处，加之长期低头伏案闭折气血通路，导致气滞血瘀痰凝于项背，形成颈椎病。结合现代研究结果，在兼邪理论的基础上，石氏伤科提出"痰夹瘀血碍气"是颈椎病发生的重要环节。因而，石氏伤科认为本病治疗上应注重祛痰化瘀兼顾，强调在固守的基础上以通为治，并创立痰瘀通络汤用于神经根型颈椎病的治疗。

方中牛蒡子祛痰除风、消肿化毒，通行十二经络，《药品化义》谓其"能升能降，主治上部风痰"；僵蚕祛风解痉、化痰散结，为厥阴肝经之药，《本草求真》曰其为"祛风散寒，燥湿化痰，温利血脉之品"。两味合用，宣滞破结、善搜筋络顽痰浊邪，是石氏伤科治疗痰湿的常用药对。丹参养血活血、祛瘀止痛；乳香、没药调气活血、消肿止痛，《医学衷中参西录》认为二药并用"为宣通脏腑、流通经络之要药，故凡心胃胁腹肢体关节诸疼痛皆能治之"。制川乌、草乌，可温畅背部足太阳膀胱经与督脉之阳气，祛风散寒而止痛。葛根升阳解肌，以解"项背强几几"之苦。羌活、白芷祛风湿、消肿止痛；泽漆利水消肿、化痰散结；白芥子利气豁痰、通络止痛。诸药合用，共奏逐痰祛瘀、通络止痛之功。

本研究结果表明，治疗组、对照组临床总有效率分别为91.53%和72.73%，组间临床疗效比较，治疗组明显优于对照组（P<0.05）；在颈椎病症状、体征评分及疼痛VAS评分的改善方面，治疗组也明显优于对照组（P<0.01）。本观察结果提示，石氏痰瘀通络汤治疗神经根型颈椎病，可明显缓解患者疼痛，改善其临床症状，值得临床推广应用。

# 三、传承及创新

## （一）内伤病变定位定性治疗

内伤之候，本由外受跌仆、挫闪等，为所伤之因。或气，或血，或经络、脏腑，为受病之属。气之与血，为治则之准。清·沈金鳌曰："忽然闪挫，必气为之震，震则激，激则壅，壅则气之周流一身者，忽因所塞而聚一处，是气失其所以为气矣，气凝何处，则血亦凝何处。夫至气滞血瘀，则作痛作胀，诸变百出。虽受跌受挫者，为一身皮、肉、筋、骨，而气既瘀，其损伤之患，必由外侵内。"是故内伤之治，当源于气血也。《难经·二十二难》曰："气留而不行者，为气先病，血壅而不濡者，为血后病也。"因之，血伤难濡，气损少煦，责是故也。至于偏属气伤，偏属血伤，在乎临证审察。

凡头身四肢，非属骨折、脱臼、伤筋者，俱以内伤名之。掠其治案，略陈梗概。头部受震，脑海震荡，始则眩晕呕吐，乃肝经症也，因伤而败血归肝之故。《灵枢·经脉》谓："足厥阴之脉夹胃，属肝络胆，与督脉会于巅。"缘肝经受病，随其循行之脉，而妨于胃，胃气上逆，故为呕吐眩晕，是属厥阴而及于阳明者也。初期治则，闭者开之，可投苏合香丸，逆则降之，如呕吐加左金丸或玉枢丹，随症选用；汤剂则以柴胡、细辛、天麻钩藤汤等，疏肝理气，祛瘀生新，调和升降为主。日久稽留，因病致虚，乃由上虚所致。《灵枢·经脉》曰："足少阴之脉，其直者，从肾上贯肝膈。"肝主血，肾主精，肝肾相通，当归一治，故久眩不瘥，当属肝而及肾，治则以补中益气或杞菊地黄及八珍汤等，随症加减。

胸肋与胁肋内伤，成因皆由强力屏气所致为多。然胸肋之伤乃属于太阳经，症见胸满而痛，难于呼气。胁肋之伤，乃败血留于足厥阴经，胁肋痛胀，难于转侧，艰于吸气。故胁肋伤者，当调肝和营，以复元活血汤出入，若瘀结成形者，须加剔络之品；若胸肋伤者，当参以理气宣肺；若阳气沸腾，迫其阳络而溢者，须增入清降为宜。

腰部内伤，当分新久，骤起者，多见于挫、闪举重；久延者，总属积劳肾气亏损。故治法有别，一则以疏气和络，所谓脏病治腑，当开太阳之气化，一则以固肾育阴，培植下元之根蒂。

至于会阴为物所触，尿道受损，小便带血，当通厥阴之气，分利清浊。睾丸致伤，每致瘀滞至结，当从化坚祛瘀为治，然则内伤正多，苟能触类旁通，可以应变无穷矣。

（二）陈伤劳损辨证求因治疗

陈伤劳损，非一病也。虽证有相似，而因出两端。陈伤之证，乃宿昔伤损，因治不如法，或耽搁失治，迁延积岁，逢阴雨劳累，气交之变，反复不已。症见：四肢疏慵，色菱不荣，伤处痛酸，此乃病根不拔，故虽愈必发也。其所谓病根者，不外瘀结气滞，而气之所凝，必由血之所瘀，血之所结，必由气之所滞，气血互根，相为因果。故治当疏运气化，和营通络。如夹邪者，当求其所感而治之。

劳伤者，劳损之渐也。虽无伤损之因，由累积太过之劳，延久使然。清·叶桂曰："劳力动伤阳气"，又曰："劳伤久不复元为损"。伤气则气留不行，为气先病，气者，肺之主也。《中藏经》曰："肺属气，气为骨之基，肾应骨，骨为筋之本。"巢氏《诸病源候论》曰："肝主筋而藏血，肾主骨而生髓，虚劳损血耗髓，故伤筋骨也。""劳损见证：四肢少力，无气以动，筋骨关节酸疼、畏寒。兼邪者，类同痹症。"又曰："虚劳损血，不能荣养于筋，致使筋气极虚，又为寒邪所侵，故筋挛也"，治同寒痹。是故劳损者，伤于气而应于肺，至于肾而及于肝，合于筋骨，此劳损之原委也。至于其治，劳伤者，始从补中调脾，所以益肺也。劳损则仿经意"劳者温之"之义，以温养肝肾，复归元气取法。明·张介宾曰："气不足便是寒"。劳损阳气，以致阳气不足，而阳虚之症，无所不至，故治宜温阳扶元，因阳能生阴，气能统血，以奉春生之令，图复已损之阳。然温当有分寸，非一味温燥之谓也，如阴分素亏者，当扶阳毓阴。虚羸甚者，须温中兼补，损及奇经者，宜通调督任。劳伤阳络，以泄肺中热气。夫陈伤劳损之与内伤，乃同类异因，且二证患者甚多，每易忽略，故特拈出，另立其目，使学者审变达权，不以证情杂沓而视为畏途，俾胸具灵机而证变法立，临证化裁，能无得心应手欤。

（三）跌打损伤内治三期治疗

临床把损伤后分为早、中、后三个时期，这是根据损伤后气血和筋骨的情况来划分的。

1.早期　筋损骨折，气滞血瘀。治疗一方面要接骨续筋，用手法固定等措施，一方面采用活血化瘀、消肿止痛的内外用药，这一段时间一般到青紫肿胀基本消退，是 10 ~ 14 天。用内服药有 3 点要注意：一是四肢的损伤，主要是血瘀。因此以活血化瘀为主，稍佐理气药物。躯干损伤则往往气血兼顾。二是瘀血容易化热，活血化瘀要偏于凉血活血。热象明显的还要加重清热药。但凉药不能太过，时间也不能太长。三是结合全身辨证，辨别虚与实而分别施以补或泻。

参考方：荆芥 6g，生地 12g，当归 9g，地鳖虫 9g，赤芍 9g，忍冬藤 12g，泽兰叶 9g，王不留行 9g，炙乳没（各）3g，青陈皮（各）4.5g，桃仁 9g。

局部青紫严重加黄荆子 9g、紫荆皮 9g；如有骨折，加煅自然铜 12g、骨碎补 9g。

2.中期　筋骨已开始接续，瘀血散而未尽，气血仍未调和。治疗一方面继续固定，一方面"曲转"，也就是关节适当活动，使气血通畅。用药则以活血舒筋和络为主。

参考方：当归 9g，丹参 9g，防风 6g，独活 6g，川续断 12g，狗脊 12g，川芎 4.5g，泽兰 9g，红花 3g，伸筋草 12g。

3.后期　肿胀消退，筋骨接续，但尚未坚固，酸软少力，关节活动也觉牵强。这一时期治疗就要加强活动，使气血通畅，筋骨的力量恢复。内服益气活血、健筋壮骨药。

参考方：炙黄芪 12g，炒党参 9g，焦白术 6g，当归 6g，独活 6g，川续断 12g，狗脊 12g，红花 9g，伸筋草 12g。

局部畏冷，加桂枝 3g、白芍 6g，温经通络，健壮筋骨，必要时可加鹿筋 6g（先煎），或用豹骨、猴骨粉。

中后期可加用一些祛风通络药，如独活、防风等。这是因为气血失和后局部卫阳不固，易为风寒所袭。后期解除固定后，可常用中药熏洗以助功能恢复，如桂枝、羌独活、花椒、甘松、山奈、伸筋草等。民间也常用接骨木（即扦扦活），剂量可不拘多少。

临床上用药，为了便于掌握，可用桃红四物汤为基础，早期加凉血清热药；后期加益气血、补肝肾药；止痛用乳香、没药；骨折加续骨药，如煅自然铜、骨碎补等；上肢加姜黄、桑枝；下肢加牛膝；胸背部加重理气药。外用药用三色敷药。外用药有几个好处：一是使固定物与肢体外形更贴切；二是临床症状改善快，早期同用汤药内服尤其明显；三是后期酸痛无力的情况少，其结果有利于恢复。

（四）石氏伤科手法特色

1. 手法要点　手法是医者用双手诊断和治疗损伤的一种方法。手法首先是用于诊断的，比摸患处以了解伤情。摸法在历代文献中都曾提及，石氏则在应用摸法的过程中还注意比，与健侧比、与正常情况比。因为只有这样，才能更清楚地通过手法获得诊断。以往，没有条件用X射线检查以辅助诊断，比摸是极为重要的。现在，X射线检查十分普遍，而比摸手法仍不可忽视，这是伤科医师应掌握的基本诊断手法。只有亲手比摸，才能具体了解伤情，有时还可使某些在早期X射线检查中难以明确的骨折得到临床诊断。

诊断后即要以"稳而有劲柔而灵活"的手法施以治疗。石氏一般常以十二字为用，即：拔、伸、捺、正、拽、搦、端、提、按、揉、摇、抖（亦作转）。拔、伸、捺、正主要用于正骨。唐代的《仙授理伤续断秘方》治疗骨折就是用这四种手法。拽、搦、端、提则主要用于上髃。拽是向前拉，搦是握住，《世医得效方》说"拽直"，"搦教归案"。端为端托，提乃上提。这四种手法应用时往往两手并用，左右分工。如右手或端或提，相机而行，左手为辅，或拽或搦：或助手拽搦，医者端提，互相配合。按、揉、摇、抖多用于理筋。《伤科大成》用治伤筋说："轻轻揉捏""动摇舒伸"，抖是用手抖动，也有舒筋的作用。

2. 关于伤筋与理筋手法　伤筋是临证最为常见的病证。临床分为三类，包括手法在内的治疗各有不同。一称为不显著的伤筋，指劳倦又兼寒湿外袭而成，外象并无青紫肿胀，但觉酸痛麻木，治疗以药物为主，手法按摩仅辅佐，抑或辅以针灸。二是不甚显著的伤筋，系扭躄或支撑伤及腕肘膝踝等处，外无显著青紫，但旋转失常，治疗以理正筋位的手法，并辅以药物。三是外形有显著改变的伤筋，由较明显的外伤如支撑等造成，筋络离位而突出，部位多见于膝前或肘后，该部"有粗筋隆起屈伸不利"，治疗必须先用按捺屈伸的手法将隆起的粗筋纳入筋位，使隆起平复即能恢复屈伸活动，每辅以药物。第三类伤筋施以手法是绝对必要的，施手法之前"必须注意这与骨折是绝对不同的"，要注意鉴别。法之所施，以肘后伤筋为例，一手按压鹰嘴后上两侧隆起粗筋，一手将患者处于半屈半伸而又难以屈伸的上肢急骤伸直，而后充分屈曲，或屈曲后充分伸直，施手法也要"骤然人不觉"，否则因患者会有强烈的酸楚感而予以抵抗以致难得屈伸。施手法以后症状即基本消失，不施手法则极难在较短时间内痊愈。

3. 用药特色

（1）用药要略

根据损伤的不同部位、性质和伤后兼邪的各异，临床将伤疾分为外伤（伤及皮肉筋骨）、内伤（损伤及脏腑经络气血）、伤科杂症（风寒湿诸邪的留滞等）而予以分类用药。

1）外伤　一般指四肢筋骨损伤，如伤筋、骨折、脱臼等。可分为初、中、后三期而分治之，仅举骨折为例，其他诸证均可仿此加减参阅之。

①初期：以活血祛瘀、消肿息痛为主。

常用方药：新伤续断汤（当归、地鳖、丹参、苏木、桃仁、泽兰、炙乳香、炙没药、骨碎补、煅自然铜、川续断、延胡索、桑枝）。本方功能为化瘀消肿、续骨息痛，用治新伤骨折。

肿胀剧烈者，可选加紫荆皮、刘寄奴、王不留行籽、荆芥、防风、天南星、万灵丹等。

疼痛剧烈者，可选加血竭、三七、制草乌、磁石等。

瘀血化热者，可选加丹皮、赤芍、生地、忍冬藤、连翘、山栀、制川军等。

大便秘结者，可选加枳实、川厚朴、生川军、元明粉、瓜蒌仁、郁李仁、火麻仁等。

一般上肢加姜黄、桑枝，下肢加牛藤、威灵仙，除去续骨药亦可主治伤筋、脱臼所致的瘀滞肿痛，视病情的不同亦可加用生地、花粉等以补充骨折后津血的消耗，并可加用枳壳、陈皮等理气药以助血行。

②中期：以和营生新、接骨续筋为主。

常用方药：和营续骨汤（当归、赤白芍、川芎、生地、杜仲、川续断、骨碎补、五加皮、红花、陈皮、桑枝、独活）。

肢麻酸楚选加黄芪、桂枝、木瓜、鸡血藤等。

脾虚面色苍白选加党参、白术、山药、茯苓、甘草等。

阴虚津少选加沙参、麦冬、玉竹、石斛等。

湿困纳呆选加苍术、川厚朴、蔻仁、谷麦芽、生山楂等。

③后期：以益气血、补肝肾为主。

常用方药：坚骨壮筋汤（党参、黄芪、白术、白芍、当归、熟地、川续断、狗脊、鹿角、鸡血藤、红花、陈皮、茯苓）。

关节疼痛、活动不利选加千年健、络石藤、伸筋草等。

关节酸麻选加蚕沙、木瓜、五加皮、乌梢蛇等。

2）内伤　一般指头脑、胸腹等躯干部的损伤，即以脏腑经络气血受病为主，按损伤的部位、久暂而分治之。

内伤诸证较严重者，可见气闭昏迷之症，宜先服苏合香丸或至宝丹以开闭宣窍，如化热烦躁不宁的亦可服琥珀报龙丸、安宫牛黄丸或紫雪丹等。

①胸腹部内伤

胸腹内伤、气滞窜动作痛者，以理气通络为主，活血化瘀辅之。常以小柴胡汤及金铃子散加减，亦可用验方理气止痛汤出入（柴胡、香附、当归、川楝子、延胡索、木香、青皮、枳壳、乳香、没药、路路通等）。

胸腹内伤、瘀滞疼痛者，则以活血化瘀为主，理气和络辅之。可用复元活血汤（柴胡、花粉、归尾、甲片、大黄、桃仁、红花、甘草）或膈下逐瘀汤（当归、赤芍、川芎、桃仁、红花、枳壳、香附、延胡索、乌药、五灵脂、丹皮、甘草）等加减出入。

胸部内伤有咳痰者，可选加杏仁、贝母、桔梗、前胡、旋覆花、白芥子、黛蛤散等。

有痰血者，可选加茜草、蒲黄炭、仙鹤草、藕节、旱莲草、三七等。

纳呆泛恶者，可选加姜半夏、姜竹茹、藿香、建曲、砂仁、茯苓等。

腹部胀滞者，可选加大腹皮、槟榔、枳实、木香等。

大便秘结者，可选加大黄、元明粉、瓜蒌仁、郁李仁、麻仁丸等。

疼痛较剧者，可选加降香、血竭、三七等。

少腹部或会阴内伤而见小便涩滞者，可用柴胡桔梗汤（柴胡、桔梗、升麻、延胡索、乳香、没药、地鳖虫、归尾、丹参、泽兰、小蓟炭、牛膝炭、梗通草、琥珀）。

陈伤延久不愈，瘀化未尽者，可予三棱和伤汤（三棱、莪术、青陈皮、党参、白术芍、当归、乳香、没药、枳壳、甘草）。

②头部内伤用药：一般亦以三期辨证用药法。

早期常用柴胡细辛汤（柴胡、细辛、薄荷、归尾、地鳖虫、丹参、半夏、川芎、泽兰、黄连）和防风归芎汤（防风、当归、川芎、丹参、桃仁、泽兰、苏木、荆芥、蔓荆子、乳香、没药）以升清降浊、化瘀宣络为主。

中期常用天麻钩藤汤（天麻、钩藤、白蒺藜、当归、丹参、赤白芍、川芎、枣仁、茯神）参以川芎茶调散加减，以平肝息风、和血宁神为主。

后期常以补气养血、养心宁神、平肝和胃等法参合应用，如以六味地黄汤、补中益气汤、归脾汤等加减出入。

如见神昏痰蒙可选加胆星、竹沥、天竺黄、石菖蒲、白金丸等。

胸闷可选加姜竹茹、姜半夏、藿香、左金丸、玉枢丹、砂仁等。

头痛剧烈可选加川芎、白芷、蔓荆子、全蝎、蜈蚣等。

心烦、失眠、梦多可选加茯神、远志、灯芯草、枣仁、合欢皮、夜交藤等。

躁动不安可选加羚羊角、钩藤、龙牡、磁朱丸、马宝、玳瑁、全蝎、蜈蚣等。

目眩、视物昏糊可选加钩藤、蒺藜、菊花、石决明、杞子、芜蔚子等。

病久肢冷偏废不用可选加黄芪、桂枝、细辛、鹿筋、蜈蚣、地龙、僵蚕、归尾、桃仁、红花等。

3）伤科杂症　一般指损伤而兼有风寒痰湿等痹着之邪留滞及筋骨劳损、骨节变形等似伤非伤之夹杂症。

损伤未彻而兼有风寒甚者，常用麻桂温经汤（麻黄、桂枝、红花、桃仁、赤芍、白芷、细辛、甘草）以祛邪宣络、活血止痛。

兼风邪痰湿入络之症而见关节肿胀、筋结成块、肢节活动牵掣或为麻痹疼痛者，常以牛蒡子汤（牛蒡子、僵蚕、白蒺藜、独活、秦艽、白芷、半夏、桑枝）加减治之。

腰腿痛兼邪或夹瘀血留滞太阳经者，常用独活寄生汤合地龙散（地龙、肉桂、苏木、麻黄、归尾、桃仁、黄檗、甘草）加减。

劳伤筋骨、损及元气而见腰背酸痛、四肢瘀乏、动作呆滞无力、头晕纳呆甚至关节变形诸症，常以调中保元汤（党参、黄芪、白术、熟地、山药、萸肉、川续断、补骨脂、枸杞子、龟甲、鹿角胶、陈皮、茯苓、甘草）加减。

疼痛剧烈者可选加制草川乌、附子、威灵仙、羌独活或虫类搜剔药如甲片、乌梢蛇、全蝎、蜈蚣及活血化瘀药如当归、赤芍、桃仁、红花、虎杖等。

兼肢麻痰湿流注者选加南星、白芥子、指迷茯苓丸等。

肿胀重滞选加茯苓皮、泽泻、防己、木瓜、薏苡仁。

疲软无力可选加苁蓉、锁阳、仙灵脾、鹿角、黄芪等。

关节变形可选加生熟地、骨碎补、威灵仙、蜂房、蕲蛇等。

湿热下注选加苍术、川柏、牛膝、防己、虎杖、川椒目等。

关节不利可选加伸筋草、寻骨风、海风藤、石楠叶等。

以上对伤科内服方药做一不全的概括,从中可以看出,外伤用药以化瘀消肿、和营止痛、坚骨壮筋、舒筋通络作为重点,而内伤用药则侧重于活血理气、和络止痛,并以调整脏腑之功能为主;损伤之杂症,又以祛邪蠲痹、调益肝肾气血为要务。

伤科外用药经效验方众多,各具特色,分别应用于损伤的不同阶段和不同的症状表现。

1. 经验方

①铁扇散

组方:乳香、没药、石灰、龙骨、象皮等。

功效:用于创伤,具止血生肌、拔毒敛疮之功。

②金枪膏

组方:金银花、紫花地丁、川黄连、乳没药、血竭、象皮等。

功效:用治疮伤及破皮断骨,具清热解毒、止血生肌之功。

③红玉膏

组方:东丹、熟石膏。

功效:具护肤生肌之功。

④三黄膏

组方:大黄、黄芩、黄檗、东丹等。

功效:具清热以消瘀退肿止痛之功。

⑤三色敷药

组方:紫荆皮、黄金子、番木鳖、当归、赤芍、丹参、白芷等。

功效:以活血化瘀、消肿止痛见功。

⑥伤膏药

组方:生川草乌、生南星、当归、红花、地鳖虫、麻黄、细辛、透骨草等。

功效:具温通活血散滞之功,善治损伤风湿诸证。

⑦消坚膏

组方:泽漆、大戟、姜虫、生南星、生半夏等。

功效:具软坚散结之功,用治伤后瘀痛、关节僵硬及患处结块坚硬、肿胀积液等症。

⑧黑虎丹

组方:山甲、全蝎、蜈蚣、蜘蛛、乳没、腰黄、麝香等。

功效:祛瘀消肿散坚,用治挫伤结块坚硬及无名肿毒。

⑨桂麝丹

组方:肉桂、丁香、麝香。

功效:温经散寒、透窍止痛,用治损伤风湿痹痛。

⑩接骨丹

组方：血竭、骨碎补、煅自然铜、乳没药、麝香等。

功效：具接骨续筋止痛之功。

⑪伤筋药水

组方：生川草乌、生南星、苏木、红花、威灵仙、山柰、樟脑等。

功效：用治损伤风湿筋骨麻木疼痛、筋络挛缩诸证。

⑫经验洗方

组方：生川草乌、甘松、山柰、羌独活、当归、紫草、海桐皮等。

功效：用治骨折及软组织损伤后期，筋骨疼痛、关节不利等症。

以上举例仅以说明对外用药的应用，亦当因证而异地施之于损伤性疾病的不同阶段，且其方药的配伍均有一定的法度和侧重点，如有活血消肿、清热消瘀、止血生肌、温经止痛、舒筋活络等的不同。

2. 名方选要

①石氏伤膏

组方：紫荆皮、黄金子、羌活、独活、防风、香茄皮、生大黄、当归、川芎、马钱子、天花粉、甘草等。

功效：活血祛瘀，消肿止痛，祛风胜湿，舒筋通络。

主治：各种软组织损伤，陈旧性劳损及骨关节病，早期闭合性骨折，风湿类疾病等损伤肿痛。

用法：先将患处洗净，揩干。揭去膏药上的薄膜，将药膏贴于患处。贴敷处如需擦洗，可将膏药揭下，膏药表面贴上薄膜，擦洗后可继续使用。若用于关节活动幅度大的部位，可用医用橡皮膏或绷带固定。

方解：本方可以治疗跌打损伤、风湿痹痛等多种病证。跌打损伤多因皮肉筋骨受损引起气血凝滞、经络阻塞、筋伤骨损。吴云峰在《证治心得》云："跌仆闪挫，卒然身受，此属无心，必气为之震，震则激，激则壅，壅则凝聚一处，血本随气以周流，气凝则血亦凝矣，不通则痛，诸变百出。"临床常见有早期闭合性骨折、软组织损伤等，除局部见有肿胀疼痛、青紫、活动受限、关节屈伸不利等，辨证多属气滞血瘀、经络阻塞，外治当以活血祛瘀、消肿止痛。风湿类病证含义甚广，可以包括风湿寒气侵犯肌肉骨骼系统，以疼痛为主要表现的病患。此病证起病缓慢，局部酸痛重着，屈伸不利，或肌肉麻木不仁。巢元方在《诸病源候论》云："痹者，风寒湿之气杂至，合而为痹。"陈无择在《三因方》云："大抵痹之为病，寒多则痛，风多则行，湿多则著，在骨则重不举，在脉则凝不流，在筋则屈而不伸，在肉则不仁，在皮则寒。"风寒湿之气杂至而痹阻经脉，外治当以祛风湿、通经脉，佐以活血祛瘀。

方中紫荆皮，《本草纲目》云："活血行气，消肿解毒"；黄金子，《本草述钩元》云："治腰脚风湿痛不止"。此两味共为君药；羌独活、防风、香茄皮等均有祛风胜湿之功，当归、川芎、姜黄等则有行气活血之效，共为臣药。马钱子、天花粉、连翘等能散血热，消肿痛，以之为佐药，并以生甘草缓和诸药药性为使药。全方共奏活血祛瘀、行气散滞、消肿止痛、祛风胜湿、舒筋通络之功效。

②椎脉回春汤

组方：牛蒡子、僵蚕、葛根、桂枝、天麻、甲片、黄芪、半夏、当归、杭白芍等。

功效：益气化痰，活血祛瘀。

主治：颈椎病、肩关节周围炎、关节间粘连症等。

方解：根据六经理论，太阳膀胱经与少阴肾经互为表里，若少阴精血亏虚，肾气化生之源匮乏，则无力起启督脉气血，以致不能濡润太阳之表，难以推动周身脉气，从而阳气不利，经血不畅，日久气血易凝瘀于脉络之中；同时，少阴肾气乏力，以使太阳膀胱气化不利，气不化津，水津不布，水液不能滋养经脉，而结为痰湿，留滞于太阳气道。因颈背为诸脉会通之处，加之长期低头伏案闭阻气血通路，从而气滞血瘀，痰凝于项背，形成今之所谓的颈椎病。此病证，推其因是肾督阴血亏虚，少阴经气弱滞，究其果为气血痰湿互结于太阳颈项，所以在论治上，一方面要补其肾，助气化，另一方面则要行气道，化瘀滞，通痰结。

因果并论，标本兼治，以求获取良好的临床效果。在这种论治思想基础上，分析历代各家处方经验结合石氏伤科用药心得，以石氏牛蒡子汤为基础方，结合桂枝加葛根汤等方，化裁成为椎脉回春汤，专治椎动脉型颈椎病，通过临床运用颇有效果。方中牛蒡子祛痰散结，通舒十二经络；僵蚕化痰通脉，行气化结；葛根升阳解肌，以解项背强几几之苦；天麻消风化痰，清利头目；桂芍调和营卫以通利太阳经脉；芍甘酸甘化阴，养肝血以充肾阴，而缓急止痛；桂甘辛甘化阳，助膀胱气化，行太阳之表，通经脉气血；辅以羌独活畅通督脉膀胱之经气；佐以半夏化痰燥湿，更用潼白蒺藜补肝散结；炙甲片软坚消结；重用狗脊重补肾本，填精固髓，以滋肾气之源；肺朝百脉，用黄芪配当归、川芎以助动一身之气血，而又益宗肺之气，以化生肾水、行气活血祛痰。全方开破痰结，调和营卫，畅通太阳，宣达气血，从而契合病机，消除病灶，共奏良效。

3. 石氏伤科治颈椎病特色

（1）论治思想

石氏理伤续断推崇整体观点，"十三科理贯之"的学术指导思想，力求明病理、察病机，积累了丰富的经验，对骨伤疑难杂病的诊治尤具独到之处，其中在颈椎病内治用药上颇有特色。现择要介绍如下：

①以通为治，因果并论 《灵枢·本脏》谓："经脉者，所以行气血而营阴阳，濡筋骨而利关节也。"督脉起于长强，入肾，经腰，过脊、颈椎，止于龈交。肾督之阳气，为诸阳之主气；敷布太阳，通行少阴；润通脊、颈椎经脉之气血。颈椎之病，必出现肾督气化功能的阻厄，使上下不交，气血不贯。根据六经理论，太阳膀胱经与少阴肾经互为表里，若少阴精血亏虚，肾气化生之源匮乏，则无力起启督脉气血，以致不能濡润太阳之表，难以推动周身脉气，从而阳气不利，经血不够，日久气血易凝瘀于脉络之中。同时，少阴肾气乏力，以使大阳膀胱气化不利，气不化津，水精不布，水液不能滋养经脉，而结为痰湿，留滞于太阳气道。因颈背为诸脉会通之处，加之长期低头伏案闭阻气血通路，从而气滞血瘀，痰凝于项背，形成今之所谓的颈椎病。此病证，推其因是肾督阴血亏虚，少阴经气弱滞，究其要为气血痰湿互结于太阳颈项。所以在临床治疗上，应在固守的基础上以通为治，在固肾强脊之中，通利扶邪，因果并论，标本兼治。经曰："邪之所凑，其气必虚。"又曰："痛则不通。"故颈椎病不论虚实，总有气机不利及脉道痰瘀阻滞之现象，这种病理状态或是六淫之邪侵入，或体姿不正所为，或肾虚督脉气化失常造成等，因此应重视通畅气血、调达脉道在治疗颈椎病上的作用。方药常用牛蒡、僵蚕、葛根、天麻、桂枝、芍药、甘草、山甲片、当归、黄芪、南星、防风、全蝎、草乌、磁石、狗脊、羌独活、潼白蒺藜等。其中牛蒡子祛痰散结，通舒十二经脉；僵蚕化痰通脉、行气化结；葛根升阳解肌，以解项背强之苦；天麻消风化痰，清利头目；桂、芍调和营卫以通利太阳经脉；甘、芍甘酸化阴，养肝血以充肾阴，而缓急止痛；桂枝甘辛化阳，助膀胱气化，行太阳之表，通经脉气血；羌、

独活畅通督脉、膀胱之经气；半夏化痰燥湿；潼白蒺藜补肝散结；炙山甲片软坚消结；狗脊壮补肾本，添精固髓，以滋肾气之源；肺朝百脉，用黄芪配当归、川芎以助动身之气血，而又益宗肺之气，以化生肾水，行气活血祛瘀。本方充分体现了以通为治，因果并论的用药特色。

②用药对强调辨证　颈椎之病，亦有虚实之异，邪正之进退，病邪之偏重，或瘀滞，或风寒，或痰湿流注，或虚损，或本亏，种种不一。石氏善用药对治疗，强调在辨证的基础上进行运用，喜用牛蒡子配僵蚕、草乌配磁石、南星配防风等药对。

牛蒡、僵蚕化痰通结：颈椎病多兼有"痰湿入络"之现象，其主要病因是由于人体气血不和、运行不畅，导致气血壅滞、津液凝积，进而聚积成痰。若入于经络则麻痹疼痛，入于筋骨则头项胸背腰骶掣痛，手足牵掣隐痛，聚于局部则肿而成块。正如沈金鳌在《杂病源流犀烛·湿》中曰："以故人之初生，以到临死皆有痰，皆生于脾……而其为物，则流通不测，故其为害，上到巅顶，下到涌泉，随气升降，周身内外皆到，五脏六腑俱有。"充分说明痰湿为患，随气升降无处不至，而遍于全身。因此依据中医学辨证施治特点，应牢牢抓住痰湿致病之因，针对性地采用化痰利湿、通络散结之法，对该类疾病进行辨证治疗。牛蒡、僵蚕两药，为其治痰散结之要药。牛蒡：性凉、味辛苦，祛痰消肿，通行十二经络。《本草备要》曰其"散结除风……利腰膝凝滞之气"；《药品化义》曰其"能升能降，主治上部风痰"；《本事方》曰其"治风热成历节，攻手指作赤肿麻木，甚则攻肩背两膝……"僵蚕：性平、味辛咸，祛风解痉，化痰散结。《本草求真》曰其为"祛风散寒、燥湿化痰、温利血脉之品"；《本草思辨录》曰其"治湿胜之风痰……劫痰湿散肝风"。牛蒡、僵蚕两者配伍应用可通行十二经脉，开破痰结，导其结滞，宣达气血，滑利椎脉。

草乌、磁石通脉息痛：头、颈肩臂疼痛是颈椎病的主要见症。伤科在其临床治疗上，一方面运用中医学整体观念辨证施治特点进行治疗，另一方面运用辨证与辨病相结合的方法进行临床用药。草乌、磁石药对可治疗伤科临床疼痛之患，且应用范围十分广泛，如骨折、脱臼、伤筋、劳损、宿伤、杂病等等。该类疾病的疼痛机制或气滞血瘀，或风寒痹塞，或痰湿互阻等，使人体脉络不利，运行失畅而产生疼痛。《杂病源流犀烛》曰："跌仆闪挫，卒然及内，气血俱伤也……必气为之震，震则激，激则壅，壅则气之周流一身者，忽因所壅而凝聚一处，是气失其所以为气矣。气运乎血，血本随气以周流，气凝则血亦凝矣，气凝在何处，则血亦凝在何处。夫至气滞血瘀，则作肿作痛……"《素问·举痛论》曰："寒气入经而稽留，泣而不行，客于脉外则血少，客于脉中则气不通，故卒然而痛。"《素问·痹论》曰："风寒湿三气杂至合而为痹也。"从古代医家的论述可以看出，不通则痛是疼痛的根本机制。因此临床应牢牢抓住疼痛的致痛之因，采用通脉息痛之法，并根据临床变化随症治疗。其中草乌、磁石为通脉息痛之要药。草乌，性热、味辛，宣通血脉，搜风胜湿，散寒止痛。《药性论》曰其"通经络，利关节，寻蹊达径而直抵病所"；《医学衷中参西录》曰其"热力减于附子，而宣通之力较优"；《纲目拾遗》曰其能"追风活血"。磁石，性平、味辛咸，活血化瘀，消肿镇痛，补肾益精。《本经》曰其"主周痹风湿，肢节中痛"；《千金要方》曰其"通关节消肿痛"；《别录》曰其"养肾脏，强肾气，通关节……"草乌、磁石配伍应用可通利血脉，消肿息痛，并且磁石之咸凉可制约草乌之峻烈，草乌之辛烈又可起启磁石之阴寒，两药相辅相成，相得益彰。

南星、防风祛风解痉：古人常用玉真散治疗破伤风，同时，中医典籍又记载此方可治"金刃伤，打仆损伤"。宗前贤之法，在治疗颈椎病时运用此方，疗效良好。玉真散由天南星和防风两药组成。《本经》载有南星主"筋痿拘缓"，李时珍总结此药能够"治风散血"。《魏氏家藏方》用其"治风痰头痛不可忍"。《本草经疏》认为防风为治风通用之药，能升发而散，主治"大风头眩痛"。李杲曰："凡脊痛项强不可回顾……正当用防风。"古人认为，天南星用防风配伍，可制约南星之毒，服之不麻人。南星既可行血祛滞，又能化痰消积，防风导气行郁，使痰瘀化散，气血流通，从而病症得解。

③用风药注重兼夹　肝藏血，气行则血行，气滞则血凝。传统中医认为，在天为风，在脏为肝，所以用风行之药就可发挥行气之用。李东垣曾论述道："血者，皆肝之所主，恶血必归于肝，不问何经之伤，必留于胁下，盖肝主血故也。痛甚，则必有自汗。但人有汗出，皆为风证。诸痛皆属于肝木，即败血凝滞，从其属人于肝也。"东垣气血风肝之论影响深远，实为运用风药治疗骨伤之病开一洞天。人体气血津液之循环周流，可用天之风气推动，风气流动，外界万物皆动；风药引导，人体津血畅通，故在治疗颈椎病时，常常配伍牛蒡子、僵蚕、蒺藜、防风及草乌等风药。从本草记载来看，牛蒡为散风除热解毒之要药，而风行经脉，僵蚕祛风散寒，又可温行血脉；白蒺藜入肝经，《本草便读》曰其：善行善破，专入肺肝，宣肺之滞，疏肝之瘀；防风性味辛甘温，李杲曰："防风治一身尽痛，随所引而至，乃风药中润剂也"；草乌为峻烈之品，《长沙药解》说其性"疏利迅速，开通关膝"，少加可通血脉，定疼痛。同样，风药桂枝配白芍亦是治疗颈椎病特色所在。这种配伍源于张仲景桂枝汤法。其中，桂枝化阳，助太阳融合卫气，芍药化阴，启少阴奠安营血，一表一里，一阴一阳，为调和营卫之要药，起到解肌疏利之作用。首先，颈椎之病，必督脉气血受阻，津气不通，故用风药引动气血津液，从而使气血流畅；其次，这些风药本身又具有通利血脉之功，解痉止痛；再次，颈椎病之久，肝肾不足，卫阳不固，易为风寒所袭，风药的使用又可使"虚风无复可留"。风药的这些功能交织在一起，在临床治疗上往往可以取得很好的效果。

同时，在治疗颈椎病的临床用药配伍中，应重视根据不同兼夹，施以相应的治疗方法。所谓知犯何逆，随证治之，以求治病切合病机，达到理想的治疗效果。从病位方面而言，项背强者多用牛蒡子、葛根、僵蚕、防风；耳鸣、耳聋者多加磁石、五味子；视物不清者多投枸杞、菊花；头痛者，前额部加白芷，颞部用川芎，枕部投羌活，巅顶部添藁本；肢麻者多给桂枝、南星、威灵仙、蜈蚣等等。从病性方面来讲，气不足者，补以黄芪、党参、白术、茯苓等；血不足者，养以当归、生地、芍药、鸡血藤等；伤阴者，滋以麦冬、石斛、玄参、花粉、百合、沙参等；阳弱者，补以仙灵脾、巴戟肉、鹿角霜、肉苁蓉、菟丝子等；肝肾亏虚者，健以杜仲、狗脊、川续断、熟地、山药等；夹食者，用建曲、鸡内金、山楂、保和丸等消之；腑闭者，投以川军、厚朴、桃仁、枳壳、润肠丸等导之；肝阳上亢者，并珍珠母、煅龙牡、菊花等；血虚神扰者，加以怀小麦、五味子、酸枣仁、夜交藤等；气滞者，添以柴胡、香附、延胡索等；血瘀者，配以全蝎、丹参、红花等；伴痰湿者，化以白芥子、桃仁、苍术、山甲片、泽漆、薏苡仁等；兼风寒者，用麻黄、桂枝、防风等祛之；有恶心者，用半夏、竹茹、左金丸等止之。如此随症加减变化，不一而足，可体现用药抓主症、顾兼夹、有步骤、预变化的治病思想。

（2）防治方法

按照中医学六经理论，形成今之所谓的颈椎病，有前因后果之分，前因即肾督阴血亏虚，少阴经气弱滞，后果是气血痰湿互结于太阳颈项，也就是本虚标实现象。

①预防保健　人是一个整体，应局部与整体相结合，姿势正确，习惯良好，防治外伤，有病早治，加强锻炼，注意保暖，精神愉快，饮食有节，是对颈椎病患者最好的预防与保健。

②治疗法则　强调在固守的基础上，以通为治，因果并论，标本兼治，在固肾强脊中，通利祛瘀，通畅气血，调达脉道。

③方药特色　椎脉回春汤，服法：口服，每日 2 次，每次 35ml。临床与动物实验研究证明，该药防治颈椎病作用有效率达 92.31%。可整体辨证调治颈椎病。

④手法要诀　以"稳而有劲、柔而灵活"为手法主要特色。常用手法包括"拔、伸、捺、正、拽、搦、端、提、按、揉、摇、抖"等。

⑤导引关键　颈项平衡操：①屈肘平肩开弓，颈项前倾后仰；②屈肘平肩开弓，颈项左右旋转；③屈肘平肩开弓，颈项左右屈曲；④屈肘平肩开弓，颈项左右倾斜；⑤屈肘平肩开弓，颈项左右斜仰；⑥用手掌左右搓颈；用拇指揉按风池。

⑥注意事项：配合呼吸，第 1 拍深吸气，第 2 拍呼气；动作要连贯，有节奏感，可导引颈项、调衡颈椎。

总结石氏伤科的历史渊源、理论体系、经验秘方、诊断手法以及外敷药物剂型的改革。上海黄浦区中医院和石氏伤科研究室成立，为继承和发扬石氏伤科创造了良好的条件，标志着石氏伤科进入一个新的发展阶段，先生改革中药剂型和振兴中医的心愿得到了实现。石氏伤科研究室成立后，先生和他的学生们，把祖上沿用百余年的"三色三黄"敷药，结合医院临床，经过几十次的调整研究和运用，与上海中药三厂共同开发，运用从日本引进的"巴布剂"生产流水线加工工艺，研制成新一代的骨伤外敷新药——石氏伤膏（复方紫荆消伤膏）。石氏伤膏优点十分明显，不仅透气性能好，保存期长，不污染衣物，使用携带方便，而且无任何不良反应。1993 年 11 月石氏伤膏作为新型外敷用药，通过了上海市科学技术成果鉴定，1999 年获国家卫生部三类新药批文。

为了尽心传授石氏伤科精华，使石氏伤科后继有人，先生打破石氏传人"传内不传外"的老规矩，于 1993 年年底，在上海市名老中医收徒拜师会上，接纳邱德华、李浩钢为其学术继承人，于 1997 年招收李宗举为硕士研究生，并于 2001 年开始异地带徒，接纳广东省中医院林定坤、苏海涛为其弟子。先生除了在医术上指导自己的学生外，还同学生一起进行科学研究，一方面改进祖传的膏药验方，另一方面将自己四十余年临床心得进行总结，形成了自己独特的经验。先生非常器重自己的学生，他自豪地称他们是"石氏伤科第五代人"。

为了强化石氏伤科研究室的工作，还特聘石氏其他传人施杞、石印玉等教授为顾问，同时召集上海石氏各家会聚一堂，开设专家门诊。在先生的领导下，石氏伤科研究室以石氏伤膏的开发为突破口，建立三个课题小组，不断加强对石氏伤科其他药物的研究和开发。目前，已开发形成除石氏伤膏以外16 种系列药品，如石氏热敷袋、石氏熏洗剂、骨密灵、骨密胶囊、椎脉回春汤等；开设 6 个专科专病特色门诊，如颈椎病、腰腿痛、骨质疏松症等，申请课题 3 项（不包括石氏伤膏课题），均通过市区级科学成果鉴定，其中 2 项获上海市科技进步三等奖，3 项获黄浦区科技进步一等奖。这些成果与开发的特色药物，通过多年临床运用，都有着良好的疗效，深受国内外患者的欢迎。

# 国医大师朱良春

## 一、朱良春简介

朱良春先生（1917—），江苏省丹徒区人（后移居南通）。18 岁从孟河马派传人马惠卿先生学医，次年考入苏州国医专科学校，抗战开始后转学于上海中国医学院，师承乡前辈章次公先生，得其求实创新的治学精神和丰富的临床经验，学乃大进。

从医 60 多年来，先生坚持"每日必有一得"的座右铭，日则应诊，兼理行政事务、社会活动，夜则读书、写作，"勤求古训，博采众方"。上自《内》《难》《本经》等经典著作，下及历代名著，尤对清代叶天士、蒋宝素和近代张锡纯等名家之著述，无不用心博览。他对《伤寒论》和《金匮要略》做过深入的研究，从中领悟到辨证论治的思想和方法。而孙思邈的两部《千金方》，更使他认识到丰富的民间医药是临床取之不尽、用之不竭的源泉。注意搜集民间有效的单方草药，并且不断地在实践中加以验证。著名的季德胜的蛇药、陈照治瘰疬的拔核药、成云龙治肺痈的铁脚将军草就是朱老任南通市中医院院长时发掘出来的。

朱老受老师章次公先生"发皇古义，融会新知"思想的影响，一向重视对现代医学的学习，吸取其长处，为我所用。早在 50 年代后期，就撰文提出辨证论治与辨病论治结合的观点。先生强调中西医各有所长。辨证论治是中医临床学的特色，不但不能丢，而且要不断发扬；如再结合西医的辨病，在治疗上具有针对性，就可使疾病所在及其性质准确化，检测手段多样化，疗效标准客观化。

朱老治疗急性热病，提出"先发制病"的观点，不受传统治法的约束，见微知著，发于机先，果断地采用清热通腑之法，迅速控制病情发展，从而使疗程大大缩短。如他治疗痰热腑实型肺炎，初起即用大剂量的大黄配伍宣透清热之品，多在数日内建功。

朱老对虫类药悉心研究数十年，从《本经》、历代医家著作，以至民间单验方，靡不悉心搜罗，然后结合药物基源、药理药化和实践体会，辨伪存真，以广其用。1963—1964 年论文在《中医杂志》连载发表后，即在学术界引起极大反响；1978 年集结成书，1981 年梓行，颇得同道好评。朱老认为顽痹（如类风湿性关节炎晚期、强直性脊柱炎等）系病情顽缠，精血亏虚，肾督受损，痰瘀交阻，经脉痹闭，病邪深入经隧骨骱所致，以益肾壮督治其本，蠲痹通络治其标，创制了"益肾蠲痹丸"，此方集 7 种虫类药于一方，有显著的抗炎、消肿、镇痛、调节免疫功能、修复类风湿性关节炎造成的骨质破坏等效果。1989 年通过省级鉴定，申报后获得了新药证书，并获首届国际博览会银牌奖，1991 年又获国家中医药管理局科技进步奖。同年"益肾蠲痹丸治疗顽痹的临床和实验报告"在北京国际传统医药大会上宣读，受到与会同道的赞许。诺贝尔医学奖金评选委员会原主席诺罗顿斯·强博士在中国中医研究院基础理论研究所参观时，看到该药的病理模型实验报告后，大为惊奇，赞叹说："中国传统医学真了不起，这是我看到的最杰出的奇迹，它纠正了类风湿性关节炎骨质破坏不能修复的错误认识。"

朱老在实践中总结出许多新方，除益肾蠲痹丸外，如治疗慢性肝炎、早期肝硬化的"复肝丸"，治疗慢性痢疾和结肠炎之"仙桔汤"，治疗上呼吸道感染咳嗽的清肺定咳汤，治疗痛风的"痛风冲剂"，治疗萎缩性胃炎的"胃安散"，治疗慢性肾炎的"益肾化瘀补肾汤"，治疗偏头痛的"痛宁胶囊"等，皆思虑缜密，意蕴宏深，用药灵巧，打破习俗药量轻重，药味多少，皆以病情为定，故疗效显著，历用不爽，从而充分体现了朱老"辨证论治与辨病论治结合"的学术思想。

朱老精研药物，如油松节固卫生血、安神定咳，台乌药解痉排石，马钱子健胃，鬼箭羽活血降糖，天南星治骨痛等等，皆是其独到的用药经验。正如已故著名中医学家姜春华教授所说："古语'多诊识脉，屡用达药'，然此亦须有心人，留心于处方时药物之进退，观察效验之应否，又能随时总结，斯乃能臻'达药'之境，否则终日用套方套药，心中茫然，何能'达药'？"（《朱良春用药经验集·序》）。对于传统的十八反、十九畏，先生认为必须认真地研究，而在实践中则坚持"有斯病（证），用斯药"，当用则用，不受成说的约束。在处方中，海藻与甘草同用治颈淋巴结核、单纯性甲状腺肿、肿瘤；人参、党参与五灵脂同用治慢性萎缩性胃炎；海藻、甘遂与甘草同用治疗渗出性胸膜炎，效果奇佳，而无任何毒副作用。朱老丰富的临床用药经验，集结成书后，深受读者欢迎。如江西中医学院张海峰教授说："本乃不传之秘，竟能公之于世，是仁人之心也。"

朱老著述甚丰，60多年来，先后在国内外中医期刊发表论文160余篇，已出版的著作有《中医学入门》（合著）、《汤头歌诀详解》（合著）、《传染性肝炎综合疗法》《章次公医案》《现代中医临床新选》（合著）、《虫类药的应用》《朱良春用药经验》《医学微言》《章次公医术经验集》等。朱老还多次应国内有关机构之邀，外出讲学，足迹遍及全国。朱老以近古稀之龄，还参加江苏省智力支边团远赴云南个旧、内蒙古等边远山区为贫困山民诊病，为基层医务人员讲课。朱老先后5次应日本东洋医学国际研究财团等单位之邀，去日本东京、札幌、西尾等地讲学、会诊，载誉而归。此外，在新加坡、法国、马来西亚等国，也曾留下医绩。朱老在培育人才方面，付出了很多心血。他对学生循循善诱，不厌其烦，倾囊相授，毫无保留。子女胜华、建华、琬华、又春、建平、蒋熙、陈淑范，门人何绍奇、朱步先、史载祥、程聚生、张肖敏、汤叔良、姚祖培、冯蓓蕾等承其学。

先生除长期担任南通市中医院院长外，还曾任中国中医药学会第1-2届理事、江苏省中医学会副会长、中国农工民主党第9-10届中央委员、政协江苏省委常委、南通市人大常委会委员、南通市政协副主席、南通市科协副主席、国家中医药管理局厦门国际培训交流中心客座教授、《中医杂志》特约编审、《江苏中医杂志》常务编委等职；现任南京中医药大学兼职教授（终身）、长春中医学院客座教授、广州中医药大学第二临床医学院客座教授、中国中医内科学会委员、中国中医研究院基础理论研究所技术顾问、中国中医风湿病学会顾问、21世纪中医药网络教育中心指导老师、新加坡中华医学会专家咨询委员、南通市慈善会名誉会长、南通市中医院技术顾问、南通市良春中医药临床研究所董事长等职。1987年国务院批准朱老为"杰出高级专家"，暂缓退休，继续从事中医研究和著述工作，同年中央卫生部授予全国卫生文明建设先进工作者称号，1991年国务院授予其政府特殊津贴证书，同年中央两部一局定其为全国500名老中医学术继承指导老师，1993年江苏省政府授予其中医药先进工作者称号。其事迹已载入英国《国际名人词典》《中国当代名人录》等10多部典籍。

## 二、传承及学术思想

朱老受章次公先生"发皇古义，融会新知"，以"勤求古训，博采众方"原则，提出了辨证论治与辨病论治相结合的观点，对治疗急性热病，提出"先发制病"的观点以及对虫类药的悉心研究并对治疗疑难杂症的临床应用，都收到良好的疗效。

1.寒湿痹（筋痹、梨状肌综合征、坐骨神经痛）

葛某，女，53，农民。

2000年2月6日初诊：右侧臂部及下肢疼痛一年，行走不利，间歇性跛行，局部肌肉酸痛。辅检：腰部CT正常。经西医诊为梨状肌综合征，建议中医治疗。舌质红，苔薄白，脉小弦，此寒湿凝于经脉，筋经痹阻不利之符，治宜祛寒湿，通络脉，利筋经。

（1）伸筋草、鸡血藤、威灵仙、炒延胡各30g，宣木瓜、生白芍各15g，乌梢蛇、广地龙、炙蜂房、地鳖虫、全当归、川桂枝、制川乌各10g，甘草6g。14剂。

（2）痹痛宁胶囊0.3×210粒，每服5粒，每日3次，饭后服。

2月20日二诊：诸症减轻，效不更方。

（1）上方14剂。

（2）痹痛宁胶囊0.3×210粒，每服5粒，每日3次，饭后服。

随访已愈。

[按]梨状肌综合征为梨状肌的无菌性炎症，致该肌肿胀压迫坐骨神经及周围组织，引起一系列相应症状，西医虽诊断明确，但病因不清，中医认为多系久坐寒湿之地，局部受寒湿侵袭，脉络瘀阻，邪留不去，入舍于分肉，迫及筋经，而致筋经痹阻，以局部肌肉酸痛及坐骨神经掣痛，间歇性跛行为主症。

2.寒湿痹（筋痹、肩周炎）

汤某，女，43岁，干部。

2000年5月20日初诊：双肩关节疼痛已半年，左轻右重，逐渐加剧，上抬受限，局部皮肤凉感无汗，遇寒痛剧，余无所苦。舌稍淡，苔薄白，脉细弦，此寒凝络脉，筋经痹阻，治宜宣痹定痛，温经和络。

（1）生黄芪、鸡血藤、炒延胡各30g，葛根20g，徐长卿15g，制川乌、川芎、当归、制没药、片姜黄、海桐皮各10g，甘草6g。14剂。

（2）痹痛宁胶囊0.3×210粒，每服5粒，每日3次，饭后服。

6月8日二诊：疼痛缓解，活动已利，原法继进。

（1）上方14剂。

（2）痹痛宁胶囊0.3×210粒，每服5粒，每日3次，饭后服。

嘱其加强功能锻炼，避风寒。随访已愈。

【按】肩周炎、膝关节退变、梨状肌综合征，均为临床常见病，按病因分类，辨证均属中医寒湿痹范畴，但根据部位特点，结合辨病，治疗应有所区别：

（1）臀部肌肉丰厚，受寒湿之邪易滞留于肌肉而致肌肉之络脉痹阻，由于梨状肌之解剖特点，易于压迫坐骨神经而引起症状，故西医以此肌名而命病名。因其局部肌肉亦有酸痛，不仅坐骨神经之掣痛，古人称之为筋痹，实为肌、筋同痹，故治疗上应兼顾。每取威灵仙、鸡血藤、川桂枝、制川乌，温通经脉，逐寒祛湿，温分肉，散留邪；配以乌梢蛇之温养，地鳖虫之搜剔，则瘀去新生，分肉得养，而不再肿胀酸痛矣；再取伸筋草、宣木瓜、生白芍、露蜂房以舒筋活络，解除筋经掣痛之症状，地龙一味，有总领诸药入膀胱经络之长，故多能应手而效。

（2）膝关节皮薄肉少，骨关节浅露，受寒湿之邪易留着于骨，且随年龄增长，骨质退变增生，压迫周围组织而肿痛作，故此症摄片多见骨质增生如山尖状。此为骨痹显而易见。治此症，常用补肾壮骨之骨碎补、补骨脂、桑寄生之类为主，配以川乌、桂枝、独活、千年健温经散寒，祛风除湿；如有肿胀，酌加活血消肿之品，如泽兰、泽泻等，再以牛膝为引，伍油松节滑利关节，多能收效，然取效后须常服益肾蠲痹丸延缓骨质退变，协助骨质之修复。另有一种，膝关节红、肿、热、痛，此多系湿热下注，外为寒凉所痹，或寒湿郁久化热，此为湿热痹，治疗应以四妙散加土茯苓、泽兰、泽泻、苡仁、天仙藤、忍冬藤、木瓜、蚕沙之类，以清热利湿，滑利关节。二者应予区别。

（3）肩关节皮肉较臀部薄，又较膝部厚，但筋经著于骨上，浅露皮下，寒邪易直袭筋经，以致筋经收引，活动不利，上不能抬举，下不能任重，我喜选用制没药、片姜黄、海桐皮以宣痹定痛；制川乌、川桂枝以温经散寒；全当归、生黄芪、鸡血藤以补气行血；葛根走气分，川芎行血中之气，二者引血上行，直达病所，诸药合用，每收佳效。

总而言之，寒湿痹公认的治疗原则为温经散寒除湿，故川乌、桂枝、鸡血藤、威灵仙等为恒用之品，取血得温则行、得寒则凝之意。然病程长者，血凝日久而成顽瘀也；瘀留不去，新血不生，微循环受阻，局部组织失其濡养，日久变性，病位于肌，则肌肉组织先充血肿胀，继而萎缩，终成痿症；病位于筋经，先为收引，屈伸不利，久之弹性减退、韧带钙化或纤维化；病位于骨，则骨内微循环受阻，骨代谢紊乱，促其退变疏松于内，增生于外，故老年骨质增生者多与骨质疏松并见。当此之际，单用温经祛湿药则疗效不佳，或暂时治愈，不久复发。吾每参用虫蚁搜剔之品，取其祛风之功，以搜剔络道之留瘀，此均为余习用之品。唯引经之药需根据病情，灵活变化，方得其要。

关于寒湿痹之病因，顾名思义，多认为是寒与湿外袭，实则未必尽如此。朱老认为寒湿痹病因病机应分为两大类：一为通常所说之寒、湿外袭经络而成，此不赘言；二为单纯由寒所袭，因寒致瘀，因瘀成湿，此非外感湿邪，实为湿从内生也。有关瘀可生湿之论述颇多，多见于脏腑病机（如鼓胀等）；朱老特于此提出：瘀、湿相关学说以气血理论为依据，气血于人身无处不至，不惟脏腑，经络亦可瘀、湿相生，为医不可不知。近来已有学者将传统之风、寒、暑、湿、燥、火六淫致病扩展成风、寒、暑、湿、燥、火、毒、瘀八淫致病，确有其道理，故此提议将"寒湿痹"更名为"寒瘀湿痹"，以期切合临床指导用药之实际。

3. 腰椎间盘突出症辨治

朱老指出：椎间盘突出症的治疗关键是首先辨明病因、病机，更要辨清病位。在治疗上他推崇张景岳之说，辨证辨病相结合，治经治脏相结合。

在合理选用补肾药物的基础上，朱老临床用药选用麻黄、桂枝、川草乌、羌活、北细辛、制附片等温通太阳经脉之品，往往效出意外。

益肾壮督不仅适用于顽痹的稳定期、恢复期的治疗，即使在起病初期、发展期赢弱体虚者也可采用。

腰椎间盘突出症属中医"腰痛""腰腿痛""顽痹"范畴，国医大师朱良春及其传承人提倡以中药治疗为主导，形成了成熟的临床经验和诊疗技术，疗效显著，值得进一步研究。

【病机治法】

机理互参、病证结合的诊断观

朱老及其继承者临床诊疗椎间盘突出提倡辨证和辨病相结合，认为该病内因多肾虚，风寒湿侵袭、跌扑损伤为外因，但肾督亏虚、腰失所主为根本。慢性劳损、过度负重弯腰或不当运动、扭挫伤等是诱因（亦可称之为外因），均可导致本病的急性发作。椎间盘退变、局部的组织微循环障碍、气血不畅、组织缺血缺氧而加速退变是主要的病理改变，急性发作时局部组织水肿卡压周边神经血管产生相应的压迫症状，如果延误治疗时间导致神经与组织粘连则大大影响以后的治疗效果。

以肾为本、表里同病的病证认识观

腰椎间盘突出症属于中医学中的"腰痛"病。《素问·六节藏象论篇》曰："骨者肾之蛰，封藏之本，精之处也。"《素问·脉要精微论篇》曰："腰者肾之府，转摇不能，肾将惫矣。"诚如《顾氏医镜·腰痛》所云："故腰痛虽有多端，其原皆本于肾虚。"因此，朱良春认为，应采用扶正祛邪、益肾蠲痹之大法，且益肾通督应贯穿于腰椎间盘突出症治疗的始终。

朱老在肯定肾虚内因的基础上，认为椎间盘突出症的根本病变虽然在脊柱，督脉又循行于脊柱之中，但临床所见椎间盘突出患者继发的腰腿痛、酸、胀、麻、冷等病变部位，大多发生在足太阳膀胱经上，只有少数患者病变部位在督脉循行部位上，由此可见肾与膀胱互为表里、经气相随，病气自然相连。因此，该病的外因多为风寒湿邪侵入太阳经脉，使局部气血阻滞，不得流通，络脉瘀阻，或骨质增生对周围组织压迫，又加重了络脉瘀阻之病理改变，两者相互作用，使纤维环这原本供血就少的组织代谢减慢，退化加速，弹性日渐减退，故一旦遇负重、弯腰、蹦跳等诱因均可使纤维环破裂，髓核突出，压迫神经根或脊髓而诸症蜂起。

表里同治、经脏共调的治疗观

在治疗上，朱老推崇张景岳之说，重视经脏、表里同治，诚如张景岳云："腰为肾之府，肾与膀胱为表里，故在经属太阳，在脏属肾气。"张氏把腰部疾病（包括该病痛、酸、胀、麻、冷诸症）分为"在脏"与"在经"两类。在脏者，乃因肾亏患者脏腑阴阳气血失去平衡，此即"在脏属肾气"之意。有医者凡遇腰痛，即诊为肾虚，用方总不外左归、右归、六味之属，殊不知有许多腰腿痛并非单纯肾虚引起，尤其是风寒湿等外邪侵入足太阳膀胱经，致经气不利、经脉不通，盖"不通则痛"，故此类腰痛其病位在经络，尚未涉及脏腑。

循理遣药、以病为治的方药观

椎间盘突出所继发的腰腿痛，病症大多部位滞留在太阳经脉上，因此，在合理选用补肾药物的基础上，朱老临床用药选用麻黄、桂枝、川草乌、羌活、北细辛、制附片等温通太阳经脉之品，往往效出意外。此乃遵张景岳"在经属太阳之旨，从足太阳膀胱经论治"。朱老弟子仿朱师之法，历年来用仲景"麻黄附子细辛汤""桂枝芍药知母汤"合自拟之"补骨脂益损散""腰痹汤"加减化裁，更重要的是每遇该病皆配合朱老先生创制之"益肾蠲痹丸"通络搜剔、益肾壮督，经、脏同治颇有佳效。

【分型论治】

肾督亏虚证

治法：益肾壮督，蠲痹通络。

方药：蠲痹汤加右归丸加减。蠲痹汤加鹿角胶 6 ～ 18 克，山茱萸 10 ～ 30 克，生黄芪 20 ～ 30

克，当归 10 ～ 15 克，鸡血藤 30 克，狗脊 30 克，乌梢蛇 10 ～ 30 克，土鳖虫 5 ～ 12 克，生熟地黄各 15 ～ 20 克，牛膝 10 ～ 15 克，葫芦巴 20 ～ 30 克，川续断 30 克。腹泻便溏加骨碎补、补骨脂、怀山药各 15 ～ 30 克；阴虚火旺加山栀 10 克，黄檗 10 克，龟甲胶 8 ～ 16 克；湿盛重着加薏苡仁 30 ～ 50 克，独活、蚕沙、路路通各 10 ～ 15 克；血压高者加生白芍 20 ～ 30 克，玄参 20 ～ 30 克，杜仲 20 ～ 30 克，桑寄生 20 ～ 30 克；痛剧加制乳没各 6 ～ 12 克，制延胡索 20 ～ 30 克，制马钱子 0.6 ～ 1.2 克。用法：水煎服，每日 1 剂。配合内服浓缩益肾蠲痹丸，每次 4 克，每日 3 次。

蠲痹汤是在朱老益肾蠲痹、益肾壮督法治顽痹的理论指导下创立的，经多年临床实践验证，治腰椎间盘突出症疗效非常显著。方中山茱萸、地黄补益肝肾精血；鹿角胶、葫芦巴温化肾督阳气，更兼祛寒止痛之功；黄芪、当归、鸡血藤气血两调，更佐前药阴阳互生；狗脊、川续断、牛膝补肝肾、强腰膝、祛风湿；土鳖虫、乌梢蛇祛风化瘀，通络蠲痹。全方共奏补肝肾、益肾壮督、通络蠲痹之功。在治疗该病尤其属顽痹者，朱老指出：益肾壮督不仅适用于顽痹的稳定期、恢复期的治疗，即使在起病初期、发展期羸弱体虚者也可采用。

寒凝血瘀证

治法：散寒止痛，活血通络。

方药：蠲痹汤加身痛逐瘀汤。蠲痹汤加川芎 6 克，桃仁 9 克，红花 9 克，甘草 6 克，羌活 3 克，当归 9 克，五灵脂（炒）6 克，香附 3 克，牛膝 9 克，地龙 6 克。寒邪偏盛者，酌加附子、干姜以温阳散寒；湿邪偏盛者，酌加防己、薏苡仁、苍术以祛湿消肿；若虚弱，酌加独活寄生汤，增强益气养血、祛风除湿之功。用法：水煎服，每日 1 剂。同时内服浓缩益肾蠲痹丸，每次 4 克，每日 3 次。

身痛逐瘀汤以川芎、当归、桃仁、红花活血祛瘀；牛膝、五灵脂、地龙行血舒络、通痹止痛；秦艽、羌活祛风除湿；香附行气活血；甘草调和诸药。共奏活血祛瘀、祛风除湿、蠲痹止痛之功。药理研究证实，该方有抗炎、镇痛、抗过敏等作用。用于气血痹阻经络的腰痛、腿痛或周身疼痛等均有良效。

独活寄生汤是标本兼顾、扶正祛邪之剂，对风寒湿三气着于筋骨的痹证，为常用有效的方剂。药理研究证实，该方有抗炎、镇痛、提高非特异性免疫功能、调节免疫平衡、扩张血管、改善循环等作用。对于腰椎间盘突出症导致的坐骨神经痛属肝肾两亏，气血不足，或风寒湿邪外侵，腰膝冷痛，酸重无力，屈伸不利，或麻木偏枯，冷痹日久不愈者，有良效。

湿热痹阻证

治法：清热利湿，宣通经络。

方药：蠲痹汤加宣痹汤。蠲痹汤加防己 15 克，杏仁 15 克，滑石 15 克，连翘 9 克，山栀 9 克，薏苡仁 15 克，半夏（醋炒）9 克，晚蚕沙 9 克，赤小豆皮（取五谷中之赤小豆，凉水浸，取皮用）9 克。痛甚，加片姜黄、海桐皮。用法：每日 1 剂，水煎；分 3 次温服。湿热之邪已去，恢复期内服浓缩益肾蠲痹丸，每次 4 克，每日 3 次。

宣痹汤中以防己为主，入经络而祛经络之湿，通痹止痛；配伍杏仁开宣肺气、通调水道，助水湿下行；滑石利湿清热，赤小豆、薏苡仁淡渗利湿，引湿热从小便而解，使湿行热去；半夏、晚蚕沙和胃化浊，制湿于中，蚕沙尚能祛风除湿、行痹止痛；薏苡仁还有行痹止痛之功；合用片姜黄、海桐皮宣络止痛，助主药除痹之功；更用山栀、连翘泻火、清热解毒，助解骨节热炽烦痛。全方用药，通络、祛湿、清热俱备，分消走泄，配伍周密妥当。现代研究表明，该方具有很好的抗炎、解热作用；能麻痹骨骼肌，有镇痛作用；能降低血尿酸；可调整免疫功能；对改善微循环，分解关节粘连，促进组织液回流、吸收也具有显著的作用。

【验案举隅】

周某，男，68岁。初诊：2014年9月11日。

双侧腰腿痛、酸、胀、麻，不能行走两个月，曾经前医牵引、推拿、针灸、理疗、药物注射封闭，效果均不显著。CT示：L4～5椎间盘退变膨隆；L3～4、L5～S1椎间盘突出；L2～S1椎管轻度狭窄；椎体及小关节增生退变。刻见：口干便秘、舌质红、苔薄黄、脉弦，诊为经脏同病，法拟益肾壮督通络，药用：露蜂房、地鳖虫、赤芍、白芍、全当归、补骨脂、骨碎补、乌梢蛇各10克，生地、熟地各15克，延胡索、全瓜蒌、鸡血藤、豨莶草各30克。水煎服，每日1剂。另处浓缩益肾蠲痹丸，每次1包，每日3次。

药服10剂，痛、酸、胀、麻大减，能自行上楼梯，口干、便秘均除，脉转细弦，上方加桑寄生、川续断各15克，麻黄6克，续服两周，痛、酸、胀、麻基本消失，活动自如，唯足趾麻，夜间下肢痉挛，仍见舌红、苔黄腻，此乃气血不畅，经络欠利，营阴亏损。继以调气血和脉络、养阴液，转投生白芍、豨莶草、鸡血藤、全瓜蒌、伸筋草各30克，生黄芪、生熟薏苡仁各20克，宣木瓜、葛根各15克，桃仁、全当归各10克，再服2周，诸症均除，苔转自薄，嘱以浓缩益肾蠲痹丸善后巩固，随访2年无复发。

按：腰椎间盘突出症属中医腰痛、寒痹范围，风、寒、湿、伤、瘀是致病的外因，肝肾久虚久损，骨骼筋脉失养，则是致病之内因。足少阴肾经行于腰后，足太阳膀胱经位于脊柱两侧，经腰后下行，因足少阴和足太阳相互表里，故腰腿痛，不论何因，均与肾脏虚损相关。《诸病源候论》云："肾主腰脚，肾经虚损，风冷乘之，故腰痛也。"椎间盘突出症引起的腰腿痛，比较顽固，治疗较难，但必须认识此症久虚久损，经脉骨络失养，拘急不适。临床以肾虚感寒和肾虚血瘀为多见，故合用麻黄附子细辛汤更中病机，盖麻黄发太阳之汗，以解其在表之寒邪，附子温少阴之里，以补其命门之真阳，北细辛气温味辛，专温少阴之经，助诸药温散兼施，此乃温经散寒、表里兼治之法，汤散合用通补兼顾、虚实同治、温通补涩、益损填精、坚骨活血、缓缓斡旋，多能康复。

事实证明，急慢性腰椎间盘突出并发之各种腰腿痛、酸、胀、麻、冷诸症的治疗，只要辨清在经在脏或经脏兼夹，对症用药，均收满意疗效。腰椎间盘突出继发的腰痛、压痛，又放射下肢过膝，其腰痛部位多在脊柱两侧的骶棘肌正中或外缘，而很少在后正中线上，下肢反射痛则多沿坐骨神经的分布区放射，从臀部坐骨大孔到腘窝，再循小腿外侧。《灵枢·经脉》云："膀胱足太阳之脉，其支者从腰中下挟脊、贯臀、入腘中，挟脊内过髀枢，循髀外后，下合腘中，以下内出外踝之后，循京骨至小指外侧。"此述足太阳膀胱经的循行部位，正好和椎间盘突出继发的疼痛、压痛、放射痛部位相合。盖足太阳膀胱经主表，风寒束表，则经脉阻滞，亦有外伤闪挫致瘀血阻于经脉，更有因腰部劳损日久。气血津液化生痰瘀、阻滞经络，导致经气不通。督脉为奇经，受十二正经之余气，亦受十二正经之邪气，风寒湿或痰瘀诸邪如滞留足太阳膀胱经，久之则邪气溢于督脉，以致督脉经气不利，即出现下肢瘫痪、二便失禁等症。临床多见于"中央型"椎间盘突出症，亦可见长期误治之他型椎间盘突出症后期。

朱老指出：腰椎间盘突出症的治疗关键是首先辨明病因、病机，更要辨清病位。辨证辨病相结合，治经治脏相结合，此即朱良春治疗椎间盘突出的特色。更值得提出的是朱老创"益肾蠲痹丸"，其虫蚁通络、搜剔络中之痰瘀，对治疗椎间盘突出重症必不可少。因虫类药均含有动物异体蛋白质，对机体的补养调整有特殊作用，特别是蛇类药，还能促进垂体前叶，促使肾上腺皮质激素的合成与释放，使血中激素浓度升高，从而达到抗炎、消肿、止痛的效果，据现代药理研究证明，此丸含有人体需要的多种氨基酸及微量元素。

# 三、传承及创新

中国的中医药学，历史悠久，博大精深，蕴藏丰富，经过几千年的不断充实、完善，形成了独具特色的理论与实践体系。在预防、保健、治疗、康复等方面积累了极为宝贵的经验，成为传统医学中的一枝奇葩。当代著名科学家钱学森院士说："21世纪医学的主宰者，是中医中药。"当前全世界医药领域的有识之士，鉴于化学药品的毒副作用，都在呼吁"回归自然"，积极研究中医中药，出现了世界性的"中医热"。作为21世纪的中医工作者，一定要奋发努力，迎头赶上，才能适应新的形势，充分发挥中医药的优势，使中医药走向世界，为全人类健康服务。我们的责任很大，任重而道远，一定要团结协作，万众一心，才能走出一条新路，上一个新的台阶，为岐黄之术争气，为中华民族争光。

1. 继承中国传统文化的思维方式是钥匙

先哲们在长期实践中创立了秦汉时期的元气论①、《周易》的象论②以及"非概念非逻辑性"的"整体性直觉领悟"③等都是中国古代特有的哲学思想，也是我们祖先最擅长的思维方式④。这些哲学思想都已为当时的医者取来为我所用，成为说理工具，融化在中医学理论之中。所以有人曾说："没有中国古代哲学，就没有中医药学。"这是很有道理的。由此而创立的中医基本理论，是能指导实践，契合临床应用，并与现代自然科学某些学科相接近的：如"人与天地相应"与生态学；子午流注学说、五运六气学说与时间生物学；中医病理学与体质人类学、遗传学等等；而且从中医病因病机学中引申出来的"整体制约论"，比现代医学所遵循的"局部定位论"更符合实际一些。这些思维方式是打开中国传统文化宝库的钥匙，必须认真继承和运用。

2. 灵活运用中医固有的理论及辨治经验是基础

中医药学的基础理论，主要蕴藏在经典著作中，所以要熟读精研，由于《内经》《伤寒杂病论》《神农本草经》等著作，文简、意博、理奥、趣深，要先通读原文，理解全书主要精神，辨别精华与糟粕；然后熟读警句，掌握精髓，所谓"书读百遍，其义自见"。对后世历代名著，要进行泛览，择其善者而从之。要善于独立思考，触类旁通，引申扩展。中医理论核心是"天人合一的整体观"，它贯穿于阴阳五行学说、藏象学说、经络学说等之中，如果偏离了整体观这一核心，就会只注意局部，而忽视整体，就与因人（人体医学）、因时（时间医学）、因地（地理医学）等对待疾病的整体观相违背。《内经》是把最为先进的哲学、天文、地理、气象、历学和数学等与医学紧密结合，融为一体而成的。由于它广泛吸收、渗透、移植和交融，从而形成独具特色的中医基本理论体系，促进了中医药的发展。这种不断发展，提高自我的精神，是值得我们学习和继承的。

"土移方易"，是根据个体、时间、地理的不同，用药处方就不一样。国外没有地理医学，事实上很重要。在国外处方用药，剂量要因人、因时、因地而异。例如，在日本讲学时，曾有日本朋友邀为诊病，当时用量已较国内为轻，但仍有人服后腹泻者（方中并无泻药），后一剂药改为2天服，即不腹泻，而且效果较好，说明剂量还是大了一些。究其原因，一是他们不常服中药，对药物很敏感；二是他们所用中药，多购自中国的野生药材，不是人工种植的，药力较强。又如在新加坡讲学，同行医家邀为会诊，所用剂量较国内为小，即可奏效。因该国地处亚热带，四季如夏，一雨成秋，感冒殊少风寒型，只有风热、风燥，用药也就不同。

中医理论是指导实践的规矩准绳，处处闪烁着光芒。例如"肝开窍于目"，视神经萎缩、眼底病变，用养肝明目之药，常收佳效。视神经萎缩，致盲率高，疗效差，但根据"肝开窍于目"的理论，用养肝、明目、去翳之品如杞子、苍术、千里光、六月雪、凤尾草等，不仅能对眼底黄斑部病变疗效好，还有明显激活萎缩的视神经作用，可促进眼底微循环，加速代谢，使缺血、缺氧的视神经纤维修复再生而获效。"脾主肌肉"，重症肌无力症用大量白术、黄芪等补脾益气之品有效。"四季脾王不受邪"，现在知道脾有免疫作用。"肺与大肠相表里"，肺炎用大量大黄加于辨治方药中，大大提高疗效。"六腑以通为用"，胰腺炎等急腹症用清里通下与活血化瘀药煎汁内服或灌肠，每奏殊功。灌肠法是体内清洗的"人体排毒法"，能改善体内环境，排出、解除体内毒素，进行体内清洗，是当前祛病养生的新观念，将是 21 世纪的热门行业。美国加州地区有 60 多家的洗肠诊所。用灌肠法治疗尿毒症、胰腺炎、盆腔炎、癌症等有著效。《内经·疟论》："日下一节"，从大椎往下按压，可以测知疟疾已发作几次，在压痛点两旁按揉，可以控制疟疾的发作。《灵枢·五色篇》："面王以下者，膀胱、子处也"，说明通过人中部位色泽、形态的变化，可以诊察生殖系统的病变，同时在此针刺留针，对妇科下腹部手术，还有针麻之效。"阙上者，咽喉也。"在印堂上一寸向下斜刺留针，治疗白喉，止痛快，消肿速，白腐脱落平均不超过 3 天，退热平均 2 天，观察 137 例，痊愈 133 例，治愈率达 97.1%。骨质疏松症，根据"肾主骨"的理论，用补肾药（仙灵脾、仙茅、苁蓉、熟地黄、补骨脂、菟丝子）能使血钙水平上升，调整体内激素平衡，抑制破骨细胞增殖分化，使骨密度升高而治愈。天南星前人谓其专走经络，善止骨痛，以之治疗类风湿性关节肿痛有著效。因其基本病变是滑膜炎，滑膜组织有大量病理性细胞集聚，其病变似与痰瘀凝结经隧骨骱相吻合，南星善于开泄，善去经络风痰故效。《本经》谓庵闾子主"五脏瘀血，腹中水气"。《别录》谓其"疗心下坚，膈中寒热"。具体地指出它擅治肝硬化腹水，配合辨治之药，屡用得效。《本经》称泽泻："久服耳目聪明，不饥延年，轻身，面生光，能行水上。"说明它有降脂减肥、延缓衰老之功。片言只字，都具深意，值得深入探索。

其次从临床实践中体察，灵活掌握辨证论治的精粹，为我所用。中医辨证论治基本内容是四诊八纲，而要辨证，首先认症，四诊是认证识病的重要手段；望闻问切四者不可缺一，古人云："四诊合参，庶可万全。"四诊是中医的基本功，是医者认症识病水平的体现。中医的生命和前途在于疗效，而疗效决定于辨证，只有正确全面辨证，通过八纲的分析，才能提出完善的论治，从而取得较好的疗效。而要真正领悟掌握四诊的真实技巧，除书本基础理论外，只有通过长期的临床实践，细心揣摩，深刻领悟其中的奥妙，掌握辨证识病的诀窍，从而进一步抓住辨证论治规律，在这种感性认识层次上领悟，才是最深刻、最全面的继承，才能成为一名高明的好医生。匡调元教授指出："所谓'后继乏术'，不乏抄书之术，是乏凭四诊八纲，辨证施治而能治病救人之术。"可谓击中时弊，一语中的。当前对望诊、脉诊具有真实功夫者已属寥寥，应引起重视。

3. 实现中医现代化是 21 世纪中医的任务

中医药学是一门科学，是应当随时代的发展而不断充实、创新的，因此，中医药必须实现现代化，这是摆在 21 世纪中医面前不可推卸的重要任务之一。

实现中医药现代化，固然需要相应的物质条件的充实，但最为关键的还是要建立在扎实的临床基础上，并辅以相关学科的研究，多学科的横向联系与协作，从而确立自我主体，而不是削弱、消融自己的理论体系，更不是单纯用现代医学来论证、解释或取代自己。近代著名学者蔡元培先生关于学术研究曾有中肯的评述："研究也者，非徒输入欧化，而必于欧化之中，为更进之发明；非徒保存国粹，而必以科学方法揭国粹之真相。"对我们当前中医药学术研究，是颇有启发的。因此，中医理论现代化的模式，颜德馨教授指出的是"继承、发扬、渗透、创新的结合"，也就是结合中华传统文化的内涵，保持原有中医基础理论和临床应用特色，充分吸收和运用现代科学技术成果，包括与之相关的自然科学、人文科学等学科成果，以达到创新的目的。目前中医药的科技成果，都是这样诞生的。不管怎样，作为中医理论基础的经典著作要学习，历代医家之经验精华要吸收，更重要的、最现实的是深入临床实际，所以有学者说："没有临床实践就没有中医药学，因为中医药学不是从解剖室和试管里分析出来的。""实践出真知"这是真理。

中国科学院遗传研究所人类基因组中心杨焕明教授提出基因组学作为中医现代化的切入点、突破口，是很有卓见的，因为基因病说与中医的"内邪说"有相似之处，中医药的特点是"辨证"，而人类基因组已提供了上万种"遗传标记"，此基因组的多样性，是从个体的特异性加以分析的。既然中医学精华之一是视个体而辨证，基因组多样性研究将为中医药的研究提供现代基因组学依据，因此，基因组学可能是重新认识中医学，并实现中医学现代化的突破口。基因学不仅可以诊断、治疗疾病，还可通过基因筛选中药药材，找寻特效药，真是前途无量，大有可为。

中药现代化也比较复杂，不能一提现代化，就丢弃中药的四气五味、升降浮沉与归经；倘若中药的研究，单纯从它的化学结构和有效单体成分提取入手，那就将走向"废医存药"的错误道路上去，自毁前程。例如麻黄素不等于麻黄，麻黄不仅平喘，还能发汗解表，利水消肿。麻黄素只是生物碱的一部分，并不能代替整个麻黄。麻黄配桂枝则发汗解表；配干姜则温肺化饮；配杏仁能止咳平喘；配白术则渗湿利水；配附子则温经散寒；配石膏则能泄肺中之热。因此，中医强调复方配伍的组合作用，根据药物的性味、遵循君臣佐使组方原则，结合患者的病情而立法用药。复方具有协同加强、相互制约等复杂关系，它具有多途径、多靶点动态地呈现综合药物的特点，其作用常具有调整性和双向性。"抗肝癌山豆根五味汤药物代谢动力学研究"已得出重要参数，表明同量的苦参碱在复方中的药效达到高峰时间、有效吸收等，都优于单味和单体药物，证实苦参碱在复方中因协同作用而发挥了更大的抗癌效果。如单服山豆根、苦参时，血浓度 2 小时才达到高峰，但服五味复方（山豆根、苦参、紫草、丹参、茯苓）时，45 分钟即可达到高峰，而且人体对苦参碱有效吸收率，比单味药增加 19.7 倍，这就充分说明复方配伍独特的优越作用。所以中药现代化的关键，主要是弄清中药复方的功能主治、疗效机理、配伍规律，这样必将促进中医药理论内涵的发展，从而在理论和方法上产生一个飞跃。当然卓效的单味药也应研究，中药剂型改革也要进行，重庆市中医研究所研制的中药大型输液，日本的复方微型颗粒，都可参考。

20 世纪德国《药用植物杂志》发表长篇系统的研究论文，指出中药的有效成分大多是低分子抗氧化剂，它们多数是由高分子多聚物经胃液热处理后释放出来的分子片段，有较高的生物利用度。特别是在胃酸很强的胃液作用后，才能释放出强有力的抗氧化活性，显示其良好的疗效。临床观察表明：凡是取得较佳疗效的病例，病人胃液中的胃酸和胃蛋白酶都是较高的，而疗效不佳，甚至无效的病例，病人的胃液情况，正好相反。这和中医的"有一分胃气，便有一分生机"的理论，是不谋而合的。

雷秀颖博士将世界上最先进的"超临界优选萃取技术"引入中药提取之中，使困扰人类几千年从药用植物中提取单体成分的难题得到突破，从而解决了提取过程中有效物质的损失，有害物质的残留侵入问题，实现了中药定性、定量生产，为中医药现代化，走向国际市场，创造条件。

中国是中草药的大国，但是我国出口的中药材、中成药，仅占国际市场的 2% 份额（6 亿美元）。由于无法定性、定量，不能出口，目前仅能出口丹参滴丸等少数几种。日本救心丹一种就超过我国的总额，韩国人参一项也与我国相等。

中药"归经"也很有价值，所谓归经，是指药物主要作用于某脏某腑之病的疗效最佳，所以如治肝病多选入肝经之药，就可以提高疗效。日本汉方医学家间中喜雄博士曾怀疑归经不可信，1985 年朱老访问日本时，他就此提出询问，朱老告知中国已用同位素标记示踪法及微量元素检测法证明药物归经的客观存在及其价值，彼欣然释疑，并表示钦敬之意。

以上三项任务，艰巨而光荣，愿共勉之，使中医药在 21 世纪为人类健康做更多服务。

回顾历史，信心倍增；展望未来，前程似锦。中医药学在 21 世纪医坛上将肩负重任，走向世界，为人类防病保健，攻克疑难杂证，发挥卓越的作用。

1. 中医药在国际上的地位正在迅速提高

西方国家官方对中医药的重视，越来越明确。如美国国会于 1992 年批准在国家卫生研究院成立替代医学办公室，把研究传统医学的费用，正式纳入政府财政预算。还有不少外国政府开始考虑对传统医药、中医药进行立法管理，如此必将为中医药进入世界医学主流体系打开通道。

世界卫生组织（WHO）对传统医学的认可和支持，为世界认识和接受中医药创造了有利条件。WHO 总部成立传统医学规划署，在五大洲建立了 26 个传统医学合作中心，支持培训传统医学人才和开展传统医学科学研究。1980 年，WHO 宣布了 43 种病症为针灸适应证，促进中国针灸登上了世界医学舞台。近几十年来欧美国家重视对中药的研究，如美国国立卫生研究院、斯坦福大学等开展了对中药的研究，洛杉矶大学医学院还设立了中西医结合研究所，对应用中医药治疗艾滋病、肾病等进行了深入的研究。美国斯坦福大学医学院与北京朝阳医院合作开发治疗糖尿病的中药。1997 年 6 月，美国在华盛顿召开全美医科大学教育会议，讨论将传统医药纳入大学教育，特邀中国国家中医药管理局官员出席会议。东南亚许多国家，都有中医师公会、中医学院和中医院，有很多从事中医药工作的人员；日本的汉方医又复兴。这些都令人鼓舞。

2. "回归自然"的呼声日益高涨

当前世界各国有识之士对化学药品的毒副作用、药源性疾病的日益增多深感忧虑，"回归自然"的呼声随之高涨，多方寻求天然药物，特别是中国的传统医药最受欢迎与重视。我们要发挥中医药优势，促进中药剂型的改革，方便病员服用，走向世界。在具体上，一是筛选疗效确切、组合精当、药源丰富的通治药品。二是积极、广泛跨行业地协作，研制适用于多种疑难病如肿瘤、心脑血管病、糖尿病、免疫性疾病等具有卓效的新药。如留美科学家杨振华女士发现 SBA 物质能摧毁癌细胞，不伤害正常细胞。西藏发现真菌 1000 多种，其中有 160 多种具有防癌、抗癌作用。波兰塔尔诺夫地区的叶林医生发现治疗艾滋病的药物，是罂粟科植物中的两种生物碱在起作用，即中断艾滋病病毒与病态的女性荷尔蒙之间的信息沟通，而达到治愈的目的，不是直接杀死艾滋病病毒。甘肃省用中药及藏药研制的一种"戒毒药"只需 3 ~ 6 天即可戒绝毒瘾。用云南中草药研制而成的康赛德"桂参止痛合剂"，能迅速止痛，并戒除毒瘾，在 2000 年 5 月 11 日"首届中国国际医药高新技术成果拍卖会"上，以 3600 万元卖出。美国斯坦福（Stanford）大学医学院公布了他们研究中药雷公藤的报告："中药调节和免疫系统并杀死癌细胞"（Form of Chinese Herb Found to Tempee Immune System and Kill Cancer Cells），请门人朱步先做了摘译：美国斯坦福大学医学院的研究者发现一种被中国人长期使用于缓冲类风湿性关节炎的多年生植物（雷公藤）有更深的药用价值。他们发现这种草药的有效成分能够抑制过分活跃的免疫系统，阻止感染，杀死癌细胞。"这是对未来有重大影响的重要药物。"斯坦福大学的助理教授、两个课题的领导人 Peter Kao 博士说：20 多年来，人们知道雷公藤制剂有药用价值，但是怎样在人体内作用并不详知。从雷公藤中提取的一种有效成分"Triptolide 屈妥赖得"（雷公藤内酯醇）与其 DNA（脱氧核糖核酸，即遗传基因）目标相结合，能够阻止激活一种与 DNA 相结合的蛋白质 NF-KL；这种蛋白质是一种非常重要的分子，一旦被激活，就能够激活其他有免疫重要性的基因，从而加剧免疫反应。Kao 说："我们研究表明，Triptolide 比任何免疫抑制剂更强大……"可用来治疗器官移植患者、感染疾病（类风湿性关节炎）和一些自主免疫疾病（比如象组织骨化病）……他们发现，仅 Triptolide 就可以杀死癌细胞……这种药物就像一种从太平洋紫杉树皮中提纯的、现在非常流行的抗癌药——Poolitaxe（紫杉醇）一样，杀死癌细胞的途径与 P53 基因无关……能杀死对化疗药物有抗药性的癌细胞。朱步先医师还恳切地说："看来国内的科研要加快步伐了，不然我们的好东西就一点一点地被人家挖走了，我们真要愧对祖先了。国内对雷公藤碱研究较多，对雷公藤内酯醇的研究不知如何，一旦他们研究出某种成分起作用，就完全可以用化学方法合成出来，又是他们一大发现和专利了。据说紫杉醇的价格比黄金贵若干倍，那么雷公藤内酯醇的价格也可与其并驾齐驱了！希望有识之士奋起直追，则中医药振兴有望，科技兴国有望！"既生斯疾，必有斯药，问题是我们如何去探索、发现。三是寻找具有特效的单味药。如青蒿素的研制。井冈山地区有一老妪掌握一种草药能避孕，无任何副作用，如需复孕，还有一种解药，服后可以再孕，但就是秘而不传，致使湮没。同时要制定中药材质量规范标准和可控指标，生产出安全、高效、无毒、无"三致"（致畸、致癌、致突变），符合"三 G"⑤（GSP、GDP、GMP）规范的新一代中药产品，进入国际市场，为更多的病员服务。中国有一万多种药物资源，积累了 6 万多个中药方剂，我们应该为人类健康做出更大的贡献。我们要抓住机遇，团结协作，医疗、科研、教学齐头并进，多出人才，多出成果，力争使中医药学成为 21 世纪医坛的翘楚。

3. 心身医学要向中医药学寻找智慧

科学技术不断发展，物质文明日益丰富，人类的疾病谱有了较大的改变。烈性传染病已基本得到控制，由于人类社会的竞争日益加剧，由心理、社会和行为因素引起的心理生理性疾病的发病率，有逐步增加之趋势；现代医学也开始由单一的"生物医学模式"逐渐向"生物－心理环境－社会医学模式"转换，而这种新的医学模式与传统中医学的基本思想颇为相似。《素问·疏五过论》早就将病人和疾病产生的原因与心理、社会因素紧密结合在起，强调对待疾病不仅应考虑患者的所苦，还应从其所处的环境、社会关系等方面查找病因，才能做出完整的辨治，取得较佳的疗效。这种"天人相应""形神合一"的整体观，是从人与环境的失衡以及人体内部平衡失调的角度去认识疾病，又强调人的整体性与平衡对保持健康的重要性，据此做出相应的治疗法则，必然更为全面正确。现代研究已经表明：有 30% ~ 70% 的病人，其疾病与心理因素、生活环境、社会因素有关。所以近年来国际心身医学宣称："现代医学要向传统中医学寻找智慧"，这是客观、理智的抉择。

4. 治疗模式向康复模式转换，中医药将发挥所长

21 世纪人们对健康的要求更高了，不仅要消除疾病，还要增强体质，延年益寿，愉快地工作与生活。中医药在这方面有许多天然药物和非药物的防病健身方法，能起到调节阴阳，平和气血，而达到

祛病延年的目的。同时，多种慢性病、疑难病、老年病等的治疗，中医药也起着整体调整、心身并治、全面康复的良好作用，具有显著的优势。

综上所述，21 世纪是医学与生命科学的新纪元，将是具有几千年历史的传统中医药与现代科学技术相互渗透、互补融汇，实现中医现代化，并使之走向世界的新时期。形势大好，任务繁重，前途光明，我们作为 21 世纪的中医工作者，肩负重任，要树立"创新、求实、献身"的精神，争取做一个名副其实的跨世纪的光荣的中医工作者，为人类健康做出应有的贡献。

注释：

①元气论：元气亦名原气，包括元阴、元阳之气。禀受于先天而赖后天荣养而滋生，由先天之精所化，故名。它发源于肾（包括命门），藏于丹田，借三焦之道，通达全身，推动五脏六腑等一切器官组织的活动，为生化动力的源泉。《难经·三十六难》："命门者，谓精神之所舍，原气之所系也；男子以藏精，女子以系胞。"命门与肾上腺、性腺、肾脏和其他一些内分泌器官等功能有关。

②《周易》的象论：《周易》用卦爻等符号象征自然变化和人事休咎。《易·系辞下》："是故易者象也，象者像也。"孔颖达还言："谓卦为万物象者，法像万物，犹若乾卦之象，法像于天也。"

③整体性直觉领悟：这是中国传统文化与中医药学极为重要的思维方式，乃中国人比外国人高明的地方，也是优势所在。有一段时间中医药所擅长的"直觉领悟"被否定了，创造性被扼杀了。目前中西医结合主要用的演绎法，为中医理论寻找物质基础并不错，但要知道：演绎法富于说服力，但很少有创造性；归纳法具有创造性，但有较大的或然性，因此说服力随之下降；"直觉领悟"最有创造性，但最少说服力，可遇而不可求。阿基米德与爱因斯坦都肯定直觉领悟在科学研究中的重要意义，牛顿见苹果从树上落下而发现地心吸力，禅宗的顿悟，智莫大于心悟也。

④即中医学科特性的思维方式——形象思维的特性和能力。古人常说"医者意也"。意是思维，就是思辨法、灵动性，是直觉，是顿悟，是灵感的总合，是瞬间意象的把握。中医学的思维方式是形象把握，逻辑论证。

⑤ GSP 是 Good Supply Practice 的缩写，乃"良好药品供应规范"。GDP 是 Good Dispehsing Practice 的缩写，乃"药房调剂质量管理规范"。GMP 是 Good Manufacturing Practice 的缩写，乃"药品生产和质量管理规范"。

⑥《内经》早就把医学研究的对象和疾病产生的原因与心理、社会因素紧密地结合在一起。《素问·疏五过论》指出："凡欲诊病，必问饮食居处，暴乐暴苦，始乐后苦，皆伤精气，精气竭绝，形体毁沮。"主张对于疾病，不但应考虑病者个体，还应当从其所处环境、精神情绪、社会关系等诸多方面探究病因。

# 国医大师孙树椿

## 一、孙树椿简介

　　1939 年 7 月 1 日出生，汉族，中国共产党党员，河北蠡县人。现任中国中医科学院首席研究员，中国中医科学院主任医师、博士生导师，国家级名老中医，中央保健会诊专家，中国中医科学院科学技术委员会委员，国家药典委员会委员，国家药品审评委员会委员，国家中药品种保护审评委员会委员，国家中医药管理局重点学科建设单位（骨伤科）学术带头人，国家中医药管理局重点专科建设单位（骨伤科）专科带头人，世界中医药学会联合会骨伤科专业委员会会长，中华中医药学会常务理事，中华中医药学会骨伤科分会主任委员，中华中医药学会风湿病分会、急诊分会副主任委员，北京中医药学会骨伤专业委员会主任委员，《中国骨伤》《中国中医骨伤科》《中医正骨》副主编。曾任国家发明奖医药卫生组委员、中国中医科学院骨伤科研究所所长、北京针灸骨伤学院骨伤系主任等职。1993 年获国务院政府特殊津贴。

　　孙树椿治学严谨，勤于思考，善于总结，不仅得到北京骨伤科名医刘寿山先生的亲授真传，而且博采诸家名医之长，形成了"入其法而又出其法"的独特手法。认为神经根型颈椎病的病理核心是"瘀滞之血不行，乃至瘀血内结"，提出一整套诊断和治疗颈椎病的方法。主持的"意念导引功治疗颈椎病的临床研究"成果多次获省部级科技进步奖。主编出版专著十余部，代表作如《中医骨伤科学》《中医药治疗颈痛》《中医筋伤学》《中国医药保健推拿图谱》（英文、德文、法文、西班牙文）、《实用推拿手法彩色图谱》《筋骨缝损伤》《刘寿山正骨经验》等，其中《筋缝损伤》《中医筋伤学》《实用推拿手法彩色图谱》《中医药治疗颈痛》均获奖，发表论文 30 余篇。

　　孙树椿 2006 年获中国中医科学院"十五"期间"对中医药科技进步做出突出贡献"奖。2006 年 12 月获中华中医药学会首届"中医药传承特别贡献奖"。2007 年 6 月获"国医骨伤名师"称号。2007 年 6 月被评为国家级非物质文化遗产"中医正骨疗法"项目传承人。2007 年 10 月获得了第四届中国药业发展（HOMA）学科成就奖。虽其已年过花甲，但作为骨伤学科的带头人，志在千里，为中医骨伤科的标准化建设，为中医骨伤事业的兴旺发达呕心沥血。

## 二、传承与学术思想

　　中医理论认为，筋的功能主要是连接关节、约束骨骼、支配关节功能活动。《素问·痿论》云："宗筋主束骨而利机关也。"筋通过对骨骼的约束，附在骨上收缩与弛张，产生屈伸和旋转运动。《素问·五脏生成篇》云："诸筋者皆属于节。"人体关节之连接，主要依赖筋加以包裹约束。因此，当外界致病因素导致筋伤后，筋束骨无力影响骨的正常生理功能，同时关节的正常生理功能也会受到影响。《医宗金鉴·正骨心法要旨》总结常见的筋伤病"弛、纵、卷、挛、翻、转、离、合"等。

对于筋伤疾病，手法治疗是中医学的一大优势，手法外可作用于筋骨损伤处，内可达脏腑组织，调节机体的生理功能，使百脉畅通、五脏安和，临床应用只要因势利导，刚柔相济，轻、巧、柔、和，即能取得良好疗效。

（一）筋伤临证诊治原则

1. 辨病与辨证相结合

辨证施治是中医学的基本法则。

全身内外上下，皮肉筋骨，五脏六腑，四肢百骸，无所不至，故人体无论何处损伤，首当其冲伤及气血。临床所见的内、外伤，其基本的病机均是伤后气血运行失常而发生一系列的病变。因此在脏腑辨证、卫气营血辨证及经络辨证等中医辨证体系中，骨伤科首重气血辨证，临证时需辨证明确，方能医治有效。在筋伤的临床治疗中，应该在"辨证施治"的基础上，灵活运用"辨病施治"的方法。有病就有证，辨证才能识病，两者是密不可分的。临床诊治时，既要辨证又要辨病，只有病、证合参，才能选用适当的方药、正确的手法。例如临床上诊断为脊髓型颈椎病后，西医一般主张手术治疗，但是根据中医辨证可分为"痹证"和"痿证"，属"痹证"者仍可行中医保守治疗，而且临床治疗效果显著。

另外，在筋伤疾病的诊疗过程中，还要对伤筋的部位、程度等做出明确判断。笔者认为，辨明特定的病变部位及表现是决定手法治疗效果的关键。正如《医宗金鉴·正骨心法要旨》所说："夫手法者，谓以手安置所伤之筋骨，使仍复于旧也。但伤有轻重，而手法各有所宜……故必素知体相，识其部位"。例如交感神经型颈椎病，可在两侧胸锁乳突肌下段出现明显的筋结，如出现在右侧患者可表现为咽部症状，而出现在左侧则表现为胸部（心、肺）症状。针对这些筋结痛点，采用揉捻等手法使其消散后再配合其他手法，临床常可获得良效。所以，医者平时应加强手法基本功的训练，做到"手摸心会"，是避免发生"心中了了、指下难明"窘状的关键。

2. 手法的正确运用

对于手法运用，笔者历来强调因势利导、轻重结合，做到柔和、均匀、持久、有力。正如《医宗金鉴·正骨心法要旨》所说："法之所施，使患者不知其苦，方称为手法也。"但在临床中如何才能做到使患者不知其苦而病变消失呢？那就是要很好地做到刚柔相济，用力要缓稳柔和，先轻后重，逐渐增加力度，以调节机体的生理状态和改变机体的病理变化，从而达到治疗疾病的目的。

例如进行颈部揉捻法操作时，术者可用拇指指面在颈部两侧肌肉寻找到某一特定病变的结节（或索条），然后做回旋揉捻，以患者感觉轻微的酸痛、可以忍受为度。其作用力应透达到深部肌层，注意指或掌应紧贴皮肤不移，使皮下组织随指或掌的揉动而动，不要在皮肤上来回搓擦。用力要均匀，轻重结合，速度不宜过快，在压痛点可做重点揉捻，时间应稍长一些，以松解痉挛。再如进行颈椎旋转手法操作时，术者要轻提并且做颈部旋转运动数次，目的在于使患者颈部肌肉放松，然后上提、牵引颈部，并使其保持功能位，牵引的同时将患者的头颈旋至某一侧，待有固定感时，以腰带肘迅速发力旋转，此时即可听到一连串的弹响声，一般响声清脆者疗效为佳。然后以同样手法向对侧旋转治疗，手法完毕。此手法的要点在于手法的全过程都是在轻度牵引下进行，同时旋转要适度，力量不宜过大，在应用本手法时，要稳、准、轻柔，不可粗暴。

本手法是治疗颈椎病的关键手法，其目的在于分解颈椎小关节的粘连，纠正颈椎关节的错缝，减轻关节负压，使颈椎恢复正常的生理曲度，促进局部血运，从而缓解由于颈椎病变对神经根、血管及周围软组织的刺激而引起的临床症状。手法要经过医者长期的磨炼才会具有一定的"功力"，达到"渗透"的效果。经过严谨的锻炼，医者的手就会寻找到患者深部的病变结节或条索，并加以治疗最终达到好转治愈。正如《医宗金鉴·正骨心法要旨》所说的："一旦临证，机触于外，巧生于内，手随心转，法从手出。"

手法的疗效靠的是手法本身，正如《医宗金鉴·正骨心法要旨》所言："诚以手本血肉之体，其宛转运用之妙，可以一己之卷舒，高下疾徐，轻重开合，能达病者之血气凝滞，皮肉肿痛，筋骨挛折，与情志之苦欲也"。"筋喜柔不喜刚"，在手法运用上尤其强调轻柔和缓、外柔内刚，使患者在并不感到痛苦的情况下症状获得缓解或痊愈。正如《医宗金鉴·正骨心法要旨》所言："法之所施，使患者不知其苦，方称为手法也。"手法的特色正是在于轻、巧、柔、和。轻：主要指动作要轻，不用暴力手法同样能达到治疗的目的，使患者在心理上易于接受。巧：巧妙，一方面是指手法运用的技巧，另一方面是指用"巧劲"。比如针对颈椎病的"孙氏手法"，就是在患者主动配合下，施以巧力获得治疗效果。柔：是手法用力要柔和，不能粗暴、生硬，强调刚中有柔，柔中有刚，刚柔相济。手法的力量要根据患者病情，并结合医生自身功力运用。对新伤用力要轻，动作要缓，而陈旧伤则可逐步加重用力。对于体质较弱、病情较重的患者治疗时要徐徐用力，以能耐受为限。对于身体强壮、病情较轻的患者，用力时使患者感到患处有沉重感或酸痛，但能忍受即可。和：就是心、手相合。医者用手"体会"病患损伤的情况、取得对疾病的正确诊断是治疗的基础，用"心"指导双手施术是治疗的目的。筋伤手法不是简单重复的机械运动，而是在"心"的指导下做的一种能量的输出。例如进行颈部揉捻法操作时，术者用拇指指面在颈部两侧肌肉寻找到的某一特定病变的结节（或索条），然后自上而下做回旋揉捻，以患者感觉轻微的酸痛但可以忍受为度。

3. 药物的有效配合

对于筋伤疾病强调手法治疗的同时，也应重视药物的配合应用。可从西医角度诊断其为何种疾病，然后按中医理论进行辨证，疾病不同、中医的证不同，药物的运用也有所不同。即使是同一损伤，也要根据患者的年龄、性别、体质灵活运用。例如神经根型颈椎病，中医辨证大多数属于血瘀气滞、脉络闭阻证。针对此病证，笔者配制了由三七、川芎、延胡索、白芍、威灵仙、葛根、羌活七味药物组成的颈椎II号方。方中三七化瘀止血，活血定痛，以祛除在经之瘀血，为君药；川芎延胡索活血行气，祛风止痛，"气行则血行"，故为臣药；白芍养血敛阴、柔肝止痛，威灵仙、羌活祛风湿、通经络、止痹痛，葛根发表解肌、升阳透疹，共为佐使之品。合方共奏活血化瘀、祛风除湿、行气止痛之功。而对于椎动脉型颈椎病，其临床主要表现为眩晕及自主神经紊乱如恶心呕吐等症状，中医辨证多属于肝阳上亢。针对此病证，笔者制订了颈椎III号方。方中天麻、钩藤平抑肝阳、息风镇惊；川芎、延胡索、白芷、细辛活血行气、祛风止痛；葛根、黄芩清热解肌，诸药共奏平肝潜阳、祛瘀止痛之功。与手法治疗内外结合，收效甚佳。

4. 重视功能锻炼

中医骨伤强调"三分治疗，七分锻炼"，"练功疗法"是治疗筋伤疾患的重要方法，与手法、药物等治疗方法有着相辅相成的作用。"练功疗法"可以防治许多疾病。应用"练功疗法"时要注意以下几点：首先要详查病情，合理选练；其次要动静结合，主动为主；最后要循序渐进，贵在坚持。在临床上对腰部疾患，如第三腰椎横突综合征、腰肌劳损，手法和药物治疗并不重要，重要的是进行腰部功能锻炼以加强腰背肌力量。"鲤鱼打挺"是锻炼腰背肌的主要方法。其具体动作是：患者俯卧位，双手自然后伸，两腿并拢，以腹部为支点，上半身及双下肢同时用力背伸，令整个身体后伸成一自然弧形，同时吸气，其形如飞燕翔空。停留片刻后呼气还原。以练后症状不加重的次数开始，逐渐增加次数，一般女性增至 30 次，男性增至 50 次为止，每日早晚各 1 次，坚持 6 个月至 1 年左右，患者腰背肌力可明显增强，腰部症状也随之消失。颈部的常用锻炼方法有"与项争力""哪吒探海""回头望月"和"以头书凤"等，也可作为预防颈椎病以及巩固疗效的方法。

治疗颈椎病的手法一般分三步进行。在整个手法的运用中，对痉挛软组织的放松甚为重要，可以说是取得疗效的基础，而不定点旋转手法则是治疗的关键。

（1）放松手法　首先是预备手法，即放松手法。在治疗中，尤其重视预备手法的应用，通过轻柔的滚、按、揉、捻等方法可以舒筋通络，宣通气血，放松颈部痉挛僵硬的肌肉。快速有效地放松痉挛的软组织，找准"筋结"是关键。不同的组织损伤，其筋结的形态不一。如韧带损伤，在损伤处可触及豆大的筋结；肌肉损伤，可在肌肉中触摸到块状或条索状粗细不等的筋结。经长期临床实践，笔者发现，不同类型的颈椎病患者，可找出不同部位、形状各异的筋结。如神经根型颈椎病常可在相当于 C5 ~ 6 水平的椎旁软组织找到，椎动脉型颈椎病常可在 C3 ~ 4 水平的椎旁软组织发现，交感型颈性心绞痛患者可在左侧胸锁乳突肌中下段触及。而对于脊髓型颈椎病，其发病多由于下颈段的颈椎失稳所造成，在前斜角肌和胸锁乳突肌上常可发现筋结，压之可产生疼痛并向左胸部放射。对痉挛的肌肉进行柔和的手法治疗后，患者的症状常可得到明显缓解。

（2）不定点旋转法　不定点旋转法是治疗手法，可调整颈椎曲度和小关节紊乱。该旋转法要领是在向上牵引的同时，将颈椎缓慢旋转到最大角度达到弹性固定，然后瞬间发力旋转，以使各节段颈椎自上而下被动转动。生物力学实验表明，颈椎在弹性固定后，被动旋转时其作用力均匀分布到各椎体的小关节。急性损伤和慢性劳损均可引起颈椎的"筋出槽、骨错缝"，它相当于西医学所指的椎体失稳、小关节紊乱范畴。长期劳损可造成颈椎退变，骨关节增生粘连，并出现相应的临床症状。"筋出槽、骨错缝"是颈椎病的重要病理环节，也是施行手法治疗的解剖学、生理学和生物力学基础。正常人体颈椎的平衡稳定由两大部分来维持，即动力平衡和静力平衡。静力平衡包括椎体、附件椎间盘和相连韧带结构，为内源性稳定；动力平衡主要指头颈、项、背部肌肉的活动和调节，是颈椎运动的原始动力，为外源性稳定。动静力性平衡二者相互依赖，互为补偿，在失衡发生后，二者又互为因果，互为影响。动力平衡可补偿静力平衡，是维持颈椎动静力平衡的重要因素。因此颈项部肌群的异常在颈椎病发生过程中起着重要作用，是主导性病因。颈部软组织的病变可使颈椎正常应力发生变化，从而导致颈椎失稳。临床查体时颈椎病患者的颈项部肌群痉挛僵硬，可间接反映这一点。松解手法可缓解肌肉痉挛，不定点旋转法可缓和交感神经的紧张性，消除脊柱的错缝，消除异常集中的应力，纠正力线，恢复颈椎动静力平衡，改善颈椎内外环境，从而使"骨合缝、筋归槽"，颈椎的失稳状态得以改善而达到治疗目的。正如《医宗金鉴·正骨心法要旨》所言："其中或有筋急而转摇不甚便利，或有其筋纵而运用不甚自如，又或有骨节间微有错落不合缝者……宜推拿以通气血也。"

（3）善后手法　最后应用善后手法，以轻柔的劈法、散法、拿法、归合法进一步解除肌肉痉挛，改善血运，增加局部血液循环，消除软组织的炎性反应，从而疏风通络、消炎止痛、调和气血。正如《素问·举痛论》所云："按之则热气至，热气至则痛止矣。"

手法治疗颈椎病的作用机制是缓解肌肉痉挛松解局部粘连、促进局部血运、调整颈椎小关节紊乱、改善颈椎失稳状态、恢复颈椎动静力平衡，从而减轻或消除颈椎失稳所产生的炎症等一系列病理变化对颈脊神经、脊髓等组织的刺激和压迫。应用轻柔和缓的手法对痛性筋结施以按揉，不定点旋转法在改善椎体失稳的同时，可使局部粘连松解、肌肉痉挛缓解、炎症消除，松解颈椎小关节囊因长期非特异性炎症刺激所产生的粘连，纠正颈椎关节错缝，减轻关节负压，并且可以加宽狭窄的椎间隙，扩大狭窄的椎间孔，从而缓解由于颈椎病变对神经根、血管及周围软组织压迫和刺激所引起的症状。《素问·调经论》云："血气不和，百病乃变化而生"，《医宗金鉴·正骨心法要旨》云："为肿为痛，宜用按摩法。按其经络，以通郁闭之气，摩其壅聚，以散瘀结之肿，其患可愈"。说明手法具有行气活血、化瘀止痛之功，能够促进局部气血运行。手法可调整自主神经的功能活动，改善局部微循环，使交感神经处于相对抑制状态，减弱缩血管的作用，达到增加椎基底动脉血流，缓解交感神经紧张的目的。另外，手法治疗还可增加局部血液循环，促进炎症物质的分解、转化和排泄，减轻对神经血管的刺激所产生的疼痛症状。

另外，笔者认为 X 线片对颈椎病的诊断有重要参考作用。除了拍摄常规的正侧位片外，还应拍摄张口位及左右斜位片。颈椎张口位 X 线片主要观察寰枢椎有无异常，齿状突与寰椎侧块的间距是否对称，寰枢椎侧方关节间隙是否平行、对称。正位片主要观察椎间隙是否均匀一致，两侧钩椎关节是否排列整齐、有无增生。侧位片主要观察有无颈椎曲变直甚至反曲成角；寰椎位置关系是否正常，有无旋转、移位；椎体有无增生，项韧带及后纵韧带有无钙化；颈椎椎管是否狭窄；颈椎棘突间距离是否正常。左右斜位片主要观察椎间孔有无增生缩小，钩椎关节有无增生等。一般情况下，X 线片检查对指导临床意义更为重要，除特殊情况才建议拍摄 MRI。

（二）颈椎病

1. 颈型颈椎病

颈型颈椎病作为颈椎病的一个分型目前在国内尚有争议。此型虽症状不重，但临床较为常见，可能为其他型颈椎病的前期表现。临床上某些患者出现反复发作的落枕，大多数为颈型颈椎病的表现。此型主要由于风寒湿侵袭，导致颈部气血凝滞，经络闭阻，筋脉不舒而发病。患者主要表现为头颈、肩及枕部酸痛不适，肌肉痉挛。体查可见颈部活动受限，棘间或棘旁压痛阳性。X 线检查除有颈椎生理曲度变直及椎节失稳的征象外，并无增生、钙化。此型患者一般年纪不大，病势较轻。治疗主要予以揉捻法、滚法等放松手法即可缓解肌肉痉挛等临床症状。改变不良的工作姿势，调整睡枕高度，注意颈项部保暖并配合颈部功能锻炼，常可收到很好的疗效。

[医案]

刘某，女，22 岁。2005 年 10 月 19 日就诊。

主诉：颈部不适 2 周。

初诊：患者 2 周前不慎受凉，继而出现颈部不适，活动不利，热敷后缓解，仍反复发作，为求系统治疗，于 2005 年 10 月 19 日就诊。症见患者颈部不适，活动不利，颈肩背发僵、怕冷，遇寒痛增，得温痛减，舌淡，苔薄白，脉浮紧。查体颈椎活动受限、僵硬，颈肌痉挛，C4 ~ 5 棘突间，C6 ~ 7

棘突两侧有压痛。臂丛神经牵拉试验（－）。X线片示颈椎生理曲度变直，C4～5节段失稳，余未见明显异常。诊断为颈型颈椎病（风寒湿型）。予以手法治疗。

手法操作：先予以揉捻法、滚法等手法松解痉挛的肌肉；再予以劈法、散法、拿法、归合法等手法将顺颈部肌肉组织。手法后，患者临床症状明显好转。3日后复诊，症状基本消失，继续手法治疗1次，并嘱其注意保暖，坚持进行颈部功能锻炼。后随访1年无复发。

2. 神经根型颈椎病

此型发病率最高，也是最早被阐述的颈椎病。西医学认为本病的发病机制是以椎间盘的退变为先导，在神经根管狭窄的基础上，神经根受到压迫，加之化学性物质的刺激，使得神经根内微循环受阻，微小动脉关闭，微小静脉回流障碍发生瘀血，微血管壁通透性增加，渗出、水肿粘连，神经内压增高。而神经内压增高又加重了微循环的障碍，构成恶性循环。这些病理变化的中间机制就是微循环障碍。神经根周围组织的充血、水肿以及炎症细胞反应，进一步发展可形成关节突关节增生、椎间孔狭窄，压迫神经根产生根性症状。临床表现为颈肩臂部疼痛，疼痛性质为针刺样、刀割样，多为持续性，也可为阵发性剧痛，可出现一侧上肢疼痛、麻木或感觉障碍，其分布多与受影响的神经根走行的方向一致。病程长者可出现肌力减弱，持物不稳。中医辨证属于"血瘀气滞、脉络闭阻"证，因此活血化瘀是治疗本病的基本原则。活血化瘀法具有改善局部血液循环、抗炎、抑制胶原合成、促进增生性疾病的转化和吸收、增强吞噬细胞功能等作用。根据神经根型颈椎病的病理特点，笔者研制了由三七、川芎、延胡索、白芍、威灵仙、葛根、羌活七味药物组成的颈椎II号方。本药与手法治疗结合运用，可缓解肌肉痉挛，松解小关节粘连，促进血运，消除炎症，从而达到标本兼治的目的。

[医案]

袁某，女，48岁。2005年9月14日就诊。

主诉：颈部疼痛伴左上肢麻木疼痛3个月。

初诊：3个月前无明显诱因出现颈部疼痛伴有左上肢麻木疼痛，经多家医院检查，确诊为颈椎病，并排除其他系统疾病。为求专科治疗，于2005年9月14日来诊。患者颈部疼痛，左上肢麻木，左手握力减弱，头晕，睡眠欠佳，二便正常，双下肢活动正常。查体颈部僵硬，颈肌痉挛，C4～7棘突及棘突左侧旁开1.0cm处压痛（＋），左上肢放射痛（＋），左拇、食、中指感觉减退，左手握力差，肱三头肌腱反射减弱，颈椎活动受限，臂丛神经牵拉试验（＋），椎间孔挤压试验（＋），Hoffman征（－）。X线正位片示C4～7钩椎关节增生；侧位片示颈椎生理曲度消失变直，C3椎体缘增生，C5椎间隙狭窄，相应椎间孔变窄，以C5节段明显。诊断为神经根型颈椎病（气滞血瘀型）。治宜活血通络、散寒止痛为要。用颈椎II号方加减及颈部手法治疗。

中药处方：川芎10g，白芍12g，延胡索10g，白芷10g，当归10g，羌活10g，威灵仙10g，甘草6g，葛根12g，三七粉3g。

三七粉（冲服）7剂，每日1剂，水煎分2次服。

手法操作：先予以揉捻法、滚法等预备手法松解痉挛的肌肉，再采用不定点旋转法治疗。患者取正坐位，术者立于患者身后，稍微侧身。用右手置于患者颌下，左手托住枕部，轻提并且做颈部旋转运动2～3次。然后上提牵引颈部，并使其保持中立位，牵引的同时将患者的头颈向右旋至有固定感时，快速发力旋转颈部，可听到一连串的弹响声。之后以同样手法向左侧旋复一次。最后予以劈法、散法、拿法、归合法等善后手法将顺颈部肌肉组织。

三日后复诊：患者颈部疼痛症状明显好转，麻木减轻。继续手法治疗以巩固疗效，手法每 3 ~ 4 日 1 次。诊后患者临床症状基本消失，嘱其继续坚持颈部功能锻炼。随访 1 年无复发。

3. 椎动脉型颈椎病

此型近来多见，临床经常误诊。以往多认为此型是因颈椎横突孔骨性狭窄及寰枢关节的改变所致，但在长期临床中观察发现，颈椎失稳所致本病占有很大比例。其影像学诊断从 X 线片上，以往认为主要发生在 C1 ~ 2 节段，但实际上多数患者在 C3 ~ 4、C4 ~ 5 节段有失稳表现。约 90%C1 ~ 2 节段的失稳棘突偏歪的患者临床主要表现为偏头痛，而无椎动脉受压的表现。已研究发现椎动脉 II 段走行于第 6 颈椎及以上的 6 个横突孔，椎动脉穿行于横突孔内，星状神经节的分支伴随其穿横突孔向上走行，并不断发出分支分布至椎动脉形成网状神经纤维，在 C3 ~ 5 分布最为密集。此段椎动脉不仅接受星状神经节的分支，同时也接受来自颈中交感神经干的神经纤维，即受双重支配。由于此段椎动脉表面有致密的交感神经分布，对刺激、压迫、炎症等极为敏感。而 C3 ~ 5 周围的肌肉较弱，且该段处于颈曲的弧顶，稳定性较差。因此此段的颈椎失稳或钩椎关节增生，极易刺激攀附于椎动脉表面的神经，反射性引起椎动脉的痉挛，从而出现一系列临床表现。椎动脉型颈椎病临床主要表现为眩晕、浅睡眠和近事遗忘，其眩晕特点为患者自觉"天旋地转"。中医认为本病与"肝"关系密切，辨证多属于"肝阳上亢""肝风内动"。治疗上一般以手法为主，配合药物颈椎 I 号方，临床上可取得非常显著的疗效。该型颈椎病常可在 C3 横突附近触摸到大如块、小如豆状的筋结，运用拇指揉捻弹拨、捋顺和不定点旋转复位手法治疗后，患者临床症状多明显减轻，再配合中药方，如天麻、钩藤平抑肝阳，祛风通络；川芎、延胡索、白芷、细辛活血行气，祛风止痛；葛根、黄芩清热解肌，诸药共奏平肝潜阳、祛瘀止痛之功。与手法治疗里应外合，收效更佳。

[医案]

程某，女，44 岁。2005 年 10 月 24 日就诊。

主诉：颈部不适伴头晕半年。

初诊：患者近 6 个月因长时间伏案出现颈部不适，因颈部位置不当可出现头晕恶心欲吐等症，眩晕时感觉天旋地转。为求专科系统治疗而就诊。症见颈部不适，头晕，耳鸣，失眠多梦，四肢倦怠，舌质红，苔薄白，脉细。查体颈部僵硬，C3 ~ 4 棘突左侧旁开 1.0cm 处压痛（+），颈部活动受限，旋颈试验（+），椎间孔挤压试验（-）。X 线片示颈椎生理弯曲变直，C3 ~ 5 节段椎体不稳，C4 ~ 5、C5 ~ 6。钩椎关节增生，椎间隙略窄；张口位未见异常。诊断为椎动脉型颈椎病。予以颈椎 III 号方加减及手法治疗。

中药处方：天麻 6g，钩藤 12g，葛根 12g，延胡索 10g，川芎 10g，白芷 10g，细辛 3g，黄芩 10g。7 剂，每日 1 剂，水煎分 2 次服。

手法操作：先予以揉捻法、滚法等预备手法松解痉挛的肌肉，再采用不定点旋转扳法治疗。患者取正坐位，术者立于患者身后，稍微侧身。右手置于患者颌下，左手托住枕部，轻提并且做颈部旋转运动 2 ~ 3 次。然后上提，牵引颈部，并使其保持中立位，牵引的同时将患者的头颈右旋至有固定感时，右手快速发力旋转颈部，此时即可听到一连串的弹响声，一般响声清脆者疗效为佳。之后，以同样手法向左侧旋复一次。最后予以劈法、散法、拿法、归合法等善后手法捋顺颈部肌肉组织。

复诊（第 2 天）：患者头晕症状明显减轻，继续手法治疗巩固疗效，手法 3 次后患者临床症状明显好转，巩固治疗 1 次，嘱其注意休息及保暖。随访 1 年无复发。

**4. 交感型颈椎病**

交感型颈椎病临床表现比较复杂，主观症状较多。中医认为多为气血两虚、肝肾不足，肝郁气滞、痰浊中阻所致。当颈椎退行性变失稳或受到外伤等因素累及硬脊膜后纵韧带、脊神经根、椎动脉等组织时，可直接或反射性地刺激附近交感神经，出现一系列交感神经功能紊乱的症状。头部症状有头痛或偏头痛、头沉等，眼部症状有视物模糊、眼窝胀痛等，症状多变，但缺乏特异性的体征。也可出现心跳快、心律不齐、心前区疼痛等"类冠心病"的临床表现，是心外原因引起心脏症状的常见病因之一。大多是借助于排除法和诊断性治疗来确诊，常易导致误诊。诊断时患者的心电图表现有参考价值。如果病变单纯累及了脊神经而发病者，心电图表现多正常；如果累及了颈部交感神经才可能出现心律异常或 T 波和 S－T 段的变化。但是如果症状一时难以鉴别，应先按冠心病治疗，以免把典型冠心病误诊为颈椎病而造成医疗意外。"类冠心病"按照"冠心病"进行正规治疗，常常疗效不佳，而通过针对颈椎病变进行治疗症状改善后，心前区疼痛等常常也获缓解甚至治愈。另外，交感型颈椎病也可影响咽丛神经出现咽干、咽部异物感等类似慢性咽炎的表现，临床上如按慢性咽炎治疗，疗效不佳，但通过手法、药物治疗，颈椎病症状消失后，"慢性咽炎"也随之治愈。

［医案］

吴某，女，44 岁。2005 年 11 月 2 日就诊。

主诉：颈部疼痛 1 年伴恶心呕吐加重 2 个月。

初诊：1 年前因长期伏案工作，劳累，经常出现颈部疼痛症状。并未系统治疗，以后一旦长时间伏案即出现恶心呕吐伴有胸闷等症状，后就诊于北京某医院，诊断为颈椎病（交感型），做颈部牵引后，有所好转。2 个月前，颈部疼痛加重伴恶心呕吐、汗出，多方医治无明显好转，为求专科治疗，于 2005 年 11 月 2 日来诊。证见颈部疼痛、活动受限，时有恶心呕吐、汗出，头晕，睡眠欠佳，二便正常。查体颈部僵硬，颈椎活动受限，臂丛神经牵拉试验（－），椎间孔挤压试验（－），Hofman 征（－）。X 线片示颈椎生理曲度消失、反弓，C5～6、C6～7 椎间隙变窄，C3～4 椎体节段失稳，颈椎退行性变。诊断为交感型颈椎病。予以手法治疗。

手法操作：先予以揉捻法、滚法等预备手法松解痉挛的肌肉，再采用不定点旋转法治疗，最后予以劈法、散法、拿法、归合法等善后手法捋顺颈部肌肉组织。

复诊：三日后复诊，患者恶心呕吐症状减轻，继续手法治疗巩固疗效，手法每 3～4 日 1 次。四诊后患者临床症状明显好转。嘱其继续坚持功能锻炼，注意休息及保暖。随访 1 年无复发。

**5. 脊髓型颈椎病**

脊髓型颈椎病主要是由于颈椎退行性变，椎节失稳松动，使颈椎间盘失去了弹性而突出并压迫脊髓；椎体后缘形成骨赘，后纵韧带、黄韧带肥厚，均可引起椎管狭窄压迫脊髓或影响其血运；也可由于外伤导致颈椎间盘纤维环破裂，髓核突出，挤压脊髓；或局部血肿压迫脊髓，外伤后局部形成的纤维结缔组织粘连也可对脊髓起束缚和压迫作用；同时，在颈椎活动时，脊髓在椎管的凸起部位来回摩擦受到损伤，以及椎体滑移或颈椎不稳等原因使脊髓受到慢性刺激或损伤所引起；或者由于交感神经的刺激，导致脊髓血管痉挛，造成脊髓的某一节段缺血变性以致局灶性的坏死，都是引起脊髓型颈椎病的原因。临床检查时必须做 Hofiman 征检查，以判断脊髓是否受损。

脊髓型颈椎病绝大多数都需要采取手术治疗。笔者认为，脊髓型颈椎病中医辨证有痹证痿证之别。由于风寒湿侵袭、气滞血瘀或者体虚感邪所致者，虽有病理反射阳性等一系列体征，但临床表现以

"疼、麻、凉"为其特点者，属于痹证。针对痹证患者，运用手法配合中药治疗，临床疗效良好。由于脊髓型颈椎病病位深，深层组织筋肉痉挛僵硬较甚，故触及颈项部压痛点及痛性筋结后，手法应柔和沉稳、有力。而如果出现肌肉萎缩，肢体麻木，感觉不正常者属于痿证范畴，则一般手法等保守治疗，效果较差。

[ 医案 ]

冉某，男，48 岁。2003 年 7 月 2 日就诊。

主诉：颈部疼痛伴下肢麻木无力半年。

初诊：患者半年前出现颈部疼痛症状，逐渐出现步态笨拙有"踏棉感"，束带感不明显，下肢麻木无力。经多家医院检查，确诊为脊髓型颈椎病，并排除其他系统疾病。为求专科治疗，于 2003 年 7 月 2 日来诊。症见颈部僵直疼痛，左肩及左上肢麻木疼痛，下肢麻木无力，四肢发凉，舌黯淡，苔薄白，脉弦涩。查体 C3 ~ 6 棘突旁压痛，颈后伸、侧弯受限，膝腱反射亢进，Hofman 征（＋）、Babinski 征（－）。X 线片示颈椎曲度变直，C4 ~ 6 椎间隙狭窄，椎体后缘骨质增生、钩椎关节增生，椎管狭窄。MRI 检查可在 T2 加权见到 C3 ~ 5 椎间盘低信号，突向椎管，压迫硬膜囊和脊髓。诊断为脊髓型颈椎病（气滞血瘀型痹证）。予以手法治疗。

手法操作：先予以揉捻法、滚法等预备手法松解痉挛的肌肉，再采用不定点旋转扳法治疗。患者取正坐位，术者立于患者身后，稍微侧身。右手置于患者颔下，左手托住枕部，轻提并且做颈部旋转运动 2 ~ 3 次。令患者放松，然后上提、牵引颈部，并使其保持中立位，同时令患者的头颈右旋至有固定感时，右手在保持牵引力下快速发力旋转颈部，此时即可听到弹响声，一般响声清脆者疗效为佳。之后以同样手法向左侧旋复一次。最后予以劈法、散法、拿法、归合法等善后手法捋顺颈部肌肉组织。手法完毕。

复诊：三日后复诊，经手法治疗后，颈肩痛症状好转，"踏棉感"减轻，颈部活动度自觉减轻。继续手法治疗，手法每 3 ~ 4 日 1 次。再次复诊，临床症状明显好转，Hoffman 征（＋），"踏棉感消失"，走路较轻松，嘱其注意休息及适当做颈部练功，如以头书凤、回头望月等。

（三）腰椎病的诊疗

1. 急性腰部伤筋

腰部是人体躯干运动幅度较大的部位，人的日常活动和劳动都离不开腰部的运动。同时腰部在运动时承担的负荷大，其深、浅组织所承受的张力较大，因此，腰部损伤在临床多见。急性腰损伤往往由于突然扭转或负重而引起腰背筋膜、骶棘肌、韧带和关节囊等软组织扭伤、牵拉或部分撕裂伤，可伤及单侧或双侧。损伤后伤处疼痛、僵硬发板，并且可在髂后上棘、骶骨背侧面及腰椎横突处出现压痛，腰部活动受限。慢性腰部损伤则由于急性期未能及时治疗或治疗不当，而使撕裂出血之组织不能很快恢复，血肿机化，引起组织间粘连而残留慢性腰痛。

诊治急性腰部伤筋时，除遵循"辨证论治"的原则外，强调要与"辨位、辨因施治"相结合。所谓"辨位"，就是认清损伤的具体部位。急、慢性伤筋及伤筋兼痹等症，包括的范围较广，就部位而言包括腰背、腰部、下腰部及腰骶部；就组织而言包括了韧带、小关节、肌肉筋膜、椎间盘等。触诊时应重点检查棘突、棘突间第 3 腰椎横突处、腰低关节及两侧骶髂关节有无压痛、肿胀。

骨伤科疾病往往有明显的损伤，所谓"辨因"就是要明确疾病受伤时体位和损伤力的作用方向，这对急性腰扭伤的诊断有重要意义。如在弯腰劳动扛抬重物或体育运动时，突然地扭转或变换体位，肌肉群骤然不协调地收缩，常可引起某些韧带的部分纤维断裂或牵拉伤；或在暴力下使关节囊、滑膜与关节周围韧带扭伤、撕裂或嵌顿，这种情况常见于骶髂关节、腰骶关节和椎间关节。腰部伤筋病位病因相对复杂，但又有相对的规律性，如直腰搬持重物时常可损伤腰骶关节，多表现为前屈功能受限；斜身搬持重物常损伤骶髂关节，多表现为体位变换时产生疼痛；当类似下台阶动作时用力不当，突然踏空多导致骨盆的歪斜，表现为患侧下肢行走时感觉不适，有酸胀感。

"辨位辨因施治"是根据人体损伤部位、损伤机制的不同，采取相应的治疗手法及药物，使瘀血消散，机体功能得以恢复。因此它是伤科外治法特有的精华所在，它与辨证施治及辨病施治相辅相成，相得益彰。在治疗腰部筋伤时，先施以捻散法、双手按压法、点压法等放松手法，以达到舒筋活络、解除肌肉痉挛，改善关节与周围组织平衡关系的作用。然后根据不同损伤机制和部位施以不同治疗手法。侧身搬持重物同时腰部旋转，此状态最易损伤骶髂关节，伤后立即感一侧腰部和腰骶三角区剧痛，翻身转侧不利，坐起变换体位时，活动困难。检查可见患者腰部僵硬，可有腰肌和臀肌痉挛及脊柱侧弯，患侧骶髂关节局部压痛明显。坐位伸屈腰椎时疼痛不明显，站立位做腰椎屈伸动作时患处疼痛剧烈。骨盆挤压、分离试验均为阳性。X线检查无特异表现，仅在骶髂关节半脱位时，正位片可见左右两侧骶髂关节不对称，患侧关节间隙增宽或髂骨上移。治疗手法可采用摇晃屈戳法。

腰骶关节损伤多因腰骶部负重受伤而致，尤以直腰搬持重物时最常损伤腰骶关节。本症多表现为前屈功能受限，伤后腰骶部剧痛，活动受限，多以一手或双手叉腰，或一手支撑膝部，以减少腰部活动和疼痛，患者步行迟缓，表情痛苦，咳嗽与喷嚏时腰痛加重。检查患者腰部平直僵硬，腰部前倾可向一侧偏斜，腰肌紧张痉挛，腰骶活动受限。L5 ~ S1，棘突间有明显压痛和叩击痛。骨盆旋转试验和腰骶部被动过伸过屈试验呈阳性。X线检查无特殊表现，但可除外其他骨折和骨关节病。手法可采用扳提戳按法（扳肩、扳腿法）、推扳法（扳腰法）。如有前屈受限症状可用弯腰挺立法、推拍弯腰法治疗。

骨盆歪斜多有扭伤史，本症为髋关节受到外展牵拉时，股骨头自髋臼内拉出一部分，由于关节腔内负压的作用，将松弛的关节囊吸入关节间隙，股骨头恢复原来的位置时，部分关节囊嵌顿于关节腔内。另外，关节囊内脂肪也可随关节腔内的压力增、减而被挤出或吸入。患者行走时感患肢酸软乏力，自觉疼痛、发胀、步履艰难，伤足擦地，重者横行。查体可见患侧腹股沟有肿胀和压痛，两足跟不齐，伤腿显长。治疗手法采用"髋里缝伤筋手法"。最后采用仰卧屈膝屈髋晃腰法、伸膝蹬空法、抖腰法等善后手法结束整个治疗。对于腰部急性伤筋，手法使用得当，大多1 ~ 2次即可治愈，同时配合功能锻炼，以增强腰背肌肌力。

[医案]

满某，男，37岁。2007年6月7日就诊。

主诉：腰部疼痛活动受限2天。

初诊患者2天前直弯腰搬花盆时不慎扭伤腰部，出现腰部疼痛，弯腰受限。症见腰部疼痛，无放射痛，腿不麻。查体腰肌痉挛，L4 ~ 5间隙及腰骶关节处压痛，直腿抬高试验（—）。X线检查未见明显骨异常。诊断为腰部伤筋（腰骶关节损伤）。治宜采用活血通络、祛瘀止痛手法治疗。

手法操作：先以捻散法、双手按压法、点压法等放松手法松解紧张的腰部肌肉，再以摇腿戳按法治疗腰骶关节部扭挫伤。患者俯卧位，医者站在床边，一手按在腰骶关节部，一手置于腿前方。一手扳起大腿并摇晃下肢数次。将下肢向斜上方板，同时一手戳按腰骶关节患处。配合三扳法调整紊乱的小关节：患者俯卧位，自然放松，医者站在患者健侧。扳肩推腰：左手扳起患者肩部，右手在腰部患处推按；扳腿推腰：右手扳起患者大腿，左手在腰部患处推按；扳肩推臀：患者侧卧，上部腿屈膝屈髋，下部腿伸直。医者一手扳肩向后，另一手推臀向前，使腰部旋扭。推扳数次后，令患者放松，医者再逐渐用力，待有固定感时，突然用力推之，此时腰部常可发出响声。对侧同法再做一次。手法完毕。患者手法后立感腰部轻松，活动度加大，疼痛明显缓解。3 天后复诊，患者腰部疼痛症状明显好转。继续手法治疗 1 次，再次复诊时临床症状消失。嘱其平日可做"鲤鱼打挺"等腰部功能锻炼以加强腰背肌力量。

[医案]

石某，女性，23 岁。2006 年 11 月 3 日就诊

主诉：腰部右膝部疼痛活动不适 1 个月

初诊：患者 1 个月前下台阶时不慎扭伤，当时感觉腰骶部疼痛，活动受限，回家后休息症状缓解不明显，行走有不适感。查体膝部未发现肿胀、压痛、活动受限，但腰部平直，骶髂关节部压痛，直腿抬高试验（－），比较双下肢发现右腿长 1cm（但髂前上棘至内踝绝对长度相等），X 线片示腰骶、骶髂关节正常，骨盆稍向右侧倾斜。曾于外院做腰部 CT 及 MRI 显示均正常，并接受多种治疗方法效果不明显。诊断为腰部伤筋（骨盆歪斜）。宜采用活血通络、祛瘀止痛的手法治疗。

手法操作：先以捻散法、双手按压法、点压法等松解手法松解紧张的腰部肌肉，再应用理缝伤筋手法调整骨盆歪斜。患者仰卧，医者站在伤侧，一手握住小腿下端，将伤肢拔直，环转摇晃伤肢 6～7 次。将伤侧小腿夹在腋下，拔伸牵引。将伤肢髋、膝关节尽量屈曲，使膝靠近胸部，足跟接近臀部。按膝部之手改按臀部，以拇指顶住里缝（坐骨结节前下方）用力戳按，同时握住小腿下端之手将伤肢拔直。手法完毕，患者立刻腰骶部不适症状消失，测量两腿已等长。嘱其进行腰背肌功能锻炼，2 周内避免右下肢外展外旋动作。

[医案]

刘某，男性，40 岁，2007 年 7 月 2 日就诊。

主诉：腰部疼痛活动受限 3 天。

初诊：患者 3 日前斜身弯腰拾重物时不慎扭伤腰部，当即出现右侧腰骶部疼痛，疼痛剧烈，站起和翻身活动时均受限，无明显下肢反射痛。查体右侧腰部肌肉痉挛，右骶髂关节略肿胀，局部有压痛。骨盆挤压分离试验（＋），X 线片示腰部及骶髂关节无明显异常。诊断为腰部伤筋（骶髂关节损伤）。治宜采用活血通络、祛瘀止痛手法。

手法操作：先以捻散法、双手按压法、点压法等松解手法松解紧张的腰部肌肉，然后应用摇晃屈戳法治疗骶髂关节损伤。患者侧卧床边，伤侧在上。一助手蹲在患者背后，一手扶在腋下，另手掌按在伤处。医者一手掌拿住伤侧踝部，将伤肢拔直，另一手掌扶在髋部。拿踝部之手由外向里环转摇晃伤肢 6～7 次。医者将伤侧下肢小腿夹在腋下进行拔伸，然后将伤肢快速屈曲，使膝关节靠近胸部，足跟接近臀部，同时扶髋部之手改按伤处进行戳按，最后将伤肢伸直。手法结束后，腰部疼痛感明显缓解，变换体位时疼痛消失，活动度加大。3 日后复诊，患者腰部疼痛症状明显好转，继续手法 1 次，3 日后再次复诊，症状消失。嘱其进行腰背肌功能练习。

腰部伤筋是临床常见疾病，症状多较急较重，严重影响患者的工作和学习。将辨位和辨因相结合，运用手法治疗腰部急性伤筋，操作简单，临床疗效显著，值得推广。

2. 腰椎间盘突出症

腰椎间盘突出症，全称腰椎间盘纤维环破裂髓核突出症。它是在椎间盘发生退行性变之后，在外力的作用下，纤维环破裂髓核突出。突出的髓核吸收周围组织水分而膨胀，刺激或压迫了邻近的神经根而出现一系列腰痛并伴坐骨神经痛的一种病变。腰椎间盘突出症，是骨科的常见病、多发病，是腰腿疼最常见的原因。其主要临床表现为腰痛和沿坐骨神经放射痛。腰腿疼痛可在咳嗽、打喷嚏、用力排便等腹内压升高时加剧，步行、弯腰、伸膝起坐等牵拉神经根的动作也使疼痛加剧。病程较长者，下肢放射痛部位感觉麻木、冷感无力。突出造成马尾神经压迫症状为会鞍部麻痹，二便功能障碍。一些病例的起始症状是腿痛，而腰痛不明显。主要体征有腰部畸形，椎间隙棘突旁有压痛和叩击痛，腰部活动受限，受累神经根所支配区域的皮肤感觉异常，受压神经根所支配的肌肉可出现肌力减退、肌萎缩。腱反射减弱或消失，直腿抬高试验阳性，加强试验阳性。影像学检查 X 线片正位片可见腰椎侧凸，椎间隙变窄或左右不等，患侧间隙较宽；侧位片可见腰椎前凸变小消失，甚至反张后凸，椎间隙前后等宽或前窄后宽，或有椎体缘唇样增生等退行性改变。CT、MRI 检查可清晰显示出椎管形态髓核突出的解剖位置和硬膜囊神经根受压的情况。

本病是临床常见病，患者数众多，以前认为只要有腰椎间盘突出就需手术治疗。然而临床上有些患者腰椎间盘突出的程度很轻，范围很小，可是表现出来的症状和体征却很严重；而另一些患者腰椎间盘突出很严重，但表现出来的症状却很轻。这无法用影像学检查结果来解释。经过长期临床观察、总结，笔者认为椎间盘退变（髓核水分减少和纤维环的变性）而引起的腰椎间盘膨出或突出是一种正常的生理过程。椎间盘是人体最易发生退变的组织之一，大约从 20 岁后就已经开始退变。也有部分人群虽然影像学检查可见椎间盘突出，但并无临床症状，这不能诊断为腰椎间盘突出症。只有当突出压迫了神经根引起相应的症状与体征时，才可称为腰椎间盘突出症。它的诊断主要是依靠临床表现。

对腰椎间盘突出症的治疗，首先应严格明确手术指征，只有中央型或巨大的突出，才应采用手术治疗，如出现马尾神经损伤、出现马鞍区的症状与体征应予以急诊手术治疗。其余的腰椎间盘突出症均可采用保守治疗，特别是中医手法治疗。腰椎间盘突出症的治疗目的是促进局部血运、消除局部炎症松解压迫和粘连，改变突出物对神经根的压迫。炎症和粘连解除后，虽然髓核还处于突出状态，但症状可以完全解除，因此腰椎间盘突出不等于腰椎间盘突出症。

对于腰椎间盘突出症，笔者主要采用手法治疗。其中非常重要的是找到准确的压痛点，过去认为压痛点在骶棘肌，但笔者在长期临床实践中发现，真正压痛点在髓核突出椎间的棘突旁。首先予以滚法、摩法、指揉法、掌揉法、散法、按压法等松解手法放松痉挛的腰背部肌肉，然后在压痛明显的局部进行揉按，再次以三扳法治疗，最后予以仰卧晃腰法收尾。手法操作应轻、巧、柔、和，禁止粗暴。常同时配合药物治疗，腰椎间盘突出症属中医学"腰痛"范畴。该病多由血瘀气滞、脉络闭阻等引起，治宜活血化瘀，通络止痛。笔者针对此病证研制的脊柱 II 号方已研发成"腰痹通胶囊"，并获国家生产批号。其主要成分有三七、川芎、白芍、延胡索、牛膝、狗脊、独活和酒大黄。方中三七可散瘀止血、消肿定痛，取三七的活血化瘀、通利血脉为用，以祛除在经之瘀血，取"通则不痛"之效，在本方为君药。川芎活血行气、祛风止痛；延胡索具有活血、行气、止痛之功；白芍具有养血敛阴、柔肝止痛、平抑肝阳之功；川芎、延胡索、白芍以加强君药活血化瘀、行气止痛之功效，在本方中共为臣药。狗脊具有补肝肾、除风湿、健腰脚、利关节功效；独活具有祛风、胜湿、散寒、止痛之功效；酒大黄具有破积滞、泻热毒、行瘀血的作用，合而加强本方活血化瘀、通利血脉的作用。狗脊补肝肾、强筋骨，协助君药标本兼治。狗脊、独活又可祛风湿、治寒痹，加强止痛的效果，在本方中作为佐药。牛膝善引气血下行，在本方中作为佐使之药。以上诸药共奏活血化瘀、祛风除湿、行气止痛之功，用于治疗腰椎间盘突出症（血瘀气滞、脉络闭阻证）。

另外，值得强调的是在临床上应注意将"腰椎间盘突出症"与"腰椎椎管狭窄症"相鉴别。腰椎间盘突出症临床表现见前述，是青壮年的疾病。而腰椎椎管狭窄症是由于腰椎椎管、神经根通道及椎间孔的变形或狭窄，引起马尾神经或神经根受压，并产生相应的临床症状者。本病又称腰椎椎管狭窄综合征，多见于中老年人。神经根管狭窄表现为腰骶神经根性症状，出现下肢痛或麻木症状，中央性椎管狭窄症表现为马尾神经症状，主要感觉腰骶部痛或臀部痛，下肢麻木无力区域广泛，甚至有大小便失禁或潴留。临床常易将两病混淆，但间歇性跛行是椎管狭窄症的特征性症状，而临床查体时却很少发现相应体征，主诉多体征少，是椎管狭窄症的另一特征。手法治疗腰椎椎管狭窄症并不能扩大狭窄的腰椎椎管，但通过治疗后，可缓解患处痉挛的肌肉，增加局部的血液循环，减轻肿胀炎症，从而改善患者的临床症状，达到治疗的效果。

[医案]

任某，女，56 岁。2005 年 9 月 7 日就诊。

主诉：腰部疼痛伴双下肢麻木 3 个月。

初诊：患者 3 个月前，因劳累出现腰部疼痛症状并伴有双下肢麻木，经外院诊断为"腰椎间盘突出症"，要求住院手术治疗，为求中医保守治疗，求治于我科门诊。症见腰部疼痛伴双下肢麻木，腰部活动受限，睡眠不佳，舌黯淡、脉弦湿。查体腰肌紧张、痉挛，腰部活动受限，L3 ~ S1，叩击痛 L3 ~ 4、L4 ~ 5 椎间隙旁开 1cm 处压痛明显，膝反射减弱，直腿抬高试验（＋），加强试验（＋）。X 线片示腰椎生理性曲度消失。L3 ~ 5 椎体缘骨质增生，L3 ~ 4、L4 ~ 5 椎间隙狭窄；L3 ~ 4、L4 ~ 5 椎间关节对位正常。MRI 提示腰椎生理曲度变直，L3 ~ 4、L4 ~ 5 腰椎间隙变窄；L3 ~ 4、L4 ~ 5 椎间盘纤维环突出，相应双侧椎间孔略变窄，硬膜囊略受压，椎管前后径无变窄；脊髓及马尾神经形态信号未见异常；椎旁软组织未见明显异常。诊断为 L3 ~ 4、L4 ~ 5 腰椎间盘突出症。治宜活血化瘀，祛风除湿，行气止痛。予以腰部手法及中药腰痹通胶囊治疗。每日 3 次，每次 3 粒，餐后服。

手法操作：先予以侧滚法、按摩法、指揉法、掌揉法、散法、按压法等松解手法放松痉挛的腰部肌肉，然后以三扳法治疗，最后予仰卧晃腰法。

三日后复诊：患者腰痛症状明显缓解，腰部活动自如。继续手法治疗，3 ~ 4 日 1 次。共治疗 1 个月，临床症状消失，嘱其适当做鲤鱼打挺、摇椅式等腰部练功进行腰背肌锻炼。随访 1 年无复发。

3. 第 3 腰椎横突综合征

第 3 腰椎横突综合征是以第 3 腰椎横突部明显压痛为特征的慢性腰痛。腰椎横突位于腰椎两侧，无骨性组织保护。由于第 3 腰椎居腰椎的中心，活动度大，其横突最长，上有腰大肌、腰方肌起点，并附有腹横肌、背阔肌的深部筋膜。当腰、腹部肌肉强力收缩时承受的拉应力最大，容易发生牵拉损伤，引起局部组织的肿胀、充血、渗出等病理变化。继而发生滑膜、纤维软骨等的增生，邻近腰脊神经后支的外侧支受到刺激，日久神经纤维可发生变性，引起腰骶肌痉挛，产生腰腿痛。其疼痛多为腰臀部的弥漫性疼痛，也可向大腿后侧至腘窝平面以上放散，晨起或弯腰疼痛加重，有时翻身及步行困难。检查时可在骶棘肌外缘第 3 腰椎横突尖端处有局限性压痛，常可触及大小不一的块状软组织硬结，常可引起同侧下肢反射痛，直腿抬高试验可为阳性，但加强试验为阴性。这一点要注意和腰椎间突出症相鉴别。该病多见于体力劳动的青壮年。腰部劳损也多为气滞血瘀所致，在治疗上除应用腰部筋伤手法外，配合使用中药方剂以活血化瘀、行气止痛，能有效缓解腰痛之疾。

[医案]

李某，女，42岁。2005年11月2日就诊。

主诉：腰腿痛5年。

初诊：患者5年前无明显诱因出现腰腿疼痛，弯腰时加重。5年来，疼痛症状时有发作，严重时翻身困难，休息后缓解，未做进一步检查及治疗，为求专科治疗，于2005年11月2日求治于我科门诊。症见腰部疼痛，伴臀部大腿后外侧疼痛，睡眠欠佳，舌黯淡，脉弦涩。查体腰肌紧张，骶棘肌外缘左侧L3横突尖端处压痛明显。X线片示左侧第3腰椎横突过长，腰椎骶化。患者中年女性，气血不畅，阻闭经络，气机不畅，不通则痛；疼痛剧烈故腰部活动受限，影响睡眠；舌黯淡，脉弦涩为内有瘀滞之象。诊断为L3横突综合征（气滞血瘀型腰痛）。治宜活血化瘀，通络止痛。予以手法治疗，并配合腰痹通胶囊，每日3次，每次3粒，餐后服。

手法操作：先予以侧滚法、摩法、指揉法、掌揉法、散法、按压法等松解手法放松痉挛的腰部肌肉，然后以三扳法治疗，最后予以仰卧晃腰法。

三日后复诊：患者腰痛症状明显缓解，腰部活动自如。继续手法治疗，3～4日1次。共治疗1个月，临床症状消失，嘱其适当做鲤鱼打挺、摇椅式等腰部练功进行腰背肌锻炼。随访1年无复发。

（四）其他疾病的诊治

1. 耻骨联合分离

耻骨联合分离症主要是妇女怀孕6～7个月胎儿入盆时出现，患者往往讲不清病因。或者青壮年妇女，如有跌打、压砸、碰撞，也可有此症。耻骨左、右各一块，其结合处由两块纤维软骨盘结合而成，软骨盘之间形成一联合腔。其上、下、左、右均有韧带联系在一起。正常人体两耻骨距离4～6mm。妇女妊娠时或分娩时，耻骨联合可有微小活动。如有炎症，或闭合不良，可有上、下微细错位。亦有因跌、碰、撞击等损伤而致本症者。X线片上可见联合处间隙增宽或对合不良，有炎症者耻骨联合处粗糙。遇有此症，患处及腿疼痛，行走艰难，只能斜身行走。单腿不能站立，也不能抬起，上、下台阶其痛更甚，重者需扶杖而行。检查时，令患者仰卧床榻，患者双腿不能并拢，也不能伸直。医者做骨盆分离试验，用双手按压两侧髂骨，耻骨联合疼痛，按着一侧下肢，另一侧下肢不能抬起。用手指按压耻骨中间，可有明显压痛，其缝显宽。

[医案]

王某，女，32岁。2005年11月30日就诊。

主诉：两腿疼痛行走困难月余。

初诊：患者妊娠7个月，1月前腿疼，行走不便，于2005年11月30日求治于我科门诊。症见两腿疼痛，没有查到体征，但耻骨联合疼痛，行走困难，舌黯淡，脉弦细。查体耻骨压痛（+），仰卧位双腿不能并拢。骨盆挤压分离试验（+）。诊断为耻骨联合分离症。予以手法治疗。

手法操作：患者坐在床边，上身略向后仰，第1助手在患者身后扶住其肩背部，防止过分后仰；患者右手置于耻骨联合处。第2助手在患者前方双手握住患者双踝部。术者坐在患者左侧，以右髋部顶住患者左髋部，右手托住对侧髋部，左手握住患者腕部，注意不要压患者腹部。第2助手令患者极度屈膝屈髋，并外展外旋髋关节，尽量使足跟靠近臀部。令第2助手将患者双下肢快速向下拉，使双下肢内旋伸直，同时术者右手用力拉挤骨盆，握患者左腕之手，持其拍打患者右手背。三力合一，同时进行。重复 2 ~ 3 次。手法完毕。患者腿疼立即减轻。但需注意的是，患者托扶髋部之手臂切勿挤压患者腹部，以免挤压胎儿。

三日后复诊：患者疼痛症状减轻。继续手法治疗。二诊后临床症状消失。

2. 梨状肌综合征

是指梨状肌与坐骨神经解剖变异或因梨状肌损伤引起痉挛、水肿、肥厚、挛缩，压迫、牵拉坐骨神经，产生相应的临床症状。属中医学"伤筋""痹证""环跳风"及"腰腿痛"范畴。梨状肌损伤在临床腰腿痛的患者中占有一定的比例，为常见的损伤之一。梨状肌起自骶骨前面，经坐骨大孔向外，止于股骨大转子内上方，是髋关节的外旋肌。正常情况下，当梨状肌收缩时，对坐骨神经无刺激。髋关节过度内外旋或外展，或肩负重物，久站、久蹲，感受风寒时可损伤梨状肌，使该肌肌膜破裂或有部分肌束断裂，梨状肌出血，炎性水肿并呈保护性痉挛状态。常可刺激压迫坐骨神经，引起臀后部及大腿后外侧疼痛麻痹。由于梨状肌的变性，后期常可成一硬性条状肿块，压之疼痛。有过度内外旋、外展史后而出现疼痛及俯卧位可在臀中部触到横条较硬或隆起的梨状肌为该病的诊断要点。手法治疗时以揉捻和牵拉为主，可松解肌肉，解除痉挛，缓解疼痛。用之得当，常可收到显著疗效。动作要求用力柔和，部位准确，有条索状痉挛组织的部位是治疗重点。并辅助患者学习梨状肌自我按摩方法，以缓解梨状肌的痉挛。

[医案]

陈某，女，45 岁。2005 年 11 月 9 日就诊。

主诉：腰腿痛 2 个月。

初诊：患者半年前曾有腰部扭伤史，未予重视。2 个月前，因不慎受凉出现腰腿痛、臀部疼痛，放射到小腿外侧，为求专科治疗，于 2005 年 11 月 9 日求治于我科门诊。症见腰腿疼痛，臀部疼痛，放射到小腿外侧，睡眠欠佳，二便正常。舌黯淡，脉弦涩。查体左腰大肌压痛、左臀部梨状肌压痛（＋），直腿抬高试验、梨状肌紧张试验（＋）。诊断为梨状肌综合征（气血瘀滞型腰腿痛）。治宜活血化瘀、通络止痛。予以服腰痹通胶囊及手法治疗。腰痹通胶囊每日 3 次，每次 3 粒，餐后服。

手法操作：患者俯卧位，术者站在床边。先施用𢮂法以放松肌肉组织。用双手拇指按揉伤处。对臀部组织丰满者也可用肘尖部按揉伤处，并可交替使用弹拨法，力量适中。患者改仰卧位，术者手提跟，手扶膝，在屈髋屈膝内旋位按压髋关节，以牵拉梨状肌。最后以掌揉和散法放松肌肉组织。

三日复诊：患者腰腿痛症状明显减轻。继续手法治疗巩固疗效，3 ~ 4 日 1 次。四诊后患者临床症状明显好转。嘱其自做梨状肌按摩练功。随访 1 年无复发。

3. 踝足部损伤

临床上踝足部损伤发病率很高，占全身关节损伤的 80% 以上。可伤及韧带肌腱筋膜，也可出现某一个关节面的微细错动、对合不良以及足弓结构的破坏。治疗踝足部损伤时，必须先辨明损伤部位，特别要认清是骨折还是筋伤。就骨折而言，踝足部最常见的骨折是内翻暴力导致的外踝骨折，表现为外踝部较大血肿，呈圆形高起并伴有明显压痛；其次是第五跖骨基底部的撕脱骨折，是由于踝关节过度内翻，腓骨短肌强力牵拉而引起，按压患处可有明显压痛；另外如损伤后足舟骨处压痛、功能障碍明显，则骨折可能性大，如处理失当，可致足弓下垂，影响患者的负重及行走、运动功能。

就筋伤而言，腓距前韧带是最易发生损伤的部位，常见的为跖屈内翻暴力所致，可形成局部血肿。

西医认为如果出现血肿，不能运用手法按摩，而孙老恰恰认为通过手法可以正骨顺筋、舒筋活络，促进瘀血消散。但是要求手法一定要轻巧柔和，不可粗暴用力。其次易损伤部位是腓距韧带，多因单纯内翻损伤而致。足的内翻位损伤也可伤及跟骰关节，在体表形成血肿，一般呈圆形、范围局限、边界清楚，同样可以采用手法治疗。内侧三角韧带比较坚强，且外踝位置比内踝低，较少发生损伤。临床上要注意区分骨折和筋伤，X线片无骨折表现，方可做出筋伤的诊断。

踝足部手法的应用一定要轻巧柔和，以消肿止痛，这样不但可以减轻瘀肿，还可缩短疗程，减少后遗症状的发生。根据损伤部位的不同，孙老所采用的手法也不同，主要分为踝部和足部两大部分。踝部手法分为踝前侧手法、踝内侧手法及踝外侧手法。踝前侧手法主要用于治疗距骨与邻近跗骨的微细错位、距骨周围软组织的损伤等。踝内侧手法用于治疗踝内侧副韧带损伤以及踝内侧关节面的微细错位。踝外侧手法用于治疗踝外侧副韧带损伤、踝外侧关节面的微细错位等。

足部手法分为足内侧手法足外侧手法、足后侧手法、跗跖关节手法、足趾部手法以及足跟部手法。足内侧手法用于治疗胫舟韧带、距舟背侧韧带、舟楔关节周围软组织损伤及舟骨半脱位等。足外侧手法用于治疗跗跖部外侧韧带的损伤以及第4、5趾骨基底部周围软组织损伤等。跗跖关节手法主要用于治疗跗跖关节损伤，包括跗跖部外侧和跖间软组织损伤。依动作方式分为拔戳法、挤按法、踩法。足趾部手法主要治疗跖趾、趾间关节的扭挫伤等。足跟部手法包括滑顶推捋、叩击等，主要用于治疗跟骨骨刺、跟骨滑囊炎、跖筋膜炎、足跟脂肪垫肥厚等跟痛症。

另外，对于胫骨远端波及关节面的粉碎性骨折，为避免日后发生创伤性关节炎，可早期应用手法治疗。具体操作：患者坐位，术者与患者相对而坐，将患足放于术者膝上。术者一手握住足跟部，另一手握住足背，将患足固定在术者膝上。然后由术者膝部的屈伸环转，带动患肢做被动运动，达到改善踝关节的关节活动度恢复运动功能的目的。损伤关节面的玻璃软骨虽无法修复，但可通过手法促进纤维软骨增生，模造关节面，达到避免创伤性关节炎的作用。

[医案]

肖某，女，41岁。2006年5月31日就诊。

主诉：右足踝部疼痛1月。

初诊：患者1月前不慎扭伤足部，经对症处理后肿胀已消，但是仍有疼痛，为求专科治疗，于2006年5月31日求治于门诊。症见患者右足踝部疼痛，肿胀不明显，舌黯淡，脉弦。查体右足内踝压痛（＋）。X线片未见骨质异常。诊断为右足踝部扭伤。予以手法治疗。

手法操作：患者侧卧位，伤肢在下。助手握住右小腿下端，术者右手握住足跟，左手握住足掌，右手拇指按在伤处。术者与助手在相对拔伸下摇晃踝部数次，同时拇指在伤处揉捻。在拔伸下外翻踝部。接上动作再内翻踝部，同时拇指在伤处戳按。

三日复诊：患者踝足部疼痛减轻，继续手法治疗，嘱其适当休息，做局部热敷。二诊后症状消失。

手法治疗筋伤疾病有着其他疗法所不能比拟的效果，但也不应将手法治疗与手术治疗对立起来。相反，它们是相辅相成的。应在强调中西医互补的同时，注意突出中医特色，继承而不泥古。

1."法之所施，使患者不知其苦，方称为手法也" 在手法运用中强调因势利导，轻重结合，要很好地做到柔和均匀、持久、有力。但在临床中如何才能做到使患者不知其苦而病变消失呢？那就是要很好地做到用力缓稳柔和，先轻后重，逐渐增加力度，刚柔相济，以调节机体的生理病理状态，从而达到治疗和缓解病痛的目的。正如《医宗金鉴·正骨心法要旨》所说："法之所施，使患者不知其苦，方称为手法也。"

2. "手随心转，法从手出" 在伤病的诊疗过程中，寻找特定的病变部位是保证手法疗效的关键。所以，平时加强手法基本功的训练，是避免发生"心中了了、指下难明"的关键。同时，手法要经过长期的磨炼才会具有一定的"功力"，达到"渗透"的效果。除了日常的苦练外，还应仔细揣摩手法的技巧，这些皆非一时一日之功，需要长久的钻研才可能达到"入其法而又出其法"的境界。

3. "气血不和，百病乃变化而生" 中医治疗筋伤十分强调气血的关系，指出气有所病必及于血，血有所凝必影响气。气血相辅相成，互相依附，循行全身，周流不息，是人体生命活动的物质基础。若平衡失调，血瘀于脉络，则成"离经之血"和"淤滞之血"，导致"不通则痛"。因为瘀积不散，为肿为痛，血不活者瘀不去，瘀不去则痛不除。中医手法通过逐瘀血，通经络，达到和血止痛之效，符合中医学的"经络、气血不通则痛"，"治痛必治瘀"的理论。

4. 手法的注意事项及禁忌 在临床诊断治疗时应注意：由于患者个体的生长发育、生活环境和病理生理条件的不同，对手法的反应不完全相同。因此手法的力度、时间长短等，都要因人、因病因部位的不同而灵活运用。其次"手摸心会"还应与影像学检查相结合。如肿瘤骨折和骨结核等患者禁用手法；老年性骨质疏松、椎体退变骨桥形成或椎间孔狭窄明显，严重的脊髓型颈椎病或伴有严重的冠心病者，手法操作宜轻柔，不宜过重。

## 三、传承及创新

中国中医科学院首席研究员孙树椿的孙氏手法可谓知者甚众。当人们出现手麻无力、路演疼等神经根型颈椎病的典型症状时，中医骨伤科医生运用孙氏手法中的"扳脖子"方法，不仅可以在短期内缓解患者疼痛，还能减少疾病的发作次数。

但由于操作技巧性较强，中医手法往往只被少数专业人员使用。在 2009 年度的国家科技进步奖中，中国中医科学院首席研究员、中国中医科学院望京医院副院长朱立国，在孙氏旋转手法的基础上：改良创造的旋提手法治疗神经根型颈椎病的研究，获得了二等奖。他的这项研究首次评价了旋提手法治疗神经根型颈椎病的有效性和安全性，并增加了应用的可重复性。目前，该方法正在 50 多家医疗机构推广。

按循证医学方法验证中医手法

在世界卫生组织公布的全球十大顽症中，颈椎病被列为第一大顽症。有调查报告称，我国颈椎病的发病率已达到 17.3%，其中约 60% 属于神经根型颈椎病。而中医手法因方便易行、费用低廉、易被患者接受等优点，成为该病临床治疗主要方法之一。据悉，目前临床上 94% 以上的神经根型颈椎病可经非手术疗法缓解症状。

"与针灸、中药治疗相比，中医骨伤治疗虽然从诊断到病名都与现代医学联系相对紧密，但传统旋转手法操作是由医生凭经验独立完成，其旋转角度及发力时间和力度难以控制与规范。初学者稍微掌握不到位，就容易影响治疗效果。甚至对颈椎造成损伤。"朱立国认为目前对中医手法疗效和安全性评价多局限于一般经验总结，缺乏多中心随机对照的临床研究。

为此，在 2000 年，朱立国开始着手研究制定中医手法治疗的规范。"有了规范，才能按照循证医学的方法验证中医手法治疗疾病的效果。"朱立国说：以前西医专家对中医手法不接受的主要原因，就是他们觉得中医手法容易造成人体的损伤。实际上，只要将中医手法规范在人体正常生理范围内，在达到治疗目的的同时，其造成损伤的概率极低。

判定疗效不靠感觉靠仪器

起初，朱立国希望直接从有明确疗效的传统手法着手研究。但后来他发现由于运用中医手法的医生存在个体差异，直接导致其治疗效果不一。于是他决定改变思路，看能否对传统中医手法进行创新。

"通过临床试验我们在中医旋转手法治疗神经根型颈椎病的基础上，慢慢归纳出了旋提手法。"朱立国说旋转手法中最可能出现问题的关键步骤是"旋"和"提"，原先都是由医生瞬间完成。经过改良，他根据旋转手法放松局部肌肉和调整微细结构的作用机理，制定了新的旋提手法操作步骤，将"旋"行"提"两步分、贵"旋"由患者完成，当患者的关节旋到交索处于紧张状态时，医生只要轻轻一提控，就能取得很好的疗效。"'旋'和'提'的分离也是这项研究的主要亮点。"朱立国说。

规范了操作步骤后，朱立国带领的课题组开始收集有效数据。通过研究，他们找到了颈椎旋提手法平均预加载力、最大作用力、扳动力、扳动时间最大加速度、扳动位移及扳动中量等一系列力学参数。随后，朱立国将临床力学参数用于模拟旋提手法的程序，建立了旋提手法动态力学模型，形成一套新的中医手法考核办法。朱立国说，这种考核办法使对中医手法疗效评价的基础研究不再单纯依靠病人疼与不疼的主观感觉，而是通过仪器收集的发力时间、最大作用力等相关数据，检测初学者手法操作的力学要素是否达到要求。就像心脏按压谐练样，按压的力度准确、频率得当，仪器会显示绿灯，合格；如果操作不当，仪器则显示红灯，不合格。

旋提手法在国内外推广

朱立国认为临床研究与机理研究点为因果，临床上规范了才能进行机理研究，机理研究明确了，可以进一步促进临床发展。以此为切入点才能促进中医骨伤向更好的方向发展。

为此，朱立国率领课题组首先采用多中心随机对照、量化主要效应指标的研究方法，评价了旋提手法治疗神经根型颈椎病的有效性和安全性。研究用自主研发的人体压痛力学定量测式仪等仪器，对不能量化的主要效应指标（颈部压痛、颈椎活动度）进行量化研究。经第三方南京中医药大学进行数据管理和统计处理后证实，旋提手法治疗神经根型颈椎病的有效率为91.51%愈显率为56.44%，无不良事件发生，明显高于对照组牵引治疗64.42%的有效率和6.73%的愈显率。

朱立国等人的这项研究正作为世界卫生组织西太区传统医学临床实践指南推荐方法和全国骨伤科行业标准推荐方法在国内外推广，一份最新统计表明，在全国各医院用旋提手法治疗神经根型颈椎病的6万多个病例中，有效率均超过90%且无不良反应发生。（该项研究曾获2009年度国家科技进步奖）

# 中西医结合学家陈可冀院士

## 一、陈可冀简介

陈可冀，男，汉族，1930年10月出生于福建。主任医师、教授、博士研究生导师，中国科学院院士。我国著名中西医结合内科、心脑血管科专家，享受国务院政府特殊津贴。1954年7月毕业于福建医学院，现任中国中医科学院首席研究员、西苑医院心血管病中心主任。

陈可冀院士长期从事内科临床医学研究工作，擅长心血管及老年病专业，1955年至1964年先后两次在中国医学科学院心血管疾病研究所进修心脏内科专业，现任中国中医研究院西苑医院及老年医学研究所内科教授、博士生导师，院学位、专家委员会委员；1991年当选为中国科学院院士（学部委员）及生物学部常委；兼任世界卫生组织传统医学顾问、中国科协常委、国务院学位委员会医学评议组成员、中国中西医结合学会会长；为第七、八、九届全国政协委员。

陈可冀，中国科学院院士。1954年毕业于福建医学院，中国中医研究院建院初期奉调来京；曾随名医冉雪峰、岳美中、赵锡武系统学习中医和临证多年，学而有成，融为一体；曾获北京市在职西医学习中医一等奖，为我国第一代中西医结合专家。

陈可冀院士，我国第一代中西医结合学家，1930年10月20日出生于福建省福州市。1954年7月毕业于福建医学院（现福建医科大学）医疗系，同年9月留校任内科助教及附属医院内科住院医师。1956年4月响应国家"西医学习中医"的号召奉调到中国中医研究院（现中国中医科学院），师从素有"南冉北张（张锡纯）"之称的名老中医冉雪峰，以及著名经方派大师岳美中教授，系统学习中医和临证多年；同时参加北京市在职西医学习中医班，成绩优秀获一等奖。1978年与赵锡武、郭士魁同时被任命为西苑医院心血管病研究室主任；并被选任为中华心血管病学会常委，并任《中华心血管病杂志》第1~4届副总编辑。1979年起担任世界卫生组织传统医学专家咨询团顾问。1991年11月当选为中国科学院学部委员（院士）。1992—2003年任第七、八、九届全国政协委员。1996年任中国中西医结合学会会长。1998—2004年任中国科学院生物学部副主任；2004年起任中国科学院学部主席团成员。2004年被授予香港浸会大学荣誉博士学位。2005年担任世界中医药学会联合会心血管病分会主席。2000年迄今任中华医学会常务理事及老年医学学会主任委员；中国老年学学会名誉会长，《中国老年学杂志》主编，《中华老年医学杂志》顾问。

曾任中国中医科学院西苑医院国家中医药管理局中医心血管病重点研究室主任，中国中医科学院首席研究员，卫生部中日友好医院全国中西医结合心血管病中心主任，受聘任福建中西医结合研究院院长，广东省中医院首席科学家，中央保健委员会专家组副组长，北京大学医学部兼职教授，北京大学中医药现代研究中心及北京大学衰老研究中心学术委员会主任，人事部博士后管委会专家组成员，世界中医药联合会高级专家顾问委员会副主席，国家中医药管理局专家咨询委员会委员，北京市人民政府医药专业顾问，中国药典委员会委员，香港大学、香港中文大学及香港浸会大学名誉教授，美国加州大学洛杉矶分校（UCLA）客座教授。

陈可冀院士从事中西医结合内科特别是心脑血管病临床及研究50余年。与已故郭士魁等名老中医一起，首先倡导活血化瘀为主治疗冠心病，并进行冠心Ⅱ号等复方系统临床和基础研究，得到国内外认同和推广应用；其中于1981年在《中华心血管病杂志》发表的《精制冠心片治疗心绞痛临床观察》为我国中医药领域的第一篇RCT多中心临床试验报告。首先用活血中药川芎有效成分川芎嗪治疗缺血性脑血管病，获得显效，现为城乡常用药物之一。科学阐释了活血化瘀治疗冠心病的分子机理及血瘀证实质。针对冠心病介入治疗（PCI）后再狭窄这一冠心病防治领域的国际难点，首先运用活血化瘀有效古方血府逐瘀汤进行深入研究，进而简化方剂制成芎芍胶囊，进行随机、双盲、多中心干预研究，为再狭窄药物预防提供了新的有效途径，获得2005年中国中西医结合学会科学技术一等奖。倡议并主持整理清代宫廷原始医药档案三万余件，填补了清代宫廷中医传统临床经验继承的空白。"血瘀证与活血化瘀研究"获国家科技进步一等奖；"证效动力学研究"获国家科技进步二等奖；"清代宫廷原始医药档案研究"获古籍整理金奖；"川芎嗪（四甲基吡嗪）及去甲乌药碱的相关研究"获卫生部甲级成果奖。此外陈可冀院士还先后获爱因斯坦世界科学奖、首届立夫国际中医药学术奖、求是杰出集体奖、何梁何利科技进步奖及世界中医药联合会中医药国际贡献奖（2007）。创办《中国中西医结合杂志》（中、英文版）。作为主席，相继主持召开两届世界中西医结合大会，国际学术界反响甚好。几十年来他先后数十次应邀到国外进行学术交流，促进了国内外中西医结合学术交流和持续发展，在国际上享有盛誉。先后培养博士、博士后和学术继承人90余名。

## 二、传承及学术思想

基于陈可冀院士的学术造诣精湛，国家"十五"科技攻关计划"基于信息挖掘技术的名老中医临床诊疗经验及传承方法研究"特立分课题"陈可冀学术思想及经验传承研究"。

（一）对血瘀证的诠释

血瘀证指血行不畅或血流瘀滞的一种证候，是极具中国传统医学特色的一种综合征的诊断，涉及病种很多，具有重要的临床实践指导意义。目前国内外进行了大量的相关临床和实验研究，取得了一定的进展，美国医生所熟识的ABC药（Activating Blood Circulation Herbg），即活血化瘀药；日本医生所称之Oketsu Syndrome，即血瘀证。

1.瘀血的基本概念

"瘀"由淤来，淤有"淤泥"之意，原意是指水流为淤泥所阻。一是指水流不畅；二是指水流因"淤泥"的存在而使其成分变得污秽不洁。将此类比于人体内血液在血管内的流动，瘀血即引申为体内的血液流行不畅，血液污浊、淤积。古代对瘀血的认识，经历了从血液的停滞到血液成分改变这样一个过程，进而造成因多种病因而致的复杂性病变（如包块、肿瘤等）。

2. 瘀血的概念有广义狭义之分

狭义的概念，《说文》中的"瘀为积血"是其代表，《说文解字注》亦称是"血积于中之病也"。反映着血液运行不畅、停滞、留着、淤积于局部。

广义的瘀血概念包括：（1）离经之血不循常道而妄行脉外，如皮下瘀血、眼底出血、脑出血等；（2）血流缓慢：血流缓慢或血流阻滞、停积于脏腑经络，如下肢静脉曲张等；（3）污秽之血：指血液成分异常，如高黏血症、高脂血症，心力衰竭的肺瘀血、肝瘀血等；（4）内积之瘀血：指血管病变，血栓形成，弥漫性血管内凝血，微循环障碍等，内容涉及血管的病变以及各种病因病理产物的综合性病变。

3. 血瘀证的类型

血瘀证，也称瘀血证，一般认为血瘀是因，瘀血是果，亦可互为因果。临床上所认为的血瘀证，通常是指因气虚、气滞、寒凝、火热、血虚、外伤、出血、病后、阴虚、痰浊等原因，导致血瘀而血行不畅。陈老将血瘀证这种中国传统医学的特色证候的诊断分为：久病多瘀（慢瘀）、温热病重症必瘀（热瘀）、创伤外症多瘀（伤瘀）、急症多瘀（急瘀）、老年多瘀（老瘀）、寒凝致瘀（寒瘀）、紫舌无症状（潜瘀，前瘀）等型。由于当代宏观辨证与微观辨证结合，更了解到瘀血证的多样性，当临床症状或体征不明显而表现为高黏滞血症或高凝血功能状态时，应属前瘀血状态或潜瘀血证。

血瘀证主要以血脉瘀滞不畅为其共同的病理特点。临床表现包括唇舌爪甲紫暗或有瘀点瘀斑，痛有定处尤其表现为刺痛，或出现肿块、出血、肌肤甲错及脉涩等特征。瘀血可阻于经脉、肢体、脏腑、皮表等身体各个部位，从而临床表现也是多种多样，如胸闷心痛其瘀血在心、咯血胸痛其瘀血在肺、呕血便血其瘀血在胃、胁下病块其瘀血在肝、水肿少尿其瘀血在肾等。临床上所见到的血瘀证通常兼挟有多种症状，从而辨以气虚血瘀、气滞血瘀、痰浊血瘀、寒凝血瘀、毒热血瘀等不同证型。对于血瘀证的治疗，强调消除瘀滞，通调血行，分别采取益气活血、理气活血、化痰活血、温通活血、解毒活血等不同治法。陈老通过多年的临床研究认为至少有以下各类疾病可能与血瘀证表现相关，并根据其程度不同，可做出相应的合理治疗：

（1）心血管系统：冠心病心绞痛、急性心肌梗死、风湿性心脏病、心肌病、心肌炎、心力衰竭、心律失常、各类脉管炎等；

（2）消化系统：溃疡病、胃炎、消化道出血、慢性肝炎、肝纤维化等；

（3）呼吸系统：慢性阻塞性肺疾病、肺动脉栓塞、高原反应等；

（4）泌尿系统：急慢性肾炎、血尿等；

（5）血液系统：真性红细胞增多症、紫癜、再生障碍性贫血、弥漫性血管内凝血、高黏血症等；

（6）神经精神系统：脑中风、脑外伤、慢性头痛、震颤麻痹、周围神经疾病、精神分裂症等；

（7）免疫系统：硬皮病、红斑狼疮、类风湿性关节炎、荨麻疹、血管神经性水肿等；

（8）代谢系统：高脂血症、糖尿病神经血管并发症等；

（9）结缔组织系统：灼伤及外伤性皮肤瘢痕、角膜瘢痕等；

（10）妇产科：功能性子宫出血、痛经、子宫内膜异位症、宫外孕、盆腔炎、子宫肌瘤等；

（11）儿科：新生儿硬肿症、肝炎及紫癜等；

（12）皮肤科：红斑结节类病、色素沉着性病、酒糟鼻等；

（13）眼科：视网膜血管阻塞病、眼部免疫病及退行性病；

（14）口腔及耳鼻喉科：三叉神经痛、突发性耳聋等；

（15）骨科：骨折等；

（16）外科：部分急腹症等；

（17）肿瘤科：血管瘤、肝癌等；

（18）器官移植：排异反应等。

（二）血瘀证与活血化瘀治法源流概述

在血瘀证与活血化瘀治法的研究中，陈老极其注重从继承中寻找研究的思路和源泉，他对传统中医学血瘀证与活血化瘀治法的历史源流进行了全面系统的研究。

1. 关于血瘀证的认识和描述

陈老认为先秦时期对血瘀证就有很系统的描述，《黄帝内经》先后曾以"血脉凝泣"（《素问·至真要大论》）、"血凝泣"（《素问·调经论》及《素问·离合真邪论》）、"恶血"（《素问·五脏生成论》）及"脉不通"（《素问·举痛论》）等多种名称论述血瘀证。东汉时期张仲景在《内经》理论的基础上，立"瘀血"病名，并在《金匮要略·惊悸吐衄下血胸满瘀血病脉证治第十六》中做了专论。在《伤寒论》太阳病及阳明病篇中也较多地阐述了"蓄血证"的证治。清代温热学派在温病的察舌、验齿、辨别斑疹等方面，充实了瘀血证的诊断，如叶天士《温热论》称，"其人素有瘀伤宿血"，"其舌必紫而暗"，重者"紫而肿大"或"紫而干晦"。

2. 关于血瘀证病因病机的认识

《黄帝内经》对血瘀证病因病机即有较系统的阐述，如关于损伤瘀血（《素问·刺要痛篇》及《灵枢·邪气脏腑病形篇》）、寒凝瘀血（《素问·八正神明论》及《素问·调经论》）、大怒瘀血（《素问·生气通天论》及《素问·调经论》）、病久入深瘀血（《素问·痹论》）、瘀血五脏卒痛（《素问·痛论》）、血瘀痹证（《素问·脉要精微论》《素问·平人气象论》及《素问·痹论》）、瘀血厥证（《素问·五脏生成篇》）、瘀血成痛（《素问·生气通天论》《灵枢·痛疽篇》《素问·举痛论》《灵枢·水胀篇》）及瘀血血枯（《素问·腹中论》）等，《素问·调经论》还强调："血气不和，百病乃变化而生"，是临床实践的归纳。明代著名医家张三锡认为瘀血证多见，其《医学六要》中称："夫人饮食起居一失其宜，皆能使血瘀滞不行，故百病瘀血者多，而医书分门别类，有上气而无蓄血，故予增著之"。

陈老将古代文献对于瘀血的成因进行了系统的归纳，认为瘀血可由多种原因造成，形成血瘀后又可引发多种病变，因此又可将血瘀称之为"第二病因"。

（1）因于气者：《内经》云"气为血帅"，气行则血行。气虚及气滞，两者皆可致瘀。《素问·生气通天论》曰："大怒则形气绝，而血菀于上，使人薄厥。"气虚无力推动血液运行，也即"无力帅血"，可以产生气虚血瘀证。《内经》谓"心主血脉"，认为心气不足是导致气虚血瘀的主要病因。《医林改错》更进一步指出："元气既虚，必不能达于血管，血管无气，必停留而瘀。"唐容川在其《血证论》"阴阳水火气血论"中称："人之一身，不外阴阳，而阴阳二字，即是水火，水火二字，即是气血，气凝则血凝，气虚则血脱"。

（2）因于血者：多见血虚、出血、污秽之血等三种病因，如《素问·举痛论篇》所指"脉泣则血虚，血虚则痛"，提出血虚血瘀，而致"不通则痛"；《医林改错》中提及的"血有亏瘀"应为血虚血瘀，一旦形成血瘀又可加重血虚，所谓"瘀血不去，新血难生"；凡出血概称"离经之血"，不能及时排出体外，丧失正常血液之功能，停留体内成为病理性瘀血而成出血血瘀。《内经》曰："人有堕坠，恶血留内"，此处"恶血"即为瘀血。《血证论》又称："离经之道，与好血不相合，是谓瘀血。""此血在身，不能加于好血，而反阻新血之化机，故凡血证，总以去瘀为要。"污秽性血瘀是为《内经》中最早提及的"恶血""衃血"，《证治准绳》首倡："百病由污血者多。"结合现代研究认识，外源性"污秽之血"指由生物、理化等因素所"污染"的血液；内源性"污秽之血"指由于重要脏器衰竭引起自身代谢产物在血中的堆积。一些代谢性疾病如高脂血症、糖尿病与正常血液比较也和"污秽之血"相类似，复合性"污秽之血"系指外源性"污秽之血"和内源性"污秽之血"同时并存的情况。

（3）因于热者：热邪内蕴，煎熬血液，血脉凝结亦可成瘀。《伤寒论》中的"热在下焦""阳明蓄血"及《金匮要略》"热之为过，血为之凝滞"的记载，均说明热可致瘀。《医林改错》指出："血受热则煎熬成块。"是对外淫邪热致瘀的论述。阴虚内热、痨瘵致瘀，也不可忽视。《医学衷中参西录》指出："因痨瘵而成瘀血者……流通于周身必然迟缓，血即因之而瘀，其瘀多在经络。"故临床对致瘀之血热也应分清是外感邪热还是内生邪热。

（4）因于寒者：致瘀之寒邪既包括六淫之"外寒"，也包括阳虚之"内寒"，血"得温则行，逢寒则凝"。寒凝血脉这一认识早在《内经》中就有明确记载，《素问·八正神明论》谓："天寒日阴，则人血凝泣而卫气沉"；《素问·调经论》谓："寒独留，则血凝泣，凝则脉不通，其脉盛大以涩，故中寒"；《诸病源候论》指出："寒则血结，温则血消"。

3. 关于血瘀证治则与治法的认识

（1）血瘀证证治当明气血

陈老认为《内经》首先提出了关于治疗血瘀证的活血化瘀思想，治疗血瘀证首先是要"和血"，调节气血的运行。《素问·至真要大论》指出："疏其血气，令其调达"；其次是重视去"恶血"，即祛瘀。《素问·阴阳应象大论》指出："审其阴阳，以别柔刚，阳病治阴，阴病治阳，定其血气，各守其乡，血实宜决（破）之，气虚宜掣（导）引之。"《素问·三部九候论》："必先度其形之肥瘦，以调其气之虚实，实则泻之，虚则补之，必先去其血脉，而后调之。"《素问·离合真邪论》："此攻邪也，疾出以去盛血，而复其真气。"都强调要祛除"恶血"。类似的记载还很多，如《素问·至真要大论》指出："必伏其所主，而先其所因"，"坚者削之，客者除之……结者散之，留者攻之……"，这应包括活血祛瘀在内。《素问·调经论》："有余泻之，不足补之，何谓有余？何谓不足？"的回答之中，也列出"血有余有不足"一条。《素问·针解篇》更明确指出："菀陈则除之者，出恶血也。"都是强调血瘀证宜通的思想。明代张景岳认为有"气逆而血留"，"气虚而血滞"，"气弱而血不行"者，因"血必由气，气行则血行"，"故凡欲治血，或攻或补，皆当以调气为先"。清代王清任在理论上强调治病以气血为主，治病之要诀在于明气血，气有虚实，血有亏瘀。

（2）血瘀证治疗不宜拘泥于单纯活血化瘀治法

张仲景系统地总结了血瘀证的辨治规律，扩展了活血化瘀治疗法则的内涵，为后世派生出益气活血、温通活血、解毒活血、熄风活血、养血活血、攻逐活血等诸多活血化瘀之法奠定了理论基础。陈老认为张仲景关于血瘀证辨证论治的经验比较系统，涉及范围极广。

①在张仲景所立的十多个活血化瘀方剂中，一类是伍以温散寒邪的桂枝，治疗因寒邪客于经脉之中的血瘀证；一类是伍以苦寒和阴的硝黄，是"血实宜决之"的治法。这里实际上很明确地揭示出温寒化瘀和泻热化瘀两大治疗法则及其组方配伍。有研究归纳张仲景治疗瘀血的经验：属阳（热）者，用桃仁、丹皮、大黄；属阴（寒）者，用当归、川芎、芍药、地黄；属陈旧（宿瘀）者，用水蛭、虻虫、

蟅虫、蛴螬、干漆等动物药；属实证者，用桂枝茯苓丸、桃核承气汤、大黄牡丹皮汤、抵当汤（丸）、下瘀血汤；属虚证者，用当归芍药散、芎归胶艾汤、温经汤、大黄蟅虫丸。

②张仲景认为妇女由于生理上的原因，于经、带、胎、产时，容易表现为血瘀证，《金匮要略》对其阐述较多：如闭经一证，变证很多，但瘀血是很重要的一个方面，根据证候不同，用土瓜根散、抵当汤、矾石丸等；更年期瘀血、带下证用温经汤；妊娠瘀血用桂枝茯苓丸；产后瘀血用下瘀血汤、大承气汤等。其用大黄蟅虫丸治疗"干血痨"，为后人寓补于攻，缓中补虚，以活血化瘀法治疗慢性虚弱证提供了样例，认为"大实有羸状"者，用此法可以推陈致新。

③张仲景总结了伤寒热病可能出现"瘀血""蓄血""血结"的症候，并提出了"血热相结"证治经验，从而启发了清代医者在发展温热病学派中的"营分证"及"血分证"的理论和治疗方面的思路。

④明确的以酒行血、活血的医方记载，以张仲景著作中较多，尤其是活血化瘀的方剂不少是酒下和酒煎的。如红蓝花酒方、肾气丸、土瓜根散、白术散、当归散、当归芍药散、炙甘草汤、大黄蟅虫丸、薯蓣丸天雄散、崔氏八味丸、防己地黄汤、侯氏黑散及鳖甲煎丸等。有人统计，常用中药五百余种，酒制的有二百六十七种。酒入血，酒制增强了通经活络功用。

清代医家唐容川既重视血证，也不忽略其他，在其《血证论》"补救论"中指出："世之读朱丹溪书者，见其多用凉药，于是废黜热药，贻误不少，而丹溪不任咎也。"丹溪立论"不过救一时之偏，明一己之见，世人不善读者，得其所详，忽其所略"。体现唐氏既重视活血药物的应用，也不忽视应用其他药物的临证思想。

（3）祛瘀治法拓展了疑难病症辨治的思路

对于宿瘀者，张仲景则用水蛭、虻虫、蟅虫、蛴螬、干漆等动物药特别是选择虫类药以活血、破血、祛瘀、化症。

宋《普济方》更强调对慢性病久治不愈者应注意瘀证的存在，该书在"诸血门"中称："人之一身不离气血，凡病经多日，治疗不愈，须当为之调血。血之外证：痰呕、燥泻，昏愦迷忘，常喜得水漱口，不问男女老少，血之一字请加意焉。药用川芎、蓬术、桃仁、灵脂、生地黄、北大黄为妥，呕甚者加生姜，以此先利宿瘀。"

对需用补剂的病人，元代滑伯仁认为一般加桃仁等破血疏络药，以更好发挥药效。对"蓄血证"，初以桃仁、大黄行血破滞之剂折其锐气，然后分别治之。

《四库全书·医学类》谓："医之门户分于金元。"刘完素、张子和、李东垣、朱丹溪分别从寒凉、攻下、补土及滋阴等几个方面发展了中医学术，他们对活血化瘀方药的应用方面，也都给予了一定的重视。朱丹溪重视解郁散结，创气、血、湿、痰、食、热六郁之说，其中以气血之郁为基本。《丹溪心法·六郁五十二》中指出："气血冲和，万病不生，一有怫郁，诸病生焉。故人生诸病，多生于郁。苍术、抚芎，总解诸郁，随证加入诸药。"他们所说的"血郁"，实际是"血瘀"的早期或轻症者，所用苍术、抚芎，更是气血兼顾，是很有见地的。

叶天士进一步创通络之说，是活血化瘀治法的进一步应用，他本着《难经》初病在经是气分病，肿胀无形、久病入络是血分病，有坚积可见的论述，对于这些久病入络的瘀积重症，遵照张仲景用大黄蟅虫丸、鳖甲煎等方破瘀化症经验，用虫类药通络，认为虫类迅速飞走，升降搜剔，可使血无凝著，气可流通。

晚清对活血化瘀治法有发扬者，陈老首推王清任和唐容川。王清任指出有的医生治病，"始而滋阴，继而补阳，补之不效，则曰虚不受补"，不知"皆是瘀血之证"。

（4）出血证活血治疗以避免病情复杂化

活血是本，止血是标，大出血应以补气固脱，维持生命，不化瘀只止血将使病情复杂化，且化瘀药常具有止血作用。唐容川对活血化瘀法治疗出血证有进一步的理解，他批判对出血病证盲目畏惧祛瘀的观点，指出："读书随应，推盲目畏祛瘀。"

明代缪仲淳治吐血三法中"宜行血不宜止血"，认为"瘀血不去，新血妄生"，应当二者并重。"抑思瘀血不行，则新血断无生理……然又非去瘀是一事，生新另是一事也，盖瘀血去则新血已生，新血生而面瘀血自去，其间初无间隔"，取瘀中寓补虚之意。所以唐容川对出血提出："止血，消瘀，宁血，补血"四步骤，补血祛瘀推崇圣愈汤加桃仁、丹皮、红花、枳壳、香附、云苓、甘草，补泻兼施，瘀去正安，常用药推崇郁金、大黄、三七、桃仁、牛膝。

（5）关于活血化瘀有效方剂及药物的载述

《内经》中首列活血化瘀方剂为由茜草、乌贼骨、鲍鱼汁、雀卵组成的四乌鲗骨－藘茹丸，《素问·腹中论》记载用其治疗血枯经闭，可以温经补肾，活血散瘀。张锡纯《医学衷中参西录》治赤白带下恶臭者用理带汤（乌贼骨、茜草、生龙牡、山药），即由此化裁而成。有人以此方加广木香治宫颈癌，能够有效减少分泌物及止痛。今人也有以此方加水蛭末治输卵管闭塞症获效者，亦为活血祛瘀的结果。

《神农本草经》反映了公元前二百多年时运用的活血化瘀药物，全书总结了三百六十五种药物的性能功用，其中有四十一种具有极为明确的活血、化瘀、破血、消瘀和攻瘀的作用，如丹参、丹皮、牛膝、赤芍、桃仁、水蛭、虻虫、蒲黄、䗪虫等，并认为大黄的作用具有"推陈致新"的性质。

东汉时期张仲景所创立与总结的一系列具有活血化瘀功效的方剂，现在用于临床，还有一定效果，可谓古方可以治今病，如大黄䗪虫丸、鳖甲煎丸、桃仁承气汤、下瘀血汤、抵当汤、红蓝花酒、当归芍药散、大黄牡丹汤、温经汤、桂枝茯苓丸、王不留行散、黄芪桂枝五物汤等。

隋唐时代代表性医书，有《诸病源候论》《千金方》《外台秘要》以及一些本草学著作，其论瘀血，皆祖述《内经》《伤寒论》《金匮要略》，均论述了瘀血证候，并增添了不少活血化瘀方剂和药物。唐代《千金方》称："犀角地黄汤，治伤寒及温病，应发汗而不汗之，内有蓄血者，及鼻衄吐血不尽，内有瘀血，面黄，大便黑，消瘀血方。"此方后来成为温病瘀血、热入营血的祛瘀生新、凉血解毒的名方。《外台秘要》所用芍药地黄汤情况与之基本相同。《千金方》除引述张仲景活血化瘀方外，还增加了泽兰丸治产后恶血未尽；桃仁煎治妇人产后百疾；蒲黄汤治产后余疾，有积血不去；三石泽兰丸治虚风内动，用以通血脉，熄肝风；牡丹丸治新产后瘀血不消；消石汤治血癥等。《外台秘要》所列从高坠下瘀血及折伤内治方十六首及折腕瘀血方四首，均为活血化瘀药，并论述"白虎风"是"血气凝涩"所致，其卷十九治水气肢肿方中就用了川芎、丹参、牛膝、五加皮等。西汉时，张骞两次出使西域（公元前138—公元前115年），开辟了从长安经宁、甘、新达中亚细亚各地的内陆交通，带回了一些"西域"植物。《本草纲目》记载有十种，其中红蓝花就是活血药。唐《新修本草》增加了血竭、苏木、玄胡索等活血化瘀药，其他还有降真香和琥珀等。《诸蕃志》载唐永徽年间，阿拉伯国家赠送药物尚有乳香、没药等。从印度传入活血化瘀复方则有耆婆万病丸及补骨脂方等，如《千金方》所载。

宋时方书介绍了失笑散等大量的活血化瘀方剂，如《宋人医方三种》有最善用三棱、莪术的记录；王节斋所著《古今名医汇粹·诸郁证》称："丹溪先生治病，不出乎血、气、痰三者。故用药之要有三，气用四君，血用四物，痰用二陈。又云久病属郁，立治郁之方曰越鞠丸。盖气、血、痰三病，多有兼郁者，或郁久而生病，或病久而生郁，或误药杂乱而成郁。故予每用此三方治病，时以郁法参之。故四法治病，用药之大要也。"已故名老中医蒲辅周临证善用越鞠丸、六和丸，亦是由此体会而来。

明代著名医家汪机（石山）辨证认为指甲黑是"血凝"，"血活则红，血凝则黑"，主张用气药治之，如人参等。这对治疗休克、心力衰竭有所启发。张景岳对"血证"也很有体会，《景岳全书·杂证谟·血证》称："血有蓄而结之，宜破之逐之，以桃仁、红花、苏木、玄胡、三棱、蓬术、五灵脂、大黄、芒硝之属"，"血有涩者，宜利之，以牛膝、车前……木通……益母草……之属"，"血有虚而滞者，宜补之活之，以当归、牛膝、川芎、熟地、醇酒之属"等，认为"补血行血无如当归"，"行血散血无如川芎"。

清代傅青主治血证有其特点，如治"血不归经"方：熟地、生地各四钱，当归、白芍、麦冬各三钱，川芎、甘草、茜草各钱，此方妙在茜草引血归经，配以四物加减。治血臌则用逐瘀汤，方用水蛭、雷丸、红花、枳壳、白芍、牛膝、当归、桃仁。

清代张璐治血瘀滞不行，血蓄上焦，用犀角地黄汤；血蓄中焦，用桃核承气汤；血蓄下焦，用抵当汤（丸）。指出虚人虽有瘀血，其脉亦芤，如有一部带弦，宜兼补以祛其瘀，桃核承气汤加人参五钱。张璐医案中载，曾治疗一例新婚五月暴吐血，六脉虚微而数。认为血脱当益气，昏夜命急煎人参五钱人童便服，次晨众医认为人参补截瘀血，皆主进生地、山栀、牛膝。张称：若谓人参补瘀，独不畏血得寒则凝？因恐元气脱，进人参一两、二两而安，后以四君、保元、六味及乌骨鸡丸善后。

王清任创以活血为主的方剂三十三首，主治各类瘀血病证五十余种，包括内科五脏病及免疫性疾病，外科的外伤和脱疽，妇科的月经病。甚至用于"瘟毒吐泻转筋"的解毒活血汤、急救回阳汤也重视活血药的应用。陈老认为这启发我们进一步认识感染性休克及弥漫性血管内凝血时应用活血药的重要性。王氏之祛瘀方剂可分为两大类：一为补气消瘀法，一为逐瘀活血法。补气消瘀法王氏不用破气药，重用黄芪加化瘀药。其重视补气，某些地方超过东垣、景岳。补气消瘀诸方中，除急救回阳汤无黄芪外，其他各方均以黄芪为主药，量从八钱至八两，如补阳还五汤为治半身不遂及痿证名方，亦治卒中后遗症及小儿麻痹后遗症。他还创制了通窍活血汤、血府逐瘀汤、膈下逐瘀汤、少腹逐瘀汤、通经逐瘀汤、解毒活血汤、会厌逐瘀汤、古下瘀血汤、身痛逐瘀汤等，扩大了活血化瘀的适应证范围。

张锡纯对王清任活血化瘀治法颇有研究和体会，其创制的活络效灵丹（当归、丹参、生明乳香、生明没药）为后世广为传用的有效方剂。张氏的许多方剂都有三棱、莪术、乳香、没药、水蛭等药，他指出："从来医者调气行血习用香附，而不习用三棱、莪术"，"若论耗散气血，香附尤甚于三棱、莪术，若论消磨症瘕，十倍香附不及三棱、莪术"。如能以"参芪补气，三棱、莪术化瘀，则补而不滞，元气愈旺，愈能鼓舞消症瘕之力。乳香善通窍以理气，没药善化瘀以理血，两者并用可宣通脏腑，流通气血，治胃、胁、腹、肢体关节疼痛，最宜生用，炒后力减"。在水蛭的应用方面，尤为重视，因为"破血药多伤气血，惟水蛭味咸，破血而不伤气，专入血分，又因为水之精华生成，故最宜生用，甚忌火炙"，其经验和今日所知水蛭素火炙破坏符合。他遵仲景抵当汤、大黄䗪虫丸、百劳丸用水蛭，以及《本经》谓："主逐恶血、瘀血、月闭，破症瘕、积聚、无子、利水道"的论述，以水蛭末一钱，一日二次服，治经闭症瘕，屡见效验。他认为具有活血化瘀作用的有：当归、芍药、川芎、大黄、山楂、穿山甲、虻虫、三七、牛膝、肉桂、茅根、鲜小蓟根、竹茹、连翘、蒲黄。此外他还创制内托生肌散、理带汤、金铃泻肝汤、定心汤等；他创制的膏药薄贴法也使用了大量活血药，为现代所沿用。

纵观上述活血化瘀的方剂，后人宗张仲景、王清任者多，目前在临床上仍广为沿用的方剂有：大黄䗪虫丸、鳖甲煎丸、桃仁承气汤、下瘀血汤、抵当汤、红蓝花酒、当归芍药散、大黄牡丹汤、温经汤、桂枝茯苓丸、王不留行散、黄芪桂枝五物汤、犀角地黄汤、芍药地黄汤、泽兰丸、桃仁煎、蒲黄汤、失笑散、越鞠丸、四物汤、通窍活血汤、血府逐瘀汤、膈下逐瘀汤、少腹逐瘀汤、通经逐瘀汤、解毒活血汤、会厌逐瘀汤、古下瘀血汤、身痛逐瘀汤、活络效灵丹、内托生肌散等。广为沿用的药物有：茜草、乌贼骨、丹参、丹皮、牛膝、赤芍、当归、红花、桃仁、水蛭、虻虫、蒲黄、䗪虫、大黄、柴胡、川芎、五加皮、血竭、苏木、玄胡索、乳香、没药、琥珀、三棱、五灵脂、牛膝、车前草、益母草、枳壳、白芍、莪术、山楂、穿山甲、三七、肉桂、茅根、鲜小蓟根、连翘等。

（三）现代血瘀证诊断标准的探索与创立

1988 年 10 月，陈老等在北京主持召开了"血瘀证国际会议"，提出了以下参考标准，获得日本、韩国等国际学术界的认同：

（1）舌紫暗或有瘀斑、瘀点；

（2）典型涩脉或无脉；

（3）痛有定处（或久痛、锥刺性痛，不喜按）；

（4）瘀血腹证；

（5）淤积；

（6）离经之血（出血或外伤瘀血）；

（7）皮肤黏膜瘀血斑，脉络异常；

（8）痛经伴色黑有血块或闭经；

（9）肌肤甲错；

（10）偏瘫麻木；

（11）瘀血狂躁；

（12）理化检查具有血液循环瘀滞表现。

说明：（1）凡具有以上任何一项可诊断为血瘀证；（2）各科血瘀证标准诊断另行制定；（3）有关兼证应注意整体辨治。

以上标准，既突出传统特色，又兼顾现代医学检查所见，可谓宏观与微观的结合。

陈老还带领学生曾就血瘀证的有关指征在诊断上的贡献度，进行多因素分析，逐步回归分析，判别分析，提出供临床研究用的诊断，宏观与微观结合的评分标准。此标准应用方便，适应面广，不仅包括症状和体征，还涉及实验室理化检查指标，获推广应用，首次对中医证的研究从定性到定量进行了有益的探索，为中医证候研究的客观化、定量化和标准化提供了范例。在血瘀证诊断标准的研究中着重对于早在《伤寒论》中就已提到的中国传统诊法腹诊进行研究，并借鉴日本学者有关瘀血腹诊最新观点，结合现代医学血液流变学及肌电图等检测手段，进行逐步回归分析研究。体现了陈老在多年的科学研究中注重继承和创新，善于应用现代科学技术手段，运用中西医结合的方法进行创新研究的特点。结果参见表1。

表 1　定量血瘀证诊断标准记分方法

| 项目 | 记分 | 项目 | 记分 |
|---|---|---|---|
| 舌质紫暗 | （轻）8 | 手术史 | 5 |
| | （重）10 | 腭黏膜征阳性 | （轻）4 |
| 少腹部抵抗压痛 | （轻）8 | | （重）5 |
| | （重）10 | 肢体偏瘫 | （轻）5 |
| 脉涩 | 10 | | （重）7 |
| 黑便 | 10 | 精神异常 | （烦躁）4 |
| 病理性肿块 | 10 | | （在躁）8 |
| 舌下脉曲张 | （轻）8 | 皮肤粗糙 | （轻）4 |
| | （重）10 | | （重）5 |
| 脉结代 | 8 | 全血黏度升高 | 10 |
| 无脉 | 10 | 血浆黏度升高 | 5 |
| 腹壁静脉曲张 | 10 | 体外血栓干重增加 | 10 |
| 皮下瘀血斑 | （轻）8 | 体外血栓湿重增加 | 8 |
| | （重）10 | 血小板聚集性增高 | 10 |
| 月经色黑有块 | （轻）10 | 血栓弹力图异常 | 8 |
| | （重）10 | 微循环障碍 | 10 |
| 持续心绞痛 | 10 | 血流动力学障碍 | 10 |
| 一般固定性疼痛 | 8 | 纤溶活性降低 | 10 |
| 口唇齿龈暗红 | 6 | 血小板释放功能亢进 | 10 |
| 细络 | 5 | 病理切片示血瘀 | 10 |
| 手足麻木 | 5 | 新技术显示血管阻塞 | 10 |

注：判断标准以 19 分以下为非血瘀证；20 ～ 49 分为轻度血瘀证；50 分以上为重度血瘀证。逐步回归结果表明，舌质紫暗、少腹部抵抗压痛、脉涩、皮下瘀血斑、黑便、病理性肿块等对血瘀证的贡献度最大；血液流变学 17 项指标逐步回归结果表明：全血黏度、血小板聚集、体外血栓形成、血栓弹力图对诊断血瘀作用显著。

（原载：陈维养主编《陈可冀医学选集》，北京大学医学出版社 2002 年版，第 317 页）

（四）常用活血化瘀药物临床应用分类

作为我国现代活血化瘀研究的开拓者，陈老师主持了多次全国活血化瘀研究学术会议，提出了当代活血化瘀药物分类建议，并在全国会议上获得同行专家的共识。

1. 传统活血化瘀药的概念

凡以疏通血脉，祛瘀通滞，而令血流畅达为主要功能的药物称为活血化瘀药。

2. 传统活血化瘀药物的范围

传统上将"和血""活血""散血""行血""破血""逐瘀血""主恶血"的药物，均归属于活血化瘀药的范围。陈老等通过对传统 16 部本草学专著进行统计分析，总结常用活血化瘀药物约为 150 种；有的药物各本草学专著间认识并不一致，比较一致的可归结为以下三大类，此分类法经全国活血化瘀学术会议讨论通过，获推广应用。

3. 传统活血化瘀药的分类

按药物作用程度，活血化瘀药分为和血、活血、破血三类。

（1）和血类药物：指有养血、和血脉作用者，包括当归、丹皮、丹参、生地黄、赤芍、鸡血藤 6 种。

（2）活血类药物：指有活血、行血、通瘀作用者，包括川芎、蒲黄、红花、刘寄奴、五灵脂、郁金、三七、穿山甲、大黄、姜黄、益母草、泽兰、苏木、牛膝、延胡索、鬼箭羽、乳香、没药、蛴螬、王不留行、紫薇 21 种。

（3）破血类药物：指有破血、消瘀、攻坚作用者，包括水蛭、虻虫、三棱、莪术、血竭、桃仁、干漆、䗪虫 8 种。

为了观察和血药、活血药及破血药作用的异同，课题组同道还曾选择了鸡血藤（和血）、鬼箭羽（活血）及䗪虫（破血）作为三类活血化瘀药物的代表，观察其对高脂血症鹌鹑脂质代谢和主动脉硬化的影响，以安妥明（clofibrate）为阳性对照药，并观察单味药、二味药、三味药及伍用首乌后的效果，发现这些活血化瘀药分别与补肾调脂中药首乌伍用，降总胆固醇作用优于各活血化瘀药物的单独应用。另通过对 34 种活血化瘀药物就 26 项血液流变学功能等进行比较研究，发现破血药与活血药作用强度确有不同。

陈老师在研究血瘀证实质及活血化瘀治法作用原理的同时，注意到痰瘀常兼挟出现，认为痰饮源于体内水液代谢的紊乱，水、湿、痰、饮同出一源，名异而实同；血瘀则是血液运行失常的病理产物；津血同源，痰、瘀均为正常体液的病理产物，两者虽异，但有相似之处，可以互为因果，临床上有时两者容易混淆。故临床上常选用痰瘀同治之法，陈老尤喜使用以下痰瘀同治之药物：

### 表 2　兼治痰瘀药物举例

| 药名 | 药物归类 | 兼治痰饮功效 | 兼有祛瘀血功效 | 现代药理研究 |
|---|---|---|---|---|
| 大黄 | 通腑药 | 湿热胶痰滞于中下焦之要药（《本草经疏》） | 能人血分破一切瘀（《医学衷中参西录》） | |
| 南星 | 化痰药 | | 散血堕胎（《开宝本草》） | |
| 菖蒲 | 芳香化湿药 | 除痰消积（《本草备要》） | 治……下血崩中（《本草汇言》） | 抑制血小板聚集，抑制血栓形成 |
| 郁金 | 活血化瘀药 | 消气化痰（《本草汇言》） | 散瘀血（《本草汇言》） | |
| 香附 | 行气药 | 痰饮痞满能畅之（《本草述要》） | 能化去凝血（《汤液本草》） | |
| 川芎 | 活血化瘀药 | 燥湿，止泻痢（《本草纲目》） | 消瘀血（《日华子本草》） | |
| 蒲黄 | 止血药 | 利水道（《药性论》） | 消瘀血（《神农本草经》） | |
| 水蛭 | 活血化瘀药 | 利水道（《神农本草经》） | | |

| 药名 | 药物归类 | 兼治痰饮功效 | 兼有祛瘀血功效 | 现代药理研究 |
|---|---|---|---|---|
| 益母草 | 活血化瘀药 | 消水（《本草纲目》） | | |
| 泽兰 | 活血化瘀药 | 主……大腹水肿（《神农本草经》） | 行血（《神农本草经》） | 镇咳祛痰 |
| 薤白 | 行气药 | | 下气散血（《本草纲目》） | 抑制血小板聚集及 TXB2 的生成，使凝血时间延长 |
| 旋覆花 | 止咳平喘药 | 水气利（《神农本草经读》） | 瘀气消（《神农本草经读》） | |
| 海风藤 | 祛风湿药 | | 行经络，和血脉（《本草再新》） | |
| 王不留行 | 活血化瘀药 | 利小便（《本草纲目》） | | |
| 羌活 | 祛风湿药 | | | 抑制血小板聚集，抑制血栓形成 |
| 陈皮 | 行气药 | | | 增加蟾蜍的心输出量，扩张狗冠状血管 |

（原载：陈维养主编《陈可冀医学选集》，北京大学医学出版社 2002 年版，第 310 页）

在临床应用活血化瘀方药治病时，陈老认为应重视以下原则：

（1）通常情况下，应遵守"气以通为补，血以和为贵"的传统观点，不要滥用破血攻气药。（2）通瘀不应伤正，这就是"消而勿伐"的意思。清代大家王清任创多首活血方剂，全书无方是破气的，可资借鉴。但破血攻瘀方药该用，还应大胆用。陈老师提起已故蒲辅周老大夫治疗经事不畅者，喜用且善用化癥回生丹以祛瘀生新，是个范例。陈老在临床上对慢性风湿性心脏瓣膜病心功能不全者，也常于益气助阳利水方中，伍用大黄蛰虫丸或抵当丸。心肺同居上焦，心脉通畅，肺气也可得以清肃。大黄是祛瘀生新的良药，急性心肌梗死时陈老师亦常用之，气血骤阻、腑气不畅可得改善。（3）活血化瘀治法作为法则是死的，但临床应用时当是活的，要辨证应用，在应用活血化瘀药物的同时伍用益气、理气、化痰、温通、解毒、熄风等不同治法。（4）活血化瘀法的应用要灵活，切中病机。心主身之血脉，但不可忽略心主阳气。陈老师曾遇见有的变异型心绞痛病人，兼挟证甚多，心气、心阳虚、肝郁及血瘀并存，用活血疏肝温阳法，以柴胡疏肝散合当归四逆散取效。（5）出血亦可活血以止血。中风急症与"血气逆乱，血随气上"有极大关系，治疗大法不外乎开关通闭、熄风泻火、顺气豁痰及活血通瘀。陈老在临床治疗时，不论缺血性中风或出血性中风，均重视结合应用活血方药。王清任的补阳还五汤和血府逐瘀汤对治疗血栓、消除血肿都有裨益。（6）虫类药水蛭和地龙目前在溶栓和消除血肿方面的现代研究取得了突破性进展，为这类药物广泛应用于临床提供了科学依据，用于许多疑难杂症效果卓然。

（五）常用活血化瘀复方功效的比较

陈老认为中医传统习用复方治疗血瘀证等病证，辨脏腑定位，辨虚实表里，辨气滞气虚，辨瘀滞轻重，辨寒凝热毒，辨外伤劳损，辨风痰有无等等，据此施以不同组合复方，效验可期。他创造性地将传统临床通用的八纲辨证加上气血辨证，从而提出应重视十纲辨证的理论，总结出益气活血、理气活血、温经活血、解毒活血、凉血祛瘀、养血活血、通腑祛瘀、补阳活血、祛风化瘀、开窍活血、散结化瘀等多种活血化瘀方法，分别选用补阳还五汤、血府逐瘀汤和丹参饮、温经汤、仙方活命饮、犀角地黄汤、桃红四物汤、桃核承气汤、生化汤、身痛逐瘀汤、通窍活血汤、桂枝茯苓丸等方化裁使用。

陈老常用的复方为：行血定痛之用血府逐瘀汤或活络效灵丹；益气通络用补阳还五汤；破血消瘀用大黄䗪虫丸；化瘀清热凉血用桃仁承气汤或仙方活命饮；行血止血圣愈汤进退；祛瘀生新用桃仁承气汤或抵当汤；化瘀止痛续筋骨用七厘散及跌打丸；散寒祛瘀用温经汤；清除热毒化瘀用犀角地黄汤；化瘀利水用当归芍药散；化痰祛瘀之用活血方中加半夏白术天麻汤，或涤痰汤或温胆汤等，常可收到较好的效果。其他如丹参饮、失笑散、四妙勇安汤、桃红四物汤、化症回生丹、冠心Ⅱ号方等，也认为是十分令人得心应手的。

陈老还列举了医圣张仲景活血化瘀复方的古方新用示例：如当归芍药散治疗记忆力减退、痴呆；温经汤治疗闭经、带下；红蓝花酒治疗妇科病、胸痛；鳖甲煎丸治疗肝脾肿大；大黄䗪虫丸治疗风心病；桃仁承气汤治疗精神疾病；大黄牡丹汤治疗阑尾炎；抵当汤治疗月经不利；下瘀血汤治疗产后腹痛；王不留行散治疗外伤性出血。

陈老不仅喜用仲景医方，对清代王清任对活血化瘀治法的发微亦是推崇备至，认为其"气血为先"，"气有虚实，血有亏瘀；标而本之，本而标之"的理论是很重要的。王清任创立的一系列活血化瘀复方，实为临床广为应用的有效方剂。西苑医院活血化瘀课题组对8个经典活血化瘀复方就心脑血管药效学强度做比较研究，证实王清任的几个复方效能较好。

（六）血瘀证与活血化瘀研究的主要成就及创新点

陈老倡导传统血瘀证学的建立，明确血瘀证的概念，从几千年血瘀证与活血化瘀的研究经验中追索出了自己研究的思路，运用现代科学技术手段及中西医结合诊治疾病的方法对血瘀证与活血化瘀药物进行了系统全面的研究，取得了重大进展，由人民卫生出版社出版的由陈老等主编的《实用血瘀证学》推进了这门新兴的医学学科——血瘀证学的发展，具有重要的临床指导价值。其中陈老带领课题组建立国内外认可的血瘀证诊断标准及疗效评估标准；从20世纪60年代开始倡导以活血化瘀方药治疗冠心病，针对现代医学的研究难点，陈老善于中西医优势互补，合理选择活血化瘀药物。如20世纪90年代以来，冠心病介入治疗后再狭窄成为心血管病防治领域的难点。陈老根据再狭窄的病理改变如内皮受损、平滑肌细胞增生、血管重塑、血栓形成等，认为应归属于中医学之血脉瘀阻。从国家八五、九五、十五攻关计划以来，首创以活血化瘀方药——清代医家王清任创制的血府逐瘀汤简化制成的芎芍胶囊防治介入治疗后冠脉再狭窄，首先在中医药领域大胆引入了循证医学的概念，采取多中心、双盲、随机、安慰剂对照的方法，6个月的临床观察结果显示：冠脉造影随访再狭窄率加用中药治疗组明显低于单用西药对照组，心绞痛复发率、血瘀证积分治疗组明显低于对照组，且无明显肝肾及其他不良反应。认为活血化瘀治法临床应用前景广阔。活血化瘀已经成为目前中医治法最为活跃的研究领域，广泛地涉及对包括心脑血管疾病在内的许多疾病的研究，均取得了一定进展。科学地进行机理的阐释，对于进一步合理地选择用药则显得更为重要。血瘀证与活血化瘀药物的研究在我国中医及中西医结合发展史上是具有代表性的成果，为世人瞩目，为我们这些后学者进一步开展中医药的研究提供了切实可行的值得借鉴的新思路、新方法。

（七）临床经验与医案

关于颈椎病的辨证治疗

颈椎病是一种长期危害人类尤其是中老年人的常见病和多发病，发病率达15%左右。男多于女。影像学的发展，使该症的发现（诊断）率不断提高，而且罹患该病的年龄也渐年轻化。

根据病理改变及被累及的组织不同，临床表现也不尽相同，临床大致将颈椎病分为颈型、神经根型、脊髓型、椎动脉型、交感型及混合型六种类型。颈椎病在临床上可以表现为多种症状，如可出现吞咽困难，常被怀疑为食管癌；可因骨质刺激交感神经致血压升高形成颈性高血压，常伴有颈部疼痛、发紧、上肢麻木等典型表现；增生骨质压迫第6、7颈椎的神经根而致一侧乳房或胸大肌疼痛，间断隐痛或阵发性刺痛，向一侧转动头部时最为明显，有时疼痛难以忍受，易被误诊为心绞痛或胸膜炎；脊髓的椎体侧束受刺激导致下肢瘫痪或排便障碍；颈椎病造成自主神经功能障碍从而出现视力障碍；增生的骨质压迫椎动脉引起突然摔倒，易被误诊为脑动脉硬化或小脑疾患，常在行走中突然扭头时身体失去支持而猝倒，倒后因颈部位置改变而清醒并站起。

对颈椎病的治疗采用中西医结合的方法，吸取中医内治、外治手法及针灸等方法颇见成效。颈椎病首先应该选择非手术治疗，药物治疗包括止痛剂、镇静剂、维生素（如B1、B12）、血管扩张剂及中草药等，手法按摩推拿疗法、颈椎牵引疗法、理疗等对症状的缓解有一定的效果。中医理论虽无"颈椎病"的病名，但其症状近似于中医的"痹证""痿证""头痛""眩晕""项强"等。一般来说，与颈型和神经根型颈椎病类似的内容归于"眩晕""耳鸣""头痛"等范畴；与脊髓型颈椎病有关的内容归于"痿证"的范畴。通常认为是外伤、风寒湿邪侵袭、气血不和、经络不通等所致，头晕、目眩、耳鸣则与痰浊、肝风、虚损有关。与肝主筋骨、脾主肌肉、肾主关节功能密切相关。有人将颈椎病分为风寒湿痹、肝肾不足、气血虚弱、痰湿困阻及血脉瘀滞等型以辨证论治。治疗颈椎病陈老喜用的药物有：羌活、独活、威灵仙、当归、白芍、赤芍、川芎、天麻、骨碎补、杜仲等。

验治1：

患者蔡某，男性，67岁，广东省农民，主诉头晕、头沉5年余，于2005年8月31日来诊。

患者近5年来头晕、头部有沉重感，曾于北京某西医医院检查示"颈椎病"，C3～7椎体缘骨质增生，椎体钩突变尖，头颅CT平扫示"脑白质变性，双侧基底节及放射冠区多发腔隙性脑梗死"，予"松龄血脉康3片日3次，蚓激酶60万U日3次，凯尔30pg日1次"，效不佳。现症见头晕、头部有沉重感，颈部发酸，目昏眼花，睡眠可，饮食可，大便日3～4次，质不稀。既往史：5年前诊为"双眼白内障"，左眼曾行"白内障切除术"，术后效不佳。吸烟史20年，已戒6年。查体：口唇紫暗，舌边紫暗、苔薄白，脉沉弦。心率96次/分，血压130/90mmHg。心律齐，无杂音。2004年4月19日颈椎正侧位片：C3～7椎体骨质增生，C3～4、C5～6、C6～7椎间隙变窄、椎间孔变窄。近日头颅MRI平扫：脑白质变性，双侧基底节及放射冠区多发腔隙性脑梗死。生化检查：总胆固醇（TC）6.59mmol/L，甘油三酯（TG）2.17mmol/L。血常规：正常。中医诊断：眩晕，气虚痰浊血瘀；西医诊断：颈椎病，腔隙性脑梗死，脂质代谢异常。治疗原则：益气活血豁痰。方选补阳还五汤与温胆汤加减，处方：生黄芪20g、赤芍12g、红花10g、丹皮12g、桂枝12g、茯苓12g、炒白术10g、胆南星12g、菖蒲10g、远志10g、生甘草10g，7剂。2005年9月7日二诊：患者自觉服前方后双侧太阳穴及头顶部有搏动感，仍有头晕。查血压120/90mmHg，舌尖红、苔薄黄，脉沉弦。处方：前方去桂枝、菖蒲，加酸枣仁30g、葛根12g。2005年9月21日三诊：患者仍头晕，余症同前。查舌边紫暗、苔薄白，脉沉弦。血压125/80mmHg。处方：（1）以首诊方去菖蒲，加白薇 20g、葛根 30g。（2）愈风宁心片 4 片日 3 次。2005 年 10 月 19 日四诊：患者自觉头晕较前无明显变化，以左右转侧时明显，走路如踏棉花感，小便次数增多，纳眠可。查舌暗红、苔薄黄，脉沉弦。血压 120/80mmHg。前方加全蝎 15g、蜈蚣 3 条、僵蚕 12g。愈风宁心片 4 片日 3 次，颈复康 5g 日 3 次。2005 年 11 月 3 日四诊：患者头痛眩晕均有改善，效不更章，继用前方 7 剂。

验治 2：

患者侯某，女性，60 岁，四川人。主诉反复头晕 4 年，加重 2 天，于 2005 年 6 月 8 日来诊。

患者近 4 年来反复发作头晕，伴项强，转头时症状明显，脊柱疼痛，不能平卧，大便不成形，乏力，口服地芬尼多可好转。易烦躁，腹胀。2 年前因卵巢良性肿瘤行子宫全切后予半年雌激素替代疗法，停药后烦躁、面色发暗，进食稍多即感胀满。在当地医院确诊为骨质疏松症、颈腰椎病，平时服用仙灵骨葆，疼痛不明显。查体：血压 120/80mmHg，心率 72 次 / 分，舌边尖红、苔薄黄，脉弦细。甘油三酯（TG）2.5mmoL/L。中医诊断：眩晕，脾肾不足，西医诊断：颈椎病，子宫全切术后。治疗原则：滋补肝肾，阴阳并调。利湿安神。方选二仙汤加减，处方：淫羊藿 20g、仙茅 20g、巴戟天 20g、枸杞子 15g、泽泻 30g、炒白术 10g、茯苓 20g、酸枣仁 15g、虎杖 15g、黑豆 20g、甘草 15g，7 剂。2005 年 6 月 15 日二诊：患者服前方后头晕明显好转，无明显不适主诉，自觉平时尿有余沥，乏力。查舌暗、边有齿痕、苔薄黄，脉细弦。处方：前方虎杖加至 30g，加知母、黄檗各 10g，7 剂。

验治 3：

患者年某，女性，63 岁，北京人，主诉反复头晕、心慌一月余，于 2002 年 12 月 31 日来诊。

患者一个多月来头晕、心慌、乏力、夜眠欠佳，查血压 120/70mmHg 左右，曾做脑血管造影示：脑动脉硬化；脑血管超声示：脑动脉硬化，血流改变；心电图示：ST-T 改变。在北京某大医院诊为脑动脉供血不足、冠心病、颈椎病。住院治疗月余，经静脉点滴川芎嗪、葛根素、胞磷胆碱后症状好转。现仍有头晕乏力、心慌、夜间盗汗、夜眠差、食纳、二便均可。既往无特殊其他病史。查体：舌淡红、边有齿痕、苔薄，脉弦沉细。心率 58 次 / 分，血压 110/75mmHg。中医诊断：眩晕、心悸，气虚湿阻；西医诊断：颈椎病，脑动脉供血不足，冠心病。治疗原则：益气健脾，利湿定眩。方选四君子汤与泽泻汤加减，处方：党参 15g、茯苓 15g、黄芪 20g、半夏 10g、泽泻 12g、炒白术 10g、甘草 10g、珍珠母 20g、石斛 20g。2003 年 1 月 7 日 7 剂后二诊：乏力、盗汗明显减轻，夜眠好转，仍有口干、心慌、头晕，查舌淡红、边有齿痕、苔白，脉弦沉细。心率 58 次 / 分。效不更章，上方继用。

评注

验治 1：为一从气血、痰瘀论治颈椎病的案例。患者头晕、头部有沉重感，颈部发酸，目昏眼花，查口唇紫暗，舌边紫暗、苔薄白，脉沉弦。辨以气虚痰浊血瘀之眩晕。生黄芪益气，白术健脾，配茯苓利湿化痰，赤芍、红花、丹皮活血化瘀，菖蒲、远志、胆南星豁痰通窍，桂枝、甘草通络和中。二诊症状好转不明显，且出现舌尖红、苔薄黄，去原方之桂枝、菖蒲以消湿化之虞，加酸枣仁 30g、葛根 12g 增强疏理头面气血、养心安神之功。葛根一味。在《伤寒论》中治"项背强几几"，为风寒外袭、营卫枢机不利、太阳经证之要药。现代研究证实其对高血压、颈椎病之头晕、头痛有效。三诊症状仍好转不明显，加白薇一味，凉血祛风，治头晕，此乃陈老经验用药。四诊：患者自觉头晕较前无明显变化，以左右转侧时明显，走路如踏棉花感，小便次数增多，纳眠可。舌暗红、苔薄黄，脉沉弦。陈老在前方加全蝎 15g、蜈蚣 3 条、僵蚕 12g 主要为其虫类药搜风通络、活血破瘀治疗顽症而设，终获佳效。

验治 2：为一从肝肾、痰湿论治颈椎病的案例。患者颈椎病与其处于更年期及后来子宫全切后雄激素水平缺乏出现骨质疏松症有密切的关系，此种类型颈椎病陈老师以治病求本调理更年期阴阳平衡为主，常用有效剂二仙汤加减阴阳并调，加用枸杞子以加强滋养肝肾之阴、充养脑髓的功效。泽泻30g、炒白术10g、茯苓20g则为利湿定眩，为陈老最为常用的治疗多种类型眩晕经常加用的有效药物。酸枣仁以加强安神养心除烦之功，虎杖15g利湿解毒、散瘀定痛用于治疗多种风湿筋骨疼痛。黑豆滋补肝肾、利湿活血，药理学已经证明具有雄激素样作用，此时用之甚为恰当。7剂后二诊患者症状明显好转，为防止温阳药温热太过，前方虎杖加至30g，并加知母、黄檗各10g以加强滋阴清热平衡药性之功。

验治3：主要从脾虚湿阻来论治颈椎病。四君子汤益气健脾，黄芪以加强益气健脾之功效；泽泻汤利湿定眩，半夏化痰祛湿；珍珠母平肝潜阳治疗头晕；石斛则针对口干胃阴不足而用。

（八）经验与证据

在当今循证医学风行全球的时候，中医药临床实践中，怎样看待经验和证据的关系至关重要。

陈老对临床经验的理解认为有三个层次：第一是要有用、有效，高效则更好，且是安全的，不要有害；第二是有情的，处理好医患关系，有人文的关怀；第三是有证据的，是临床工作的基础，循证医学都是大系列、多中心、RCT的随机、双盲、对照研究，这也是经验，这种证据是可靠的。循证医学是近十余年来在临床医学实践中发展起来的一门新兴临床学科。所谓循证就是临床医生在临床上诊治病人时须建立在科学证据的基础上。通常RCTs是指多个个体效应的整合。但证据的级别分不同档次，既含有同质的数个随机对照实验（RCT）的系统评价（SR），也不排斥单个病例对照研究，也包括没有严格评价或基于基础研究的专家意见。经验即可归在没有严格评价或基于基础研究的专家意见中，经验等级是很低的，但并不等于经验就不重要，经验有时比证据还重要。所有的创新从提出问题开始，问题从哪里来呢？从经验中来，我们从经验中发现哪个方子有效、哪个方子无效，这就是提出问题，如果进一步证明效果怎么样，则需要多中心验证，如芎芍胶囊在前期的研制过程中发现它对防止冠脉介入术后再狭窄有效，经过多中心验证也证明了它具有一定作用，但是科学证据证明了本品不能什么证型都治，原则上还是治疗气滞血瘀的效果较好。

经验包括从古人那里学来的经验、从老师那里学来的经验、从其他同行及同事那里学来的经验以及自己的临床经验。只要这些经验是实事求是的，也是有据的，值得重视的。何况循证医学的证据所得的结论，在每一个医生掌握的时候，也是因人而异的，根据每个医生水平的不同，经验是动态的、发展的，融会古人的经验结合我们现代的科学成果，厚古而不薄今，国外有好的经验我们也要采纳。在临床用药方面，中医药使用银杏叶有几千年的历史，然而目前国外对此药的研究已相当深入，我们临床工作中就应当借鉴这方面的经验成果为我所用。国外许多研究成果也不一定都好，所以我们还要注意扬弃，即去其糟粕，取其精华。经验是相对的，是不断发展的，动态的经验是有生命力的。

陈老在中医药临床实践及研究中提倡多元模式，以多种方式获得临床经验，以使我们的临床医疗及经验的研究工作满足患者的需求。一个是我们传统的中医的模式，中医药有几千年的历史，有很多好的经验，有很多各家学说，各有所长，我们应当更好地传承这种经验，许多老大夫感叹现代中医水平不高了，但是陈老不这么想，"学问无长幼，见解有高低"，年轻人在临床第一线，有丰富的经验，也是值得重视的。提倡更多地使用中医理论指导临床实践，以及严谨的理法方药的使用。第二是结合医学的模式，目前我国国情是传统医学与现代医学并存。学科交叉是历史的必然，临床工作中间有意无意地进行着结合，中医院需要现代医学的诊断，需要必要的西药治疗疾病。西医院也需要中医药的介入，治疗一些疑难顽症。第三是现代的创新模式，不同方式发展中医，辨病辨证相结合。为继承发展中医，就要很好地学习中医，应用现代诊断方法也是必需的，医学的目的要与健康同行，有疗效，为病人解决问题。中医也有辨病为何还要结合西医的病，这是因为丰富了自我。"美人之美，各美其美"。发展传统中医，与国际接轨，构建一个和谐的医学。正确处理好经验和证据的关系，不机械地看待证据，在临床应用这些证据时还是要结合自己的经验，才能更好地灵活运用这些证据为广大患者服务。

爱因斯坦有一段话："从系统的理论观点来看，我们可以设想，经验科学的发展过程就是不断归纳的过程。人们发展起各种理论，这种理论在小范围内以经验定律的形式表达大量单个观察的陈述，把这些经验定律加以比较，就能探究出普遍规律。但是这种观点并没有看到整个实际过程，因为它忽略了直觉和思维在精深科学发展中所起的重大作用。科学一旦从它的原始阶段脱胎出来以后，靠着排列的过程已不能使理论获得进展。由经验材料做导引，研究者宁愿提出一种思想体系，它一般是在逻辑上，从少数几个所谓公理的基本假设建立起来的。我们把这样的思想体系叫作理论。"

# 三、传承及创新

## （一）传统文化的自信

中医学作为东方文明史上的一束奇葩，其防病治病的作用不仅为东方而且日益为西方人士所接受。然而其医学理论体系的形成与中国传统文化思想的影响却是密不可分的。中国传统文化源远流长，儒、道、佛等及其他流派思想长期融合，形成了我国传统文化思想的主流。无论是儒学中的天人合一的概念，还是道家的祸福相倚、对立统一、清静无为等思想，抑或是佛教中的众生平等、慈悲为怀等思想，均对中医学的形成与发展产生着深远的影响。陈老认为中医学作为古典哲学和人体科学的有机结合，在其理论体系形成的几千年的历史长河中，无不渗透着中国传统文化思想的影响，其与文化发展特别是哲学思想关系之密切也是世界文化史上少见的。

中国传统文化是多个学术流派融合形成的，其产生出的阴阳学说、天人合一学说成为中医理论体系的基本框架。在科技发展不够发达的古代，人们无法把握微观世界，只能靠哲学思辨的理论从宏观的角度解释人体生理及病理现象。有人认为在中国古代的认知论中，宏观认识世界的水平甚至超出了肉眼范围囊括了整个宇宙世界。强调人与自然界协调统一的"天人合一"观。"一阴一阳谓之道"。中医整体观念、辨证施治、调节机体阴阳平衡均渗透着中国古代哲学的思想。

1. "阴阳"理论及对中医学的影响

天地间所有复杂现象和规律均可以用阴阳加以解释。阴阳这对哲学范畴理念在古代中国是广泛运用于人生、社会、自然各个方面的，表现于天地则乾为阳坤为阴，表现于人类则男为阳女为阴。可以说，所有古代中国的知识，都是建立在阴阳消长的基础上的。王朝的更替、天道的运行、男女的尊卑、社会的秩序，一切动静、刚柔、虚实、奇偶、盛衰、消长、张弛、进退等等，都是阴阳的不同体现。阴阳是中国传统文化中一对至关重要的概念，也十分集中地体现了中国传统文化的精神。阴阳作为一对对立面，其中所含的辩证思想，也是极其丰富的。在中国人的阴阳理论中是以阴为阳之本，阳为阴之动。

中医的理论体系更是无处不体现阴阳这一基本概念。明代著名医家张景岳曾讲："医道虽繁，而可以一言藏之者，曰阴阳而已，或证有阴阳、脉有阴阳、药有阴阳。此皆医中之大法。设能明彻阴阳，则医理虽玄，思过半矣。"中医藏象理论中：心有心阴心阳、肝有肝阴肝阳、脾有脾阴脾阳、肾有肾阴肾阳。脏器本身之间、脏器互相之间阴阳要调和，才可达到阴平阳秘的生理状态。否则可出现阴虚阳亢或阳亢无度之病理现象。中医治疗的目的也在于平衡阴阳。平衡的层次很多，可以上自天地大自然，中到人身，下到分子水平。

2."气"理论及对中医学的影响

气在古代中国人的心里，不仅是联系人体与自然、社会与天道的基础，而且也是维系生命、自然、社会、天道的基本物质。可以说，无论是儒学思想中的伦理，还是道家思想中的道德，还是阴阳家的阴阳，都可通过"气"去实现。因此，气的思想，是颇具中国特色的传统文化之一。从本源上讲，"气"反映的是古代中国人的生命观，气集则生，气散则死。但是，在"天人合一"观念的作用下，这种气生命观被放大成为自然观和宇宙观：云气、天地之气、阴阳二气、五行之气等等，天地万物，都是"气"凝聚而成，天地的运动，则是"气"运转的结果。以此为基础，"气"进而虚玄成为决定个人、社会、国家等成败的因素：得气则成，否则必败。

道教对气的认识也是一步步走向实"有"，在道教内丹派理论支持下产生了一系列繁复而门派各别的修炼法门，内丹修炼与养生术紧密结合，成为气功各派的基础。中医最早的医学经典《黄帝内经·素问·宝命全形论》篇中说："夫人生于地，悬命于天，天地合气，命之曰人。""人以天地之气生，四时之法成。"中医认为人身之气可分多种类型：真气、元气、营气、卫气、正气和邪气。正是这些气体升降出入的运动构成人体生理病理的不同状态，调节气体的升降平衡才是中医治疗的关键所在。

3."天人合一"理论及对中医学的影响

天人合一，是中国传统文化最根本的特色。中国传统文化的"天人合一"思想一直被人们广泛关注。《易经》中提出的天人合一的世界观，它从春秋战国时代开始逐渐取代了商代时期的神学思想，为进一步演化发展为中国文化核心角色奠定了基础。学者们有关"天人合一"思想的研究表明，它既不是人类中心主义也不是自然中心主义，而是以两者的关系来思考人类和自然的问题。它是一种宇宙观和世界观，同时也是一种具有普遍意义的思维方式，并且代表着一种值得追求的人生境界。"天人合一"应该是中国传统文化的最终归属，也是中国传统文化对人类的最大贡献。天道运行，化生万物，人得天地之正气，所以能与之相通。这种天人合一的理论，努力谋求人与自然天道的和谐，也为我们现在的环境保护意识提供了范本。

《素问·脉要精微论》曰："冬日在骨，蛰虫周密，君子居室。"《素问·四气调神大论》曰："四时阴阳者，万物之根本也。所以圣人春夏养阳，秋冬养阴，以从其根，故与万物沉浮于生长之门。"说明人体生命带有自然生命体的全部信息，它开放于自然，与万物共同遵循着宇宙的同一发展规律。人体不仅是一个独立的个体，而且是自然整体的一个部分。人体必须顺应四时养生才能健康无病，否则百病丛生。近年来流行的非典型性肺炎及禽流感，均是因为人与自然失去了正常的和谐状态，从而出现的人畜共患疾病。

4."和"理论及对中医学的影响

"和"的理论在中国传统文化发展特别是在民族文化融合的过程中，起着非常重要的作用。"和"是在保持各种因素的本质的基础上，达到一种更高层次上的彼此相容相通，是"求同存异"的升华。正是因为有一种"和"的博大精神，所以才能使我们吸收外来民族的优秀的文化发展和完善自我。在全球一体化的今天，"和"已经成为世界文化交汇融通的大潮，任何一种古老的文化，都应适应这一潮流，不断更新和完善，才能具有旺盛的生命力。

中医理论与西医理论存在着本质的区别，中医学和西医学是两种不可比的、互补的医学体系。从研究对象上看，现代医学研究的是生命的实体，这就要从细胞水平，从分子水平入手。而中医学研究的则是生命现象和生命过程。为了研究生命的现象和过程，中医学就只能把人看作一个整体，看作一个"黑箱"才能进行。从思维方式上看，中医学在生命现象的水平上进行的是宏观思维，而现代医学在细胞、分子水平上进行的则是微观思维。从研究方法上看，中医学使用得最多的是较为粗放的归纳演绎和类比推理的方法。现代医学虽也根据统计学的原理采用归纳和演绎，但经典的现代医学不少都是在实验室里，用科学实验的方法来进行的。

中西医理论研究两者角度不同，思路不同，方法不同，但异曲同工，殊途同归，在临床诊疗过程中中西医学的取长补短有机结合，才能更好地发挥其潜在的诊疗优势。运用传统文化中"和"的理论指导，中西医两种医学取长补短，融会贯通，才能真正使中医药学更好地发扬光大。

中国灿烂的传统文化孕育了中医学这一完整的医学体系。中医学是人类文化中独特的不可多得的宝贵财富，在其发生和发展的历程中与中国古代哲学息息相关，其丰富的文化内涵有待我们不断地进取和挖掘，从而进一步发展完善，以更好地为全人类医疗保健作出更大贡献。

（二）关于中西医结合

中国传统医药学是个伟大的宝库，有着强大的民众基础，现代医药学日新月异，经济全球化、科学技术全球化以及信息科学全球化的发展速度之快，使得植根于中国传统文化的中医药学面临着严酷的现实，如何构建全局意识，审视自我，正确合理定位，着眼现在，把握未来，以保有旺盛的生命力，成为当今必须明确的战略需求。

在今天政治多极化和文化多元化的世界里，为了发展中国传统医药学，陈老师尤其倡导应当营造一种中医药学与其他现代科学包括现代医学之间互相补充、互相交叉、互相整合、取长补短的生态环境或学术氛围。互补才能双赢和多赢。学术上的自我完善、与时俱进则是进步的必然要素。跟踪国际先进技术，为我所用，才能使传统医学古而不老，旧而常新，永远富有生命力。中医药学只能在继承、创新、和谐、融汇、发展中去保有自己固有的千姿百态的风格和魅力。

中西医结合的萌芽阶段要追溯到17世纪中国所产生的中西医汇通思想，然而这只是个别中医学家、思想家对中、西医两种医学的出现以及中、西医互相碰撞、影响和借鉴的一种思考和认识。新中国成立后特别是中医研究院成立以后，在党和政府亲切关怀和支持下，才开始了中西医结合真正意义上的碰撞与磨合。任何技术的发展都具有其继承性，有效的继承是不可缺少的。也正是由于陈老对于中医经典理论的细心研读、对名老中医经验的悉心领会，才使得学习西医出身的陈老可以融入于博大精深的中医药学之中，并且可以利用他的西医学背景，进行科学研究，开始中西医结合的尝试，做到"发皇古义，融会新知"。

和谐是中西医结合的基础，陈老和郭士魁老先生长达二十余年的合作关系成为陈老日后深入研究活血化瘀理论及其应用的重要契机。以后西苑医院多次与北京多家大医院联手研究的重大课题更是强强联手、和谐进步的体现。运用活血化瘀中药干预冠心病介入治疗后再狭窄的多中心临床及机理研究获得中国中西医结合学会科学技术进步奖一等奖，即是联合安贞医院、中日友好医院、同仁医院、广东省中医院等多家大医院集体合作的成果。中西医结合的发展过程，就是在不断地解决医学研究中产生的问题而一起发展壮大的过程，这个过程既要符合医学科学发展客观规律，也要适应时代防病治病高水平的要求。冠脉介入术后出现的再狭窄问题已明显限制了其临床应用和远期疗效。现代医学尽管不断地将新药物、新技术投入临床加以防治，但至今进展有限。陈老认为再狭窄属于传统医学"血瘀证"的范畴，介入术（PCI）后再狭窄形成的诸多病理因素如血小板聚集、血管平滑肌细胞增殖、纤维增生、血管痉挛等皆与传统血瘀有密切关系。陈老抓住这个冠心病防治领域的世界性难题，运用活血化瘀名方血府逐瘀汤及其有效组分进行预防 PCI 术后再狭窄的临床和实验研究，不但阐明了活血化瘀方药防治再狭窄形成的作用机理，也经多中心研究在临床上显示出了良好的应用前景，为防治 PCI 再狭窄开拓了一条新途径。可谓是成功的中西医结合理论与实践的范例。

陈老认为中西医结合的道路上有曲折，有经验，有教训，这都是正常的，要用发展的眼光来看待。科学发展观应用于看待中西医结合的未来最恰当不过了。中西医结合是自然科学史上学科交叉、学术进步的必然趋势，是继承发展中医药学，创新医疗模式，丰富现代医学和生命科学，功在当代的重要使命。他曾强调《中华人民共和国中医药条例》要求的"推进中医学和西医学两种医学的有机结合"，中西医结合工作应当将其作为一项国策来执行。他憧憬着中西医结合工作者通过遵循闪烁着医生智慧与光辉的传统中医药学理论及历久弥新的临床经验进行的探索研究，并同时注意结合当代科技新见，两相牵手，和谐发展。中西医结合具有其深远的哲学背景和历史背景，和合文化是孕育中西医结合医学的重要培养基，是中国现实存在的中西医两种医学的国情决定的，是世界大同、全球一体化的必然趋势。

## 陈可冀院士自述

陈老发表在中国科学院学部通讯上的一篇自述性文章，突显了一代中西医结合大师对于中西医结合事业的执着追求。

我 1954 年毕业于福建医学院医学系，以优异的成绩成为该届仅有的两名内科留校生之一，从事临床工作两年，根据毛主席关于选拔好的西医学习中医的精神，舍弃深爱的故土家人，毅然听从上级的指派来到北京中国中医研究院，成为全国首批西医学习中医人员。记得少时我经常患鼻炎，父亲每每带我去看中医，我也还清晰地记得方药中必用的一味中药木笔花。上学时我家住在医院附近，目睹着过往穿梭的医生抢救病人，心里总是充满羡慕，这为我后来选择医学作为我毕生的事业奠定了思想基础。初、高中时我偏爱文史科目，并喜好读文史小说笔记类书，深信"书中自是有道理，若要明理把书读"的格言；1948 年就已加入中国作家协会，发表杂文和译作。对中国文化的挚爱，使得我对中医药这一中国文化的瑰宝爱不释手，我能够从心底接受中医思辨的哲学思想；严格的西医教育又造就了我严谨的注重应用现代科学实验验证理论寻求解决方法的工作作风。我愿以中西医两种医学体系造福于人类。回想由一个纯西医，转而从事中西医结合的临床医疗科研教学工作走过的近半个世纪的历程，心情确是难以平静。

追忆这 50 年来的临床实践及科学研究经历，我深切地感悟到：中医学和西医学虽然形成在不同的社会背景及文化背景下，而且在理论思维、医疗观点和治疗手段上也有很大的不同，但为了保障和提高人类健康的水平，跨文化认同彼此的优势和特点，优势互补，以提高医疗质量，是完全可能的；而且，只有采取这种优势互补的整合，跨学科交叉、求同结合和求异探索整合，才能使两种医学都得到很好的发展，提高疗效，达到双赢或多赢。那种整天停留在中医西医能不能结合的没有休止的争论，而又不脚踏实地去实践，对我国医学科学的与时俱进是无益的。所以从人文精神到科学精神上倡导中西医团结合作、倡导学科交叉，多一些实践，少些偏见，是我的一贯主张，并身体力行之。

2004年12月，香港浸会大学授予我荣誉博士学位，以认同我在中西医结合方面对社会的贡献。

中西医结合主要是应用现代科学包括现代医学知识和方法，继承研究和发展我国传统中医药学。自1956年年初我到中国中医研究院工作，曾有缘与几位著名老中医一起工作，并向他们学习。他们的医疗经验是我从事中西医结合事业重要的力量源泉。记得当时和我一起向著名老中医冉雪峰学习的还有后来成为名中医的郭士魁，他善于应用活血化瘀方药治疗心脑血管疾病，屡奏奇效。当年有位冠心病心绞痛的病人每周甚至要含用一瓶（100片）硝酸甘油，以控制心绞痛的发作。经郭士魁研究员用名方血府逐瘀汤加减治疗后，一周后获效至后来每周只需含用20片左右的硝酸甘油。我十分重视他的临床医疗经验，成为由当时开始日后延续40多年的关于"血瘀证与活血化瘀研究"的信念源头。其后多年，我与郭士魁一起，与中国医学科学院阜外医院及基础医学研究所等长期合作，应用活血化瘀名方冠心Ⅱ号复方（川芎、赤芍、红花、丹参、降香）进行治疗冠心病心绞痛临床和作用机理的中西医结合研究，证实了其抗血小板聚集性及抗心肌缺血的部分机理，并深入分子水平。"文革"前张家鹏、苗延升等多位大夫参加了研究，"文革"中和"文革"后翁维良研究员和李连达院士也分别参加了本课题工作。郭士魁研究员钟情于活血化瘀方药的研究，有人攻击他"只会用活血化瘀药治病"，说他支持中西医结合"是中医的叛徒"。国家"九五"和"十五"科技攻关项目中，我们也继续得到国家支持研究，我于1991年前后提出应用活血化瘀方药防治冠心病介入治疗（包括球囊扩张及安装支架）后再狭窄的中西医结合研究，经课题组同行及北医三院、安贞医院、中日友好医院和广东省中医院等单位协作，多中心随机双盲对照法研究，证实了活血化瘀复方芎芍颗粒剂具有明显减少再狭窄的作用，这一事实充分表明中西医结合可以起到中西医优势互补的作用，能够更好地为病人服务。我和课题组同道们对血瘀证证候实质及诊断标准、活血化瘀方药的现代分类及抗血小板作用的分子机理等先后进行了系统研究，获得一系列研究成果。

2003年"血瘀证与活血化瘀研究"获国家科技进步一等奖，是新中国成立以来中医药领域的最高奖项，当我从胡锦涛主席手中领到奖励证书时，我深切地感悟到四十年磨一剑的滋味，我们的工作终于得到了国家和社会的认同；这奖项实为传统创新、源于继承的中西医结合学科交叉的进步。这和两年前我在怀仁堂从他手中接过中央保健委员会专家小组成员聘书时一样，感到肩上担子很重。

记得去年我去台湾讲学，参观我国著名学者林语堂故居。其"两脚踏东西文化，一心评宇宙文章"的耐人回味诗句再次映入我的眼帘，这仿佛正是我毕生从事的中西医结合事业的真实写照。这个事业任重而道远，有欢歌笑语，亦有荆棘横生；有冷嘲热讽，亦有赞美言辞；有种种刁难，亦有鼎力支持。我感谢人们善意的赞美支持，更把讽刺挖苦当作前进的思想动力。既然我选择了这个职业，这个课题，我就直步向前，决不言悔。

近半个世纪以来，我倡导中西医结合以弘扬中医药学，现在全国多家中西医结合医院已正式挂牌，高等中医药院校中的中西医结合系如雨后春笋般出现，我正在参与我国第一所中西医结合研究院的筹备兴建。更加值得一提的是：经科技部批准，我国中西医结合科学技术进步奖今年正式启动，旨在激励大家做出更多中西医结合的科学研究成果来，使得中西医结合学科建设更上一个新的台阶。

路漫漫其修远兮，吾将上下而求索。我热爱和敬重中西医结合事业！

# 国医大师施杞

## 一、施杞简介

1937年出生，汉族，江苏省东台市人，上海中医药大学终身教授、主任医师、博士生导师、博士后指导老师，上海市名中医，全国第2、第3批名老中医学术经验继承人导师，香港大学名誉教授，新疆医科大学客座教授，广西中医学院针推骨伤学院名誉院长，国务院有突出贡献专家，享受政府特殊津贴。

施杞1963年毕业于上海中医学院中医系，先后拜中医骨伤科大家石筱山、石幼山先生为师，并进修于上海瑞金医院骨科。他兼收并蓄，汇全国和沪上伤科名家之所长，发皇古义，融会新知，致力于创新，成为我国中医骨伤科事业的学科带头人。曾任上海市卫生局副局长，上海中医药大学校长，上海市政协委员，连续三届当选中华中医药学会骨伤科分会会长。现任中华中医药学会副会长，上海市中医药学会会长，世界中医骨科联合会主席，中华中医药学会骨伤科分会名誉会长，上海中医药大学脊柱病研究所名誉所长。提倡"一体两翼"的中医骨伤科学术发展之大鹏战略。

50多年来，他素以"于仁厚处用心，于术精处用功"为座右铭，勤求古训，博采众长，以自有灼见的学术思想和骨伤技术专长而闻名于海内外。围绕中医药防治脊柱退变性疾病和骨代谢性疾病以及骨伤科内伤病开展了系列临床和基础研究，形成了"以气为主，以血为先，痰瘀兼祛，肝脾肾兼养，内损外伤兼顾，扶正祛邪，调治结合"的学术思想，提出了颈椎病从痹论治的观点。并重视现代病理研究，探索衷中参西的思路与轨迹，以中医学理论为依据，以现代病理技术为基础，先后建立了"慢性硬脑膜下血肿模型""中药治疗老年骨折实验模型""痹证病理模型""力学失衡性颈椎病模型""痹证型颈椎病模型""脊髓型颈椎病模型"、"神经根损害病理模型"等。提出了咽喉炎是颈椎病发病因素之一，"动力失衡为先、静力失衡为主"是颈椎病发病的力学基础。开发了中药新药"复方芪麝片""复方芪灵片"，编制了"颈肩保健操""脊柱侧弯体疗操"，建立了脊柱病"围手术期"中医药治疗方案，阐明了"益气化瘀补肾法"可延缓椎间盘退变，揭示了"恢复脊柱平衡"的生物力学机制，发现了椎体骨质增生来源于软骨终板的新机制。

近10年率领研究团队承担国家自然科学基金重点项目、国家科技部国际合作重点项目等38项课题，主持国际、国内学术会议18次。共发表论文228篇，主编《骨伤科学》《中国骨伤科学》《中国中医骨伤科百家方技精华》《临床中医脑病学》《上海历代名医方技集成》《病案学全书》《现代中医药应用与研究大系》《历代中医学术论语通解》《伤科集成》《施杞谈颈椎病》《颈椎病与腰椎病》《实用中国养生全书》等教材、专著 26 部。申请国家发明专利 5 项。荣获部、市级科技成果奖一等奖 2 项、二等奖 8 项，三等奖 3 项。

施杞教授继承我国武术伤科大家王子平的学术思想及导引防治伤科疾病经验。创立"施氏十二字养生功"及治疗颈腰病手法"施氏三步九法"。总结出治疗骨折的"摸、整、稳、运、治、调"六法、治疗脱位的"一清二巧三稳定"原则。创建了"上海市中医颈椎病专科中心"、全国第一家中医脊柱病研究所、全国第一个博士点和博士后流动站，培养博士后 4 名、博士生 31 名、硕士生 39 名，培养出王拥军、张俐、姜宏、彭宝淦、周红海、孟庆才、张军等一批优秀的中青年学科带头人。

施杞发展了中医脊柱病学和中医骨伤康复学，获得 2004—2006 年度上海市劳动模范称号。2006 年被中华中医药学会授予首届中医药传承特殊贡献奖，2007 年被中华中医学会授予首批"中医骨伤名师"称号，并被文化部任命为第一批国家级非物质文化遗产项目代表性传承人。

## 二、传承及学术思想

颈椎病是指以颈项部酸楚、疼痛、僵硬、活动受限等症状起病，继而伴有不同程度的肩臂或胸背疼痛，手足麻木，四肢乏力，步履拘紧或如踩松软沙滩，头晕、头痛、目眩、耳鸣，胸闷心悸、胃脘不适、大便秘结或溏薄、失眠心烦，多汗或无汗，畏寒恶风，严重者可见胸腹如束带裹扎，甚至瘫痪。同时可见神经系统阳性体征，苔、脉异常。这种由肢体波及内脏，其病源于颈椎的一系列症状和体征的综合征，现代临床上一般称为颈椎病。

（一）从痹立论，分型论治

颈椎病从痹论治，在此基础上，要遵循三辨原则（辨病、辨型、辨证）及"益气化瘀通络，兼顾肝脾肾调摄"的治疗大法，并以圣愈汤（《医宗金鉴》方）为基本方，结合颈椎病各型辨证用药。

1. 颈型颈椎病

（1）风寒痹阻类

主证：颈部疼痛，项背强几几，苔薄白，脉浮或弦。治以疏风通络，和营养血。葛根汤（《伤寒论》方）。药用葛根、麻黄、白芍、桂枝、生姜、大枣、甘草。

（2）痰瘀化火类

主证：颈项僵痛，咽喉红肿，苔薄黄，脉弦滑或数。治以益气和营，解毒利咽。会厌逐瘀汤加减（《医林改错》方）。药用桃仁、红花、当归、赤芍、白芍、生地、玄参、柴胡、枳壳、桔梗、甘草。

2. 神经根型颈椎病

（1）血瘀痹阻类

主证：颈项肩臂疼痛，剧烈麻木，苔薄腻，脉弦滑或弦。治以祛瘀通络，蠲痹止痛。身痛逐瘀汤加减（《医林改错》方）。药用当归、川芎、红花、桃仁、羌活、炙乳香、五灵脂、秦艽、香附、川牛膝、广地龙、炙甘草，并加麝香保心丸每日 2 次，每次 2 粒。

（2）气虚血瘀类

主证：上肢麻木，颈肩酸痛，苔薄质紫，脉弦细或弦滑。治以益气活血，逐络脉。补阳还五汤（《医林改错》）合止痉散（《流行性乙型脑炎中医治法》）加减。药用生黄芪、全当归、赤芍、白芍、广地龙、川芎、红花、桃仁、全蜈蚣。

3. 椎动脉型颈椎病

（1）痰瘀内蕴类

主证：眩晕，头痛，颈项肩臂四肢麻木刺痛，苔腻质紫，脉细弦或弦滑。治以活血理气，逐瘀化痰。血府逐瘀汤（《医林改错》）合导痰汤（《妇人良方》）加减。药用当归、生地、赤芍、白芍、桃仁、红花、川芎、柴胡、枳壳、桔梗、川牛膝、半夏、陈皮、茯苓、南星、甘草。

（2）湿热内扰类

主证：眩晕心悸，胁痛口苦，虚烦不眠，苔薄黄或腻，脉细滑或细弦。治以清胆化痰，和解少阳。温胆汤（《三因极一病证方论》）合小柴胡汤（《伤寒论》）加减。药用半夏、陈皮、茯苓、竹茹、枳实、柴胡、黄芩、党参、大枣、甘草、生姜。

（3）肝阳偏亢类

主证：颈项疼痛，头痛眩晕，血压增高，舌红，脉弦细。治以养阴通络，平肝潜阳。天麻钩藤饮（《杂病证治新义》）加减。药用天麻、钩藤、石决明、黄芩、山栀、益母草、牛膝、桑寄生、杜仲、夜交藤、茯神。

（4）气血亏虚类

主证：头晕目眩，面少华色，心悸气短，颈项酸楚，神疲肢软，夜寐不宁，苔薄质紫，脉沉细。治以益气养血，升清降浊。益气聪明汤（《东垣试效方》）合酸枣仁汤（《金匮要略》）加减。药用炙黄芪、党参、升麻、葛根、蔓荆子、赤芍、白芍、黄檗、甘草、知母、茯神、川芎、酸枣仁。

4. 脊髓型颈椎病

脊髓型颈椎病当从痉、痿证论治，施老认为，脊髓型或以脊髓型为主的混合型颈椎病发作早期，症见肢僵、项背强痛、躯体裹束感、尿闭肢肿、肌张力增高、腱反射亢进、病理反射阳性、出现震挛现象、舌质紫暗、脉弦带滑等，归属为痉证范畴。脊髓型或以脊髓型为主的混合型颈椎病，发病日久或后期，见头晕神疲、心悸自汗、腰膝酸软、四肢不举、筋脉弛缓、肌力下降、舌苔薄或腻、质淡体胖、脉细带滑等症，归属痿证范畴。

脊髓型颈椎病（痉证）分以下两类：

（1）肝肾阴虚类

主证：下肢拘紧，行动不利，四肢乏力伴麻木，步履不稳，苔薄质红，脉细弦。治以滋阴补肾，舒肝活血。左归丸（《景岳全书》）合柴胡疏肝散（《景岳全书》）加减。药用热地、山茱萸、枸杞子、怀山药、菟丝子、鹿角片、炙龟甲、川牛膝、柴胡、香附、川芎、枳壳、白芍、陈皮、甘草。

（2）腑实瘀结类

主证：筋脉拘紧，下肢僵直水肿，步履艰难，口干纳呆，小便涩短，大便秘结，苔黄腻少津，脉弦滑或弦紧。治以宣肺利水，逐瘀通腑。葶苈大枣泻肺汤（《金匮要略》）复元活血汤（《医学发明》）加减。药用葶苈子、大枣、生川军、柴胡、红花、桃仁、天花粉、穿山甲、当归、甘草。

脊髓型颈椎病（痿证）分以下两类：

（1）肾气亏损类

主证：筋脉迟缓，肌肉萎缩，下肢清冷，足跗肿胀，阳痿遗精，小便频数，余沥不净，大便燥结或溏薄，苔薄或腻，脉沉细或细滑，治以温肾益精，祛瘀通督。地黄饮子加味（《宣明论方》方）。药用生熟地、山茱萸、巴戟天、肉苁蓉、五味子、石菖蒲、淡远志、麦冬、附子、肉桂、石斛、茯苓。

（2）脾肺亏虚类

主证：肌肉萎缩，头项抬举、步履握摄均感无力，神疲失眠，纳呆便溏，苔薄质淡胖，脉细弱。治以健脾益气，养血安神。人参养荣汤（《太平圣惠和剂局方》方）加减。药用人参、黄芪、当归、熟地、赤芍、白芍、茯苓、白术、五味子、肉桂、远志、陈皮、生姜、甘草、大枣。

5. 交感型颈椎病

（1）阴虚不足类

主证：颈项疼痛，头晕，耳鸣，目糊干涩，肢体麻木，失眠多梦，口干少津，面有潮红，身热，盗汗，便秘，血压增高，胸闷心悸，苔薄黄质红，脉弦或弦滑。治以滋阴养血，解郁安神。天王补心丹（《摄生秘剖》）合越鞠丸（《丹溪心法》）加减。药用党参、丹参、玄参、天冬、麦冬、柏子仁、酸枣仁、五味子、远志、桔梗、生地、当归、茯苓、制香附、川芎、山栀、苍术、神曲。

（2）气虚亏损类

主证：颈项酸楚，头晕头重，神疲乏力，胸闷胀痛，多汗便溏，夜寐不宁，易醒肢冷，视物疲劳，眼睑下垂，苔薄白质淡胖，脉细弱。治以温阳益气。补中益气汤（《脾胃论》）合附子理中丸（《太平惠民和剂局方》）加减。药用党参、黄芪、白术、柴胡、升麻、当归、陈皮、炙甘草、熟附子、干姜。

（二）辨证审因，祛瘀除痹

"痹者，闭也"，治疗颈椎病在上述分型论治的基础上应重视祛瘀除痹，常用王清任祛瘀诸方。《医林改错》曰："凡肩痛、臂痛、腰疼、腿疼，或周身疼痛，总名曰痹……总逐风寒、去湿热，已凝之血，更不能活。如水遇风寒，凝结成冰，冰成风寒已散。明此义，治痹症何难。古方颇多，如古方治之不效，用身痛逐瘀汤。"对于因寒湿侵犯筋脉或痰瘀阻滞筋脉，导致气血闭阻、经络不遂而引起的以颈肩臂疼痛甚则周身疼痛为主要表现的患者，常用身痛逐瘀汤以祛瘀通络、蠲痹止痛。若以颈肩臂部或手足麻木不仁为主，甚则肌肉萎缩，软弱无力，此乃气虚血瘀、经脉失养所致，常用补阳还五汤以补益气血、活血通络。若痰瘀互结，脑失所养，出现头晕头痛、恶心呕吐、胸胁疼痛、心烦等，治当活血理气、逐瘀化痰，常用通窍活血汤或血府逐瘀汤治疗。

（三）重视补肾，分期论治

颈椎病特点是本虚标实，治疗的重点为扶正祛邪，扶正首先要着眼于气血，而补肾亦不能忽略。颈椎病初起或肾虚表现不显时，治肾以通达肾与膀胱经为主。药用麻黄、桂枝、羌活、鹿衔草、益智仁、乌药等，既可引药入肾与膀胱经，通畅经络，固护根本，防邪入里，又能辛散解表，祛风除痹，迫邪外出。常用独活寄生汤，取《成方便读》所云："此亦肝肾虚而三气乘袭也。故以熟地、牛膝、杜仲、寄生益肾补肝，壮骨强筋。归、芍、川芎和营养血……参、苓、甘草益气扶脾，独活、细辛之入肾经，能搜伏风，使之外出；桂必能入肝肾血分而祛寒，秦艽、防风为风药卒徒，周行肌表。"斯阳气充足，邪无容身之所，则气得以运，血得以行，而痹疾即愈矣。

颈椎病中期或肾虚表现较轻时，可在扶正祛邪的基础上，配以补肾壮筋汤或六味地黄丸。补肾壮筋汤出自《伤科补要》，方用熟地、萸肉、茯苓、白芍、杜仲、牛膝、续断、五加皮和青皮等，诸药合用，共收补益肝肾、强筋壮骨、行气活血之功。对于六味地黄丸，《医方论》解析云："此方非但治肝肾不足，实三阴并治之剂。有熟地之腻补肾水，即有泽泻之宣泄肾独以利之。有萸肉之温涩肝经，即有丹皮之清泻肝火以佐之。有山药收摄脾经，即有茯苓之淡渗脾湿以和之。药止六味而大开大合，三阴并治洵补方之正鹄也。"六味地黄丸，取其"三补三泻"之功，使肾气充足，既可助散瘀通络，又能防内舍于肾之渐变。

颈椎病晚期，肾虚表现明显，尤其是对于脊髓型颈椎病痿证患者，须注重补肾，临床常用地黄饮子治疗。清代张秉成解析此方云："以熟地、巴戟、山萸、苁蓉之类，大补肾脏之不足，而以桂、附之辛热，协四味以温养真阳。但真阳下虚，必有浮阳上僭，故以石斛、麦冬清之。火载痰升，故以茯苓渗之。然痰火上浮，必多堵塞窍道，菖蒲、远志能交通上下而宣窍辟邪。五味以收其耗散之气，便正有攸归。薄荷以搜其不尽之邪，便风无留着。用姜、枣者，和其营卫，匡正除邪耳。"对于肾虚表现明显的患者，用药先须审辨阴阳，肾阴虚者出现腰酸、盗汗、溲赤、夜寐欠安、虚烦不宁、口苦咽干、舌红少苔、脉细数等，采用熟地、首乌、黄柏、知母、鳖甲、女贞子、旱莲草、龟甲胶或左归丸等方药以滋补肾阴。而肾阳虚可出现面色㿠白、大便溏薄、小便清长、夜尿频多、纳呆、形寒肢冷、舌胖苔白滑、脉沉细等，采用巴戟天、肉苁蓉、仙灵脾、杜仲、菟丝子、补骨脂、鹿角胶或右归丸等方药以温补肾阳。当然，由于阴阳互根，阴可损及阳，阳亦可损及阴，两者不能截然分开，所以在治疗上必须注重阴阳，水火并济，始可收到事半功倍之疗效。

（四）颈椎病的"围手术期"诊治

目前临床上对颈椎病的治疗一般有非手术治疗和手术治疗两大类。实践证明95%以上的颈椎病患者不需要手术治疗，这也是目前中西医骨科界的共识。在非手术治疗中，大多采用中医药疗法，如中药内服、外敷、推拿、针灸、导引等具有疗效显著、安全方便、医疗费用较低等独特优势，可使大多数患者病情缓解，以至临床痊愈，仅仅有少部分由于物理性压迫较重，或脊柱失稳，脊髓受压明显，甚至已出现不同程度瘫痪的患者，需及时手术治疗。

中西医学互相补充，是我国医疗卫生事业的优点。手术治疗重点是解除突出的椎间盘或椎体增生骨赘或钙化韧带对脊髓、神经根、动脉的压迫和继发炎症反应，以解除颈椎病重症期的主要矛盾。但手术不可能全部解决颈椎病的病理基础，如病变椎间盘的炎症和免疫反应，也不可能解决脊髓、神经根、血管等受累已形成的变性问题。同时，由于手术在摘除椎间盘的同时多需进行椎体的融合，从而在一定程度上减少了颈椎的正常生理功能，增加了相邻椎间盘的应力负荷，易产生新的椎间盘退变或突出等。和辩证看待任何事物一样，手术也要一分为二，不应希望也不可能"一刀了事"。因此积极开展颈椎病围手术期的中医药治疗，有利于巩固手术疗效，弥补手术之不足，以及缓解手术所带来的局部和全身创伤，从而达到恢复患者心身健康的目的。

根据颈椎病现代病理研究和长期从事中西医药防治颈椎病基础和临床研究的经验认为："本虚标实"是该病的基本特点。所谓本虚即是肾精匮乏，气血失养；而标实则是痹阻经络，痰瘀内蕴。引起痹阻的原因，一是感受外邪，一是劳伤气血。清《类证治裁》亦指出："诸痹……良由营卫先虚，腠理不密，风寒湿乘虚内袭，正气为邪气所阻，不能宣行，因而滞留，气血凝涩，久而成痹。"因此，关于颈椎病的治疗，应遵照"从痹立论，外伤内损并重，以气为主，以血为先，痰瘀兼祛，肝脾肾同治"的指导思想，应用益气化瘀、通络补肾的方药。由于手术治疗的对象是颈椎病患者，因此，围手术期治疗的基本方略既离不开有关颈椎病辨证施治原则，又不能忽视一些新的病理因素，如手术给患者带来的忧虑恐慌等精神负担，手术的创伤以及术后体质虚弱、气血失养所致新邪内袭。这些因素的存在，显然影响手术的疗效，而中医药通过辨证论治，可以达到"平阴阳、和气血、祛外邪、通经脉、调脏腑"的目的，从而发挥其独特的优势，与手术互为补充。

关于颈椎病的围手术期治疗，施老根据颈椎病治疗总的指导思想确定了"三期分治、重在辨证、扶正祛邪、防治结合"的基本原则。

1. 手术前期（术前 1 周）此期患者正处于术前发病阶段，临床症状较剧，如疼痛、麻木、头晕、四肢无力或笨拙等；心理障碍较重，出现心烦、失眠恐惧感等，苔薄质红，脉弦细或虚大。治则以调和气血，祛痹通络，养心宁神。方选归脾汤合《局方》五痹汤。药用姜黄、羌活、白术、防己、甘草。

2. 手术损伤期（术后 1 ~ 2 周）此期患者处于术后初期，本元受损，气滞血瘀，痰湿夹杂，或兼热邪，可见创口疼痛，颈活动困难，纳谷不香，睡眠不安，发热或高热，舌苔白腻或黄腻，脉细数。任督经脉受损，还可能出现手术区缺血性再灌注，加重原有症状和体征。治拟和营化湿，健脾益气，清热解毒。方选犀角（水牛角）地黄汤合香砂六君子汤，或《医宗金鉴》圣愈汤合香砂六君子汤加减。

3. 术后康复期（手术 2 周后）此期处于术后瘀血尚存，正气初复，营卫未和，筋骨受损，新伤宿疾相兼，原有病证或明显减缓，或部分好转，亦有更见加重者，或缓而复重。不同的患者病情不一，应根据具体情况进行个体化治疗，弥补手术损伤和不足。基本原则仍守"从痹论治，扶正祛邪"大法，注重五体痹和五脏痹的辨证施治，使督（脉）任（脉）和足太阳（膀胱经）、足少阴（肾经）通调，从而达到血脉平和，诸恙缓解或显效之目的。用药常在《医宗金鉴》之圣愈汤（黄芪、党参、当归、川芎、白芍、熟地、柴胡）的基础上加减。如咽痹合会厌逐瘀汤；颈痹者，有汗合桂枝汤，无汗或少汗合葛根汤或桂枝加葛根汤；痛痹者合身痛逐瘀汤；有热证者合当归拈痛汤；麻木不仁者合止痉散；头晕偏瘀者合血府逐瘀汤；偏肝阳上亢者合天麻钩藤饮；偏痰湿者合半夏白术天麻汤；头晕偏胆热者合温胆汤。脊髓受压表现为痉证者，合复元活血汤，有胸胁或脘腹裹束感者可随证选承气汤或大小陷胸汤、泻心汤等类合用。表现为痿证者合地黄饮子、补阳还五汤或人参养荣汤等。合并有抑郁证者，可用天王补心丹合越鞠丸加减。

手术康复后期，应注意休息，在避免颈部感受风寒、劳损的同时，动静结合，可自行锻炼"12 字养生功"，通过这些动作可以使颈部、全身的肌肉得到锻炼。促进局部及全身的气血流通，使痉挛的肌肉缓解，筋骨得以濡养，从而延缓椎间盘的退变，防止病情发展。对颈椎病术后有较好的防治和康复作用，且简便易学。

（五）腰椎间盘突出症的诊治

腰椎间盘突出症的病理基础是椎间盘的退行性变化，发病时常反映出局部的微循环障碍，炎症因子和各种降解酶的大量释放，加之纤维环破裂，作为自身抗原的髓核外溢，诸种因素混合造成腰部较为广泛的化学性炎症，累及椎管内及邻近椎间孔区域，包括马尾神经、坐骨神经造成急性或慢性水肿，因而出现一系列症状，以腰痛剧烈、下肢麻木等最为突出。其中急性期和亚急性期临床表现又不完全一样，因而需要有不同的对策和方法。

1. 急性期　临床表现主要是痛。腰部俯仰受限，可出现一侧或双侧麻木，尚可合并口干口苦、多汗、便秘、失眠等多种症状，舌苔多薄白腻或薄黄腻，脉弦滑或细弦。腰椎间盘突出症属本虚标实，急性期以标实为主，辨证施治核心是"血瘀""气滞"。处方用药以身痛逐瘀汤为主，参合防己黄芪汤、四逆散、金铃子散及自拟的利水化瘀经验方——三泽二地汤（泽兰、泽泻、泽漆、地龙、地鳖虫）等共同组成常用方，命名为祛痹散痛汤（生黄芪、制苍术、汉防己、当归、川芎、乳香、桃仁、五灵脂、川牛膝、地龙、地鳖虫、泽兰、泽泻、泽漆、柴胡、白芍、延胡索、秦艽、羌活、甘草、红枣、生姜、葱白）。上药煎汁，每天 3 次，分别于早中晚餐后 1 小时服；同时将药渣置入铁锅中加一匙醋、一匙盐以猛火共炒至水汁收尽，装入事先预备的毛巾布袋中，热敷腰部 30 ~ 45 分钟，药温凉即去，第 2 次药渣加热同上法或微波炉中加热敷熨,然后再将药渣置锅内加水煮热,倒入脚盆中泡双足至药液转凉乃停。

2.亚急性期 临床通常表现发病已有2～3个月,剧痛已缓,仍未除尽,下肢麻木加重,部分患者呈下肢局部灼热等感觉过敏现象,口干少津,心烦夜寐不宁,苔薄质偏暗,脉细滑或迟缓,证系营卫失和、经脉未畅。治疗常取宋代陈言的舒筋保安汤(《三因方》)加减:黄芪、当归、白芍、五灵脂、川牛膝、天麻、防风、木瓜、威灵仙、萆薢、白僵蚕、松节、乌药、川续断、全蝎、蜈蚣、炙甘草(原方有虎骨,今去)。如下肢灼热、麻木,伴见口干心烦、便秘、溲赤、苔薄黄、质红、脉细滑者,常以当归拈痛汤为基础组成热痹方:当归、川芎、赤芍、生地、柴胡、黄芪、党参、苦参、苍术、白术、升麻、防风、羌活、葛根、知母、猪苓、茵陈、黄芩、泽泻、甘草。

3.慢性期 临床表现为腰腿疼痛均轻,以酸楚为主,伴麻木,步履牵掣乏力,时轻时重,或有恶寒畏冷,便溏,自汗,肌肉痿躄,足跗肿胀,苔薄白,质紫,脉细或细滑等气血不足、经脉失养、寒湿留筋、卫阳不固诸象。少数患者亦可出现口干、盗汗、便秘、溲赤、失眠多梦等肾阳不足证候。此期属虚实夹杂,治拟标本兼顾。临床可分为三型。

(1)气血亏虚,痹阻经脉型。常用独活寄生汤(或三痹汤)加减组成的调身通痹汤:炙黄芪、党参、当归、白芍、川芎、熟地、白术、柴胡、独活、桑寄生、秦艽、防风、桂枝、茯苓、杜仲、川牛膝、蜈蚣、炙甘草。

(2)气血失和,寒湿凝经型。常用圣愈汤和阳和汤组成的寒痹汤:生黄芪、党参、当归、川芎、白芍、柴胡、熟地、肉桂、炮姜、麻黄、白芥子、鹿角片等。证见足跗肿胀,排除心、肝、肾功能异常者,可加熟附子、茯苓、白术,取真武汤之治则。

(3)肾精亏损,阴阳失调型。常用圣愈汤和地黄饮子组成的痿痹汤:炙黄芪、党参、当归、白芍、川芎、柴胡、熟地、山萸肉、巴戟天、肉苁蓉、附子、肉桂、五味子、麦冬、石斛、石菖蒲、远志、茯苓。

腰椎管狭窄症指腰椎椎管、神经根管或椎间孔的骨性或纤维性结构狭窄,导致马尾或神经受压,引起腰痛、腿痛及间歇性跛行等相应的临床症状。显然这是一种临床表现多样性的综合征。根据其病因病理可分为原发性腰椎管狭窄症和继发性腰椎管狭窄症两大类。前者系先天性发育不良所形成的骨性结构狭窄,后者则是某些疾病的并发症或后遗症,尤以退行性病变为主要原因,如腰椎间盘退变导致的纤维环膨出、突出或脱出等椎管的占位,椎体后缘增生,椎间隙狭窄导致椎体静力平衡失调,椎体滑脱等,以及由此而导致的腰椎周围肌群的保护性痉挛,进而增加椎管内压力,血管痉挛,微循环障碍,产生或加剧椎管内无菌性炎症。因此,该病属本虚标实类疾病,在原发性或继发性本虚病理基础上,如因劳损或感受风寒湿等外邪而发病,出现一系列标实本虚证。本病本虚以脾肾气虚为主,而标实则以瘀阻痰凝经脉为常见。因而治疗仍守"以气为主,以血为先,痰瘀兼祛,肝脾肾同治"的原则,从而设立不同的治则与方药。

(一)分期治疗

1.急性期 素有慢性腰背酸楚,偶有腰痛加剧,一般对症治疗或卧床休息可减缓。在此基础上因劳累、负重扭伤,或感受风寒,突然病情加重,出现腰部剧痛,腰背肌肉僵滞,活动受限,同时有下肢牵掣,步履小腿胀痛,呈间歇性跛行,重者仅能行走数步就需下蹲休息方能缓解。这类患者多因已形成腰椎管狭窄之病理基础,在劳损或外邪的激惹下而发病,导致椎管内及相应神经、韧带明显充血水肿，而出现一系列症状和体征。根据其病证之不同，在扶正的基础上治疗尚有祛瘀为主或散寒为主之区别。

（1）气虚血瘀型：腰痛，活动受限，下肢受累，间歇性跛行，可伴有下肢麻木，便秘，苔薄，舌胖质紫或瘀紫，舌下静脉曲张增粗，脉弦滑或细滑。治疗以祛瘀通络佐以理气为法。选用圣愈汤、血府逐瘀汤、止痉散等方合用加减组成的祛瘀通络汤：黄芪、党参、当归、白芍、川芎、生地、柴胡、乳香、桃仁、红花、五灵脂、牛膝、地龙、蜈蚣、秦艽、羌活、香附、炙甘草、汉防己、生薏苡仁等。

（2）寒湿痹阻型：症状同上，但有腰背或下肢畏寒感觉，得温诸症可缓解，苔薄白腻，脉细滑或弦细。治疗以温经散寒通络为法。选用大防风汤（《太平惠民和剂局方》）合止痉散等加减组成的散寒通络汤：黄芪、人参、当归、川芎、白芍、熟地、白术、杜仲、防风、羌活、附子、牛膝、全蝎、蜈蚣、炙甘草、汉防己、生薏苡仁等。

2. 慢性期　腰背疼痛酸楚，时轻时重，往往晨起腰部僵滞，活动后缓解，劳累或至傍晚又见加重，手足少温，腿软乏力，或有足跗肿胀，便溏或便秘，夜寐不安，行走稍远下肢牵掣，甚至诱发间歇性跛行，可有不同程度的下肢麻木等症状。腰椎管狭窄症处于慢性阶段，其病理特征为本元亏乏，肝脾肾不足，外邪缠绵阻于经脉形成虚实相间、痹痿相兼的临床特点。治疗用药亦应守标本兼顾、扶正祛邪之总纲。常以三痹汤为基本方，药用黄芪、党参、当归、川芎、白芍、茯苓、熟地、杜仲、川断、牛膝、防风、秦艽、细辛、独活、肉桂、甘草、生姜等。该方为宋代陈自明《妇人良方》所载，系陈氏在唐·孙思邈《千金要方》独活寄生汤的基础上去桑寄生加黄芪、川断、生姜而成。孙氏方集健脾益气、活血养血、补肾通络于一方。陈氏则在原方基础上加重补气、益肾、温中散寒的功能。

临床应用时凡肾亏较甚者，还可加用龟鹿二仙胶，其中肾阳不足者尚可加熟附子，肾阴不足者加肥知母。如寒湿较甚者，每有背脊作冷，甚者如浸浴冷水之中，可仿阳和汤（清·《外科证治全生集》），取鹿角胶、麻黄、白芥子，改生姜为炮姜炭相加。

（二）施治原则

1. 主张辨病与辨证相结合，虚实兼顾

辨证论治，与整体观念一样，是中医学最显著的特征之一，也是中医临证最基本的手段，长期以来发挥出了其独特的优势；然而，随着人类社会的不断进步，科学技术水平的不断提高，对疾病的认识也随之深化，许多原先鲜为人知的病种也逐渐被阐明机制，并受到普遍的关注。现代中医临床仅依赖单纯的辨证是不够的，往往不能全面把握疾病的发展变化，因此，辨证与辨病相结合就成为必然。辨病可以从细胞、分子等水平来了解疾病的病因、病理，而辨证则可以针对疾病的本质进行相应的治疗，两者有机结合，方可提高疗效。腰椎椎管狭窄症的发病机制，从西医学而言，除关节突增生、椎板肥厚、韧带钙化所致骨性狭窄外，大多伴有软组织增生、肥厚、充血、水肿及粘连等无菌性反应；另外，椎管狭窄导致马尾神经受压，毛细血管通血不畅，静脉回流障碍，组织水肿，处于慢性炎症状态的马尾神经和蛛网膜上神经末梢出现感觉过敏，轻微的刺激即可放大为严重的痛胀与不适；从中医学而言，为本虚标实之证，肾虚为本，风寒湿邪为标，正如《黄帝内经·素问》指出："风寒湿三气杂至，合而为痹。"《杂病源流犀烛·腰脐病源流》则指出："腰痛，精气虚而邪客痛也。"治疗上当辨虚实，并分清其主次，遂以益气养血之品扶正补虚，以祛风、散寒、除湿、理气、活血之品驱除实邪。由此虚实兼顾，达到治愈或缓解本病的目的。

2. 强调益气活血，兼顾痰瘀，肝脾肾同治

本病之根无不责之气血。《杂病源流犀烛·腰脐病源流》指出："腰者，一身之要也，屈伸俯仰，无不由之，过劳则耗气伤血，日久痰瘀阻络"，故产生一系列临床症状。因此施治应"以气为主，以血为先，痰瘀兼顾，肝脾肾同治。"临证常用圣愈汤益气养血；以三棱、莪术、川牛膝等祛瘀；以陈皮、半夏、南星祛痰化浊；以肉苁蓉、巴戟天、杜仲、补骨脂、仙灵脾、狗脊等调补肝脾肾。

3. 倡导中西医结合诊治

对于腰椎椎管狭窄症的诊断，除依据其三大主症即腰痛、间歇性跛行、腰部后伸受限外，还往往需借助全面的体格检查、腰椎 X 线检查、CT 及 MRI 来进一步明确诊断。临证时又十分看重辨舌脉，理法方药亦因人、因时而异，不拘泥于一方一法，但总则基本不变。在治疗上，首选非手术疗法，尤其是对于退变性腰椎椎管狭窄症，不可轻易采用手术治疗；其他继发性的腰椎椎管狭窄症，若原发病明确的，应针对病因治疗；急性期痛甚者可结合采用骶管硬膜外腔封闭治疗；对于先天性的腰椎椎管狭窄症，经保守治疗无效或下肢症状明显，影响工作的应手术治疗；不得已采用了手术治疗，术后同样有必要通过中医药进行调理，以有利于创伤的修复，加快康复进程；更有术后疗效不佳者，再次手术尤应慎重，当以综合保守治疗为主等，这些充分体现了中西互补，各取其优的特点。

4. 注重综合治疗以及康复与保健

保守治疗腰椎椎管狭窄症，以中药内服为主，并嘱患者进行药渣外敷腰部，以助内服药之力；急性期痛甚者可采用骶管硬膜外腔封闭治疗以镇痛消炎，保护神经；也可配合针灸治疗，常取穴肾俞、委中、秩边、环跳、承扶、阳陵泉、昆仑、腰阳关、飞扬、悬中等；推拿是辅助治疗本病的重要手段，施老根据多年临证经验总结的"三步九法"，可调整内脏功能，平衡阴阳，促进气血生成。经临床反复证实，具有活血祛瘀、解除肌肉紧张、理筋复位等作用，已成为治疗腰椎椎管狭窄症的常用方法。

除此之外，还应重视康复与保健，注意以下几个方面。①腰椎椎管狭窄症患者应正确使用腰围，对腰部进行必要的保护，避免再损伤。②腰椎椎管狭窄症患者宜睡硬板床，以免影响腰椎生理曲线，加重损伤。③动静结合，在病情缓解后，及时适当进行腰背肌锻炼，以增强肌肉力量及韧带关节囊强度，利于脊柱稳定，改善局部血循环。常采用蜻蜓点水式、五点式、三点式等。腰背肌锻炼宜循序渐进，持之以恒。也可操练 12 字养生功，摄养气血，疏通经脉。④适当使用营养保健品。腰椎椎管狭窄症有虚有实，实者多因风、寒、湿、气滞、血瘀等因素引起，经积极治疗多可痊愈；虚者多由肾虚所致，病程长，易反复，应进行必要的补益食养。肾阳不足型宜选用鹿茸、狗鞭、海马、紫河车、蛤蚧、肉苁蓉等；肾阴亏虚型可选用熟地、何首乌、枸杞子、龟甲、鳖甲等。

# 三、传承及创新

（一）指压耳穴针疗法

1. 耳穴与颈、腰椎病的关系

中医认为，经络将人体的组织器官、四肢百骸联络成一个有机的整体，并通过经气的活动，调节全身各部的功能，运行气血协调阴阳，从而使整个机体处于平衡状态。耳是经脉聚会之处，耳与经络两者关系极为密切。《灵枢·口问》篇说："耳者，宗脉之所聚也。"在十二经脉中，直接入耳的有足少阳胆经、手少阳三焦经、手太阳小肠经。而分布于耳部周围的经脉有足阳明胃经、足太阳膀胱经。由

此可见，耳与手足三阳经的联系最为密切，六条阳经皆入耳中或分布于耳区周围，通过经络的联络和沟通作用及气的活动，将耳与全身整体紧密联系在一起，形成了一个整体的气血循环。而手足三阳经均经颈部，与颈椎病的发病密切相关。因此在颈部走行的经脉中，尤以循行于颈部的足太阳膀胱经、督脉、手少阳三焦经及足少阳胆经等对颈椎病的影响最大。

颈椎病是由于脏腑亏虚致气血失和，再感受风寒湿等外邪而发病。当人体脏腑亏虚，抵抗力下降时，风寒湿外邪乘虚而入。由于风寒湿为阴邪，易袭阳位，往往首先侵犯足太阳膀胱经，导致太阳经输不利，卫外不固，营卫失和，出现恶风怕冷、出汗、颈项强痛、腰背酸楚、四肢关节疼痛等症状，并可影响督脉，使项背挛急，疼痛加剧，头颈转动受限，出现颈椎病的表现，由于手足三阳经通于耳，故颈椎病可在耳穴上表现出症状。

腰为肾之府。肾之经络入脊内，贯脊至腰，络膀胱。膀胱经夹脊，抵腰，络肾，向上分布于耳周，向下行颈、臀及股后外侧，沿小腿后下行至足背外侧，止于足小趾至阴穴。临床可见肾与膀胱经脉的病变而引起腰痛、臀痛及向下肢放射性疼痛的症状。同时由于经络将腰椎与耳联系在一起，故腰椎病可在耳部找到敏感压痛点。

2.指压耳穴诊治颈、腰椎病的作用机制

颈、腰椎病属于中医"痹证"范畴，其病机中有"风寒湿三气杂至，合而为痹"。风寒湿侵袭颈项部手足三阳经，气血运行不畅，或脉络空虚，可在耳穴表现出异常，从而协助诊断。

耳穴接受适当的按压刺激，不但可以止痛，而且可以通其经脉，调其气血，使阴阳归于平衡，脏腑趋于和调，达到扶正祛邪，治疗颈、腰椎病的目的。

按压耳穴，医家多以王不留行籽贴耳按压。但有医家研究表明：耳压的材料与耳穴治疗的疗效无相关性，以物理刺激为主。故此，用食指及拇指用力按压耳部的颈椎、皮质下、肩、枕、腰椎、坐骨神经等，即可刺激耳穴，对颈、腰椎病起到治疗作用。

耳穴是耳郭与脉络、脏腑相通之地，是脉气所发和密集之处。现代医学研究表明，当刺激耳穴时，可发生以下变化：①使机体增加了制造内腓肽的能力，从而作用于脑腓肽受体而达到镇痛的目的；②调动体液的抗痛因素，提高痛阈；③耳穴的刺激冲动传至相应中枢神经部位后，与疼痛部位传来的冲动相互作用，抵消或减弱了疼痛。在临床研究中，选取耳部的颈椎、肩、枕、腰椎、坐骨神经等病变对应穴位给予刺激，可至气直达病所；而皮质下穴能够调节大脑皮质和皮质下自主神经中枢的兴奋和抑制过程，具有镇静、镇痛等功效，止痛效果十分明显，常可达到闪电样即刻止痛的目的。

3.指压耳穴在颈椎病诊治中的应用

1）诊断颈、腰椎病：有学者采用电子穴位测定治疗仪对椎动脉型颈椎病进行诊断，发现与TCD诊断有92%的阳性符合率。

颈、腰椎病可在耳穴出现症状，通过望诊可在耳穴发现肿胀、斑点、丘疹、脱屑，肌肉的隆起、凹陷等异常，通过触诊可触及结节状或珠状、条段状物。对于颈、腰椎病初诊的患者在做出诊断时，多结合指压耳穴进行判定，几乎所有的患者对耳轮部颈椎区或腰椎区都存在痛觉过敏的现象，与颈、腰椎病的诊断高度符合。

2）治疗颈、腰椎病：颈、腰椎病确诊后，对患者进行一次指压耳穴治疗，并教会患者或其家属操作方法。具体方法为：双侧食指及拇指用力按压双耳颈椎、皮质下、肩、枕、腰椎、坐骨神经等穴，以压至患者感觉疼痛尚能忍受为度，可适当进行捻按，每次按压1分钟。以耳出现胀热感为宜，每次按压次数不限，每天 3～6 次。

3）预防颈、腰椎病："十二字养生功"对于颈、腰椎病的预防保健及康复具有重要作用。在此养生功中，专门有"提耳"一法，通过对耳穴的刺激，可以促进通过耳部的手足三阳经的气血流通，与洗脸、梳头、搓颈、松颈、按腰、转腰磨膝、蹲髋、摩三焦、吐故纳新、调理四肢十一法一起，达到预防及促进颈、腰椎病康复的作用。指压耳穴是运用耳穴理论创立的颈、腰椎病诊疗方法，具有操作简单经济、方便，疗效好，无副作用、无创伤，痛苦小等优点，患者可随时随地进行操作，以对自己是否患有颈、腰椎病进行初步判断。在医生指导下正确掌握指压部位及方法后，又可对颈、腰椎病进行治疗，既不影响疗效，也不影响美观。

（二）颈、腰椎病的手法治疗

颈、腰椎病无论从发病机制或临床表现均呈现脊柱动静力平衡失调，且以"动力失衡为先，静力失衡为主"。基于此，自创恢复脊柱平衡治疗颈、腰椎病的三步九法。

1. 颈部三步九法

①第一步：理筋。颈椎动静力平衡失调是颈椎病发病的重要机制之一，其中动力性失衡往往先于静力性失衡。因此，脊柱平衡手法首要的是改善颈部肌肉的营养代谢和力学状态，恢复颈椎的动力平衡，重建颈椎力学系统的功能平衡。而理筋手法的主要作用就是恢复颈部的动力系统平衡。

第 1 法：揉法。揉法主要是以大拇指指腹在颈项部揉按，要求着力稍重，吸定一定部位并带动（渗透到）皮下组织做环旋的轻缓揉动，在按揉一处片刻后，再缓缓移动到下一处，在施行揉法的过程中可结合按法或弹拨法。具体操作时，医者先在颈正中线（督脉）按揉各棘突至大椎穴，重复 3 遍；然后按揉颈夹脊，相当于各椎小关节处，以同样方法按揉 3 遍；接着按揉外侧线，相当于各椎横突外缘胸锁乳突肌后缘，亦重复按揉 3 遍，时间稍长；最后按揉上背部正中线（督脉）的陶道（第 1 胸椎棘突下）至命门（第 2 腰椎棘突下）、足太阳膀胱经的第 1 侧线至肾俞（第 2 腰椎棘突下，旁开 1.5 寸）、第 2 侧线至志室（第 2 腰椎棘突下，旁开 3 寸），反复 3 遍。同时，可重点对以下 6 个穴位进行揉按。

天柱：位于斜方肌外缘之后发际凹陷中，归足太阳膀胱经。天柱穴下方分布有斜方肌（副神经支配）、头夹肌、头半棘肌及头后大直肌（均由枕下神经皮支支配）；皮肤由枕下神经皮支支配。斜方肌上部深面有枕动、静脉经过，头后大直肌深层，在寰枢椎侧突与第二颈椎横突之间有椎动脉经过。揉法通过松解斜方肌、头夹肌等的痉挛，可改善对椎动脉的压迫，减轻上颈椎失稳的各种症状。刺激此穴，可以起到强筋骨、安神志、清头目的作用。

百劳：位于颈部，当大椎穴直上 2 寸，后正中线旁开 1 寸处，为经脉奇穴。其深层有斜方肌（副神经支配）、上后锯肌、头颈夹肌（颈神经后支的外侧支支配）、头半棘肌。皮肤由第 4、5 颈神经后支分布。刺激此穴，主要起到滋阴补肺、舒筋通络的作用。

天鼎：属手阳明大肠经。在颈侧面，喉结旁开 3 寸，当胸锁乳突肌的胸骨头与锁骨头之间扶突穴直下 1 寸，在胸锁乳突肌后缘处取穴。深层有臂丛神经根融合和分支干、股部。刺激此穴，主要能起到清咽、散结、理气、化痰的作用。是治疗颈椎病、偏头痛的要穴。

肩中俞：位于第 7 颈椎棘突下旁开 2 寸（肩胛骨上角的内侧取穴），属手太阳小肠经。其深层有斜方肌（副神经支配）、肩胛提肌、小菱形肌（肩胛背神经支配）。皮肤由第 8 颈神经和第 12 胸神经后支的外侧支分布。刺激此穴，能起到宣肺解表、活络止痛的作用。

天宗：位于肩胛部，当冈下窝中央凹陷处，与第 4 胸椎相平，属手太阳小肠经。其深层有斜方肌

（副神经支配）、冈下肌（臂丛的肩胛上神经支配）。此穴主要有通经活络、理气消肿的作用。

肩贞：位于肩关节后下方，臂内收时，腋后纹头上1寸，属手太阳小肠经。深层有三角肌后部（腋神经支配）、肱三头肌长头（桡神经肌支配）、大圆肌（肩胛下神经支配）、背阔肌（胸背神经支配）。皮肤由腋神经的下支臂上外侧皮神经分布。此穴具有清热止痛、通络聪耳的作用。

第2法：拿法。用拇指和其余手指相对用力，提捏或揉捏肌肤称为拿法。可分为三指拿法和五指拿法。我们常常依次拿颈项、肩井、手三阴经和手三阳经。

在拿颈项时，术者站于其侧后方。一手轻扶其前额部，另一手拇指食指和中指螺纹面分按于左右两侧风池、完骨、翳风穴上，反复按揉5～7遍；然后沿颈椎两侧提拿并自上而下按揉颈伸肌群至大杼穴止，反复操作5～7遍；拿肩井时，术者站于其后方，拇指在肩后，四指在前，于肩井穴处，双手着力提而拿之，或同时提拿，或交替提拿，反复提拿5～7遍；拿手三阴、手三阳经时，术者一手握患侧腕部或手部，另手自肩循手三阴、手三阳经依次揉拿至腕部，阴阳同做，以使阴阳调和，反复操作3～5遍。并配合按揉肩前、肩髃、臂臑、曲池、青灵、小海、手三里、内关、外关、合谷；并弹拨极泉穴。

第3法：滚法。用手背近小指侧部或小指、无名指、中指的掌指关节部，附着于体表一定部位或穴位上，以肘关节为支点，前臂做主动摆动，通过腕关节的屈伸、外旋的连续活动，使之产生的力持续作用于治疗部位上，称为滚法。具体操作时，自脊柱左、右膀胱经的第1、2侧线始，向下滚至肾俞（属膀胱经，有益肾强腰、壮阳利水、明目聪耳之功效）和志室穴（有补肾益精、调经止带、利湿通淋、强壮腰膝之功）止。自上而下及自下而上往返滚动5～7遍，左右交替。然后，自肩峰处沿肩胛冈上缘（冈上肌、斜方肌）滚向大椎，往返5～7遍，左右交替。最后，一手固定患侧肩部，另手自肩中俞穴始沿肩胛脊柱缘，经膏肓穴（第4胸椎棘突下，旁开3寸）滚至肩胛下角，往返5～7遍，左右交替。

②第二步：整骨。静力性失衡是导致颈椎病发生与发展的主要原因，而整骨手法的主要作用就是恢复颈部的静力系统平衡。

第4法：提颈。亦称"牵引法"。具体操作时，医者左手掌托下颌，右手掌托后枕部，向上提颈9秒后，放松3秒，重复3次。间歇提颈有利于迅速松解肌肉痉挛，扩大椎间孔，改善椎动脉灌注。

第5法：松颈。在提颈的基础上通过颈部的转动，达到颈部肌肉放松的方法。操作时，在拔伸牵引下，轻轻摇晃头部数次，使颈部肌肉放松；再嘱患者配合，使患者头部前屈45，后伸45，重复3次；再左转45，右转45，重复3次；左侧弯45，右侧弯45，重复3次。此方法在提颈的基础上通过颈部的活动，调整小关节，以利于颈部肌肉进一步放松。用于寰椎关节，有舒筋活络、滑利关节、松解粘连等作用。

第6法：扳颈。依据检查和X线表现，将颈椎病变位置分为：上段、中段和下段。根据病变部位的不同，将颈椎置于不同位置。若上段病变，将头颈屈曲15°；若中段病变，将颈椎置于中立位即0°；若为下段病变，则将颈椎屈曲30°～45°。在此位置上嘱患者自行旋转40°左右，稍用力牵引，同时使患者的头部转向右侧，旋转至极限角度（约80°），达到有固定感，略低头，迅速准确地向斜上方扳动，操作成功可以听到一声或多声弹响。一般响声清脆者效果为佳。用于寰椎关节，有滑利关节、松解粘连、矫正小关节紊乱的作用。在操作前应仔细询问病史，体检和查看X线、CT、MRI等，进一步鉴别诊断。对于脊髓型颈椎病患者使用整骨手法应慎重。

③第三步：通络。中医认为，颈椎病主要是由于气血失和、经络痹阻所致。经络系统能调节体表和内脏之间协调平衡，故在进行手法治疗时，疏通经络是很重要的。

第7法：摩法。摩法是以手的掌面或指面及肘臂部贴附在体表，做直线或环旋移动的一类手法，使之摩擦生热，以透热为度。即：应以操作者感觉手下所产生的热已进入受术者的体内，并与其体内之热相呼应。本法有升提阳气、调和气血、解痉止痛、通经活络等功效，一般急性发作用泻法（逆摩为泻），慢性患者用补法（顺摩为补）。具本操作时，医者立于其背后，一手扶持患者前额部，用另一手掌心先以百会穴为中心，环形摩擦头顶部；再以脑户、大椎为中心各摩擦约30秒。然后，自脊柱左或右膀胱经的第1、2侧线，向下用掌根螺旋形移动至肾俞和志室穴止，不带动深层组织。自上而下及自下而上往返5～7遍，左右交替。操作时术者动作轻柔，用力和缓，由浅入深。清代张振鋆《厘正按摩要术·运法》有云："运则行之，谓四面旋绕而运动之也。宜轻不宜重，宜缓不宜急。俾血脉流动，经络宣通，则气机有冲和之致。"同时，可重点对以下3个穴位进行摩擦。

百会：于头部中线与两耳尖连线的交点处取穴，属督脉。头为诸阳之会，该穴为手足三阳、督脉、足厥阴交会之处，百病皆治，故名百会。此穴具有升阳固脱、开窍宁神的作用，高血压等肝阳上亢患者忌用。

脑户：于后正中线，当枕外粗隆上缘凹陷处，属督脉，本穴内应脑髓，主泊脑疾，可以起到清头明目、镇痉安神的作用。

大椎：位于第7颈椎突下凹陷处，属督脉，为三阳、督脉交会穴。其下深层有棘上韧带、棘间韧带、弓间韧带、椎管。皮肤由第7、8颈神经和第1胸神经后支的内侧支重叠分布。《灵枢·癫狂》云："筋癫疾者，神倦挛急，颈项之大杼脉。""项大经"为督脉，"大杼脉"指大椎穴，因大椎亦名杼骨，大椎穴之别名亦为大杼，位于柱骨、脊骨与两肩杼骨之交接处，为人身骨骼之中心，且督脉连于肾，肾主气，大椎穴与肾气相通，所以大椎亦名骨会。故肩胛颈项腰背痛均可取大椎。刺激此穴，能够起到解表散寒、镇静安神、肃肺调气、清热解毒的作用。临床诸阳经病变取大椎穴，配以不同穴位可收桴鼓之效。

第8法：抖法。抖法是用双手握住患者肢体远端，而后轻微用力做连续小幅度上下抖动。操作时，术者用手握住患者上肢的远端轻轻地用力做连续的小幅度上下快速抖动，抖动幅度要小，频率要快，要求患者肌内充分放松配合。重复3次。该法能松弛肢体肌肉关节，缓解外伤后所引起的关节功能障碍，并减轻施行重手法后的反应，以增加舒适感。

第9法：捏耳。用食指及拇指指腹按压、牵拉耳轮的上、中、下三部，可适当进行捻按，每次按压30秒，以压至患者感觉疼痛但能忍受，且耳轮出现胀热感为宜。该法疏通经气，可缓解颈部疼痛，改善颈项活动功能。

（三）腰部三步九法

1）第一步：理筋

第1法：摩法。以手掌面在腰背部做直线或圆形的有节律的摩动。摩动时不离开皮肤，动作轻柔，由浅入深，用力和缓，不带动深层组织，快慢适度，使按摩部位有微热舒适感为宜。具有活血通脉、通经活络、发散解表的作用。

第2法：揉法。以手掌、掌根或手指面置于患者腰背部，沿脊中线、两侧膀胱经线进行按揉。并推动皮下浅层组织在深层组织界面上做轻快和柔和的回旋运动。施术时，肩、肘、手臂放松，以肘为支点，前臂连同腕关节做轻柔缓和的回旋摆动，手法轻快、柔和、深透，揉动幅度由小到大，着力持续均匀连贯。指面或掌面要贴于体表，避免摩擦皮肤。本法有舒筋通络、温经散寒、活血化瘀的作用。

第3法：滚法。术者用手掌尺侧（呈半握拳状）在患者腰背部滚动，主要沿督脉、两侧膀胱经及疼痛部滚动，要在治疗部吸定反复轻柔地滚按，并逐渐移动到另一治疗点，手法时术者宜用腕力带动掌部，力量由轻到重，再由重到轻，并由腰部移行至臀部、大腿及小腿肌腹。以上手法具有活血通脉、通经活络、松解粘连、祛瘀止痛等作用，适用于急慢性伤筋而致痉挛或粘连。

2）第二步：整骨

第4法：拔伸法。患者俯卧位，双手抓床头，助手立于床尾，双手握住患者踝部。术者立于患者左侧，用右手掌根部按住患椎，两手重叠，双臂伸直垂直用力下压。完成上述准备后，嘱患者腰部放松。助手将双手握住的踝部提起向后牵引，同时上下抖动。术者轻快而有弹性地按压患者腰部3～5次。

第5法：屈腰法。患者仰卧位，屈髋屈膝，双手交叉抱膝。术者立于患者右侧，用左手或左肘托起患者颈部，右手抱住患者双膝，令患者仰卧起坐，术者双手同时加力，使腰椎加大屈曲。

第6法：斜扳法。患者先右侧卧位，全身放松，右下肢伸直，左下肢屈髋屈膝，左足放于右大腿上，右手放于枕头上，左手屈肘放在腰部，头稍后仰。术者立于患者右侧床边，左手扶按患者左肩，右手按抵患者左侧髂部，双手同时将患者左肩向后，左髋部向前发力扭转，此时常可听到腰部发出"咯咯"的响声，反复2～3次。然后令患者翻身，重复上述斜扳手法。

3）第三步：通络

第7法：点法。具有补泻经气、调和阴阳、舒经活络、解痉止痛的功效。以手指端或指间关节突着力于腰脊两侧骶棘肌肉、穴位或一定部位上按压、点戳，称为点法。临床上常用拇指、食指、中指的指尖或近端指间关节突点按所需治疗部位（以手法施用前原有的压痛点为主），用力先轻后重，再由重到轻，反复点压。

第8法：抖法。用双手握住患者双踝，轻微用力做连续的小幅度上下抖动。动作要领：用手握住患者下肢的远端轻轻地用力连续地小幅度上下快速抖动，抖动幅度要小，频率要快，要求患者肌肉充分放松配合。临床应用能松弛肢体肌肉关节，缓解外伤后所引起的关节功能障碍，并减轻施行重手法后的反应，增加舒适感。

第9法：拍法。用手拍打患处的手法叫拍打法，动作要领：操作时用拳、手掌或手指尖叩击施术部位，要求蓄劲收提，用力轻巧而有反弹感，动作有节奏，快慢要适中，腕关节活动范围不宜过大。拍打颈肩腰背、督脉、膀胱经，能疏通气血，祛风散寒，消除疲劳酸胀。

（四）施氏"十二字养生功"

继承我国武术伤科大家王子平学术思想及导引防治疾病经验，总结创立了"十二字养生功"，具体方法为洗、梳、提、搓、旋、按、转、磨、蹲、摩、吐和整各法。

准备动作：双脚自然分开，与肩同宽，全身放松，均匀呼吸6次。

1. 洗脸　先将双手搓6次，双手掌心贴于面部，中指稍用力按压鼻两侧，由下向上，由内向外，环绕整个脸部至耳旁，拇指置于耳后，下行时稍用力按压下颌骨。共6次。

2. 梳头　双手手指稍稍弯曲，指尖用力由前向后梳头。分中线、旁线、边线循经梳理。中线由额前向后到颈枕部；旁线由两侧向后至颈项部；边线由耳郭上方到颈项部。各3次。

3. 提耳　拇指指腹与食指第一指间关节的侧方对按，同时按压牵拉对耳轮的上部、中部、下部，各6次。注意配合呼吸，按压时吸气，放松时呼气。

4. 搓颈　分别以枕骨粗隆、颈项、大椎穴为核心。先左手抵腰，右手中指置于枕骨粗隆部，右掌心搓头枕部6次，然后再用右掌心搓颈项部6次，最后用右手食指、中指、无名指搓大椎穴6次。再换右手抵腰，左手中指置于枕骨粗隆部，左掌心搓头枕部6次，然后再用左掌心搓颈项部6次，最后用左手食指、中指、无名指搓大椎穴6次。

5. 松颈　双手托腰，拇指向前，双脚开立与肩同宽，按以下顺序活动颈部，注意活动时配合呼吸。抬头（吸气）—还原（呼气）—低头（吸气）—还原（呼气）；左转（吸气）—还原（呼气）—右转（吸气）—还原（呼气）；左后上方（吸气）—还原（呼气）—右前下方（吸气）—还原（呼气）；右后上方（吸气）—还原（呼气）—左前下方（吸气）—还原（呼气）。整个松颈的动作就如同用头颈部写一个米字，要注意的是：当头向前下方运动时，下颌要尽量前伸。全套动作共做3次。

6. 按腰　双脚自然分开，双手掌心以肾俞穴为中心，先顺时针从里向外按摩腰臀部6次，再逆时针由外向里按摩腰臀6次。

7. 转腰　双手托腰、拇指向前，先顺时针方向转动腰部6次，然后逆时针方向转动腰部6次。注意转动时应以腰部带动髋、膝、背部一起转动。

8. 磨膝　双脚并拢，略弯曲，双手掌心放于膝盖部，先按摩6次，然后先顺时针方向绕圈转动6次，再逆时针方向绕圈转动6次。

9. 蹲髋　两脚自然分开，膝关节稍弯曲，双手掌心相对，手臂自然伸展，意念中两手掌心有气感，然后缓慢下蹲（至膝关节屈曲约90°），起立，共进行6次。注意配合呼吸，下蹲时吸气，起立时呼气。

10. 摩三焦　左手掌心压于右手背上，顺时针按摩上焦，即胸部6次；再顺时针按摩中焦，即上腹部6次；最后顺时针按摩下焦，即下腹部6次。

11. 吐故纳新　双脚开立，与肩同宽。双手掌心向下，缓慢抬起，呼气，爆发出"哈"气声。吸气，气沉丹田，呼气时，双手向前缓慢推出，气随手出，爆发出"哈"气声。上述动作共做3次。

12. 调理四肢

（1）拍臂：右臂前举，掌心向上，左手拍右臂内侧，由上臂向下拍至手腕部；然后右手掌心向左，左手拍右臂前侧，由上臂向下拍至手腕部；最后，右手掌心向下，左手拍右臂外侧，由上臂向下拍至手腕部；各做3遍。换右手拍左臂，重复上述动作，各做3遍。

（2）甩肩：左手拍右肩，同时右手背拍左腰背；再右手掌拍左肩，同时左手背拍右腰背，共做6次。注意甩肩时可配合腰部的自然转动。

（3）宽胸：左手在上，双手体前交叉。扩向时吸气，扩胸时呼气，共做6次。扩胸时身体向后伸展，抱胸时向前弯曲，形成弓形。

（4）健步：原地踏步，手臂顺势摆动，自然呼吸，共做12次。

（五）防治慢性筋骨的研究

（该项目属科技部重点领域创新团队计划项目）

随着社会人口老龄化以及慢性劳损的增加，慢性筋骨病已成为影响中老年人群健康及生活质量的重要因素。目前，全世界约有2亿人患骨质疏松症，其发病率已跃居世界各种常见病的第7位。颈腰痛更是常见病、多发病，发病率高，严重者可致残。

施杞教授带领团队开展长期的临床研究，不断探索"气血兼顾、脏腑同治、筋骨并重"理论的科学内涵，总结慢性筋骨病从气血、脏腑、筋骨论治的内在规律和临床指导意义，认为"气虚血瘀、肾亏精衰、髓空骨损"是筋骨退变的重要病理基础。在深入系列研究的基础上，逐渐形成了"以气为主，以血为先，痰瘀并祛，内外兼治，筋骨并重，脏腑调摄，动静结合，身心同治"的防治法则，创立了"调和法"和"调衡法"系列防治技术和方案，提高了临床治疗效果和康复水平，建立了中医药防治慢性筋骨病转化医学模式，形成了中医药防治慢性筋骨病的学术思想体系。

1. 慢性筋骨病的概念与临床表现

慢性筋骨病是由于人体自然退变，并因创伤、劳损、感受外邪代谢障碍等因素加速其退变，造成脊柱、骨与关节、骨骼肌等部位筋骨动、静力平衡失调，出现全身和局部的疼痛、肿胀、麻木、肌肉萎缩、活动受限等症状体征的综合征。

2. 施杞教授防治慢性筋骨病的学术思想

（1）形成"调和气血法"系列创新观点，提出筋骨退变新观点和防治新技术，发展了"益气化瘀补肾法"防治慢性筋骨病的学术思想、治疗法则及系列方药，形成了中医药防治慢性筋骨病新的理论体系。

以"调和气血法"为防治椎间盘退变性疾病的临床指导原则，进一步阐述了益气化瘀补肾法延缓脊柱、骨与关节退变性疾病的疗效机理，明显提高了临床疗效，体现了中医药防治的优势与科学价值，完善了"益气化瘀、补肾填精法"防治慢性筋骨病临床规范化方案以及辨证施治的规律。

开展芪麝丸（国家新药证书号：Z200067）治疗神经根型颈椎病的随机、双盲、安慰剂对照研究及其开放性、多中心再评价研究。在上海市 8 家医院共计纳入 2 023 例受试者（平均年龄 54.5 岁）。根据安全性与剂量关系结果，证明临床常规用量（3.75g/ 次，每日 2 次）为安全服用剂量；观察到受试者服用芪麝丸具有良好的耐受性，用药安全；芪麝丸在 1 个月治疗期内可显著缓解神经根型颈椎病患者的颈部疼痛，并改善其颈部功能障碍，具有较好的疗效；在更广泛的适应证患者中，观察到受试者基线分层的差异可影响疼痛缓解及功能改善的疗效，芪麝丸治疗神经根型颈椎病在治疗期内 VAS 评分实测值历时性变化具有统计学意义。

实验证明，益气化瘀代表方剂芪麝丸具有抑制椎间盘内炎症因子表达、平衡细胞外基质合成与分解代谢，以及延缓椎间盘退变的作用。有效组分麝香酮可通过抑制 IL–1β 信号转导通路中 ERK1/2 和 JNK 信号分子的磷酸化，降低椎间盘炎症因子和降解酶表达。该系列研究证实了益气化瘀法治疗椎间盘和关节退变的有效性和作用机理，为气血理论在防治慢性筋骨病中的应用提供了理论依据。

上述研究成果于 2011 年荣获国家科技进步奖二等奖。

（2）创新了"补肾填精法"临床与基础系列研究，深刻揭示了"肾藏精"与"肾主骨"理论的科学内涵和内在规律，从基因、蛋白、细胞、组织器官和整体角度，多层次、多角度、全面系统地阐述了"肾"对"骨"的生理和病理调控作用，丰富了"肾主骨"理论的现代生物学内涵，构建了"肾骨系统"。

在中医"肾主骨"理论指导下，运用现代科学研究方法发现了"肾"与"骨"的相互作用规律，揭示了补肾中药防治慢性筋骨病的作用机制，丰富了"肾主骨"理论的现代生物学内涵，构建了"肾骨系统"，提高了"肾主骨"理论的临床指导价值，从而进一步发展了"肾主骨"理论。

在中医药防治骨代谢性疾病的应用与基础研究方面，完成了温肾阳、滋肾阴颗粒治疗原发性骨质疏松症的多中心、随机、双盲、安慰剂对照临床研究方案，在 Clinical Trails 注册并发表，并完成了 6 个月的治疗和 6 个月的随访。治疗 6 个月后，温肾阳、滋肾阴颗粒治疗组总有效率 91%，显著优于安慰剂对照组（26%），并能够显著提高患者的骨密度。采用"肾精状态评估系统"评价分析，证明治疗后原发性骨质疏松症患者"肾阳虚"或"肾阴虚"状态都得到明显改善。治疗 6 个月后，温肾阳颗粒提高腰椎骨密度 2.13%，随访 6 个月后还能够维持；滋肾阴颗粒提高腰椎骨密度 4.1%，随访 6 个月后还能提高到 4.7%。

证明"肾精"调控了"骨系统"的状态，不论是生理性或病理性肾精亏虚，都会导致骨的生物学功能和状态下降，发生骨质疏松、骨质疏松性骨折、骨髓抑制综合征、肾性骨病等慢性筋骨病。临床试验和动物实验结果均证明，补肾中药及其有效组分防治骨质疏松症、骨质疏松性骨折、骨髓抑制综合征、肾性骨病等慢性筋骨病，疗效显著，正是通过调控以 Wnt/B-Catenin、BMPs 信号通路为主的"肾主骨"物质基础的基因调控网络的动态平衡，实现"补肾填精"治疗骨退变性疾病。

发现与"肾骨系统"密切关联的关键信号分子是 BMP2/4/7 β-catenin，并发现了"双重调节骨代谢平衡"以及"动态调节肾骨系统"的规律。采用各种肾精亏虚型模式动物，证明了"肾精亏虚"模式动物骨组织内 BMP2/4/7、B-catenin 表达降低，导致骨代谢失平衡，证明了 BMPs、B-Catenin 等作为"肾骨系统"之间的物质基础，共同发挥着"双重调节骨代谢平衡"的作用。进一步证明了 B-Catenin 和 BMPs 共同作用促进骨形成，β-catenin 调节 OPG/RANKL 通路，抑制骨吸收，实现了"动态调节肾骨系统"的作用。发现了滋肾阴、温肾阳颗粒介导关键信号分子"双重调节骨代谢平衡"以及"动态调节肾骨系统平衡"的作用机制，形成了"调和肾阴肾阳"防治原发性骨质疏松症的整体观思想。证明滋肾阴、温肾阳颗粒及其有效组分能够增加骨密度，提高生物力学性能，改善骨结构，调控 β catenin、BMPs、Runxs、Notch、OPG/RNAKL 等信号通路，动态调节"肾骨系统"平衡。建立了"证病结合、分型论治、调和肾阴肾阳"防治原发性骨质疏松症的整体性技术与方法体系。不仅在中医证候学角度关注到患者的整体状态，而且在病理学角度关注骨代谢变化规律，发展了"肾主骨"理论。

上述研究成果于 2015 年荣获国家科技进步奖。

（3）证明了"肾藏精"本质是在神经—内分泌—免疫循环—微环境（NEIC-Me）网络和细胞信号转导通路系统调控下，各种干细胞及其微环境生物功能与信息的综合体现。

根据"肾主骨、生髓、通于脑"的功能，围绕"肾藏精""肾主骨"基本规律研究，开展了骨质疏松症、地中海贫血和老年性痴呆的"异病同治"规律研究。

证明"肾精亏虚"是慢性病的主要共同病机，"肾精亏虚型慢性病"表现为共同关键蛋白 NF—KB、APP 等表达异常；补肾填精中药可纠正慢性炎症刺激为主的 NEIC-Me 网络紊乱，恢复干细胞内 Wnt/β-catenin、Notch、Jak/Stat 等共同信号通路平衡，促进干细胞增殖和定向分化，改善相应组织功能与定向修复。

系统阐释了"肾精"的现代科学内涵，揭示中医理论中的"肾藏精""补肾填精"与干细胞的状态与调控（"沉默"与"唤醒"）存在密切的相关性，形成了新的具有系统性的理论认识，产生了广泛而深远的影响。

证明慢性炎症刺激导致的"肾精亏虚"是慢性病的主要共同病机，首次提出"肾精亏虚型慢性病"包含以"肾精亏虚"为主要病因病机的一系列慢性病。利用基因表达芯片数据库关联分析，证明骨质疏松症、地中海贫血和老年性痴呆等慢性病均存在慢性炎症（IL-1β、IL-6 和 PGE2 等）、免疫因子调节 NEIC-Me 网络紊乱，共同导致各种干细胞内 BMP、Notch、AKT、Jak/Suat 等信号通路中共同关键蛋白 NK-xB、APP 等表达异常，导致干细胞功能和状态紊乱。

通过"补肾填精法"治疗上述疾病，均可以有效改善临床"肾精亏虚"表现，发挥"异病同治"的共性规律。"补肾填精"可以纠正慢性炎症、免疫因子为主的 NEIC-Me 网络紊乱，恢复干细胞内 Wnt/β-catenin、Notch、Jak/Sttat 等共同信号通路平衡，促进各种干细胞增殖和定向分化，改善相应组织功能与定向修复作用。中医"补肾填精"能激活内源性干细胞的独特性能，推动了相关疾病中医诊疗实践的创新和提升，也为优化、改进中医药防治"肾精亏虚型慢性疾病"提供了新的指标体系。

提出中医"肾藏精"的现代生物学基础是各种干细胞及其微环境生物功能（沉默与唤醒、增殖与分化）信息（细胞信号转导）的综合体现，探讨了"肾精"变化与 NEIC-Me、干细胞生物学功能改变的相关性；进一步研究显示，补肾填精中药可能调控干细胞相关基因的表达变化，从而影响干细胞的生物学作用。揭示了从肾论治"肾精亏虚型慢性病"具有共性调节规律，在"肾藏精"理论创新方面取得了实质性进展。

"肾精亏虚"的诸因素（如久病、应激等）和干细胞关系研究已经成为重要的创新研究领域，肾精和干细胞相关性新理念的建立，促进和激发了生命科学和现代医学系列创新研究，为满足国家重要需求做出重要贡献。

（4）发现淋巴功能异常、淋巴管结构异常与关节退变性疾病密切相关，淋巴结构和功能异常是痰瘀型慢性筋骨病病理变化的关键环节，并提出从淋巴回流功能角度理解中医痹证理论的观点。

研究"痰瘀"和淋巴系统的相关性，是探讨中医"瘀"理论的新思路。认为淋巴结构和功能异常是中医"痰瘀"理论的生物学基础之一，初步建立了痰瘀证临床评价和基础研究的技术平台，从痰瘀论治研究独活寄生汤、蠲痹汤、防己黄芪汤、牛蒡子汤及其有效组分对淋巴结构和功能的影响，寻找治疗类风湿关节和骨关节炎的新靶点。

建立并应用对比增强核磁共振（MRI）和实时吲哚菁绿（ICG）、近红外（NIR）淋巴成像技术，发现在关节炎模型小鼠关节局部的淋巴管形成和淋巴回流与关节病变呈正相关。

发现 K/BxN 小鼠（一种诱导型类风湿关节炎型）在关节炎急性期（诱导 1 个月以内）淋巴回流功能增强，在慢性期（诱导 3 个月后）淋巴回流功能则降低，之后给予 TNF-Tg 小鼠（一种慢性炎症性关节炎模型）腹腔注射 VEGFR-3 中和性抗体来抑制淋巴回流功能，结果发现，阻断 VEGFR-3 会加重关节炎症和局部骨骺软骨缺损。之后将重组过表达 VEGF-C 腺病毒注射 TNF-Tg 小鼠的踝关节内，3 个月后，发现 TNF-Tg 小鼠踝关节旁淋巴回流功能增强，踝关节内滑膜炎症减轻，骨和软骨损伤减少。结果表明，淋巴回流功能和淋巴管生成在慢性关节炎中起到重要的补偿作用，促进淋巴回流功能是治疗炎症性关节炎潜在的手段。此外，还发现 TNF-Tg 小鼠淋巴回流和淋巴波动的频率降低，伴随集合淋巴管上的淋巴管平滑肌细胞（ISMC）覆盖面积减少，淋巴管内皮细胞发生退变，ISMC 形态明显变小。炎症因子可刺激 LEC 产生 NO，损伤 LSMC，最终阻碍淋巴回流。提示淋巴管平滑肌细胞和淋巴管内皮细胞共同参与了炎症性关节炎淋巴回流障碍。

在手术诱导骨性关节炎模型中，发现骨性关节炎也伴随淋巴回流障碍。在骨性关节炎初期，关节周围毛细淋巴管分布和数量增多，而集合淋巴管无明显变化；在骨性关节炎晚期，关节周围毛细淋巴管和集合淋巴管的分布均减少，从而明确了骨性关节炎与淋巴功能的关系。

发现慢性炎症下淋巴回流功能下降，关节炎加重，这与中医痹证中"不通则痛"的观点一致。促进关节局部 VECF-C 表达，或抑制 NO 产生，改善淋巴回流功能，可以减轻关节炎症，与中医治疗痹证中"通则不痛"的观念相符。

进一步系统筛选了具有祛瘀作用的中药复方和有效组分，发现独活寄生汤、防己黄芪汤、加味牛蒡子汤和中药有效组分阿魏酸和三七总皂苷等可以促进淋巴回流功能和改善关节炎症。三七总皂苷可通过调控 VEGF-C 的表达起到促进淋巴管生成的作用；阿魏酸可以抑制 TNF-a 诱导的淋巴管内皮细胞表达 iNOS，减少 NO 对 LSMCs 的损伤，改善淋巴回流功能。研究结果提示，具有祛瘀作用的中药可通过促进淋巴回流功能发挥治疗类风湿关节炎的作用，提出了淋巴回流功能障碍参与中医痹证形成的关键环节的学术观点。

（5）发展了"调和气血，疏经理筋正骨"手法治疗学思想，提出了"恢复筋骨平衡"预防与治疗学观点。延伸了伤科关于手法和导引的学术理念，发展为"调和气血、动静结合、筋骨并重"防治"慢性筋骨病"的技术，体现了"治未病"的思想。

证明了"脊柱动、静力失衡"启动椎间盘、脊柱小关节退变，提出"恢复筋骨平衡"的预防和治疗学思想，为非手术疗法防治"慢性筋骨病"奠定了理论基础。证明了中药针灸、推拿、导引等疗法是恢复筋骨平衡的疗法，机制：或调控动力性失衡（肌肉、韧带），或调控静力性失衡（骨关节、椎体、椎间盘），或两者兼顾。

结合"动力失衡为先，静力失衡为主"的脊柱力学失衡学说，围绕"恢复脊柱平衡"的预防治疗学思想，先后形成了"施氏十二字养生功"、"颈椎保健操"、"整颈三步九法""整腰三步九法""整膝三步九法""脊柱平衡导引术"等特色技术方法，"整颈三步九法"治疗脊柱退变性疾病的研究纳入国家"973"计划中医理论专项研究中，在上海市浦东新区 10 家基层医疗单位推广"整颈三步九法"治疗颈椎病；"十二字养生功"成为国家中医药管理局第四批中医临床适宜技术推广项目，已经在上海及全国推广应用。

通过"施氏十二字养生功"治疗 250 例颈椎病的多中心、随机对照临床观察，证明养生功可显著改善轻、中度颈椎病患者颈项疼痛、颈项功能障碍等临床症状，并可提高轻度和中度的颈椎病患者的生活质量。证明"整颈三步九法"可显著减轻颈肩背痛及上肢放射痛，效果优于牵引疗法；并能改善头晕症状，提高生活质量。

"调衡筋骨法"有目的性、针对性训练核心肌群和骨骼肌；刺激骨膜、增加骨量，达到防治骨丢失、改善骨重塑和骨结构的目的；恢复"四肢关节""脊柱关节"等运动装置、负重装置的"自我恢复稳态""自我恢复平衡"功能状态，类似骨关节手术的"固定"作用。

形成了慢性筋骨病"治未病"防治体系。"未病先防"阶段降低慢性筋骨病患病率，达到未病先防的目的；"已病防渐"阶段创新慢性筋骨病诊疗技术方法，提供相应循证医学证据，治愈疾病、既病防变；"病愈防复"阶段进一步巩固临床疗效，降低复发率、再手术率，达到瘥后防复的目的。

施杞教授研究团队在中医药防治"慢性筋骨病"方面取得的系列成果，实现了"临床发现—基础阐明—转化应用—理论创新"的研究范式，并被纳入国家级规划教材。进一步揭示了中医药治疗慢性筋骨病的疗效机制，减轻了患者疼痛程度，提高了生活及工作质量，降低了复发率，减少了手术率及再手术率；进一步完善了慢性筋骨病基础与临床规范化方案，形成了精准队列及高级别循证医学证据，建立了慢性筋骨病重点实验室和"基地"示范区，从而发展创新了慢性筋骨病理论体系。

医学学科的基础是临床，灵魂是科研。中医药学是中华民族的优秀文化瑰宝，先贤们传下了系统的理论和丰富的临床经验。我们的历史责任和新时代的使命就是要：认真继承、努力创新，坚持以源于临床为主，通过挖掘整理，结合临床实践研究取得的成果，再回归临床提高疗效，实现新的发展，致力于在新时代使我国的中医药事业在全球化中再创辉煌。

# 国医大师郭维淮

## 一、郭维淮简介

1929 年生，卒于 2016 年，享年 87 岁，河南孟津人。主任中医师。全国著名中医骨伤专家，洛阳平乐郭氏正骨第六代传人。第五届、第六届全国人大代表，河南省第七届人大代表。首批享受国务院政府特殊津贴，国家人事部、卫生部、国家中医药管理局首批确认的具有带徒资格的名老中医之一，我国中医药界首位"白求恩奖章"获得者。曾任中华中医学会终身理事，《中医正骨》杂志主编，河南省洛阳正骨医院、河南省正骨研究院名誉院长等职。曾任中华中医药学会理事，中华中医药学会骨伤科专业委员会第一届委员会副主任委员，中华中医药学会骨伤科分会第二届、第三届理事会顾问，全国高等中医院校骨伤研究会副会长，河南省中医学会副会长、河南省中医骨伤科学会主任委员等职。2005 年被聘为世界中医药学会联合会骨伤科专业委员会首席顾问。1956 年、1959 年分别被评为全国先进工作者。

郭维淮在医疗、教学、科研一线勤奋工作 60 余年，继承和发扬了平乐郭氏正骨医术，使之成为一个理论体系完整、学术内涵丰富、临床疗效独特的全国重要的中医骨伤科学术流派，在海内外享有较高声誉。

郭维淮虚心学习国内外先进经验、先进技术，坚持应用现代科学方法开展临床研究，坚持临床研究与实验研究相结合、坚持中西医结合的方法搞科研。在正骨手法、骨折固定和骨折的药物治疗等方面取得了突破性进展，先后获国家、省部级二级以上科研成果奖 6 项。编写出版《中医骨伤科学》《平乐正骨》等著作 6 部，发表学术论文 30 余篇。其中运用手法整复治疗外伤性、陈旧性（2 个月以内）关节脱位的研究，获全国科学大会重大科技成果奖；手法复位、小夹板固定治疗肱骨外髁翻转骨折的研究，获全国卫生科学大会重大科技成果奖。郭维淮是我国中医骨伤高等教育的开拓者之一，经国家教委、省教委批准 1958 年创办了全国第一所中医骨伤科大学——河南平乐正骨学院，他自编教学计划及大纲，编写《正骨学讲义》《简明正骨》《中医骨伤科学》《平乐正骨》等著作，并受卫生部委托开办全国骨伤医师进修班，与河南中医学院联合开办中医骨伤专业大专班，创办了国家级学术刊物——《中医正骨》杂志，为培养骨伤科人才，传承"平乐正骨"医术，振兴中医骨伤事业做出了突出贡献。

郭维淮始终把以患者为中心、救死扶伤、全心全意为人民服务作为最高准则。把家传秘方、精湛医术无私奉献给国家。曾多次应中央保健局的邀请为李先念、彭真、王任重等党和国家领导人治疗疾病。鉴于他在中医骨伤科学方面所做出的突出成就和贡献，1991 年被国务院授予"有突出贡献的专家"

称号，1993 年被河南省委、省政府命名为优秀专家，1995 年被国家人事部、国家卫生部、国家中医药管理局授予全国卫生系统的最高荣誉——"白求恩奖章"。2005 年被授予"国医楷模"称号，2006 年被中华中医药学会授予"首届中医药传承特别贡献奖"，2007 年获"国医骨伤名师"称号，并被确定为第一批国家级非物质文化遗产中医骨科项目代表性传承人。

## 二、传承与学术思想

### 1. 颈椎病

（1）病因病机

颈椎病，首责冲任，太阳之经，次及肝肾不足兼及风、寒、湿、劳作相夹。由于颈部日常活动频繁，因而中年以后，气血虚亏，肝肾不足，颈部常发生劳损，包括颈椎骨质增生，颈项韧带钙化，颈椎间盘变性等。当此类劳损性改变影响到颈部神经根脊髓或颈部主要血管时，影响冲任太阳之经，兼及风寒相夹，即可发生颈项直掣引肢臂麻木疼痛、头晕、耳鸣等症状，严重者双足痿软不用。本病多见于 40 岁以上的患者。有慢性劳损或外伤史，或有颈椎先天性畸形，或颈椎退行性变者。

（2）辨证论治颈椎病分为落枕型、痹证型、眩晕型和痿证型四型。因颈椎病系本虚标实证，是在气血亏虚、肝肾不足的基础上，外邪侵袭而发病，因此药物治疗本病应以补气为先，配合手法以达扶正祛邪之目的。

①落枕型：患者常诉因落枕引起颈肩部酸困不适，发病急骤，转侧不利，有时颈部活动有摩擦感，反复发作并逐渐加重。轻则颈部活动后症状减轻，重则颈部疼痛连及肩臂，颈部不能俯仰旋转，个别患者合并头晕或偏头痛。每次发作 3～5 天后可有一段时间缓解。脉浮缓，舌淡红，苔薄白。X 线片示颈椎骨质多无异常，有时示颈椎生理曲度消失。治宜祛风散寒，益气活血，通经止痛。方选葛根汤加减，药用当归、葛根、白芷、姜黄、白芍、桂枝、丹参、川芎、威灵仙、甘草。

②痹症型：患者常诉一侧或双侧肩臂疼痛麻木，受寒及劳累均不加重症状，麻木区域或以前臂尺侧及无名指、小指为主，或以上胸、背、肩部、前臂桡侧及拇、食指为主，皮肤痛感觉减退，手部肌力弱、持物不稳。严重者呈阵发性剧痛，部分患者有臂和手部针刺电击样疼痛，患者头部可微向患侧偏斜，或采取一定体位以减轻症状。咳嗽打喷嚏疼痛加剧，夜间症状加重，影响睡眠。痹者，痹塞不通之意，经云："风、寒、湿三气杂至，合而为痹。"肝肾不足，筋骨虚寒，风、寒、湿邪乘虚侵袭，筋脉拘挛，经络痹阻，气血营卫不和乃为本病。X 线片示颈椎有不同程度骨质增生，生理曲度消失或呈反曲，有时可见椎体不稳。治宜益气活血，通痹止痛。方选温经通络汤加减，药用黄芪、当归、白芷、葛根、羌活、桂枝、僵蚕。酸困重者加蔓荆子、防风；痛重者加制川乌、延胡索；麻木者加全蝎。

③眩晕型：头痛头晕同时出现或交替发作，颈后伸，或侧弯，或旋转时眩晕加重，并可伴有恶心、耳鸣耳聋、视物不清等症，走路不稳，甚至猝倒，猝倒后更因颈部位置改变而立即清醒。经云："诸髓者皆属于脑""肾主骨生髓充于脑""诸风掉眩'皆属于肝'"，肝风上窜巅顶，属肝肾亏损，水不涵木，肝肾不足，不能潜阳；诸髓者周身气血凝聚而成，故气虚下陷，诸阳不升，营血不能上承，清窍失养。证见头痛头晕，耳鸣耳聋，视力下降，或头眩目花，头痛脑涨，项强硬，心悸恶心，面色苍白，晕厥冷汗，腰酸腿软，舌质淡，苔白，舌体大，脉细。X 线片示颈椎有不同程度骨质增生，生理曲度消失或反张。治宜益气养血，活血通络。药用党参、当归、白芍、天麻、菊花、杞果、川芎、甘草。

④痿症型：四肢运动障碍，证见颈部筋响肉惕、颈肩背臂刺痛，肢重膝痛，酸困乏力，尿频便难，步态不稳，下肢痉挛，尤以下肢为甚。患者自感肢体沉重，行走时发抖，足如踏棉，步态不稳易跌倒，最后无力行走，形成瘫痪重症，可兼有二便失控。X线片示颈椎正侧及双斜位，颈椎生理曲度变直或反张，多节椎间隙变窄，椎体后缘增生，钩椎关节增生，椎间孔变窄。舌质淡、苔黄，兼有瘀斑，脉细弱，经云："肝气热……筋脉干，筋脉干则筋急而……""阳明者五脏六腑之海，主润宗筋，宗筋主束骨而利机关也。"属肝脾两虚，气血不足，气滞血瘀。治宜益气活血，除风镇惊。药用黄芪、沙参、当归、茯神、琥珀、钩藤、生首乌、蔓荆子、丹参、羌活、甘草、荷叶。日1剂，水煎服。

（3）外治法颈椎病治疗手法很多，包括揉药法、理筋法、活筋法、通络法等，每大法内又包括数种小法。方法虽多，可一法应用，也可多法配合应用，根据病情，选择不同手法。笔者常以外揉平乐展筋丹，循经点穴为主，再配合轻手法按摩，尽量避免局部刺激。

①揉药法：展筋丹是平乐郭氏正骨传统外用药之一，具有芳香开窍、通经络、解痉止痛的作用。使用手法，促使药物通过皮肤渗透，使药力直达病所。穴位揉药：取穴风池、大椎、列缺、肩井等。痛点揉药：颈后3～5颈椎正中及两侧揉药。用右手拇指指腹粘少许展筋丹，轻按于皮肤上，使拇指进行顺时针旋转，每次80～100转。以药物完全渗入毛孔为止。每处揉药2～3次。

②理筋法：a.揉摩法：医者用手两拇指指腹，沿棘突两侧由上而下揉摩5～6次。b.捏拿法：医者一手固定患者头部，另一手拇、食、中指沿棘突两侧由上而下反复捏拿5～10次。c.推按法：医者用两手拇指指腹，沿棘突两侧由上而下反复推按5～10次。

③活筋法：具有活动颈部小关节、分离粘连、缓解挛急的作用。医者一手扶枕后，一手托下颌部，徐徐向上牵引颈部，在牵引下使颈部前屈，后伸活动3～5次，然后使颈部向左侧旋转至最大限度时，再向右推进一下；同法再向右旋转，如此反复2～3次。

④通经活络法：具有行气活血、通经活络、解痉止痛作用。a.循经点穴：取肩井、手三里穴，或取肩井、列缺穴，每日一次，交替点按。每穴点按1分钟。初期取泻法，后期取补法。如头晕加风池穴。b.空掌拍打：点穴结束后，五指并拢，指微屈成空心掌，拍按肩及臂部。

（4）按语

颈椎病是临床上的常见病，属中医学"项强""血痹""眩晕"等范畴。中医认为颈椎病为积劳伤颈，肝肾不足，外感风寒湿邪，内损肝肾所致，系本虚标实证，是在气血亏虚的基础上，外邪侵袭而发病。临床上应辨病辨证相结合，采用药物与手法并用、体位与练功互补的综合治疗方法。该病临床表现的颈项板滞、疼痛、活动不利、四肢酸痛、举动握物受限等症状，多是由于颈项部气血不和，风寒湿痹阻所致。活血可以舒通血脉，祛风可以祛除痹阻。所以首先要注意活血祛风同用，活血药有助于祛风，又能缓和祛风药的辛燥之弊，还能加强镇痛作用。其中蔓荆子是笔者较为常用的一味药。其性味苦辛寒，功能疏散风热，消肿解毒。《药性论》说其有除诸风等作用，笔者经常与防风、僵蚕同用。其次，在活血祛风药同用的基础上，要重视以化痰利湿药相助。颈椎病很多症状与痰湿相关，例如麻木、束带感、头晕、恶心呕吐、眼睑无力、出汗障碍等症状，从中医角度来看，痰能生百病，这些症状均为痰湿盛所致。痰湿阻滞络道，必须化痰利湿，所以在活血祛风的基础上用化痰利湿之品相助。上述蔓荆子既有祛风作用，伍以胆南星、藁本，又能豁痰消肿，且化痰散结，与僵蚕相配作用更为明显。痰湿甚者，尚可加入制半夏、制南星。再次，在用活血祛风化痰利湿的同时，还应适当佐以益气养血之品，如黄芪、党参、白术、怀山药、熟地、首乌等。因颈椎病病程较长，"久病则虚"，该病患者年龄又多在中年以后，平素奔忙于工作，有劳损致病因素存在，临床上大多数患者都有乏力、多汗、肌力减退、小便无力、便秘等症状。气益脾健可以截断生痰之源，从而使痰湿阻滞渐消，气血失和自调。督脉为奇经八脉之一，颈椎病首责冲任太阳之经，次及肝肾不足，兼及风寒湿相夹，但颈椎病患者临床所表现的颈项强直、疼痛转侧不利等症均为督脉之病变现象。所以，颈椎病辨证用药时，还应兼顾到督脉受损，用制附子、炙麻仁、杭菊花、桂枝、杞果等药来温通督脉。再者，颈椎病的治疗，还应遵循有病治病、无病防病的原则，鼓励患者进行功能锻炼，以促进颈部血液循环，解除肌肉疲劳痉挛，增强颈部肌力，从而达到舒筋利节、强筋壮骨、解痉止痛的治疗目的。常用以下方法。①体位疗法：经常变换体位，一种姿势不要过久。②垫枕法：睡眠时枕头要高低适度，尤其应注意使颈部落实，不可悬空。③练功法：两手叉腰，两脚分开与肩等宽，头中立位。然后使头尽量前屈后伸，左右侧屈，左、右回旋。每种动作重复 8 ~ 12 次，每日早晚各练功 1 次。练功的同时要注意意念的锻炼，融练功与导引为一体。

2. 肩凝症

（1）病因病机

肩凝症由气滞血凝而得名，且多因肩部感受风寒而引致，故亦称为漏肩风。组织学可见肩周围肌肉、筋膜、关节囊无菌性炎性改变，西医学称之为肩周围炎。以 50 岁左右多见，故又有"五十肩"之称。《三因方》曰："三气侵入经络"。"在骨重而不举，在脉则血凝不流，在筋则屈而不伸，在肉则不仁，在皮则寒，逢寒则急。"本病多因老年体弱，肝肾不足，气血虚亏或大病之后，气血虚亏，营卫不和，筋脉失养，骨惫懈惰，复感风寒湿邪，外邪蕴入经络，阻滞经络致肌肉枯萎，肢体疼痛，活动不利；或因过力劳伤，或闪筋之后气滞血凝，血不荣筋，关节拘紧，或气滞导致肝气郁结，气血运行不畅，筋脉失养。

（2）辨证分型

①气虚型：多见于老年患者或久病之后，发病较缓，初觉肩部困痛，活动后痛消，休息后即困痛，日渐加重，以至肩关节活动受限，重者摸头、吃饭、解系腰带均不能为，夜间酸困不能入眠，肩部肌肉瘦弱。舌苔薄白，脉弦数。

②风寒湿型：肩部重着，如压重物，遇热则舒，昼轻夜重，呈广泛性钝痛，甚则如刀割样，畏寒怕冷，遇寒则重，关节活动受限。舌质淡，苔白、脉弦紧。

③损伤型：见于外伤后有长期固定或制动史，或过力劳伤，稍活动疼痛较轻，活动过度疼痛加重，肩部筋肉消瘦，上臂前外侧困酸，肩关节活动受限。舌质紫暗，苔薄黄，脉弦涩。

④气滞型：多见于女性，以关节刺痛、走窜痛为特征，与情志变化有密切关系，喜则痛缓，郁怒则痛重。苔白，脉弦细。

（3）中药内治

①气虚型：治宜补益肝肾，通经止痛。自拟益气养荣汤。药用熟地、桂枝、黄芪、当归、川芎、党参、白芍、茯苓、白术、威灵仙、柴胡、羌活、甘草。方中熟地补精养血，桂枝温经通络为主药；黄芪、党参补中益气，生津养血；当归补血活血；川芎行气活血，与当归配伍增强活血散瘀止痛之功；柴胡和解表里，疏肝升阳；白芍养血敛阴，柔肝止痛为辅；佐以茯苓健脾安神；羌活解表散寒，祛风胜湿；白术健脾和中，燥湿利水；甘草益气补脾，调和诸药。

②风寒湿型：治宜温经通络，祛风散寒。自拟蠲痹解凝汤。药用姜黄、防风、葛根、羌活、桂枝、

威灵仙、川芎、钩藤、蔓荆子、当归、白芍、甘草。方中姜黄散风寒，行气血，通经止痛，伍防风祛风解表胜湿，解痉，共为主药。辅佐以羌活祛风湿，散寒；桂枝温经通络；白芍养血敛阴，与桂枝配伍调合营卫；葛根发表解肌；蔓荆子祛风湿解痉；威灵仙祛风湿通经络，止痹痛；当归、川芎活血散瘀，行气；钩藤息风止痉。使以甘草益气补脾，调和诸药。

③损伤型：治宜活血散寒，通经活络。自拟舒筋汤。药用当归、红花、桃仁、文术、赤芍、丹皮、羌活、白术、海桐皮、沉香。方中当归补血活血为主药，红花、桃仁活血祛瘀；赤芍祛瘀止痛；丹皮活血散瘀；羌活解表散寒，祛风胜湿；海桐皮壮筋骨；白术健脾和中；文术行气破血；沉香行气止痛，降逆调中。

④气滞型：治宜疏肝理气，活血止痛。自拟舒肝活络汤。药用姜黄、香附、当归、乌药、白芍、柴、胡郁、金川芎、枳壳、甘草。方中姜黄行气血，通经止痛，伍香附疏肝理气，共为主药；党参补中益气，生津养血；当归补血活血；川芎行气活血；香附与当归、川芎、白芍、柴胡配伍疏肝活血；乌药行气，温肾散寒；郁金活血，行气解郁；枳壳行气宽中；甘草益气补脾，调和诸药。

（4）中药外治

①活血止痛膏：以痛甚处为中心贴敷，15天更换1次。

②展筋丹或展筋酊：取适量展筋丹或展筋酊，用拇指指腹在肩周阿是穴顺时针方向研揉至药物吸收。每日1～2次。

（5）功能锻炼

①前臂开合法：上臂自然下垂贴于胸壁，双肘屈曲90°，前臂中立位，以双上臂当门轴，前臂为门扇，做前臂开合活动，从而达到肩关节旋转活动，使粘连的肩关节筋脉舒展，气血畅通，疾病痊愈。

②双手抱颈开合法：双手抱住颈部做肘关节开合活动，使肩关节内收，外展活动力度和范围由小到大直至气血旺盛，功能恢复。以上活动每日2～3次，每次活动10～20下，逐渐增加活动量。

（6）按语

肩凝症是临床上的常见病、多发病，且以中老年为多，其病程长缠绵不愈，直接影响工作、生活。针对发病原因、病理变化辨证施治，可缩短病程。无论是气虚型、气滞型、风寒湿型或损伤型，均因气血运行不畅，凝滞肩部而发病。临床治疗在通经活络的基础上，加补肝肾及祛风寒湿邪之药，疗效极佳。在疼痛的急性期，切忌使用按摩和过量的自主锻炼，否则可使气血愈瘀愈凝，筋脉拘急而加重病情。因本病属中医痹证范围，故应注意保暖，不可使患肩受凉。另外，治疗该病还应注意主动的功能锻炼，因动静互补是伤科治疗的大法，动则使通，即通过主动适当的锻炼，肌肉有节律地舒缩运动，可改善局部血液循环，加速新陈代谢，缓解肌肉痉挛，通利关节，增加协调性，最终使气血通畅，筋脉得以濡养，关节通利，功能恢复。但功能锻炼时应注意轻柔和缓，循序渐进，持之以恒，有节制的主动功能锻炼，才能事半功倍，收到良好的效果。

3.腰腿痛

（1）病因病机

腰腿痛的病因病机较复杂，无论是外力致伤，或内寒湿邪浸淫，或劳作无不与气血及肾气有关。气滞血瘀，气血亏损，肾气不足均可导致腰部及下肢病痛。

（2）辨证分型

①瘀滞型：搬扛或掂重物姿势不当，或工作生活中腰部猛闪或猛烈扭转等致气败血伤，气血受损

瘀滞，经络不通而致。腰为肾之府，肾为精之处、气之根。由于外伤，过劳使腰部突然内挫，气必为之震，震则激，激则壅，壅则气滞，气滞则血瘀，经络不通而痛。发病时自觉有气走窜到一侧腰部，或一侧腰骶部，当即疼痛难忍，不能转侧，动则痛甚。继而咳嗽时局部牵掣疼，甚至呼吸亦出现疼痛。查体腰局部外观无异常，深触有压痛，腰部活动受限。或发病时自觉腰内有一声响，当即腰痛难忍，不能活动，自觉腰部成两截，上部带不动下部，不能直起。或腰局部无明显异常，腰脊正中深部压痛，腰部活动受限，咳嗽、大小便时有牵掣疼痛。X线片检查各椎体结构无异常，或有轻度增生。

②肾虚型：该型多有慢性过劳或轻度扭伤史（如久坐、久站、半弯腰劳动或长期以某一固定姿势劳动或学习）。开始疼痛较轻，并有酸困沉胀感，腰部活动不灵，从坐位站立时，腰不能马上挺直，以后逐渐加重致腰部活动明显受限，少量活动后减轻，劳累后加重，反复发作。查体脊椎两侧无压痛，且无放射痛。舌质淡红，苔薄白或薄黄。脉沉细或弦细。X线检查可见椎体有不同程度骨质增生，常有小关节变尖。

③气虚型：该型多见于中老年患者，无明显外伤史。轻者腰部酸困，重者腰板硬不能挺直，转侧困难，两下肢酸困沉重，感觉减退或头晕乏力。劳动后症状加重，腰痛不能举，中气不接，自觉腰部分上下两截，上部不能带动下部，臀骶部有下坠感，久坐后站起时腰不能马上直立，适量活动后痛可减轻，劳累后加重。初时疼痛较轻，有沉困酸胀感，一种姿势过久腰部有不适感，并逐日加重。查体腰部压痛，无放射痛，痛甚时活动受限，舌质淡，苔白，舌体大，脉沉细或沉弦。X线检查各椎体均有不同程度的骨质增生，椎间隙变窄。

④痹阻型：多因劳动后汗出，涉水或睡卧湿地，或腰部感受风寒湿邪而发病。寒邪胜者其痛甚，兼腰部沉困作胀，遇热则轻，遇冷则重。风邪胜者，其痛游走，或左或右，痛无定处，多有下肢麻木。湿邪胜者，自觉腰部沉痛如折，但活动多无明显障碍。查体及X线检查多无异常变化。

（3）中药内治

①瘀滞型：外伤或过劳，督脉受阻，气血郁滞于腰脊。治宜活血祛瘀，益气通经。药用益气活血通经汤，或补肾止痛散加减。

②肾虚型：劳则伤气，气虚则血虚，气血不得营养筋骨。治宜补气养血，强筋壮骨。药用加味补中益气汤。

③气虚型：年老体衰，气虚肾亏，督脉失养。治宜益气补肾壮腰。药用补气壮腰汤加减。

④痹阻型：风寒湿三气杂合，痹阻经络，气血不通。寒邪胜者，治宜温通经络，活血止痛。药用肾着汤加减。

（4）外治法治疗疾病要内外兼治，中医药辨证用药虽能缓解症状，但要完全恢复，降低疾病的复发率，保持身体健康，还需要功能锻炼，尤其是主动的功能锻炼。动则使通，主动的功能锻炼能使气血充盈，濡养周身，经络调畅，肌肉韧带强健，抗病能力提高，取得更快更巩固的效果。根据不同年龄及素质，锻炼方法分别采用自由体操及腰背肌锻炼。

①自由体操：适应于年老体弱者。方法是患者站立位，两足分开与肩等宽，腰部向后伸至最大限度，向前弯腰还原；分别向左右侧方弯曲、还原；然后分别左右旋转腰部自由活动5~10分钟。

②腰背肌锻炼：亦称为燕飞练功法，适应于身体较强壮者。方法是患者俯卧，两上肢向后伸，将头胸部向后抬起，同时两上肢伸直亦向后伸，抬离床而使身体呈反弓状，仅腹部与床面接触。每日早晚各1次，每次做重复动作10~20遍，逐渐增加，增至20遍后不再增加，以免加重劳损。

③注意事项：a.一个姿势不要持续时间过久，尤其是半弯腰动作，要经常改善体位，避免肌肉疲劳。b.尽量避免半弯腰承重及半卧位看书等动作。c.功能锻炼动作要轻缓。要根据患者年龄、身体素质及病情确定活动方法，并在医生的指导下循序渐进，逐渐增加活动次数，避免急于求成和不适当的活动，以免加重劳损。

[医案]

案一：杨某，女，50岁。2014年5月9日初诊。

初诊：患者12天前劳动时不慎扭伤腰部，腰痛腿困，不敢咳嗽、直腰，腰部活动受限，行走困难，不能翻身，症状逐渐加重而来诊。查体弯腰跛行，腰部压痛并向右下肢放射，活动受限，直腿抬高试验右侧阳性。脉数弦，舌质紫暗，舌苔白滑。诊断为腰腿痛，辨证为劳作督脉受阻，气血瘀滞于腰脊。此为年老体弱，复因劳累，伤及气血，气滞血瘀，不能濡养筋骨，逐渐加重。证属瘀滞型，治宜活血祛瘀，益气通经。方拟益气活血通经汤加减。

处方：黄芪，防风，红花，桃仁，生白术，升麻，茜草，全蝎，木瓜，乌药，延胡索，甘草。水煎服，日1剂。并嘱避免劳作，忌久坐、久弯腰，加强腰背肌锻炼。

二诊：服药7剂，腰腿疼明显减轻，右髋痛，行走时加重。为瘀血未尽之象，上方去防风，加川续断、独活、川萆薢、当归，以活血利湿，强壮腰脊。并嘱注意腰部适量活动，避免劳作，忌久坐和弯腰。

三诊：7天后腰髋痛基本消除，遗留腰部酸困。服用益气活血、健脾补肾中成药，巩固疗效。给筋骨痛消丸、加味益气丸各40包，每次各1包，日2次，口服。并嘱注意腰部适量活动，避免劳作，忌久坐和弯腰，忌饮酒，加强腰背肌锻炼。

后来电告知痊愈，连续随访6个月未复发。

按：《内经》曰："血实宜决之，气虚宜掣引之。"《伤科补要》曰："跌打损伤之证，恶血留内，则不分何经，皆以肝为主。盖肝主血也，败血必归于肝。"结合多年临床经验认为"气病多虚，血病多瘀"，本例为扭伤所致腰痛，辨证为劳作督脉受阻，气血瘀滞于腰脊。治当活血祛瘀，益气通经，用益气活血通经汤加减。二诊腰腿痛明显减轻，右髋痛，行走时加重。为瘀血未尽之象，上方去防风，加川续断、独活、川萆薢、当归，以活血利湿，强壮腰脊。三诊腰髋痛基本消除，遗留腰部酸困。服用益气活血、健脾补肾中成药，以巩固疗效。方中黄芪、红花、桃仁、茜草为君，以活血益气；全蝎、木瓜、乌药、延胡索为臣，以理气通络止痛；生白术、升麻、防风为佐，升举中气；甘草为使，调和诸药。共奏活血祛瘀、益气通经之功而获良效。

案二：林某，男，98岁。2013年6月20日初诊。

初诊：患者1个月前感腰部疼痛，经住院治疗疗效不佳，起坐仍困难，活动受限制，时轻时重，翻身疼痛。查弯腰较慢，腰部压痛，不放射，腰部活动受限制。脉浮数，舌质淡，舌苔白。B超检查肝胆肾未见异常。诊断为腰痛（腰肌劳损）。辨证为气肾亏证。此为年老体弱，劳损，气血虚亏，肝肾不足，不能濡养筋骨，而致劳累后腰痛。证属肾虚型，治宜温中益气，补肾壮腰。方拟补中益气汤加减。

处方：黄芪，党参，当归，川续断，白术，升麻，首乌，骨碎补，金银花，延胡索，甘草。水煎服，日1剂。并嘱注意腰部适量活动，避免劳作，忌久坐和弯腰。

二诊：服药5剂，腰痛明显减轻，服药后症状减轻，继续服用。年老体弱，肾气不足，去金银花，加杜仲补肾壮腰。并嘱注意腰部适量活动，避免劳作，忌久坐和弯腰。

三诊：7天后腰痛基本消除，遗留久坐后腰部酸困不适。加香附以行气通络。并嘱注意腰部适量活动，避免劳作，忌久坐和弯腰，加强腰背肌锻炼。

后来电告知痊愈，连续随访6个月未复发。

按：腰痛的病因病机较复杂。《景岳全书》中"凡腰痛者，多由真气不足"的论述是对腰痛病理本质的高度概括，也就是说气虚是腰痛发病的基础。《内经》云："劳则气耗""有所劳倦，形气衰少"等，都是说明劳作过度可导致气的耗损而气虚，气虚无以化血则血虚，气血亏虚不能濡养筋骨而腰痛，治宜温中益气、补肾壮腰补中益气汤加减。方中黄芪补脾益气，兼补肾脏之元气，与党参培补中宫之气为君；首乌、当归、骨碎补、续断活血补肝肾为臣；佐以白术补气健脾，升麻升阳行瘀，延胡索理气止痛，金银花清热解毒消炎，甘草调和诸药为使。

案三：吴某，女，57岁。2015年4月22日初诊。

初诊：患者1个月前因为劳作感腰部疼痛，起坐不利，未做治疗，休息后仍不减轻，并逐渐加重，现在不能弯腰久坐，臀部下坠，腰部自觉呈上下两节，两腿酸困沉重。检查见腰部发硬，行动缓慢。腰部压痛明显，活动受限制，直腿抬高试验阴性。X线片示腰椎前缘不同程度增生。舌质淡，舌苔薄白，脉数弦。诊断为腰腿痛（腰肌劳损）。此乃久坐伤肾，劳则伤气，加之久病，气血运行不畅，瘀阻于腰脊，督脉受损，经络不通，导致腰腿痛，为虚实夹杂证气虚血瘀，肝肾不足。治以补气壮腰。用补气壮腰汤加减。

处方：黄芪，党参，川续断，当归，柴胡，生白术，升麻，丹皮，枳壳，香附，延胡索，甘草。水煎服，并嘱活血止疼膏外敷。嘱忌久坐、久弯腰、久卧，避免劳作，适度进行腰部自由活动。

二诊：上次服药7剂后腰痛消失。近因劳累又出现腰痛，但较上次轻，活动较前灵活，晨起腰硬，活动后减轻。舌质淡，舌苔薄白，脉数弦。本病因劳作引起，延误治疗，则经络阻痹不通，给温中补气壮腰药物治疗好转，上方去党参、枳壳，加防风、郁金、桑寄生，以通络壮腰。并嘱进行腰部自由活动。

三诊：服上药7剂，腰痛明显减轻，遗留左下肢久站后酸困不适。守方继续服用。

后来电告知痊愈，连续随访6个月未复发。

按：《景岳全书》云："凡腰痛者，多由真气不足。"气虚是腰痛发病的基础。劳作过度可导致气的耗损而气虚，气虚无以化血则血虚，气虚运化无力则血瘀，气血不能濡养筋骨而腰痛。本例患者为气虚血瘀、肝肾不足证，治宜补气壮腰，药用补气壮腰汤加减，活血止疼膏外敷。方中黄芪、党参为君以益气补血；当归活血，柴胡、生白术、升麻、丹皮、枳壳、香附、延胡索为臣，以理气止痛；川续断为佐，补肾壮腰；甘草为使，调和诸药。诸药合用，共奏补气壮腰、活血通络之功。外敷活血止痛膏。

案四：孙某，男，48岁。2015年8月1日初诊。

初诊：患者1天前久坐受凉后出现腰困腿痛，行走困难，坐卧不宁，不敢咳嗽。检查弯腰翘臀，行动迟缓。L4～5棘突间隙右侧压痛明显，并向下肢放射，腰部活动受限制，直腿抬高试验阳性（10°～20°）。放射学检查示L4～5椎间盘右后突出，L5S1，中央突出。舌质淡红，舌苔白滑，脉沉弦。诊断为腰腿痛。辨证为久坐受凉，突受风寒，经脉痹阻，气血不通，督脉受阻。证属痹阻型。治宜温经通络，除风祛湿。方拟肾着汤加减。

处方：黄芪，柴胡，苍术，桃仁，红花，桑寄生，独活，茜草，全蝎，细辛，升麻，木瓜，甘草。

水煎服，日1剂。并嘱腰部自由体操，避免风寒。

二诊：服药3剂，腰痛减轻，腿较前有力，不敢咳嗽，受凉后加重。去枳壳，加厨风以增强祛风除湿之力。并嘱腰部自由活动，忌久坐、久站，避免风寒。

三诊：服药7剂，腰疼减轻，腿较前有力，腿麻木减轻，可行走100m，咳嗽痛消失。上方去桃仁、红花，加骨碎补，以补肾壮腰。

四诊：服药7剂，腰腿痛基本消失，腰部活动正常，直腿抬高试验阴性，行走基本正常，麻木减轻，但是不能久站。效不更方，继续服用。

后来电告知痊愈，连续随访6个月未复发。

按：腰痛的病因病机较为复杂，但无论是外力致伤，或风、寒、湿邪浸淫引起，均与肾气有关。《景岳全书》曰："凡病腰痛者，多由真气不足。"在治疗腰痛病时，除分型辨证用药外，应注意益气补肾之品的运用，正气来复，邪祛病愈。同时配合适当的功能锻炼，使脊柱平衡恢复，经络调畅，肌肉、肌腱、韧带强健，才能获得更快、更好、更巩固的疗效。肾着汤为自拟方，方中黄芪扶正祛邪为君；臣以柴胡、苍术、桑寄生、独活、细辛、茜草、木瓜，祛痹通络，补肾壮骨；佐以红花、桃仁活血通经；甘草为使调和诸药，共奏温经通络、除风祛湿之功。

# 中医学家秦伯未

## 一、秦伯未简介

秦伯未（1901—1970），原名之济，号谦斋，江苏上海人，出身儒医世家，自幼酷爱文学和医学。1919 年入上海中医专门学校，在名医丁甘仁门下攻读中医。1923 年毕业后，留校任教，并在上海同仁辅元堂应诊，以治内科杂病见长，对虚痨痼疾尤精。1927 年与王一仁、章次公、王慎轩、严苍山等创办上海中国医学院，任教务长、院长，教授《内经》及内科。1930 年，创办中医指导社，主编《中医指导丛书》《中医指导录》杂志，开展学术交流和社会咨询，社员遍及国内外。

1938 年又创办中医疗养院，设内、外、妇、幼等科，有病床百余张，作为学生实习基地。

秦氏凡经史子集、诸家医典、诗词歌赋、琴棋书画，无不涉猎。尤其重视《内经》的钻研，潜心撰写评述《内经》的专著，著有《读内经纪》等，并将《内经》原文整理成生理学、解剖学、诊断学、方剂学等，病证则分为伤寒、湿暑、热病等 37 类，还剖析《内经》与西方医学理论各自的特点和异同，独具见解。

1954 年，秦氏受聘任上海市第十一人民医院中医内科主任。1955 年调任卫生部中医顾问，并执教于北京中医学院，兼任中华医学会副会长、国家科委中药组组长、全国药典编纂委员会委员，还被推选为全国第二、三、四届政协委员。

**主要著作**

秦氏勤于著述，医文并茂。1921 年创办上海中医书局，自编医书医刊，校订古籍，整理出版。生平著作甚丰，达数百万字，较有影响的有《秦氏内经学》《内经类证》《内经知要浅解》《金匮要略浅释》《内经病机十九条之研究》《清代名医医案精华》《中医入门》《中医临证备要》《谦斋医学讲稿》等50 余种。在报纸、杂志发表论文、小品、史话等数百篇。秦氏还工诗词，善书画，好金石之学，40 岁时曾刊印《谦斋诗词集》七卷。

## 二、传承及学术思想

秦伯未编写的《内经类证》，扼要地选择了《内经》中记载的病证加以分析归纳，以便检阅。在阅读《内经知要》的同时，采用《内经类证》做参考，对现在的学习和临床，仍有很多的启发和帮助。可以看到很早以前祖国医学对于各种疾病已有普遍性的认识，这是世界医学文献中极其珍贵的一部分；

其医学理论的创见性和完整性，在当时也是无可比拟的，从而让我们加强学习中医的信心。再者，《内经》中对每一病证指出了多种原因，从整体出发结合周围环境加以阐述，后世各家学说都在这基础上逐渐发展，让我们体会到祖国医学的理论虽与现代医学体系不同，但有其卓越的价值。同时感到《内经知要》太简。《内经》里也有疾病的专题研究，如咳论、痿论、痹论和胀论等，也还有不少散见在其他篇内，如果不从多方面加以整理，仍然看不全面。正因为对经文不够全面了解，在治疗或讨论一种疾病时，往往只能引证一些概括性的词句，忽略了其中丰富的经验知识。而《内经类证》则提纲挈领，指出线索，恰恰给我们解决了这些问题。

《内经类证》是西医学习中医的良好参考资料。为了使其更好地适用于现在，读书分为四十四病类，三百十一种病候，条文后附上篇名，并将生僻病名的音义加以简释，附于各篇之后。

几年来，初步掌握了中西医两种技术。目前西医学习中医的愈来愈多，为实现创立我国新医药学派的宏伟目标，一定要更好地继承和发扬祖国医学。

# 三、传承与创新

从三国到南北朝论治痹痛和腰腿痛的特点是：既发展了前人应用按摩、针灸、药熨疗法，也传承了汉代方药疗法的经验，创造了不少治筋骨痛和腰痛的方药。

（一）筋骨痹

1. 温经活血止痛的内治法

晋代治痹痛，方药用得较多者是温经活血方。从葛洪《肘后备急方》选用治痹痛的"虎骨膏""莽草膏""丹参膏""独活酒"和"金芽酒"就是运用辛热通经止痛的乌头、附子、莽草、细辛、踯躅花等药；用丹参、地黄、芍药、当归、牛膝、人参等活血；用独活、秦艽、羌活、蜈蚣、地龙等驱风湿、通经络。这些用药的原则和药物的选择，是《内经》理论的实践，也是汉代以前方药疗法经验的总结。

2. 内外兼治的方药疗法和针灸疗法

葛洪治痹的处方多是"摩膏"，如"丹参膏""莽草膏"，都说明"皆摩傅之"，外用内服结合。摩膏的运用始于战国，《内经》称"药熨"，兴于汉代，遂称"膏摩"，晋代运用更广泛了。此外，葛洪治痹痛，多用酒剂；对于药膏，也主张制膏前先酒浸（见《肘后方·虎骨膏》），或者用酒送服。酒能活血。葛洪治痹，推崇酒剂，说明了他的治疗原则是以活血为主。这一治疗原则，对后世影响深远。

晋代，是我国医学针灸学兴盛的时代。《内经》对痹痛运用针灸治疗的方法，到晋代发展更完备了。王叔和在《脉经》里论述痹痛的治法，提出"以药熨之，摩以风膏，灸诸治风穴"。《针灸甲乙经》论治最详，现列表一览。

从表1可以看到《针灸甲乙经》对有关痹痛的症状描述，与四肢骨、关节的软组织慢性损伤引起的疼痛相似，有部分症状还类似颈椎综合征以及腰椎骨、关节病变所致坐骨神经痛的症候。自晋以后历代文献有关针灸治痹痛的选穴，基本上以《甲乙经》为准绳。

表1 《针灸甲乙经》治筋骨痹（部分记载）

| 部位 | 症状 | 主穴 | 部位 | 症状 | 主穴 |
|---|---|---|---|---|---|
| 腰腿膝足 | 腰以下至足清不仁，不可以坐起，尻不举 | 腰俞主之 | 颈项肩肘腕 | 眩，头重痛，目如脱、项似拔、狂见鬼、目上反，项直不可以顾，暴挛、足不任身 | 天柱主之 |
| | 痹 | 太渊、消泺、照海 | | | |
| | 足下热，胫痛不能久立，湿痹不能行 | 三阴交主之 | | 手及臂挛 | 神门主之 |
| | 胫苦若痹，膝不能屈伸，不可以行 | 梁丘主之 | | 肩臂颈痛，项急烦满惊、五指掣不可屈伸战栗 | 腕骨主之 |
| | 髀痹引膝股外廉痛、不仁、筋急 | 阳陵泉主之 | | 肘臂痛、五指瘈，不可屈伸，头眩，颔额颅痛 | 中渚主之 |
| | 腰胁相引急痛、髀筋瘈，胫痛、不可屈伸，痹不仁 | 环跳主之 | | 肘痛不能自带衣起，头眩、颔痛面黑，风肩背痛不可顾 | 关冲主之 |
| | 风寒从足小指起脉痹上下，胸胁痛无常处 | 至阴主之 | | | |
| | 腰脊强，不得俯仰 | 刺脊中 | | | |

（二）腰痛、腰腿痛

从三国到南北朝对腰痛的治疗，主要还是针灸疗法。葛洪认为腰连腿痛是"肾气虚衰而当风卧湿"所致。他选用的方药，至今还是临床常用的"独活寄生汤"的基本方药。《肘后备急方》载述："治肾气虚衰，腰脊疼痛，或当风卧湿，为冷所中，不速治，流入腿膝为偏枯冷痹，宜速治之方：独活四分，附子一枚炮、杜仲、茯苓、桂心各八分，细辛五分，干地黄十分。"（水煎服，煮法略）这里葛洪进一步指出肾气虚衰而当风卧湿为冷所中，初起腰脊痛，逐渐下流至腿膝冷痹疼痛，至成肌肉萎缩、行动无力的偏枯。葛洪还运用干膝、巴戟、杜仲、牛膝、桂心、狗脊、独活、五加皮、黄肉、怀山药、防风、附子等蜜丸治肾虚冷腰痛阴萎；用桂、丹皮、附子为末冲酒，或一味鳖甲或鹿角、鹿茸冲酒治急性腰痛不得俯仰（见《肘后备急方·卷四》）。葛洪运用灸法："治卒腰痛，不得仰俯方；正立倚小竹，度其人足下至脐，断竹，以及度后当脊中，灸竹上头处，随年壮……"（《肘后备急方·卷四》）竹上头的穴位，近命门穴。此外，还有"或灸腰腿中七壮"。"治反腰有血痛方，捣杜仲三升许，和苦酒和涂痛上，干复涂，并灸足肿（踵）血肉际三壮。"（《肘后备急方·卷四》）"反腰有血痛"指扭伤腰痛，葛洪首次用酒调杜仲敷治疗外伤腰痛，并根据上病下取，灸足跟赤白肉际治之。

王叔和在《脉经》里也记录用针灸治腰痛。"寸口脉沉着骨，反仰其手乃得之，此肾脉也。动若少腹痛，腰体酸、癫疾；刺肾俞入七分，刺阴维入五分。"（《脉经·卷十》）又："尺脉沉，腰脊痛，宜服肾气丸，刺京门补之。"（《脉经·卷二》）王叔和一方面通过脉象的论述，指出腰背痛是肾气不振的疾病，也主张针灸和药物内服结合治疗。

皇甫谧在《针灸甲乙经》对腰痛常见的症状进行了辨证选穴治疗。例："腰脊痛强引背少腹，俯仰难，不得仰息，脚痿重，尻不举，溺赤，腰以下至足清不仁，不可以久坐，膀胱穴主之。……腰痛快快不可以俯仰，腰以下至足不仁，入脊，腰背寒，次髎主之，先取缺盆，后取尾骶与八髎髎。……腰痛不得转侧，章门主之。……腰痛不可举，足跟中踝后痛，脚痿，仆参主之。腰痛夹脊至头几几然，目䀮䀮，委中主之。腰痛得俯不得仰，仰则恐仆，得之举重，恶血归之，殷门主之。腰脊、尻、臀、股阴寒大痛，虚则血动，实则热痛，痔篡痛，尻睢中肿，大便直出，承扶主之。"（《针灸甲乙经·卷九》）《针灸甲乙经》对腰背、腰腿痛的针灸疗法，发展了《内经》的经验，并指出"腰脊、尻、臀、股痛"有"阴寒大痛"，如果是虚，是血行困阻不能活动（血动）；如果是实，则是因热邪下注。这就丰富了腰痛的病因学说，指出了腰痛有虚寒、实热之分。皇甫谧的观点，到元代由朱丹溪秉承之。

三国两晋南北朝对筋骨痹和腰痛的论治，主要的成就是针灸方面的经验，尤以《甲乙经》为突出。自晋以后，对这类疾病的针灸疗法，基本上是以《甲乙经》为准绳的。本书在后各章有关针灸方面的治法也就从简了。这个时期的辨证求因、审因论治的经验，都丰富和发展了中国骨科学对筋骨痹和腰腿痛的临证医学。

（三）秦老在《内经类证》中对腰痛证类

**概论**

1. 腰者肾之府，转摇不能，肾将惫矣。（《素问·脉要精微论》）

2. 感于寒则病人关节禁固，腰脽痛，寒湿推于气交而为疾也。（《素问·六元正纪大论》）

3. 阳气郁，民反周密，关节禁固，腰脽痛。（《素问·六元正纪大论》）

4. 腰痛，上寒刺足太阳、阳明，上热刺足厥阴，不可以俯仰刺足少阳。（《素问·刺腰痛论》）

5. 腰痛，上寒不可顾刺足阳明，上热刺足太阴。（《素问·刺腰痛论》）

6. 腰痛不可以转摇，急引阴卵，刺八髎与痛上。（《素问·骨空论》）

**太阳腰痛证**

1. 巨阳虚则腰背头项痛。（《素问·疟论》）

2. 太阳所至为腰痛。（《素问·六元正纪大论》）

3. 足太阳脉令人腰痛，引项脊尻背如重状，刺其郄中、太阳正经出血，春无见血。（《素问·刺腰痛论》）

4. 膀胱足太阳之脉，挟脊抵腰，是动则病脊痛，腰似折。（《灵枢·经脉篇》）

5. 腰痛挟脊而痛至头，几几然，目䀮䀮欲僵仆，刺足太阳郄中出血。（《素问·刺腰痛论》）

6. 会阴之脉令人腰痛，痛上漯漯然汗出，汗干令人欲饮，饮已欲走，刺直阳之脉上三痏，在蹻上郄下五寸横居，视其盛者出血。（《素问·刺腰痛论》）

7. 解脉令人腰痛，痛引肩，目䀮䀮然，时遗溲，刺解脉，在膝筋肉分间，郄外廉之横脉出血，血变而止。（《素问·刺腰痛论》）

8. 解脉令人腰痛如引带，常如折腰状，善恐，刺解脉，在郄中结络如黍米，刺之血射以黑，见赤血而已。（《素问·刺腰痛论》）

9. 衡络之脉令人腰痛，不可以俯仰，仰则恐仆，得之举重伤腰，衡络绝，恶血归之，刺之在郄阳筋之间，上郄数寸，衡居为二痏出血。（《素问·刺腰痛谕》）

**阳明腰痛证**

阳明令人腰痛，不可以顾，顾如有见者，善悲，刺阳明于䯒前三痏，上下和之出血，秋无见血。（《素问·刺腰痛谕》）

**少阳腰痛证**

1. 少阳令人腰痛，如以针刺其皮中，循循然不可以俯仰，不可以顾，刺少阳成骨之端出血，成骨在膝外廉之骨独起者，夏无见血。（《素问·刺腰痛论》）

2. 同阴之脉令人腰痛，痛如小锤居其中，怫然肿，刺同阴之脉，在外踝上绝骨之端，为三痏。（《素问·刺腰痛论》）

3. 肉里之脉令人腰痛，不可以咳，咳则筋缩急，刺肉里之脉为三宥，在太阳之外，少阳绝骨之后。（《素问·刺腰痛谕》）

**太阴腰痛证**

1. 邪客于足太阴之络，令人腰痛，引少腹控䏚，不可以仰息。（《素问·缪刺论》）

2. 散脉令人腰痛而热，热甚生烦，腰下如有横木居其中，甚则遗溲，刺散脉，在膝前骨肉分问，络外廉束脉为三痏。（《素问·刺腰痛论》）

**少阴腰痛证**

1. 足少阴令人腰痛，痛引脊内廉，刺少阴于内踝上二痏，春无见血；出血太多，不可复也。（《素问·刺腰痛谕》）

2. 肾盛怒不止则伤志，志伤则喜忘其前言，腰脊不可以俯仰屈伸。（《灵枢·本神篇》）

3. 有病厥者，诊右脉沉而紧，左脉浮而迟，冬诊之右脉固当沉紧，此应四时；左脉浮而迟，此逆四时。在左当主病在肾，颇关在肺，当腰痛也。少阴脉贯肾络肺，今得肺脉，肾为之病，故肾为腰痛之病也。（《素问·病能论》）

4. 肾脉搏坚而长，其色黄而赤者，当病折腰。（《素问·脉要精微论》）

5. 足少阴之别，其病虚则腰痛。（《灵枢·经脉篇》）

**厥阴腰痛证**

1. 厥阴之脉令人腰痛，腰中如张弓弩弦，刺厥阴之脉，在腨踵鱼腹之外，循之累累然乃刺之；其病令人善言，默默然不慧，刺之三痏。（《素问·刺腰痛论》）

2. 肝足厥阴之脉，是动则病腰痛，不可以俯仰。（《灵枢·经脉篇》）

**蹻脉腰痛证**

昌阳之脉令人腰痛，痛引膺，目䀮䀮然，甚则反折，舌卷不能言，刺内筋为二痏，在内踝上大筋前，太阴后上踝二寸所。（《素问·刺腰痛论》）

**维脉腰痛证**

1. 阳维之脉令人腰痛，痛上怫然肿，刺阳维之脉，脉与太阳合腨下问，去地一尺所。（《素问·刺腰痛论》）

2. 飞阳之脉令人腰痛，痛上怫怫然，甚则悲以恐，刺飞阳之脉，在内踝上五寸，少阴之前，与阴雅之会。（《素问·刺腰痛论》）

【按】《内经》根据经络来阐述各种腰痛，并以"腰者肾之府"说明肾与腰的关系。后人发展此说，认为肾虚是腰痛的重要内因，其他如风寒、寒湿、湿热、血涩、气滞以及劳伤等均能影响经络，引致腰痛。《七松岩集》里说："腰痛有虚实之分。所谓虚者是两肾之精气神自虚也，凡言虚者皆两肾自病。所谓实者是肾家自实，是两腰经络血脉之中为湿痰瘀血凝滞而不通为痛。"言简意赅，可供参考。

在临床上，我们所看到的内伤腰痛多属肾虚，治疗时须先辨别偏于肾阴虚还是肾阳虚。肾虚腰痛的共同症状是腰膝酸软，偏于肾阳虚的则面㿠舌淡，常有神疲气短、腰腿怕冷、少腹拘急等症，脉象虚弱或沉细；如偏于肾阴虚，每多口燥、舌红、咽干、心烦失眠等虚火上炎症状，耳鸣亦较多见，脉象细数，间有洪数无力者。在治疗方面，补阴和补阳各有不同的方法。

（四）肩背痛证类

**概论**

1. 背者，胸中之府，背曲肩随，府将坏矣。（《素问·脉要精微论》）

2. 二阳一阴发病，主惊骇，背痛。（《素问·阴阳别论》）

3. 寸口脉中手促上击者，曰肩背痛。（《素问·平人气象论》）

**肩背痛证**

1. 肺手太阴之脉，是主肺所生病者，气盛有余则肩背痛，气虚则肩背痛寒。（《灵枢·经脉篇》）

2. 肺病者，喘咳逆气，肩背痛。（《素问·脏气法时篇》）

3. 那在骨则肩背痛。（《灵枢·五邪篇》）

寒邪背痛症

寒气客于背俞之脉则脉泣，脉泣则血虚，血虚则痛。按之则热气至，热气至则痛止矣。（《素问·举痛论》）

**气滞背痛症**

1. 秋脉其气来毛而中央坚，两旁虚，此谓太过，太过则令人逆气，而背痛愠愠然。（《素问·玉机真脏论》）

2. 背与心相控而痛，所治天突与十椎及上纪。上纪者，胃脘也。（《素问·气穴论》）

[ 附 ] 项痛证

1. 大风，颈项痛，刺风府。（《素问·骨空论》）

2. 项痛不可俯仰，刺足太阳；不可以顾，刺手太阳也。（《灵枢·杂病篇》）

【按】肩部及背部为足太阳经循行的部位，为肺之分野，而督脉贯于脊内，主一身之阳，其病就有虚实的区别。我们认为《内经》所说的"背曲肩随"和"肩背痛"证，皆指督脉病和肺经病；"寒气客于背俞"和"大风，颈项痛"，皆指太阳经病；气滞一类则似胸痛彻背的胸痹证，因胸痛而放射及背，不属背痛本病。

目前国内外研究显示，生物医学治疗作为椎间盘退变性疾病的主要治疗手段可取得较好的临床治疗效果。随着分子生物学医学的发展，对椎间盘退变机制的研究已深入分子水平，其治疗方法也进入体外实验和动物实验阶段。研究表明，细胞凋亡是退变椎间盘中细胞数量减少的主要原因。因此深入了解细胞凋亡在椎间盘退变过程中所起的作用，并明确椎间盘细胞凋亡的信号传导途径，有助于将来通过干预细胞凋亡，达到防治椎间盘退变的目的。热休克蛋白（HSP）是所有原核细胞和真核细胞在生理、病理及环境因素（高温、缺氧或病毒感染）下均可产生一组高度保守的蛋白质分子家庭，热休克蛋白表达可抑制细胞凋亡，对机体细胞提供保护。当前有文献报道中药能够影响热休克蛋白的表达。

中医药在治疗椎间盘退变方面已经体现出现代医学无法替代的优势。中医治疗颈、腰椎间盘突出症方法有很多，包括手法、针灸、中药、牵引等，其中手法治疗是最主要的方法。20 世纪 50 年代起广泛用于颈、腰椎间盘突出症，其疗效已经非常显著。目前国内外已将手法治疗作为首选的非手术治疗措施。手法治疗腰椎间盘突出症是形神兼治。腰椎间盘突出症从根本上讲是属于机体形体结构方面的异常改变（椎间失稳），椎间盘的退变是其内在的原因，外伤、劳损是其外因。中医强调督脉的作用，只有保持督脉的通畅，脊柱的功能才能发挥。《灵枢·经脉》曰："脊痛，腰似折，髀不可以屈，腘如结。"《医宗金鉴》说："有筋急而动摇不利或骨节微有错落不合缝者，惟宜推拿以通经络气血也。"手法治疗可以使病变局部的形体结构和组织生理、病理状态发生改变，从而达到消肿散结、理筋整复的目的。可以通过手法调节肌肉的张力，解除其紧张痉挛，并可以调解组织间压力，松解粘连，促进神经组织功能的正常发挥。手法治疗还有良好的止痛作用。《素问·举痛论篇》指出"按之则气血散，故按之痛止"，"按之则热气至，热气至则痛止矣"。通过改善血液循环，使受损部位的代谢产物及时清除运走，减少神经末梢的疼痛刺激因素。经络不畅和气血不和是始终贯穿腰椎间盘突出症的重要病机之一。无论早期的隐痛还是中期的胀痛、刺痛以及后期的麻木乏力，均与血液循环有着重要的关系。手法治疗可以达到解除这种病理状态的目的。另外针灸经络疗法对治疗腰腿痛，古人早已有详尽的论述。祖国医学经典论著《内经》，根据经络来阐述各种腰痛，并以"腰者肾之府"说明了肾与腰的关系。后人发展此说，认为肾虚是腰痛的重要原因，其他如风寒、寒湿、湿热、血滞、气滞以及劳损等均能影响经络，引致腰痛。《七松岩集》里说："腰痛有虚实之分。"所谓虚者是两肾之精气神自虚也，凡言虚者皆两肾自虚。所谓实者是肾家自实，两腰经络血脉之中为湿痰瘀血凝滞而不畅者为痛。言简意赅已将病因病机说明。《素问·脉要精微论篇》："腰者肾之府，转摇不能，肾将惫矣。"《素问·六元正纪大论篇》："感于寒则患者关节禁锢，腰椎痛，寒湿推于气交而为疾也。"还说："阳气郁，民反周密，关节禁锢，腰椎痛。"《素问·刺腰痛篇》："腰痛刺足太阳、阳明，上热刺足厥阴，不可以俯仰刺足少阳。"还说："腰痛，上寒不可顾刺足阳明，上热刺足太阴。"《素问·骨空论篇》："腰痛不可以转摇，急引阴卵，刺八髎与痛上。"

古人依据中医关于经络的学说，对各类腰痛的症状和治疗进行了详细的分类。

1. 足太阳膀胱经腰痛症　《素问·举痛论篇》："巨阳虚则腰背头项痛。"《素问·六元正纪大论篇》："太阳所至为腰痛。"又如《素问·刺腰痛篇》："足太阳脉令人腰痛，引项脊尻背如重状，刺其郄中（委中穴）太阳正经出血，春无见血。"还述："腰痛挟脊而痛至头，几几然，目䀮䀮欲僵仆，刺足太阳郄中出血。""会阴之脉（足太阳之中经）令人腰痛，痛上漯漯然汗出，汗干令人欲饮，饮已欲走，刺直阳之脉上三痏，在跷上郄下五寸横居，视其盛者出血。""解脉（足太阳之别）令人腰痛，痛引肩，目䀮䀮然，时遗溲，刺解脉，在膝筋肉分间，郄外廉之横脉出血，血变而止。""解脉令人腰痛如引带，常如折腰状，善恐，刺解脉，在郄中结络如黍米，刺之血射以黑，见赤血而已。""衡络之脉（从腰中横入髀外后廉，下与太阳中经合于腘中）令人腰痛，不可以仰俯，仰则恐仆，得之举重伤腰，衡络绝，恶血归之，刺之在郄阳筋之间，上郄数寸，衡居二痏出血。"《素问·经脉篇》："膀胱足太阳之脉，挟脊抵腰，是动则病脊痛，腰似折。"

2. 足阳明胃经腰痛症　《素问·刺腰痛篇》："阳明令人腰痛，不可以顾，顾如有见者，善悲，刺阳明于胻前三痏，上下和之出血，秋无见血。"

3. 足少阳胆经腰痛症　《素问·刺腰痛篇》："少阳令人腰痛，如以针刺其皮中，循循然不可以俯仰，不可以顾，刺少阳成骨之端出血，成骨在膝外廉之骨独起者，夏无见血。""同阴之脉（足少阳之别）令人腰痛，痛如小锤居其中，怫然肿，刺同阴之脉，在外踝上绝骨之端，为三痏。""肉里之脉（为少阳所生，阳维之脉气所发）令人腰痛，不可以咳，咳则筋缩急，刺肉里之脉为二痏，在太阳之外，少阳绝骨之后。"

4. 足太阳脾经腰痛症 《素问·缪刺论篇》："邪容于足太阴之络，令人腰痛，引少腹控䏚；不可以仰息。""散脉（为足太阴之别）令人腰痛而热，热甚生烦，腰下如有横木居其中，甚则遗溲，刺散脉，在膝前骨肉分间，络外廉束脉三痏。"

5. 足少阴肾经腰痛症 《灵枢·本神》："肾盛怒不止则伤志，志伤则喜忘其前言，腰脊不可以俯仰屈伸。"《素问·刺腰痛篇》："足少阴令人腰痛，痛引脊内廉，刺少阴于内踝上二痏，春无见血；出血太多，不可复也。"

6. 足厥阴肝经腰痛症 《灵枢·本神篇》："肝足厥阴之脉，是动则病腰痛，不可以俯仰。"《素问·刺腰痛篇》："厥阴之脉令人腰痛，腰中如张弓弩弦。刺厥阴之脉，在腨踵鱼腹之外循之累累然乃刺之；其病令人善言，默默然不慧，刺之三痏。"

7. 阳跷脉腰痛症 《素问·刺腰痛篇》："昌阳之脉（阳足跷脉）令人腰痛，痛引膺，目䀮䀮然，甚则反折，舌卷不能言，刺内筋为二痏，在内踝上大筋前，太阴后上踝二寸所。"

8. 维脉腰痛症 《素问·刺腰痛论篇》："阳维之脉令人腰痛，痛上佛佛然肿，刺阳维之脉，脉与太阳合腨下间，去地一尺所。""飞阳之脉（阴维脉）令人腰痛；痛上怫怫然，甚则悲以恐，刺飞阳之脉，在内踝上五寸，少阴之前，与阴维之会。"

祖国医学中骨伤科对椎间盘退变性改变致腰腿痛的认识有比较丰富的内容和症状描述。综上所述，经络学说对腰腿痛的诊断和治疗在临床上有着重要的指导意义。在经络方面《素问·刺腰痛篇》中述"腰痛上寒刺足太阴、阳明；上热刺足厥阴；不可以仰俯刺足少阳。"《素问·骨空论篇》中又述"腰痛不可以转摇，急引阴卵，刺八髎与痛上。"国内曾报道过"经络综合疗法治疗腰腿痛100例""肌纤维组织炎腰腿痛与经络点穴"以及"经络学说在急性损伤腰痛手法中的指导作用"等。日本木下晴都研究过335例坐骨神经痛的病例并探讨了足太阳膀胱经、足少阳肾经、足厥阴肝经以及手阳明大肠经和手太阳小肠经在治疗上的主要作用，并在其《针灸治疗坐骨神经痛的临床研究》一文中，将腰伴坐骨神经痛可选穴位多取足太阳膀胱经、足少阳胆经以及足阳明胃经所属穴位，在临床上使用次数又以环跳、委中、昆仑、阳陵泉、风市为最多。木下晴都研究335例患者将其分为五型，即：后侧型（膀胱经）、前侧型（胃经）、外侧型（胆经）、综合型（后侧型＋前侧型＋外侧型）、知觉型。他在此分型的基础上提出了10个基本治疗点：肾俞、大肠俞、上胞肓（日本新增穴）、外胞肓（日本新增穴）、臀压、殷门、承筋、三里、外丘和跗阳。千叶松下嘉一在其"腰痛症的治疗"中大多取太阳膀胱经上的穴位。郑荣兴报告了189例腰部软组织病变引起腹痛的病例，作者指出其中相当于志室穴附近的腰3横突尖端及腰皮神经处压痛最多可占到90.4%。Fourmant报告称为"慢性腰腹部疼痛综合征"。作者对数千例腹痛患者做了详细检查，发现在腰部足太阳膀胱经的某些穴位上常有疼痛敏感压痛点，特别在志室穴尤为明显（表2-1）。

2010年《自然·神经科学》杂志网络版上发表了一项研究成果，美国纽约州罗彻斯特大学医学中心的神经科学家内德戈德的研究发现，针灸能刺激机体释放出一种腺苷的化学物质，从而引起减缓疼痛的作用。

针灸经络学说认为一种叫作"气"的无形生命能量在人体中运行，疼痛是由于"气"的阻滞和失调所引起的，因此，在人体按一些特定的穴位扎入银针，就能起到疏通经脉作用而治疗疾病。内德戈德教授从"生理消痛"的原理出发，提出一个大胆的推测：由于针刺在人体组织内会造成轻微的创伤，这时人体组织会释放一种腺苷的化合物。它会通过迅速反应来形成腺苷酸，从而达到抑制神经信号，缓解疼痛的目的。他们通过动物实验证实，针灸穴位处渗出内腺苷的含量是正常水平的 24 倍。为了证实是否能够人为促进针灸的疼痛抑制效果，研究人员在小鼠大腿的痛处注射能促进腺苷作用的药物，以延长腺苷酸在伤口处的存留时间，结果发现这一药物使腺苷酸在伤口处的存留时间延长了 3 倍，抑制疼痛的时间从 1 小时延长到 3 小时。腺苷酸是一种强有力的消炎化合物，而大部分的疼痛都是由炎症引起的。内德戈德教授推测大部分这种"特殊位置"（穴位）都是沿着主要的神经节点分布，这些是人体内包含丰富腺苷酸的部分。美国哈佛医学院神经科学家表示这是一项具有"里程碑意义的研究"，它"用极度精确的操作和非常清晰的假设排除了其他可能性"。美国国家卫生研究院国家代偿和替代医学技术中心主任约瑟芬·布理格斯表示："显然，内德戈德教授的实验会对针灸研究产生强大的推动作用。"

**表 2　经络与肩背病的诊治关系**

| 经络 | 临床症状 | 主穴 | 备注 |
|---|---|---|---|
| 概论 | 1. 背者，胸中之府，背曲肩随，府将坏矣。<br>2. 二阳一阴发病，主惊骇，背痛<br>3. 寸口脉中手促上击者，日肩背痛 | | 《素问·脉要精微论》<br>《素问·阴阳别论》<br>《素问·平人气象论》 |
| 肩背痛症 | 1. 手太阳之脉，是主肺所生病者。气盛有余则肩背痛，气虚则肩背痛寒<br>2. 肺病者，喘咳逆气，肩背痛<br>3. 邪在肾则肩背痛 | | 《灵枢·五邪篇》<br>《素问·脏气法时论篇》<br>《灵枢·五邪篇》 |
| 寒邪背痛症 | 寒邪客于背俞之脉则脉泣，脉泣则血虚，血虚则痛 | 按之则热气至，热气至则痛止矣 | 《素问·举痛论》 |
| 气滞背痛症 | 1. 秋脉其气来毛而中央坚，两旁虚，此谓太过，太过则令人逆气，而背痛愠愠然<br>2. 背与心相控而痛，所治天突与十椎及上纪，上纪者胃脘也 | 天突<br>胃脘 | 《素问·玉机真脏论》<br>《素问·气穴论》 |
| 项痛症 | 1. 大风，颈项痛<br>2. 项痛不中以俯仰，刺足太阳；不可以顾，刺手太阳也 | 刺风府<br>刺足太阴<br>刺手太阳 | 《素问·骨空论》<br>《素问·杂病篇》 |

**表 3　经络与腰腿病的诊治关系**

| 经络 | 临床症状 | 主穴 | 备注 |
|---|---|---|---|
| 足太阳膀胱经 | 1. 巨阳虚则腰背头项痛<br>2. 太阳所致为腰痛<br>3. 足太阳令人腰痛，引项脊尻背如重状<br>4. 膀胱足太阳之脉，挟脊抵腰，是动则病脊痛，腰似折<br>5. 腰痛挟脊而痛至头，几几然，目晄晄然欲僵仆<br>6. 会阴之脉令人腰痛，痛上漯漯然汗出，汗干令人欲饮<br>7. 解脉令人腰痛，痛引肩，目晄晄然，时遗溲<br>8. 解脉令人腰痛如引带，常如折腰状、善恐<br>9. 衡络之脉令人腰痛，不可以仰俯，仰俯恐仆，得之举重伤 | 委中、跗阳、委阳、殷门、承扶 | 《素问·举痛论篇》<br>《素问·六元正纪大论篇》<br>《素问·刺腰痛篇》<br>《素问·经脉篇》<br>《素问·刺腰痛篇》<br>《素问·刺腰痛篇》<br>《素问·刺腰痛篇》<br>《素问·刺腰痛篇》<br>《素问·刺腰痛篇》 |

续表

| 经络 | 临床症状 | 主穴 | 备注 |
|---|---|---|---|
| 足阳明胃经 | 阳明令人腰痛，不可以顾，顾如有见者，善悲 | 足三里，上、下巨虚 | 《素问·刺腰痛篇》 |
| 足少阳胆经 | 1. 少阳令人腰痛，如以针刺其皮中，循循然不可以俯仰，不可以顾<br>2. 同阴之脉令人腰痛，痛如小锤居其中，怫怫然肿<br>3. 里肉之脉令人腰痛，不可以咳，咳则筋缩急 | 阳陵泉、阳辅、光明、丘墟、悬钟、临泣 | 《素问·刺腰痛篇》<br>《素问·刺腰痛篇》 |
| 足太阴脾经 | 1. 邪客于足太阴之络，令人腰痛，引少腹控眇，不可以仰息<br>2. 散脉令人腰痛而热，热甚生烦，腰下如有木居其中，甚则遗溲 | 阴陵泉、地机、漏谷 | 《素问·缪刺论篇》<br>《素问·刺腰痛篇》 |
| 足少阴肾经 | 1. 足少阴令人腰痛，痛引脊内廉<br>2. 肾盛怒不止则伤志……腰脊不可以俯仰屈伸<br>3. 足少阴之别，其病虚则腰痛 | 复溜、交信、大钟 | 《素问·刺腰痛篇》<br>《灵枢·本神》<br>《灵枢·经脉》 |
| 足厥阴肝经 | 1. 厥阴之脉令入腰痛，腰中如张弓弩弦<br>2. 肝足厥阴之脉，是动则病腰痛，不可以仰俯 | 中都、蠡沟 | 《素问·刺腰痛篇》<br>《灵枢·经脉》 |
| 阳跷脉 | 昌阳之脉令人腰痛，痛引膺，目䀮䀮然，甚则反折，舌卷不能言 | 跗阳 | 《素问·刺腰痛篇》 |
| 阳维脉 | 阳维之脉令人腰痛，痛上怫然肿 | 阳交 | 《素问·刺腰痛篇》 |
| 阴维脉 | 飞阳之脉令人腰痛，痛上怫怫然，甚则悲以恐 | 筑宾 | 《素问·刺腰痛篇》 |

自 1934 年 Mixter 证实颈、腰椎间盘突出症是引起颈肩和腰腿痛的重要原因之一，半个多世纪来，众多医学家已形成了公认为行之有效的保守疗法，以针灸、按摩、牵引三大经典疗法为主要形式的保守技术对于改善临床症状，减轻患者痛苦具有良好的作用，是祖国医学宝库中的瑰宝之一。特别是近半个世纪随着对椎间盘退变性病变研究的深入和循证医学在骨科领域的兴起和发展，我们在椎间盘退变的生物学和生物治疗学方面取得了更深入和更新的认识。

# 中医大师崔树平

## 一、崔树平简介

崔树平，男，汉族，生于 1958 年 2 月，祖籍河南南召。中共党员，本科学历，中医骨伤专业主任医师，南阳崔树平骨伤医院院长，2000 年中国接骨图的制作人。中西医结合治疗骨折的代表人物，中华中医药学会常务理事，中华中医药学会骨伤专业委员会主任委员，《中华骨科杂志》《中国骨伤》主编。荣获世界文化协会授予的"爱因斯坦科学奖"和"中国接骨学最高成就奖"尚天裕教授的高度评价""治疗骨伤疾病，造福广大人民"的赞誉。1995 年参编由中国中医药出版社出版的《中华医道·骨伤专辑》，2000 年其研制的"骨炎康"获国家发明专利，同年获"美国爱迪生发明中心金质奖"。2015 年获"五一劳动奖"。2016 年在"第四届医圣张仲景南阳国际论坛·国际中医微创针法高峰论坛"上交流《中药外敷及锁定矫正手法治疗颈椎病》的论文。2019 年由天津科技出版社出版《崔树平正骨经验录》和其主编《膝关节退变性疾病诊疗最新进展》两部专著。近年来国内几次抗震救灾（汶川 2008 年、玉树 2010 年、雅安 2013 年、九寨沟 2017 年）中与解放军救灾医疗队第一时间赶到灾区现场，为当地群众进行救治，深受当地政府及驻军欢迎。

崔树平主任医师，少年逐梦，矢志岐黄，秉承师教，博采众长，历经坎坷，成就辉煌。从事中医骨伤 40 余年，心系病人，服务社会，以一个医者的道德和责任，秉烛夜读，精研细琢，深得先贤之妙，在骨伤领域取得了突出成绩。他"为医憔悴终不悔，梅花香自苦寒来"，胸怀骨伤经论，巧用中医中药，妙手回春，撰文济世。40 多年来，他医泽天下，牢记责任，勇于担当，执着追求，德耀杏林，为中医事业振兴和民生健康作出了贡献。

## 二、传承与学术思想

崔树平主任医师积 40 多年从医之道，取得了许多骨伤方面的宝贵经验和学术成果，如在河南省人民代表大会上提出"充分发挥资源优势，大力发展中医事业"，建言献策。他提出要站在国家中医药发展的战略层面弘扬张仲景文化，提升和发展张仲景医药文化和产业，重点突出"大中医""大健康""大民生""大产业""大品牌"，精心打造个性化、诊疗时代多元化、跨学科的张仲景大健康文化及科技专业精品论坛。他还提出要大力发展中医健康服务业，要以高效生态经济示范区建设为统揽，以市场化、产业化、社会化为方向，建成以中医药为特色的国内一流的健康养生示范基地。此外，他还提出了关于中医药事业发展的建议。他提出要推动中医药的健康与创新，加快名老中医经验、学术、技能、文献的继承，加快创新工作的步伐，以重大、疑难、传染性疾病和常见病及多发病等方面的优势领域、优势病种为重点，坚持临床与病种相结合，充分利用现代科技和手段，加强中医药的科学研究，推动中医药理论和实践的不断创新，使中医药在现代化、国际化中永葆生机和活力。

崔树平主任医师行医 40 多年，在传承、创新方面取得一定的成果，如在运用中医骨伤传统手法、中药治疗骨髓炎方面获得南阳市科技二等奖；他主持研发的项目获得国家发明专利。其成果得到国内著名骨伤专家的好评。

独创具有特色的"罨包疗法"用以治疗伤筋后遗症。

中医骨伤科的治疗，主要是伤筋断骨的治疗。其是外伤和外力作用的结果，是一种常见的、多发性的损伤。中医骨伤科对此类损伤以手法治疗为主要手段，如推拿等。推拿是中医传统医学的重要组成部分，是经历了人类历史长河的反复实践而形成的一门医学科学。人类最早的医疗活动是外治法。推拿在远古人类的生存活动中有重要的地位。一旦损伤病痛出现，人类就会在本能的支配下自然地用手去按摩、揉摩，以缓解伤痛。这种体验逐渐由一种习惯或规律发展成为一种与疾病抗争的手段，后又逐渐演化成后世的传统医学中的推拿手法。推拿又有"按跷""跷引""案杌"诸称号，是古代养生术语，是一种非药物的自然疗法，是中药、针灸、推拿、气功四大临床治疗手段之一，具体是指运用推、拿、按、摩、揉、捏、点、拍等形式多样的手法，以达到疏通经络、推行气血、扶伤止痛、祛邪扶正、调和阴阳的目的。

先秦的文献记载的大多是一些应用推拿疗法的经验。经验被记录下来，就会形成理论，就会慢慢形成一个知识体系。《黄帝内经》中关于推拿的描述有很大的进步与提高，使推拿按摩这个知识体系的基础理论已具雏形。其对推拿的作用机制、适用证、禁忌证及手法等都有较明确的描述，且这些描述均被历代医家采用和遵行，至今仍具有理论和临床意义。从所记载的条文中可以看出，推拿疗法主要是通过疏通经络，对气血进行调节而达到治疗目的的。《素问·举痛论》曰："寒气客于肠胃之间，膜原之下，血不得散，小络急引，故痛。按之则气血散，故按之痛止。""寒气客于背俞之脉……故相引而痛，按之则热气至，热气至则痛止矣。"说明推拿具有温经散寒、活血祛瘀、止痛的作用。"按之则热气至"是对推拿作用的经典论述。寒则气血凝滞，通过推拿产生"热气"到达病所，则可使气血流通而痛止。热气论至今仍指导着临床。现在人们借助现代科学方法和手段对"热气"实质及推拿作用机制的认识也不断提高。《素问·气血形志》曰："形数惊恐，经络不通，病生于不仁，治之以按摩醪药（药酒）。"唐代医学家王冰注曰："按摩者，所以开闭塞，引导阴阳。"说明推拿按摩具有疏通经络、平衡阴阳之功，可使气血流畅，五脏六腑、四肢百骸得以濡养，从而治疗表现为麻痹不仁的病证。对于气虚等证，推拿可以补气调神。《素问·调经论》曰："神不足者，视其虚络，按而致之。""按摩勿释，着针勿斥，移气于不足，神气乃得复。"此外，推拿还具有镇静舒缓、收敛病气之功，可对病势急猛的病证加以控制。如《素问·阴阳应象大论》曰："其剽悍者，按而收之。""按"即按摩的治疗方法。《黄帝内经》已将推拿广泛地应用于临床各种疾病。其在不同的篇章里记载推拿可治疗痿证、痹证、经脉不通而致麻木不仁、寒气客于肠胃而痛、寒气客于背俞之脉而痛等。病因为寒、热、虚、实时也颇多应用按摩疗法。如《素问·调经论》曰："虚者聂辟气不足（聂辟指皮肤皱褶，意为气短不足），按之则气足以温之，故快然而不痛。"《灵枢·刺节真邪论》记载"大热遍身，狂而妄见、妄闻、妄言"一证，则采用反复推颈动脉的方法，以推而散之。《灵枢·经筋》记载伤筋疾病也多用推拿疗法治疗。至今，推拿疗法仍不失为治疗筋伤的首选方法。

**推拿治疗九法如下**

（1）温法。将摆动、摩擦等重点手法，通过较缓慢而柔和的节律性操作运用在固定穴位上或部位上，使能量深入分肉（指皮肤与肌肉和骨骼之间的筋膜间隙）和脏腑组织，以达到温热祛寒的目的。适用于虚寒证。

（2）补法。将推、摩、揉等法运用于腹部的中脘、天枢、气海、关元穴上，再将按法、摩法、推法、点法运用于背部膀胱经和华佗夹脊穴上，以达到补气血津液之不足、脏腑机能之衰弱的目的，且重点补后天之本（脾胃）和先天之本（肾）。

（3）通法。将推、拿、搓等法运用于四肢以疏通经络，拿肩井以通气机、行气血，点按背部腧穴以通畅脏腑气血，从而达到祛除病邪壅滞的目的。

（4）泻法。将按、揉、推、弹、拨等法运用于腹部。一般用于下焦实证。由于实热结滞引起的下腹胀满或疼痛、食积火盛、二便不通等皆可用本法。本法之优点在于无猛药泻下，无毒副作用。

（5）汗法。用先轻后重的手法加强刺激，步步深入，使全身汗出，从而达到病邪随"汗出而解"的目的。适用于风热外感或风寒外感。

（6）和法。将滚、按、揉、搓等法运用于四肢和背部，以达到气血调和、表里疏通、阴阳平衡的目的，使人体恢复正常的生理状态。主要用于病在半表半里，不宜汗、不宜吐、不宜下的情况；可调脉气、和精血，适于气血不活、经络不畅引起的肝胃气痛、月经不调、脾胃不和、周身胀痛等证。

（7）散法。主要作用是"摩而散之，消而化之"，使结聚疏通。有形或无形的积滞都可以使用。对脏腑之结聚、气血之瘀滞、痰食之积滞应用散法，可使气血疏通，结聚消散。

（8）清法。运用刚中有柔的手法在所取穴位、部位上进行操作，以达到清热除烦的目的。

（9）松解法。

①持久。持久是指运用手法时按照规定的要求，持续操作一定的时间，并保持动作的连贯性。

②有力。有力是指从总体上来讲，在运用手法时，要有一定的力量，且力量的大小要因人而异。要根据病人的年龄、性别、体质以及施治的部位、病证的虚实等情况，选择适当的力量。

③均匀。均匀是指手法的操作必须具有一定的节律性，动作迅速而均匀，不可时快时慢；动作幅度均匀，不可忽大忽小；动作力度要均匀，不可忽轻忽重。

④柔和。柔和是指手法操作时，既要有一定的力度，又要使人感觉舒适。

⑤深透。深透是指手法刺激不能仅局限于体表，而要达到组织深处的筋脉、骨肉，功力也应达于脏腑，这样才能使手法的效应传入体内。应指出的是，在临床实际运用中，持久、有力、均匀、柔和、深透五个方面是密切相关、相辅相成、互相渗透的，单独提出或强调某一方面都是不恰当的。

操作方法：病人取俯卧位，术者两脚一前一后立于需松解的肌筋两端，前臂支撑体重，两脚同时发力，使皮下组织向两端伸展，从而使肌筋得以拉长，以达到松解的目的。

经过半个多世纪的研究与创新发展，特别是"一带一路"提出后，世界范围内掀起了一股研究中医药的热潮。Charnley教授在其著作《闭合方法治疗常见骨折》中称"手术是技术，非手术疗法更高超的技术"。充分说明"自然疗法"已经深入群众的心里，经历数代医家丰富的实践，而成为专门科学。目前正受到国内外医学界的重视，显示出其大的生命力。

# 三、传承及创新

传统中医学的经络理论中称纵贯脊柱的经络为督脉，谓总督全身，两千多年前古人就应用督脉经的穴位治疗脊柱相关疾病和许多内脏功能紊乱疾病。

推拿疗法是源于实践的结晶。"问渠那得清如许，为有源头活水来"，这种源远流长的经验积累，长盛不衰，是祖国医学中能在国际上独树一帜的独特疗法。但在现代高科技环境下，经验要总结，研究手段要更新，机理应进一步探讨，才有可能持续发展。

"孔步亦步，孔趋亦趋"，这是传统的徒承师道模式。推拿手法的学习都是以师带徒的形式代代相承的。

手法运用不当，造成医源性伤残的事故报道也层出不穷。为此，取其精华，去其糟粕，规范标准，亟待进行，以利客观评价研究。

手法的研究，抓住了两个科学法则中的要点：推拿是一种动作，故其手法必须建立在力学的原理上；治疗的对象是脊柱，推拿术式的设计，必须符合人体解剖学结构规律。动物实验研究说明揉髌手法可促进兔膝关节软骨细胞增殖，降低软骨细胞，揉髌手法是捏拿股四头肌，先顺时针旋转，后逆时针旋转，其主要治疗目的在于尽量扩大髌骨活动度，发挥神膝装置的力学效应。（该项目曾获国家自然科学基金赞助）

衰老不是从眼角的第一道皱纹开始，也不是从鬓间的第一根白发开始的，而是从身体，特别是脊柱开始的，其柔韧性的减弱是人体衰老的最早征兆，脊柱退变可引起许多病变。大概人人都有过落枕，或者是早晨醒来以后身体僵硬、腰背部不适及活动受限。实际上这就是脊柱退变的早期征象。

由于脊柱推拿是推拿疗法的核心，也是重点和难点，因此，主要介绍与脊柱推拿手法有关的临床解剖学和生物力学内容。

基础和应用基础研究大大落后于临床研究。推拿过程中发出的"咔嗒"声的产生机制和临床意义也不明了；对造成推拿伤害的一些常用的脊柱推拿手法也很少做有关的定量学研究；脊柱推拿手法的安全性研究也开展得不够，以至于时有推拿失误的报道。

在脊柱推拿的临床实践中，凡是局部结构功能复杂和诊治要求精确的部位，都需要医生有很好的局部解剖学知识，还需要将被推拿部位的解剖结构在大脑中整合，构出一副局部立体结构出来，以此来作为诊疗疾病的基础。同时，推拿又是一种外力作用于人体的组织结构，推拿的力量适宜时，能起到治疗作用，如果是暴力或不熟悉局部解剖学知识，则有可能造成伤害。

**按摩推拿基本手法，单式手法可分为单式手法和复式手法**

| 单式手法 | 操作要点 | 按语 | 传承 |
|---|---|---|---|
| 分法 | 以手掌或手指在治疗部位及向而行做分开的手法 | 属摩擦类及非泻类手法之一，常被骨伤科用于活血散瘀 | 《新推拿十八余法详解》《实用小儿推拿》《朱金山推拿集锦》《小儿推拿概要》《伤科按摩术》《中医正骨经验概述》《实用中医推拿学》 |

续表

| 单式手法 | 操作要点 | 按语 | 传承 |
|---|---|---|---|
| 切法 | 指尖顺序点按治疗部位。切与掐不同，掐为不刺，切则是横而点押 | 是一种强制刺激手法，常与按法、压法、点法、掐法相互联系 | 《推拿学术论文》 |
| 打法 | 五指握拳，以下拳眼施于治疗部位，一起一落进行打击着力的方法，以力由表及里者 | 是叩击类手法之一，有振击开泄、行气活血、引邪外出作用 | 《新推拿十八法详解》《推拿学》《新推拿法》《朱金山推拿集锦》 |
| 合法 | 双手指掌螺纹面，从两个不同方向、位置相对应地向同一中心点汇拢合之 | 是手法中的摩擦类及补益类手法之一，是临床常用手法，多用于骨伤科捺正复平挤合 | 《朱金山按摩集锦》《新推拿十八法详解》《中医临床推拿手册》《伤科按摩术》《小儿推拿概要》 |
| 扫法 | 以拇指循经引路，余四指随之在施治部位自由摆动、扫散 | 属疏散类，应用于内功推拿，强调了手法的力源 | 《伤科按摩术》《推拿疗法》《朱金山推拿集锦》《推拿学》 |
| 压法 | 单手或双手的手指或手掌着力于治疗部，压而抑之 | 属挤压类手法，根据临床所需着力大小及部位可分指压、挤压、肘压、点压、合压 | 《新推拿十八法详解》《中医按摩疗法》《伤科按摩术》《伤筋民间手法治疗》《中医正骨经验概述》《推拿学》 |
| 抖法 | 手握肢体远端做摇转导引，使整个肢体呈波纹状起伏抖动 | 属振动类手法，一是抖动关节，具有武功推拿的特色，多用于四肢和腰背部疾病 | 《推拿疗法》《朱金山推拿集锦》《推拿学》《捏筋拍打疗法》《伤科按摩术》《魏指薪治伤手法与导引》 |
| 运法 | 以掌指螺纹面与治疗部位做直线及环形反复运摩揉动 | 属摩擦类手法之一，常与推法、摩法、揉法、捻法相结合，多用于儿科 | 《厘正按摩要术》《新推拿十八法详解》《中医按摩疗法》《实用小儿推拿》《脏腑经络按摩》 |
| 扯法 | 患者肢体放松，术者握患肢，以寸劲扯动 | 属导引及挤压类手法，多用于关节粘连、强直、错位引起的气血瘀滞 | 《中医按摩疗法》《中医临床推拿手册》《新法》《小儿推拿》《实用中医推拿学》。 |
| 伸法 | 对屈而不能伸的关节强直，持续施以牵拉、托平的手法 | 属被动活动类的手法，临床按照关节生理功能活动范围，多用于大关节功能障碍者 | 《伤科手法治疗图解》《中医临床推拿手册》《捏筋指打疗法》 |
| 扼法 | 以单手或双手掌指面扼住治疗部位扼压片刻的手法。 | 属挤压类手法，多与按、压、点、掐法相配合，主要用于血管、神经表浅部位 | 《中医按摩疗法》《新推拿法》《小儿按摩新法》《防治按摩》《中医按摩疗法》 |
| 抓法 | 手指掌贴于体表施治部位，聚指将皮肉、肌筋握于掌指内，然后逐渐松开，反复多次 | 属捏挤类手法的疏皮手法之一，多与拿法、提法相互配合，能通经活络、舒展肌筋、剥离粘连 | 《捏筋打指疗法》《防治按摩》《脏腑经络按摩》 |
| 抚法 | 手自然五指伸直着力于病变体表，轻而滑地往返移摩 | 属摩擦类手法中最轻着力的按抚手法之一 | 《中医按摩疗法》《伤科按摩术》 |

| 单式手法 | 操作要点 | 按语 | 传承 |
|---|---|---|---|
| 拍法 | 以五指并拢微屈，用手腕部的自然摆动着力于患处，做起落及复拍打患处体表的动作 | 属叩击类手法，医者以手的上下起落叩击着力于病变部位 | 《新推拿十八法解释》《推拿学》《小儿推拿》《简易推拿疗法》《朱金山推拿集锦》 |
| 屈法 | 对伸而不能屈者，持续用力，施以按、推手法。但必须在施治前，将关节周围以揉、捏、捻，使局部放松，不宜过猛 | 被动活动类导引手法之一，与伸法的操作作用相反，常与伸、推、按、压、摇法相配合，属伤科及正骨用手法 | 《中医按摩疗法》《捏筋拍打疗法》《推拿简编》《朱金山推拿集锦》 |
| 拨法 | 以拇指端深按于肌腱着力按而拨动之的手法，如弹拨古筝状 | 属强刺激手法之一，常与弹筋等法同时应用 | 《中医正骨经验概述》《伤筋民间手法治疗》《按摩》《捏筋拍打疗法》《脏腑经络按摩》 |
| 刮法 | 指端或拳尖，于治疗部位直行或横行地反复刮拭治疗部位 | 属疏皮类手法中的重擦法，是民间流传很广的治疗手法 | 《朱金山推拿集锦》《小儿按摩新法》《小儿推拿》《捏筋拍打疗法》 |
| 贯法 | 手握空拳，间接着力叩捶病变部位。叩贯时嘱患者略张口头部以百会为贯点，着力宜轻不宜重 | 属叩击类手法之一，由于贯法须有贯点，而叩击法可任意选患者体表部或穴位，而贯法的贯点多在于人体的巅顶或足底，预贯于百会或足跟 | 《中医按摩疗法》《推拿学》《伤科按摩术》《按摩疗法》 |
| 迭法 | 手或臂施力于病变部位，使患侧充分被动屈曲或牵伸，逐渐由重而轻反复操作 | 属被动引伸类及挤压类手法之一，迭即迭屈 | 《新推拿十八法详解》《新推拿法》《魏指薪治疗手法与导引》 |
| 背法 | 术者将患者反向背起，双背起，将患者悬空，以达牵引，并加以其他作用力的整个手法，如施以颠、摇、摆、晃同时施治 | 属导引运动关节、脊柱的手法，在治疗脊柱疾患中是最常用的手法之一。可以起到正骨柔筋、气血流畅的效果 | 《推拿疗法》《朱金山推拿集锦》《刘寿山正骨经验》《实用中医按摩学》《按摩疗法》 |
| 点法 | 以指尖或肘尖或屈指骨突处着力于治疗部位或穴位上，按而压之，戳而点之 | 属按压类手法，又称点穴法，根据经络穴位施以点按、点压、点击着力，属强刺激手法 | 《新推拿法详解》《实用小儿推拿》《朱金山推拿集锦》《推拿学》《中医按摩疗法》《中医正骨经验概述》《平乐推拿法》 |
| 挪法 | 以掌或指与体表贴实，捏住肌肤稍停片刻后，再使肌肤从掌内、指尖滑脱出来的连续操作手法 | 属挤压类手法，多在脏腑按摩时用，本法多作为发汗解表、祛风散寒的手法 | 《中医按摩疗法》《小儿推拿》 |
| 挤法 | 用手指或掌的对合力，着力于治疗部位挤而压之 | 属挤压手法，比较古老的民间手法，常与捏法、合法、推法结合施之 | 《中国骨伤科学术论文》《朱金山推拿集锦》《伤科手法治疗图解》《魏指薪治伤手法》 |

| 单式手法 | 操作要点 | 按语 | 传承 |
|---|---|---|---|
| 振法 | 以掌或指于病变部位做上下快速振颤动作 | 是足按摩推拿手法中的振动类手法，常与颤法、按法、抖法、点法密切相联系，应用范围广泛 | 《推拿疗法》《伤科按摩术》《中医按摩疗法》《中医简易外治疗法》《按摩疗法》 |
| 捏法 | 以拇指与余四指相对，合力，着力于施治部位，反复交替捏拿 | 属挤压类手法，是比较古老的手法，本法常用于小儿捏脊治疗，治疗小儿食积效果较好 | 《朱金山推拿集锦》《中医简易外治疗法》《实用中医推拿学》《简易推拿疗法》《指针疗法》《伤科按摩术》《林如高正骨经验》《中医正骨经验概述》。 |
| 晃法 | 双手摇动或摆动患者 | 属摆动类手法，常与摇法、推法、抖法结合使用，多用于脊柱疾病 | 《伤科按摩术》《平乐推拿法》 |
| 捋法 | 手指掌略屈曲，在施治部位肢体上，快速而急促地反复滑搓 | 属摩擦类及挤压类手法，急拉滑为摩擦，急速捋搓为挤压。故捋法具有双重作用 | 《中医按摩疗法》《平乐推拿法》 |
| 拿法 | 单手或双手的拇指与余四指对合呈钳形，施以夹力提拿于施治部位 | 属挤捏类手法之一，临床应用广泛，常与捏、揉、推、按、挤等密切结合，并与掐、抠、点法相结合 | 《推拿疗法》《小儿推拿使用手册》《朱金山推拿集锦》《推拿学》《正骨心法要旨》《中医按摩疗法》《小儿推拿概要》《新推拿法》《推拿简编》《伤科按摩术》《魏指薪治伤手法》《陈氏正骨学》《平乐推拿法》。 |

## 复式手法

| 复式手法 | 操作要点 | 按语 | 传承 |
|---|---|---|---|
| 叩击法 | 双手五指并拢，稍屈曲着力于施治部位，叩而击之 | 属振动类手法之一，伤科按摩多用，临床应用较广泛 | 《魏指薪治伤手法》《伤科按摩术》《平乐推拿法》 |
| 叩抖法 | 以双手握于患者同侧手向内旋为叩，向外旋为抖，合称为叩抖法 | 属引导类及被动运动手法的结合手法，它是在导引的前提下做被动活动 | 《平乐推拿法》《伤科按摩术》《推拿疗法》 |
| 拍打法 | 以腕关节的自然屈伸摆动，带动掌指着力于施治部 | 属叩击类重刺激手法，临床应用广泛，多被正骨按摩、伤科按摩临床采用，可健肌皮，松肌筋，透毛孔，引瘀达表 | 《推拿疗法》《平乐推拿法》 |
| 扳肩法 | 以力导引患者肩关节作过伸的活动后，施以按摩，以增加肩关节活动度 | 属导类被动运动手法，主要用于肩部病患 | 《伤科手法治疗图解》《中医临床推拿手册》《平乐推拿法》 |
| 平推法 | 以手掌根部着力于施治部位，向前或向下推进，不旋不按，往返重复 | 属摩擦类手法，是用手掌根部推动摩擦使局部组织的深层产生热感，以疏通经络 | 《简易推拿疗法》《魏指薪治伤手法与导引》《陈氏正骨学》 |

| 复式手法 | 操作要点 | 按语 | 传承 |
|---|---|---|---|
| 扳颈法 | 一手扶枕后，另一手扶下颌，双手配合使头颈左右放松自然摆动，并以寸颈突然向左或右扳之 | 是导引类被动运动手法，临床应用广泛，多用于颈部疾病，如颈肩综合征、落枕等 | 《捏筋拍打疗法》《实用中医推拿学》《伤科手法治疗图解》 |
| 弹拨法 | 以指尖着力于施治部位，弹而拨之 | 属理筋类手法，中强刺激手法之一，是在理筋的基础上，根据现代医学逐渐完善的手法 | 《灵枢经》："气有余上者，导而至下，气不足以上者，推而休之，其稍留不至者，因而迎之，必明于经髓，及能持之，施以弹拨。" |
| 点润法 | 以指端或指腹于二脉四窝处压而点之，稍停片刻即抬手离去，充分利用气血缓冲之力，称点润法 | 属挤压补益类手法之一，是在点法、压法、指针手法的基础上，根据经济学及现代生物力学原理逐渐形成的一种手法 | 《指压三窝止痛法》即锁窝、腋窝、骶窝均为神经经过处，按压后可产生神经阻滞而达到止痛效果 |

（一）中药外敷及锁定矫正手法治疗颈椎病

1. 概述

当前颈椎病的发病率正在迅速上升。随着现代生活的节律加快以及现代科技的普及，颈部不适病人越来越多，且越来越年轻化，低头族几乎百分之百有颈部不适。严格来讲，颈部不适不能称为"颈椎病"，只是属于颈肩部肌肉劳损。只有典型的体征出现才能被称为"颈椎病"。颈椎病的分型一般有五六种，其中最主要、最常见的为神经根型。因为，从解剖上看，颈椎在脊柱上，既涉及神经根，又会牵扯到椎动脉、交感神经及颈部肌肉，故在发生疾病时的表现较为复杂，往往是各种症状混合出现，这样就给临床诊断带来一定的困难。因此，中医治疗颈椎病往往从多方面入手，即用药物治疗加牵引、按摩和手法矫正。

另外，联结颈椎椎体的小关节突也很特殊；上下小关节突的联结处于水平位，很不稳定。两胸椎节段的联结在脊柱中最稳定，腰椎次之，颈椎最易失稳。另外，颈部肌肉的平衡状态也决定着颈椎的稳定程度。所以，头部任何不良的姿势都会诱发颈椎的不稳。因此，在治疗颈椎病时内、外治结合起来才能收到较好的效果。

2. 治疗方法

（1）手法治疗

采用头颈前屈左右旋转和仰头左右旋转，并辅以点按、理筋、分筋、镇定等手法。

单人头颈前屈左右旋转复稳法（以 C4 偏左为例）

令病人坐在高约 20cm 的凳子上，术者站立于病人背后，顺着病人颈椎自上而下推摩触压检查，对准患处（疼点）。术者右手拇指触及病人棘突之左侧横突并固定之，令病人头前屈约 30°，左偏 15° ~ 20°。术者左手食指、中指、无名指及小指轻轻托扶病人下颌，拇指按右上颌，嘱病人徐徐放松吐气，趁其放松之时，瞬间扳动病人头部向左旋转，同时右手拇指将病人患椎横突推向右侧。此时，多可听到"咔嗒"一声，且右手拇指有向右移动的感觉。再触摸棘突和横突，见平复或有改善即可。

仰头左右旋转推拉复稳法（以 C4 偏左为例）

基本手法与上同，只是术者在左旋复稳的同时，将扶持病人上下颌的手轻轻向上提拉即可。提拉下颌的目的是让颅骨有所牵拉，使颅骨与椎体间距加大，以克服患椎旋转复稳时的障碍。为了有效地利用脊柱生物力学原理，在旋转复稳时，术者可稍微前倾，让病人的枕颈部紧靠术者的胸臂，以期形成一个有效的支撑力点，易于复稳的固定。

（2）外治法（外敷）

外敷药组成：桑枝 20g、桂枝 20g、伸筋草 20g、透骨草 20g、艾叶 20g、红花 20g、花椒 20g、川乌 15g、草乌 15g、牛膝 15g、木瓜 20g、刘寄奴 15g。

外敷药制法及用法：诸药粉碎装入药袋分成 2 包，用醋调和，放入蒸锅内蒸 15 分钟，交换热敷颈部；每日 2 次，每次 15 ~ 20 分钟，10 天为 1 个疗程。

3. 疗效评定

根据国家中医药管理局颁布的《中医病证诊断疗效标准》制定如下评定标准。

（1）治愈：自觉症状消失，阳性体征消失。

（2）显效：症状明显减轻，过劳后偶有症状发作，但不影响工作。

（3）好转：症状减轻，或休息时无症状。

本组治疗 427 例，显效 225 例，有效 75 例，无效 33 例；总有效率达 92.3%。

（二）松解旋肩法治疗肩关节周围炎

1. 概述

肩凝症亦称五十肩、冻结肩或漏肩风。现代医学称之为肩关节周围炎（简称肩周炎）。该病主要表现为肩关节疼痛，活动受限和肩周肌肉萎缩。该病是骨科临床常见病、多发病之一，男女老少均可罹患，尤多见于 40 岁以上的中老年人。其病因病机很多，概而论之，或为肩关节急慢性受损，瘀血凝滞于经络，气血痹阻不通；或为年老气衰，劳作伤阳，阳明经络空虚，风寒湿邪乘虚侵袭，阻遏经络，气血受阻；或为郁怒伤肝，气血逆乱，凝滞于肩，气滞则血流受阻，经脉不通。编者在临床上运用中医分型治疗肩凝症取得满意效果。兹将浅薄体会供奉于同道，以为引玉之砖。

2. 肩凝症的分型论治

（1）瘀血凝滞型

该型多发于青壮年，均有不同情况外伤史。发病较慢，疼痛逐渐出现，病情日渐加重并出现关节活动受限。每逢劳累疼痛加重，入暮尤甚，呈针刺样疼痛。脉弦紧，舌质暗红或有瘀斑。

治法：祛瘀活血，通络止痛。

治疗：当归 15g、赤芍 20g、川芎 10g、桂枝 5g、陈皮 12g、丹参 20g、甘草 5g、威灵仙 12g、制川乌 8g、制草乌 8g。水煎服，每日 1 剂。有肌肉萎缩者加黄芪 30g，配合肩关节功能锻炼或按摩。

（2）气虚受凉型

该型多发于 40 岁以上的中老年人，显然与老年退行性变有关。发病较慢，初微痛，肩关节活动尚可；以后疼痛逐渐加重并出现关节活动受限，更甚者功能丧失。每遇阴雨寒冷及天气骤变则病情加重。久而不愈，多发生肩周肌肉的失用性萎缩，肩峰下陷空虚，此时应与肩关节脱位相鉴别。脉弦细，舌质淡，苔薄白或微黄。

治法：温经散寒，益气通络。

治疗：服用中成药虎骨药酒或临汝药酒，配合肩关节功能锻炼或按摩活筋等。

（3）气滞血虚型（骨高压症）

该型可见于各种年龄，多发于妇女。多因郁愤恼怒，气机阻滞所致。郁愤恼怒后，逐渐出现肩部疼痛，疼痛呈游走性，咳嗽时加重，且随病程进展渐趋严重；可出现肩关节活动受限，甚者肩关节强迫固定，不能做任何活动，局部有红肿等表现（急性炎症）。脉多弦紧或数，舌质稍红，苔黄，舌边或有瘀斑。

治法：调气和血，通络止痛。

治疗：儿茶 15g、细辛 5g、延胡索 10g、血竭 12g、秦艽 15g、赤芍 20g、玄参 15g、红花 13g、生地 15g、大黄 10g、桂枝 5g、土茯苓 20g、合欢皮 30g、珍珠母 30g、制川乌 10g、制草乌 10g。水煎服，每日 1 剂。配合按摩活筋等。

3. 治疗方法

（1）松解手法

病人取坐位，术者先用拇指指腹在肩关节周围按肌肉走行方向，用分筋、理筋手法反复弹拨、理顺，再用点法按中府、玄门、肩井、天宗等穴，同时配合肩关节小幅度外展活动，使周围软组织松解。

（2）旋肩法

病人取仰卧位，患肢屈肘 90°，术者站于病人一侧或头端，一手握住患肢腕部，另一手握住肘部，使肩关节尽量做较大幅度的旋转动作。此法须反复旋转 5 分钟，以松解粘连，舒筋活络，恢复肩关节功能。

（3）牵松法

病人仰卧位，患肢取上举姿，或术者站于头端，用一手握病人患肢腕部向上渐渐牵伸，另一手拇指在肩关节周围按揉松解 2 ~ 3 分钟，最后协助病人患肢做高举动作。

4. 体会

肩凝症，现代医学称为肩周炎，是由外伤、慢性劳损、组织退变、骨内高压等因素导致的肩关节周围软组织发生炎性病变的一种疾病，属于中医学"痹证"范畴。中医学亦称之为五十肩、冻结肩等，认为其是由年老气衰、过劳、风寒湿邪内侵所致。如《黄帝内经·痹论》曰："风寒湿三气杂至，合而为痹。"痹者，闭也。邪犯机体，滞留于肌肉经络，关节筋脉之气血运行不畅，不通则痛。久而不愈则关节变形，影响功能。这与现代医学中的失用性肌肉萎缩、骨质疏松症颇为相似。

该症多发于 40 岁以上病人，皆因"腠理空疏"受风寒湿气而成。如《黄帝内经》曰："风寒湿热，不得虚，邪不能独伤人也。"素体虚弱，气血不足或劳累过度，机体抵抗力弱，则外邪乘虚而入，游走于经络，使肌肉关节气血阻遏，而导致关节疼痛和活动不利。

编者在 20 余年的临床实践中，根据脉证分型论治，注重局部与整体统一的特点，外病内治，调理脏腑功能，祛除风寒湿邪，强调医患合作的原则，鼓励病人进行关节的功能锻炼，或配合局部按摩，取得了满意的疗效。实践证明，该分型简便实用，可减轻病人痛苦。

5. 疗效评定

本组 275 例病人，男性 163 例，女性 112 例，治疗 7 ~ 20 天后，治愈 203 例，显效 38 例，好转 27 例，无效 7 例，有效率为 87.6%。

评定标准如下。

（1）自我意识测定法。将自己对自身心身活动的觉察及自身的感觉分为11个感觉点，即跳痛、放射痛、创伤通、剧烈痛、触痛、割裂痛等和5个感情类（疲劳、耗竭感、不适感、恐惧感、受折磨感），并根据个人感受的程度评分，无痛、轻痛、中度痛、重度痛分别为0分、1分、2分、3分。

（2）日本整形外科学会腰痛疾患疗效评定标准（JOA）：将活动度为30分，上举15分、外旋9分、内旋6分。

（3）有效率评定。此法是肩周炎最为广泛的评定方法，即以肩部疼痛消失，关节活动恢复，为治愈；以肩部疼痛基本消失，关节功能基本恢复，为显效；以肩关节活动功能有所改善，但仍有活动受限，为有效；以症状和体征均无改善，为无效。

### （三）定位斜扳法治疗腰椎间盘突出症

**1. 概述**

腰椎间盘突出症是一种常见病、多发病。随着现代科技的应用，如MRI、CT等，我们发现的腰椎间盘"膨出""突出"的病例日益增多。其治疗方法多样，80%以上的腰椎间盘突出症都能保守治疗而愈。其中斜扳法就是治疗该病的一种常选方法。

其与澳大利亚物理治疗师Geoffrey Maitland在20世纪60年代初创立的关节松节术相似。其作用机制：①使小关节和椎间盘及生理功能正常化；②使软组织易于进行最大限度的功能活动；③使治疗时产生的机械刺激传入脊髓，通过"闸门控制"理论而起镇痛作用；④引起内腓肽释放，使痛阈提高，从而镇痛；⑤安慰作用。

**2. 治疗方法**

定位斜扳法属斜扳法的一种。腰椎间盘突出症病人多有间隙变窄、小关节半脱位、椎间孔空间变小。用斜扳法使突出椎间盘复位是困难的，但斜扳法对神经根位置的移动、小关节的调整是肯定的。定位斜扳法相对于定点旋转复位法，用力比较温和，基本上可以使病人脊柱在完全放松的状态下被动旋转，从而避免反射性肌痉挛对手法效果的影响。它对不同的部位采用不同的屈曲、旋转角度，使折顶力集中在角度顶点，以产生区域复位的作用。相对于传统斜扳法，定位斜扳法既通过脊柱弯曲和旋转角度控制了基本的作用力点，又达到了传统斜扳法所具有的效果，所以临床应用效果理想。

斜扳法可松动小关节，并可拉动神经根移动，使神经根管内容和小关节粘连得以松解，改善局部血液循环，增加血液、淋巴回流，促进炎性渗出物及致痛物质吸收，从而消除疼痛。

手法松解腰腿部肌肉后，病人侧卧，双下肢在下者伸直，在上者弯曲，同时弯曲腰背部；术者立于病人面侧，一手肘部固定病人臀部，一手肘部固定病人肩部。扳下腰段（L4、5，L5、S1）时：病人背部伸直，尽量屈髋关节，使腰骶部尽量后弓；术者一手固定臀部，一手向外推肩部使上腰段脊柱向外旋转至下腰段，臀部肘向内用力行旋转扳法。扳上腰段（L2以上）时：病人背部尽量向后弓；术者一手固定其肩部，使病人髋关节伸直，一手向内推臀部使下腰段脊柱向内旋转至上腰段，肩部肘向外用力行旋转扳法。

**3. 疗效评定**

本组306例病人，以定位斜扳法为主要治疗手段。306例病人中，表现有腰腿痛症状者252例，占82.35%；脊柱侧弯者28例，占9%。影像学检查（腰椎正侧位、双斜位X线片），椎间盘明显突出者186例，占60.8%；膨出者128例，占39.2%。

评定标准如下。

临床治愈：腰腿痛消失，腰部活动恢复正常。

显效：腰腿痛消失，腰部活动基本正常。

好转：腰腿痛减轻，腰部活动有所好转。

无效：腰腿痛无改善。

### （四）牵引复位法治疗腰椎间盘突出症综合疗法

**1. 概述**

腰椎间盘突出症是骨伤科门诊中最常见的一种病，绝大多数是可以通过保守治疗而痊愈的。人体脊柱之间有23个椎间盘，引发疾病的颈椎间盘有6个之多；而在腰部引发疾病的则多为第4、5椎间盘，其所引发的腰椎间盘病变占所有腰椎间盘病变的80%～90%。

中医学在治疗椎间盘退变方面体现出现代医学无法替代的优势。中医学在治疗腰椎间盘突出症方面有很多方法，包括针灸、手法治疗、牵引、中药等，其中牵引、手法治疗是最主要的方法。目前，国内外已将手法治疗腰椎间盘突出症作为非手术治疗的重要措施。手法治疗腰椎间盘突出症是"形神兼治"，因为腰椎间盘突出症从根本上讲属于形体结构方面的异常改变（椎间失稳）。《灵枢·经脉》中说："脊痛，腰似折，髀不可以屈，腘如结。"《医宗金鉴》曰："有筋急而动摇不利或骨节微有错落不合缝者，惟宜推拿以通气血也。"手法治疗可以使病变局部的形体结构和组织的生理、病理状态发生改变，从而达到消肿散结、理筋整复的目的。手法治疗可以通过调节肌肉张力，解除其紧张痉挛，并可以调节组织间压力，松解粘连，促进神经功能的正常发挥。另外，手法治疗还有良好的止痛作用。《素问·举痛论》指出："按之气血散，故按之止痛。""按之则热气至，热气至则痛止矣。"手法治疗可通过改善血液循环，使受损部位的代谢产物被及时清除掉，减少神经末梢的刺激因素。经络不畅、气血不和贯穿腰椎间盘突出症始终，而手法治疗均可解除这种病理状态，从而使椎间盘病变得以缓解和治愈。

**2. 临床表现**

（1）腰椎、下肢不适，早期多为隐痛。

（2）腰椎、下肢不适，中期多胀痛或刺痛。

（3）腰椎、下肢不适，后期多麻木，患肢无力。

**3. 治疗方法**

（1）脊柱牵引

病人取仰卧位于脊柱牵引床上，全身放松，将腋下和骨盆牵引带固定好；开启电源，设定适当牵引力，一般牵引力为200～400N；持续牵引或间断牵引30分钟，每天2次，10天为1个疗程。一般牵引1～2个疗程，最长者4个疗程。

（2）药物治疗

0.9%生理盐水或5%糖盐水250ml配骨多肽生长素4～5支，每天1次，10天为1个疗程。也可用骨多肽生长素1支做局部痛点注射，每2天1次，10天为1个疗程。

（3）物理疗法

腰椎牵引后用远红外治疗仪做腰部照射25分钟，每天1次。

（4）手法推拿

可采用的方法有松腰法、俯卧斜扳法、仰卧斜扳法、侧卧斜扳法及痛点刺激法等，且部分俯卧位手法可在骨盆牵引下同时进行。

4. 疗效评定

本组 207 例，优 138 例，占 66.7%；良 43 例，占 20.8%；可 17 例，占 8.2%；差 9 例，占 4.3%；总有效率 87.7%。治疗的关键在于如何消除水肿，且其他辅助治疗也是为了减轻炎性反应。运用牵引、药物、推拿、理疗综合治疗，可获得良好的效果。

评定标准如下。

优：腰腿痛、放射痛等临床阳性体征消失，恢复原工作。

良：腰腿痛、放射痛等临床阳性体征明显减轻，可从事一般工作。

可：腰腿痛、放射痛等临床阳性体征有不同程度减轻，不能恢复原工作。

差：经治疗后腰腿痛及放射痛等临床阳性体征减轻不明显。

（五）综合疗法治疗腰椎间盘突出症的体会

1. 概述

腰椎间盘突出症是中医骨伤门诊中的一种多发病，其主要症状为腰体下肢痛、麻、酸、胀。其治疗方法多种多样，但多采用综合治疗。综合疗法是我国防止腰椎间盘突出症的特色有效方法之一，具有疗效显著、简便、经济、病人易于接受等特点。多在初次发作，病程时间短，一般在半年以内，无马尾神经压迫症状。中医辨证属气滞血瘀型者，对严重椎管狭窄、腰椎滑脱以及伴有骨质结构病变者应禁忌。

2. 常用治疗手法

（1）下肢抖法

病人仰卧，下肢放松。术者站于病人足部，用双手分别握住两踝处，将下肢抬高至距床面约 30cm 处，然后做上、下兼内旋的连续抖动动作，每分钟约 60 次，使病人大腿及髋部产生松动舒适感。

（2）屈曲牵拉法

术者双手分别握住病人患肢膝部与小腿下端，先尽量使其关节屈曲，然后迅速用力将病人患肢向远端牵拉扳直数次。

（3）腰部斜扳法

病人取侧卧位，双下肢在下者自然伸直，在上者屈膝屈髋。术者面对病人站立，双肘部分别抵住肩前部和髂后部，或一肘抵住病人肩后部，另一肘抵住髂前上棘处，让病人全身放松。术者缓缓用力把腰被动扭至最大限度后，两手同时用力向反向扳动。先扳患侧，后扳健侧，可反复多次。

（4）直腰旋转法

病人取坐位。术者用双腿夹住病人一侧下肢，一手抵住病人近术者侧的肩后部，另一手从病人另一侧腋下伸入抵住肩前部，两手同时用力做反方向扳动。

（5）弯腰旋转扳法

病人坐位，腰部放松。助手立于病人一侧，用一手扶住其肩部，从病人腋下穿过按住其颈项，嘱病人主动慢慢弯腰，当前屈至拇指下感到棘突活动时即稳住；然后再向同侧屈至一定的幅度，使病变节段被限制在这个脊柱曲线的顶点上。此时术者将按住病人脊柱的手下压，同时上抬肘部，用拇指用力顶推棘突，助手则协力推压对侧肩部，各方协调动作，使病人腰椎做最大幅度的旋转，常可听到"咔嗒"声，且拇指下有棘突跳动感。

以上是治疗腰椎间盘膨出或单纯突出的常用方法。

3.作用机制

（1）使椎体小关节突和椎间盘在正常解剖位置上恢复正常化。

（2）使椎旁和椎间软组织的功能活动最大限度地恢复，并恢复正常力学结构。

（3）治疗时产生的机械性刺激传入脊髓，通过"闸门控制"理论而起到镇痛作用。

（4）引起内啡肽释放，使痛阈提高，从而起到镇痛的作用。

（5）安慰作用。

（6）髂嵴旋前可增加骨盆前倾的活动度；旋后可增加骨盆后倾的活动度。髂嵴旋转可有效纠正骨盆的倾斜度，恢复下肢长度（感觉）。

4.常用药物

一般中药的选择是以病人的症候为依据。

（1）疼痛期

①风湿热型

腰部有外伤或劳损病史，复感风、寒、湿邪，寒湿之邪郁积日久化热，壅于腰部，阻遏经脉，故腰腿部呈痉挛性或串麻样灼痛。临床多见舌苔黄腻，脉象多濡数或滑数。

治则：清热利湿，舒筋止痛。

药物组成：川牛膝30g、田三七15g、穿山甲6g、苍术15g、黄檗15g、薏苡仁12g、山栀子20g、木通9g、威灵仙9g、滑石12g、甘草6g等。

②风寒湿型

伤后失治，或久居潮湿之地，或淋雨后受寒，或汗后受风寒侵袭，湿邪积聚不化，脉络受阻，气血运行不畅，引发腰腿痛，重者凉痛。舌苔多白腻，脉象多沉缓或沉滑。

治则：温经通络，散寒利湿。

药物组成：川牛膝30g、田三七15g、穿山甲6g、干姜12g、苍术15g、秦艽15g、威灵仙9g、川续断15g、当归12g、熟附子6g、党参20g、甘草6g。

（2）缓解期

腰腿痛已经缓解，但仍有隐隐的胀痛不适及酸麻及活动不利等。此期属风寒湿邪已去但未尽，气血尚未调畅，筋脉空虚证。

治则：舒筋活血，利湿，和营通络。

药物组成：当归20g、白芍10g、生地15g、苍术15g、怀牛膝20g、陈皮15g、威灵仙9g、川芎15g、木防己9g、羌活15g、防风9g、白芷12g、茯苓15g、炙甘草6g。

（3）康复期

腰腿痛酸、麻木等症状基本消失，但觉肢体乏力。此乃是肝肾亏虚、气血不足证。舌苔白，脉虚。

治则：温补肾阳，壮腰通络。

药物组成：熟地20g、山萸肉20g、枸杞10g、当归15g、巴戟天15g、淫羊藿20g、威灵仙12g、菟丝子15g、杜仲12g、怀牛膝20g、肉苁蓉15g、骨碎补15g。

5.针灸治疗

经络学说对椎间盘退变性疾病也有重要的作用。

对于针灸疗法对腰腿痛的治疗作用，古人早已有了详尽的论述。《黄帝内经》中，根据经络来阐述各种腰痛，并以"腰者肾之府"说明了肾与腰的关系。后人发展此说，认为肾虚是腰痛的重要原因，其他如风寒、寒湿、湿热、血滞、气滞及劳损等均能影响经络而引起腰痛。《七松岩集》里说："腰痛有虚实之分，所谓虚者是两肾之精神气血自虚也，凡言虚证，皆两肾自病耳。所谓实者，非肾家自实，是两腰经络血脉之中，为风寒湿之所侵……为湿痰瘀血凝滞不通而为痛。"其言简意赅，却已将病因病机说明。《素问·脉要精微论》曰："腰者肾之府，转摇不能，肾将惫矣。"《素问·六元正纪大论》曰："感于寒则病入关节禁固，腰椎痛，寒湿持于气交而为疾也。"又说："阳气郁，民反周密，关节禁固，腰椎痛。"《素问·刺腰痛》曰："腰痛上寒，刺足太阳、阳明；上热，刺足厥阴，不可以俯仰，刺足少阳。"还说："腰痛，上寒不可顾，刺足阳明；上热，刺足太阴。"《素问·骨空论》曰："腰痛不可以转摇，急引阴卵，刺八髎与痛上。"

古人依据中医经络学说的内容，对各类腰痛的症状和治疗进行了详细的分类。

（1）足太阳膀胱经腰痛证

《素问·举痛论》："巨阳虚则腰背头项痛。"《素问·六元正纪大论》："太阳所至为腰痛。"《素问·刺腰痛》："足太阳脉令人腰痛，引项脊尻背如重状，刺其郄中（委中穴）太阳正经出血，春无见血。"还说："腰痛挟脊而痛至头，几几然，目肮肮欲僵仆，刺足太阳郄中出血。""会阴之脉（足太阳之中经）令人腰痛，痛上漯漯然汗出，汗干令人欲饮，饮已欲走，刺直阳之脉上三痏，在跷上郄下五寸横居，视其盛者出血。""解脉（足太阳之别）令人腰痛，痛引肩，目肮肮然，时遗溲，刺解脉，在膝筋肉分间。郄外廉之横脉出血，血变而止。""解脉令人腰痛如引带，常如折腰状，善恐，刺解脉，在郄中结络如黍米，刺之血射以黑，见赤血而已。""衡络之脉（从腰中横入髀外后廉，下与太阳中经合于腘中）令人腰痛，不可以俯仰，仰则恐仆，得之举重伤腰，衡络绝，恶血归之，刺之在郄阳筋之间，上郄数寸，衡居二痏出血。"《灵枢·经脉》："膀胱足太阳之脉……挟脊抵腰中……是动则病……脊痛，腰似折。"

（2）足阳明胃经腰痛证

《素问·刺腰痛》："阳明令人腰痛，不可以顾，顾如有见者，善悲，刺阳明于骭前三痏，上下和之出血，秋无见血。"

（3）足少阳胆经腰痛证

《素问·刺腰痛》："少阳令人腰痛，如以针刺其皮中，循循然不可以俯仰，不可以顾，刺少阳成骨之端出血，成骨在膝外廉之骨独起者，夏无见血。""同阴之脉（足少阳之别）令人腰痛，痛如小锤居其中，怫然肿，刺同阴之脉，在外踝上绝骨之端，为三痏。""肉里之脉（为少阳所生，阳维之脉气所发）令人腰痛，不可以咳，咳则筋缩急，刺肉里之脉为二痏，在太阳之外，少阳绝骨之后。"

（4）足太阴脾经腰痛证

《素问·缪刺论》："邪客于足太阴之络，令人腰痛，引少腹控䏚，不可以仰息。"《素问·刺腰痛》："散脉（为足太阴之别）令人腰痛而热，热甚生烦，腰下如有横木居其中，甚则遗溲，刺散脉，在膝前骨肉分间，络外廉束脉，为三痏。"

（5）足少阴肾经腰痛证

《灵枢·本神》："肾盛怒而不止则伤志，志伤则喜忘其前言，腰脊不可以俯仰屈伸。"《素问·刺腰痛》："足少阴令人腰痛，痛引脊内廉，刺少阴于内踝上二痏，春无见血。出血太多，不可复也。"

（6）足厥阴肝经腰痛证

《灵枢·本神》："肝足厥阴之脉……是动则病腰痛不可以俯仰。"《素问·刺腰痛》："厥阴之脉令人腰痛，腰中如张弓弩弦，刺厥阴之脉，在腨踵鱼腹之外，循之累累然乃刺之，其病令人言默默然不慧，刺之三痏。"

（7）阳跷脉腰痛证

《素问·刺腰痛》："昌阳之脉（足阳跷脉）令人腰痛，痛引膺，目𥉠𥉠然，甚则反折，舌卷不能言，刺内筋为二痏，在内踝上大筋前、太阴后，上踝二寸所。"

（8）维脉腰痛证

《素问·刺腰痛》："阳维之脉令人腰痛，痛上怫然肿，刺阳维之脉，脉与太阳合腨下间，去地一尺所。""飞阳之脉（阴维脉）令人腰痛，痛上怫怫然，甚则悲以恐，刺飞阳之脉，在内踝上二寸，少阴之前与阴维之会。"

中医学对椎间盘退变性改变所致腰腿痛有比较丰富的认识和症状描述。经络学说对腰腿痛的诊断和治疗对现代临床有着重要的指导意义。在经络方面，《素问·骨空论》中又述"腰痛不可以转摇，急引阴卵，刺八髎与痛上"。国内曾报道过"经络综合疗法治疗腰腿痛 100 例""肌纤维组织炎腰腿痛与经络点穴"以及"经络学说在急性损伤腰痛手法中的指导作用"等。日本木下晴都研究过 335 例坐骨神经痛的病例，探讨了足太阳膀胱经、足少阴肾经、足厥阴肝经以及手阳明大肠经和手太阳小肠经在坐骨神经痛治疗上的主要作用，并在其《针灸治疗坐骨神经痛的临床研究》一文中讲道，在治疗腰痛伴坐骨神经痛时多取足太阳膀胱经、足少阳胆经及足阳明胃经所属穴位，且在临床上又以环跳、委中、昆仑、阳陵泉、风市穴的使用次数为最多。木下晴都将 335 例病例分为五型，即后侧型（膀胱经）、前侧型（胃经）、外侧型（胆经）、综合型（后侧型 + 前侧型 + 外侧型）、知觉型。他在此分型的基础上提出了 10 个基本治疗点，即肾俞、大肠俞、上胞肓（日本新增穴）、外胞肓（日本新增穴）、臀压、殷门、承筋、足三里、外丘、跗阳。千叶松下嘉一在其"腰痛证的治疗"中大多取足太阳膀胱经上的穴位。郑荣兴报告了治疗 189 例腰部软组织病变引起腹痛的病例，指出其中相当于志室穴附近的腰第 3 横突尖端及腰皮神经处压痛最多，可占到 90.4%。编者对数千例腹痛病人做了详细检查，发现在腰部足太阳膀胱经的某些穴位上常有敏感压痛点，尤以在志室穴处最明显。

2010 年美国纽约州罗彻斯特大学医学中心的神经科学家内德戈德研究发现，针灸能刺激机体释放出一种腺苷的化学物质，从而减缓疼痛。

针灸经络学说认为一种被叫作"气"的无形生命能量在人体中运行，而疼痛是由于"气"的阻滞和失调所引起的。因此，在一些特定的穴位扎入银针时，可起到疏通经脉的作用，从而治疗疾病。内德戈德教授从"生理消痛"的原理出发，提出一个大胆的推测：由于针刺在人体组织内会造成轻微的创伤，人体组织会释放一种腺苷类化合物；它会通过迅速反应来形成腺苷酸，从而达到抑制神经信号，缓解疼痛的目的。动物实验证实，针灸穴位处渗出的腺苷酸的含量是正常水平的 24 倍。为了证实腺苷酸具有促进针灸的疼痛抑制效果的作用，研究人员在小鼠大腿的痛处注射能促进腺苷作用的药物，以延长腺苷酸在伤口处的存留时间，结果发现这一药物使腺苷酸在伤口处的存留时间延长了 3 倍，而抑制疼痛的时间从 1 小时延长到了 3 小时。腺苷酸是一种强有力的消炎化合物，而大部分的疼痛都是由炎症引起的，故其能缓解疼痛。内德戈德教授推测大部分这种"特殊位置"（穴位）都是沿着主要的神经节点分布的，这些部位是人体内包含丰富腺苷酸的部分。美国哈佛医学院神经科学家表示这是一项具有"里程碑意义的研究"，它"用极度精确的操作和非常清晰的假设排除了其他可能性"。美国国家卫生研究院国家代偿和替代医学技术中心主任约瑟芬·布理格斯表示："显然，内德戈德教授的实验会对针灸研究产生强大的推动作用。"

（六）玻璃酸钠关节腔内注射、肩周方内服配合功能锻炼治疗重度关节周围炎

1. 概述

肩关节周围炎是一种老年慢性劳损性疾病，属中医学"痹证"范畴，主要由肩关节周围肌腱的粘连和炎性因子的刺激所致，可有疼痛和活动受限。重度肩关节周围炎主要表现为粘连期肩关节活动受限，压痛点明显和肩肱关节连动。此期内病人患肩基本疼痛明显，甚者影响夜间睡眠。

2. 诊断要点

肩关节周围炎稍微会出现左右交替，此时多为粘连期，又称肩凝期或冻结期。

（1）肩关节活动受限：上举 <160°，甚至 <60°；外展 <90°，甚至 <30°；内收时手指只能达到健侧喙突下。另外，周围 4 个压痛点（喙突与肱二头肌长头腱之间痛点，肩峰下压痛点，肩后压痛点和肩胛内侧压痛点）明显。

（2）肩胛运动障碍综合征，即肱骨外展 90° 以内会出现"耸肩"现象，即连动征。此时，患侧肩胛骨内以上均会出现广泛性的粘连。

3. 重症期治疗方法

（1）药物注射

用 25mg 玻璃酸钠肩关节腔内注射，能较好控制炎症因子的渗出，增加患病关节的润滑作用。具体方法是病人取坐位，术者站于病人患肩背后，在肩峰下 3cm 处做痛点定位。用 2% 碘伏消毒后，用 2% 利多卡因从痛点定位处刺入，直达肩关节腔内。感到针尖处阻力消失表明已进入肩关节腔。将 2ml（25mg）玻璃酸钠注入关节腔内。拔针后，以创可贴覆盖针孔。每周注射 1 次，5 次为 1 个疗程。

（2）肩周方内服。

药物组成：当归 15g、川芎 10g、羌活 20g、桑枝 10g、伸筋草 15g、丹参 15g、鸡血藤 25g、炒延胡索 25g、木瓜 20g、桃仁 10g、红花 10g、牛姜黄 12g、薏仁 20g、炙甘草 6g。

服用方法：每日 1 剂煎服。忌食生冷。

（3）功能锻炼

①被动锻炼

为增加松解粘连的效果，术者一手把持患肩固定，另一手托起上肢肘关节，轻柔地做上举、外展、后伸、内收等动作，以病人耐受为度。

②主动锻炼

早晚做"爬墙"动作各 1 次，每次时间不少于 30 分钟。

悬吊活肩法

利用悬吊，双手抓"吊环"，用健侧拉举、放松等方式使患肩上举外展锻炼。

（4）疗效评定

根据《中医病证诊断疗效标准》有关肩关节周围炎的疗效标准评定，本组 25 例，治愈 6 例，占 24%；显效 14 例，占 56%；好转 5 例，占 20%。其近期治愈好转率达 80%。此法在临床中应用简单、疗效满意，随访 3 ~ 6 个月未见复发。

# 程莘农院士

## 一、生平简介

程莘农（1921—2015）原名希伊，号莘农，江苏省淮安市人，中医、针灸专家，联合国教科文组织人类非物质文化遗产代表作名录"中医针灸"代表性传承人。

1921年八月二十四日，程莘农出生在江苏省淮安市，父亲程序生为清朝末期科举秀才。在程莘农6岁时，其父就为他讲授"四书""五经"的含义和哲理，同时还让他练习书法。10岁时，父亲教程莘农学习《医学三字经》《药性赋》《汤头歌诀》《内经》《难经》等中医学书籍。

1936年春，拜当地著名老中医陆慕韩为师。

1939年，独立挂牌行医。加入中医师工会为会员，并任清江市（淮阴）卫生工作者协会秘书股股长。

1946—1948年，任职于淮阴仁慈医院。

1939年二月起从事中医临床工作；1947年经考试获颁医生证书；1956年毕业于江苏省中医进修学校本科班；1978年晋升教授；1990年7月起首批享受政府特殊津贴；1994年当选为中国工程院院士。

程莘农长期从事针灸临床、教学工作，深谙传统中医针灸理论，善于治疗内科、妇科疾病及各种疑难杂症，特别对偏瘫、高血压、面瘫、坐骨神经痛、功能性子宫出血等疾病的研究和治疗达到国内外先进水平，在经络理论的实质研究方面取得重大成果，主持了"循经感传和可见的经络现象的研究"和"十四经穴点穴法"的研究。

1947年十一月，程莘农获得医师证书。

1949—1954年，在清江市中医研究组工作。

1953年，在清江中西医进修班结业。

1955年，考入江苏省中医进修学校第一期进修班深造，得到孙晏如、李春熙在针灸方面的指导。

1956年，毕业于江苏省中医进修学校后留校，任针灸教研组组长。

1957年，程莘农服从国家需要，调任北京中医药大学任针灸教研组组长，负责针灸教学和科研；同时兼任该校附属东直门医院针灸科组长、副主任，主攻针灸治疗功能性子宫出血、中风、三叉神经痛等病。

1975年，北京中医学院并入中医研究院后，转调中医研究院工作，任针灸研究所经络临床研究室主任、针灸教学研究室主任、针灸研究所专家委员会副主任委员、国际针灸培训中心副主任、主任医师、教授等。

1976年，程莘农调到中国中医研究院（中国中医科学院前身），任针灸研究所经络临床研究室主任、针灸教学研究室主任、针灸研究所专家委员会副主任委员、国际针灸培训中心副主任。

1980年2月，程莘农当选为中国国家科学技术委员会中医专业组成员。

1993年，被中国国家科委聘为中国国家攀登计划"经络的研究"首席科学家。

1994年，当选首批中国工程院院士。

1998年9月8日，被聘任为中央文史研究馆馆员。

2000年，为中国中医研究院名誉院长。

2015年5月9日上午9时，在广东省珠海市第一人民医院逝世，享年94岁。

**主要著作**

代表论著：《难经概述》《难经语释》《中国针灸学概要》《针灸精义》《简明针灸学》（主编）、《中国针灸学》（主编）等。

发表了《八会穴的理论基础与临床运用》、《有关"五腧"的几个问题》等论文。

截至2011年11月，程莘农共培养出了20多名针灸硕士和博士。他们中的多数人都已成为中国针灸学科的学术骨干。程莘农的学生不仅有中国人，还有日本、巴西、美国、英国等106个国家的人。学生有中国中医科学院博士生导师王宏才教授。

**荣誉表彰**

1990年　　阿尔伯特·爱因斯坦世界科学奖

1994年　　中国工程院院士

2009年　　国家级首届"国医大师"

2008年　　首都国医名师

曾任中国医学基金会常务理事，中国国际针灸考试委员会副主任委员。第六、七、八届全国政协委员，国务院学位委员会第三届特约评议组成员，中国国家科委中医专业组成员，中国针灸学会副会长兼高级顾问，江苏省中医进修学校针灸教研室组长，北京中医学院针灸教研室副主任，中国中医研究院针灸研究所经络临床研究室、教学研究室主任，中华全国中医学会针灸学会第一届副主任委员，中国中医科学院资深研究员，北京市针灸学会顾问，第六、七、八届全国政协委员兼医卫体委员会委员（中国科协组）。

程莘农兼任加拿大传统针灸学院名誉教授，美国中医针灸委员会名誉理事，墨西哥城针灸学会常务理事，南斯拉夫针灸学会名誉主席，挪威针灸学校名誉校长。

新中国成立前前加入上海中国画会为会员，中华全国美术会为会员，新中国成立后为中国书法家协会会员，卫生部老工作人员书画研究会名誉会长，北京市中国画研究会会员，中国国家中医药管理局杏林书画协会顾问等。

# 二、传承及学术思想

20世纪50年代，程莘农开始中医针灸的文献研究工作。20世纪60年代后，研究重点放在了经络问题上。他在 262 医院的协作下，共同完成的"体表循行 81 例研究"为中国早期经络研究起到了推动作用。改革开放后，程莘农多次主持国家级、部级课题。其中作为主研人进行的"循经感传和可见的经络现象的研究"获中国国家中医药管理局科技进步一等奖。在学术观点上，以《灵》《素》《难经》为主，反对玄学，提倡务实创新，对针刺"三才法"的改进颇有新见。

程莘农提出许多学术观点、方法，诸如针灸理法方穴术辨治理念、六阴经有原论、八脉交会统一论等，并创立了在临床上所特有的"一窍开百窍法""通调四关法""八穴镇痛法"等，在学术上独树一帜。在临床、教学和科研中，重视中医基础理论对针灸临床的指导作用，尤其是经络归经辨证，依据经脉循行，将病候归经辨证，据证立补泻、温清、升降六法，依法定君臣佐使、大小缓急奇偶复，确立了"缘理辨证、据证立法、依法定方、明性配穴、循章施术"的针灸临床辨证论治体系。作为主研人进行的"循经感传和可见的经络现象的研究"曾获中国国家中医药管理局科技进步一等奖，主持的"十四经穴点穴法"获卫生部科技乙等奖，参与的"经络的研究"获北京市科学技术奖二等奖。

## 三、传承及创新

程老为人师表、诲人不倦，多年来言传身教、提携后进，培养了一大批针灸的后起之秀，程老还是中国针灸教育培训事业的开拓者之一，多年来为国内外众多的针灸医生进行了针灸培训和继续教育。可以说程莘农院士在针灸临床、教学、科研以及国际合作与传播方面取得了极为丰硕的成果，成为中医针灸的大家，为中医针灸的传承、发展、创新做出了突出的贡献。

经络，是中医学理论核心之一，它和阴阳、五行（木、火、土、金、水）、脏象（心、肝、脾、肺、肾、包络为脏；胆、胃、大肠、小肠、膀胱、三焦为腑）等有密切的关联。

**什么叫经络**

经有"径"的含义，是纵行的干线。络有"纲"的含义，是经的支出横行的联络线，再分支出的络，名为"孙络"，因此经络常联名并称，通名为经络。中医学中将人体血气运行于内、外、上、下直行的和横行的道路用经络作为比喻。

**什么叫经络系统**

一反部寿。络脉是以十五络脉（十二经加督、任二脉及脾之大络）、孙络、血络等为主要联络。因此，能够将血气运输到人体内、外、上、下，无处不到，构成一个经络系统。

十二经（手太阴肺经→手阳明大肠经→足阳明胃经→足太阴脾经→手少阴心经→手太阳小肠经→足太阳膀胱经→足少阴肾经→手厥阴心包经→手少阳三焦经→足少阳胆经→足厥阴肝经），往来循环，构成人体主要经络。

十二经别是十二经别出的。奇经八脉是十二经溢出，计有八条（督、任、冲、带、阳跷、阴跷、阳维、阴维）。

由于八脉中督、任二脉有专穴，并入十二经，合称为十四经脉。

十二经各有一条联络的道路，加上八脉中督、任二络，脾另外还有一条大络，故又有十五络脉之称。

十五络脉还有支出的无数小络，十二经还有通于筋部的十二经筋，通于皮部的十二皮部。这样经络在人体中，就像水道沟渠一样，有主干、有支线，内部联于脏、腑，外部联络五官、七窍、四肢、百骸，有规律地在人体中运行着，将所有一切器官组织联系在一起。

中医学认为，脏发生病变，便可通过它所属的经反映出病证来；反之，某一经的血气失调，也会影响它的内脏，通过经络反映出来。因此，通过经络可以诊断疾病和治疗疾病。

**什么叫经络学说**

中医学以经络学说作为诊断疾病、治疗疾病的主要依据之一，这是通过若干年的临床实践逐渐形成的。

经络学说是中医学理论核心之一。它指导临床各科以及中药（药物归经）应用，特别是针灸学，为什么针灸学更加侧重呢？因为太阳经循行路线上都分布独自的"输穴"（穴道），经－穴－病三者有不可分割的联系。哪一经有病就用那一经穴道治疗，哪一经穴道就治那条经的病证（也可用于诊断学）。经过反复实践，临床用后有实用价值，故而形成一种理论，称为经络学说。

**经络研究概况**

中医学基础理论与源于西方的现代生物医学理论，都是在不同的历史条件和文化背景下产生的，它们两者阐述对人体机能结构、生理病理、诊断、治则等方面的认识时，采用了不同的思维和表述模式。从本质上看，这两者是以人体为观察研究对象，都能有效地指导临床实践，并经受了长期临床实践的检验。经络学说所指的"经络"，与现代生物医学所说的维持人体机能平衡的"调节系统"、把人体各部联络成一个整体的"联络系统"和人体适应内外环境变化的"反应系统"，在本质上应当有共同之处。

经络学说所论述的"经络"概念，除了有某种与现代生物医学论共同的内涵外，还有自己以十四经脉为主体的极富特色的表述体系，如论述了十二正经和奇经八脉等的循行路线；临床上经常可以见到的"经络现象"与临床疗效之间的关系；从"经脉"与"脏腑"之间的属络联系阐述人体的机能调节联系规律等等。经络学说所阐述的这些"独特的"人体重要机能调查、联系规律，虽然已被长期的临床实践反复验证，经受了实践的检验，但其中许多内容对现代生物医学科学来说，还是一些新问题，至少有不少问题从来没有被研究过。

实践是检验真理的标准。长期的临床实践检验结果说明，经络学说有深刻的科学内涵。

今天，由于针灸的明确疗效，加之我在针灸临床及其治病机理，特别是在针刺镇痛机理方面进行的卓有成效的研究工作得到世界的公认，针灸已经光耀世界，在140多个国家和地区得到广泛应用。在这种背景下，从现代科学角度进一步阐明针灸学的理论基础——经络学说的要求也就更为迫切。关于经络的研究，已引起越来越多的人的关注。不仅我国的生物医学科学工作者在经络研究方面进行了不少工作，在国外也有一些科学研究工作者应用先进仪器和手段对经络问题开展了工作。目前，国内外在这个领域的主要差距主要表现在研究思路和对"经络"的理解以及投入的力量方面。我国现在虽然在这个研究领域处于绝对领先地位，但也应该认识到国外在仪器设备方面的优势，如果我们不加大对经络研究的力度，一旦国外同行在研究思路等方面赶上我们，利用他们的仪器设备优势进行工作，就可能出现"墙内开花、墙外结果"的局面。

经络的研究不但能深化人们对中医学理论的认识和理解，有助于中医现代化和对中医学的继承和发扬，而且现代人体生命科学也能从这种具有中华优秀传统文化特征的理论体系中汲取营养。如果说针刺镇痛的研究推动了我国疼痛生物学的发展，使我国在这个领域跻身于世界先进水平行列，受到世界同行的高度评价，那么，可以预计，通过经络的研究，能够使我国的生物医学科学在人体的功能调节、人体各部的联系规律、人体的某些尚未了解的结构以及人体在信息、能量传输特征等方面，获得长足的进步，并形成我国在这些领域的特色，进一步推动生物医学科学在我国乃至世界的发展。

### 国内外经络研究的信息

近30多年来，我国的科学工作者对经络学说进行了多方位的探讨，主要围绕以下问题进行：①"经络"的内涵是什么？经络学说与现代生物医学的关系怎么样？②我国古典医籍中所描述的人体十二经脉的循行路线究竟有没有根据？③经络学说所描述的人体机能调节过程中那些特殊联系规律是否存在？④在古人描述的经脉循行线上能否发现有某些特殊的物质、能量和信息？

50年代后期开始，我国许多研究工作者就用现代生物医学科学手段，从人体形态解剖学、生理学等角度对经络问题进行大量细致的实验研究。当时在古人描述的经脉循行部位，并没有发现有什么独特的结构。

70年代初至80年代，在针刺麻醉研究的推动下，我国的经络研究主要进行了以下工作：①在国家卫生部的领导下，全国20多个省市的医学科学工作者执行统一的测查方法和评价标准，对循经感传现象进行了近20万例的大规模普查，肯定了经络现象的客观存在，并认为经络现象是我国古人提出经脉循行路线的重要实践依据；②对经络学说所阐述的经穴脏腑相关及其联系途径进行了比较系统和深入的研究，确认在经脉、脏腑间存在相关联系，并从生理学、形态学等不同角度，研究其生物医学科学机制；③用多种方法检测经脉循行线上的生物物理、生物化学特性，并开展了客观显示"经络"的探索工作。

90年代初，经络研究被列入国家基础理论和应用基础理论重大研究课题——国家摩登计划，使经络研究步入了一个新阶段。除了一些长期从事针灸和经络研究的专门研究机构外，包括北京大学、清华大学、中国科学技术大学、复旦大学、南开大学等全国著名的重点大学在内的许多单位的专家也投入了这项工作，使经络研究进一步朝向多学科、高层次、深入、稳定的方向发展。有这么多在世界上有影响的大学参加工作，从一个侧面反映了经络研究所受到的关注，也反映出人们对经络研究趋势的看法。

在国家科委高技术司、国家中医药管理局科技司等政府有关部门的关怀、领导下，经过多次专家论证和调研，在广泛征求意见和过去工作的基础上，本着"集中力量、有限目标"的精神，将经络学说分解为六个方面加以研究。这六方面内容可以反映当前经络研究的主要动态和发展趋势。

### 古典经络文献的研究

对经络学说的形成和发展，以及经络学说的内涵进行研究，为经络研究提供古典文献资料。

### 经脉－脏腑相关规律和联系途径的研究

经脉－脏腑相关规律是经络内涵中核心问题之一。国内外许多生物医学工作者在这个领域中进行了大量工作，从现代生物医学的体表内脏反射角度出发，利用相应学科通用的研究方法，从神经体液角度去研究经络学说所论述的人体机能调节规律。肾经、膀胱经与泌尿生殖系统之间的相关联系等，并用神经生理学、形态解剖学等现代实验研究的方法和手段对经络－脏腑间相关联系的神经生物学基础进行了工作，发表了大研究论文，成为经络研究具有代表性的方面之一。国外在这个领域也进行了不少工作。

### 循径感传（气行、下冈）现象及其产生的外周过程和中枢机理的研究

我国在这个领域的研究已经取得许多重要的阶段性研究成果，这不仅说明了循经感传等经络现象

是古人提出经络循行的重要实践依据，而且肯定了这种现象与针灸临床疗效之间的关系。由于这种现象在人群中的广泛存在，并与针灸疗法有密切关系，加之它有鲜明的十二（四）经的内容，因此这方面的研究成为我国经络研究最有特色的工作之一。1979年在全国第一届针灸针麻学术讨论会上公布了大普查和初步研究结果后，引起了国内外同行的广泛关注，日本等国的一些医学工作者也相继报道这方面的研究结果。开展循经感传产生的神经生物学基础研究，不但可以阐明近代生物医学从来没有触及的、广泛存在于人群中的一种与疗效关系密切的循经感传产生机制，而且能从一个侧面对经络本质的神经生物学基础研究提供线索。

**与经脉循行路线相关物质基础的研究**

采用现代科学技术和手段，进一步寻找在经脉循行路线的深部有哪些可能与经络实质有关的物质，试图为阐明经脉的物质基础提供线索。这方面的研究应特别注意所研究的具体物质在人体内的分布是否具有经络的基本特征，特别是在功能方面。

**经脉循行路线的客观检验和显示**

利用目前可以利用的某些现代物理、化学等先进科学方法和手段，同时自行研制适用于经络研究的某些特殊仪器设备和方法。探索从人体体表对经脉循行线进行客观显示的可能性，进一步了解经脉循行线从体表到皮下深部的生物物理、化学特性。研究经脉循行线是否存在某些特殊的理化特性，为探讨经脉的实质提供线索。这方面的研究亦应充分注意与经络学说所描述的经络功能进行联系。国外在这方面利用先进仪器设备也进行了一些工作。

**经络自组织结构与非线性研究**

当前科学技术的前沿学科，如非线性混沌理论领域的科学技术，逐渐向生物医学渗透已成为世界性潮流，对促进生物医学的发展，起了非常重要的作用。这些世界前沿学科渗入经络研究，亦是大势所趋。对经络研究无论在研究思路还是方法手段上，都将会出现一些新的局面，然而，对经络研究的内涵需要有一个熟悉和逐渐适应的过程。国外还没有开展这方面的研究工作。

**近几年来经络研究的新进展**

与循经感传有关的外周过程和中枢机理

①在外周方面，进行了人体观察研究，结果表明感传到达时可引起支配该区域的感觉神经同步传入放电。感传被阻滞后，此种传入放电即显著减弱或消失，无感传的人则无此种现象。进行动物实验的结果也进一步证明神经冲动可以在相邻的传入神经末梢之间传递，并具有循经的特点。针刺可以促进这种传递过程。在刺激电极的外周端损伤神经后，跨节段传递即消失，说明跨节段传递并非刺激电流扩散所引起。逆行刺激传入神经纤维可引起该神经所支配部位的组织胺、乙酰胆碱等递质含量的增高和肥大细胞聚集，这些因素都可能与兴奋在神经末梢之间的传入相关。感传过程中沿经还可以记录到同步的肌电发放。上述事实不仅为循经感传外周激发过程的存在提供必要根据，对神经生理学的发展也重要意义。②在中枢方面，对大鼠和猫足三阳经在脊髓前角运动神经元细胞构筑进行了更加深入的观察，沿着胃经、胆经和膀胱经的穴位注射CR-HRP，则每条经脉在脊髓的前角都有一条纵向排列的柱状神经链。最近的实验结果表明，在猴身上同样也有这种柱状神经链结构。以同样方法在非经脉的部位注射，则观察不到上述现象。提示中枢神经系统的低级部位，在机能和结构上具有某些行径的特征，研究表明，感传过程中大脑皮层第一体区诱发电反应的一个特定成分的空间分布与感传路线经过的体区相符，感传被阻滞，诱发反应的这种特殊分布状态亦随之消失。无感传的受试者则观察不到

这种现象。研究还表明，"人静"可使循经感传的出现率明显增高，在感传过程中大脑皮层的多个脑区还出现了兴奋和抑制过程复杂的动态变化。在128导脑电图成像系统上开始进行有关产生经络现象的大脑皮层生理学基础研究。

以上事实初步说明，循经感传机理研究已经取得了一些比较重要的实验结果，循经感传形成过程中"外周"可能有某种实质过程循经行进，中枢也有其相应的机能和结构。

经脉循行路线的客观检测和显示

①循经红外辐射轨迹的显示。在过去工作的基础上，又对全温显示和等温显示的结果进行了比较，结果表明，循经红外辐射轨迹在两种条件下可以观察到，结果相符。它与皮下或深部的大血管无关，也难以热力学有关温度扩散的理论来解释，确是一种自然存在的生命现象。利用这一方法，在一定条件下，有可能把体表经脉的循行路线直观地显示出来。同时，针刺穴位可以引起相应的红外辐射轨迹的动态变化，说明它还与人体的机能调节密切相关。目前还试用所研制的"温度传感针"检测皮下深层温度变化的研究。但此项研究尚有不同见解。②循经低频振动的检测也取得了比较显著的进展。最近，研制出直径小于1厘米、灵敏度高、性能稳定的低频振动微传感器和6通道的计算机采集分析系统。检测方法已基本解决，对胃经和膀胱经路线的全程测定也获得成功。③电学检测进一步证明了高导点（低阻点）循经分布的事实，而且发现经脉线上的电导还会出现规律性的振荡。④在严格控制条件下对心包经前臂段皮肤电位的测试结果表明，在自然条件下，经脉线上（包括穴位和非穴位测试点）的皮肤电位，与其两侧旁开对照点比较，并无明显差异，即对人体经脉线上皮肤电位检测所获是阴性的。不过，通过激励电压所测出的皮肤低阻点电位则显著高于其两侧的非低阻对照点。⑤皮肤超微弱发光检测的结果，也未能证实经穴与非经穴部位的发光强度有何明显差别。⑥对磁检测方法进行了改进，有关研究资料正在整理。

经脉脏腑相关及其联系途径

① 1993年的研究表明，心包经是作为一个整体（而不是某个穴位）参与人体心脏功能调节的。近一年多来，对胃经的研究观察已基本完成，获得的结果一致。上述人体观察的结果将经脉脏腑相关的研究提到一个新的水平。②总结以往经验，以压近阻滞针校订为方法，可以客观检验测出针刺时人体体表出现的循经轨迹。1994年以前完成膀胱经、肺经、大肠经轨迹的检测。最近又完成心包经轨迹的检测，这种轨迹连续不断，但只有在针刺过程中才能检测出来，并与针刺效应的实现密切相关。这些为分析经脉脏腑相关的联系途径提供了一个新的思路和线索。③从有关的动物实验中发现切断动物脊髓的前后根对针刺效应没有明显的影响。④同时又发现破坏脊髓后针刺的效应也不会完全消失。针刺效应并不完全依赖于中枢神经系统的完整。有关的动物实验结果（特别是对消化道运动功能的分析）进一步证明经穴功能的相对特异性。⑤利用荧光双标方法在脊神经节和延脑网状结构等部位都可观察到同时接受驱体和内脏传入双投射的神经元。以上研究结果为解释经脉脏腑相关的机理提供了一方面的依据。⑥在药效反应的经穴特异性方面，通过更加严格的对照和重复性实验，再次证实了以往的研究结果，即穴位药效反应的经穴特异性并不依赖于脊髓部的完整，与血液中药物的浓度也无直接关系。目前已并始组织有关研究人员进行严格的动物实验、人体实验及临床对照实验，已开展的经穴注射特异性人体实验，初步结果提示，在相关经穴注射时可产生更好的效应。

以上几方面的研究结果初步表明，在实验经脉注射相关联系的过程中，除了已知的神经体液调节机制外，可能还有其他未知的途径参与，突破了长期以来所用已知的躯体内脏反射来解释针刺调整作用的框架。

与经脉循行路线相关的物质基础

①经脉形态研究结果证明：经脉线上皮肤上皮细胞间的缝隙连接密度明显高于非经对照区。对活体皮肤的观察也表明，上皮细胞之间有广泛的连线长距离地连接通信，并有一定方向性。在某些部位，上皮细胞沿一定方向自然延伸，并与经脉走向基本一致。②生化研究发现经脉线上的钙离子浓度较两侧旁开对照点高，以EBTA络合针刺穴位或经脉路线上任何一个部位，由于针刺的原因，相应脏腑对Ca的相应脏腑的调整作用即消失。③结缔组织，特别是胶原纤维的分布和功能受到人们的关注。初步的实验结果表明，胶原纤维具有传输近红外线的作用。对大鼠肢体的胶原纤维分布进行观察研究，发现胶原纤维上还可能发生有效的电子能量转移。④生物液晶是生命基本分子组成的有序态，有较好的流动性和自组织性。艾灸小鼠"足三里"和"阳陵泉"后，该穴位区的组织液中出现了成团的液晶粒，在相应脏腑中液晶颗粒也增多。这是因针灸而在相应组织内出现液晶颗粒的首次报道。⑤在已建立的水蛭体壁—AP神经元模型上，发现水蛭的AP神经元电突触可分辨来自相邻节段不同感受野的电信号，提示觉感和知觉的转变与分辨整合可能在适当的低等动物神经系统中进行，提出"经络通路"感知过程的机理有可能被生物学实验所证实。⑥国内研制成功的三通道组织氧分压传感针和测试仪，其稳定性已达到2小时波动小于10%。用它对人体大肠经和心包经测试结果表明，在自然条件下，经脉线上的组织氧分压高于旁开对照点。针刺时经脉线上的氧利用率大于两侧旁开对照点。生物体内的任何物质代谢过程都必然伴有能量代谢变化。上述结果表明，针刺时经脉线上有某种实质过程在循经进行（无论这种过程的实质是什么），并可能伴有某种信息传递。

总结国内外对经络研究的成果，可以概括为以下几方面。虽然某些方面还处在可能阶段，但还是有开拓性的，由此及彼，今后必然会有更大的进展。

①通过一系列的实验证明，在循经感传形成过程中外周可能有某种循经的实质性过程，中枢也可能有相应的机能和结构。初步解释了感传机理研究中最核心的问题。

②在一定的条件下，应用红外辐射成像技术，可以在部分受试者身上直观地显示出人体体表的循经红外辐射轨迹。通过记录，循经传导的低频振动也可以检测出体表经脉的循行路线。

③在经脉脏腑相关的研究中，初步证明了经脉功能的整体性这一至关重要问题，并以机能分析的方法证明了针刺时体表出现的特殊循经轨迹。药效反应的经穴特异性也进一步得到了验证，说明在实现经脉脏腑的相关联系中，除了已知的神经体液调节机制外，可能还有其他途径参与。

④与经脉循行路线相关的物质基础研究结果表明，经脉循行线上的物质能量代谢和信息传递都有一定的特殊性，为今后进一步的深入研究打下了基础。

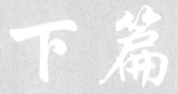

下篇：

验治概述

# 关于疼痛的概述

传统医学中古人对"疼痛"的认识是"痛则不通"和"通则不痛"。把"疼痛"的病理病因讲得很清楚，不管是"气滞血瘀""痰湿阻瘀"或"气虚血瘀"等，均以"活血化瘀"为总的治疗原则，根据辨证施治又可细分为：行气活血、补气活血、活血利湿、活血祛瘀、养阴活血法等多种方法。

据世界卫生组织公布，除脑血管、心血管、高血压、糖尿病以外，疼痛已被列为危害人类健康的第五大疾病。它将伴随人类的终生，已成为影响世界公共卫生的重要问题。

流传在历代中医大家的临床实践中，散落在疗效显著的民间奇方中，这是中医学深厚的根基，也是中医药发展的命脉。传承不足，让各种中医技艺面临失传，需要深入挖掘中医药宝库中的精华。

疼痛研究是现代科学前沿之一。它涉及生物、生理、生化、病理、药理、麻醉、骨科、神经科、心理学、伦理学等基础和临床学科，是多学科的研究。心理学家 Melzack 与生理学家 Wall 指出："疼痛问题是头等重要的问题，几乎没有什么问题像解除疼痛和痛苦那样值得人们去奋斗了"。

疼痛研究包括痛本质、镇痛与治痛的研究。痛是一种常见的知觉体验，但痛本质（the essence of pain）至今仍是一个谜。甚至连一个确切的定义也无法确定。痛既是一个古老的机制，也是现代医学中极其活跃的领域。

古代东西方学者对痛都做了很多研究，并取得了一定成就。但由于受到历史文化和科学实验条件的限制。痛研究的进展一直十分缓慢，长期处于徘徊状态，直到近年才取得了长足进展。1965 年 Melzack 与 Wall 在总结过去特异性学说型式学说和情感学说的基础上，提出了闸门控制学说（the gate control theory of pain）。设想在脊髓后角存在一种神经机制，神经冲动流在诱发痛知觉和痛反应前就受到闸门的控制。闸门增加或减弱冲动流传递的程度，取决于粗纤维和细纤维的相对活动状态以及来自脑的下行性影响。并强调兴奋性影响和抑制性影响的动态平衡，包括脊髓水平和脑水平的反馈性相互作用。学说还认为疼痛的控制是通过正常生理活动的加强而实现的，可以通过激活抑制机制来控制疼痛。但闸门控制学说也不完善，许多问题尚未弄清，仍不知突触前和突触后机制的各自作用和相对作用，对神经末梢和轴突的释放机制以及接受冲动的相应机制也不清楚，下行控制系统中化学物质的许多细节未阐明。尽管闸门控制学说后来做了修改，但即使在生理学范围内也存在很多争议。当然，闸门控制学说是痛研究的一大进步，它触发了痛研究的一系列新进展。

特别是 70 年代在揭示下行控制系统方面，发现体内能大量制造自己的阿片物质——内啡呔（包括强啡呔、皮啡呔、酪啡呔等 30 多种）和脑啡呔，通过神经细胞上存在的相应受体而产生强烈的镇痛作用。

疼痛研究的一个进展，是认识到慢性疼痛（chronic pain）的许多性质和急性疼痛（acute pain）的不同。慢性疼痛是损伤痊愈以后，仍然持续存在的慢性疼痛，它已不再是损伤或疾病的一个简单症状，它转变成一种疼痛综合征。是与躯体和组织损伤有关的精神过程。但是，软组织外科学研究的慢性疼痛概念与上述不同，它是指软组织急性损伤（acute trauma）后遗或慢性劳损（chronic strain）而引起的损害性疼痛。它不是一种损伤（stain）如扭伤，而是一种损害（lesion），由无菌性炎症（aseptic inflammation）引起。正如营养性损害一样。这种损害性疼痛，已经研究出了明确的病因、病理过程及内在规律，有明确的诊断和有效的治疗方法，是较清晰的。而不是 Melzack 等所说的那种模糊的"疼痛综合征"，也不是那种玄妙的"精神过敏"。Melzack 等研究的慢性疼痛，仅仅是慢性疼痛的一种类型，而软组织损害性疼痛，其发病率仅次于感冒，是最大量的一种慢性疼痛。过去，德国学者曾对"网球肘"做了研究，认为前臂伸肌腱肱骨外髁附着处存在无菌性炎症病变。宣蛰人对全身软组织损害性疼痛做了系统的研究，提出所有的软组织损害性疼痛都存在局部无菌性炎症。他明确地指出，引起腰腿痛的发病机理，不是慢性机械性压迫，而是软组织损害部位存在无菌性炎症的病理改变，其化学性刺激可引起痛，并提出软组织无菌性炎症致痛学说。由于这种研究和这个学说是建立在病理学基础上，把正在遭受严重疼痛损害的病人作为研究对象，其研究结果符合临床实际，具有实际的临床治疗意义。以这个学说为指导，设计的一整套软组织松解手术和非手术疗法，解决了软组织损害性疼痛的治痛问题。软组织无菌性炎症学说虽在病理学上得到光镜和电镜的证实。总的来讲，疼痛本质研究尽管取得了很大进展，但其本质尚未完全揭示。

镇痛（Pain Control）是在某种临床情况下，为了防止和减轻疼痛对机体产生的伤害，使用一定的临床手段，使痛得到一定时间的缓解（减轻或消失）。镇痛是对症的、治标的、短时的，带有姑息性的治疗方法。

在痛传导的上行控制系统、中枢系统及下行控制系统的各个环节，设法加以调节、干扰或阻断，均可起到镇痛作用。

药物麻醉（medcinal anesthesia）是典型的例子。麻醉术始于 19 世纪，到 20 世纪 40 年代全身麻醉才成为一种安全的可控制的方法。

针刺麻醉（acupuncture anesthesia）是 50 年代中国创用的一种新的独特的麻醉方法。其机理可能是针刺特定穴位，激活中枢神经系统各级水平的许多结构，通过复杂的上行控制系统和下行控制系统的联系和相互影响而抑制痛觉信号的传递。不少学者的研究认为，针刺可刺激脑及脊髓释放内啡呔和脑啡呔，起到镇痛效应。特别是强啡呔只在脊髓内起作用，在脑内不起作用，其镇痛作用比吗啡强 10 倍，比脑啡呔强 730 倍。但至今仍不能解释穴位的特异性，为什么一定的穴位针刺，只对特定的部位起作用。而对其他部位不起作用？为什么针刺只对 2/3 的个体有效。而对 1/3 的个体不起作用？为什么有人在脑脊液中注入适量的内啡呔而起不到麻醉镇痛作用？这说明针麻有关内啡呔和脑啡呔镇痛作用的假设与临床实际不符，不能经受临床的客观考验。事实上，针刺只能起到 10mg 吗啡所能起到的作用。因此。针麻镇痛不全已成定论，必须辅以药物，且也仅限于 5% ~ 10% 的外科手术。

针灸（acupuncture and moxibustion）是古老的疗法。关于针灸的机制，国内外虽有很多研究，但无论在基础理论和生理学上都缺乏满意的解释。至于经络和穴位，更是一个谜，甚至遭到一些现代研究的否定。认为针灸镇痛的结构基础是神经而不是经络，针刺的有效刺激部位不是一个穴位，一个点，而是一大片区域，针刺作用的关键因素是刺激强度而不是确切的穴位。传统针灸是建立在经络穴位基础上的，其四肢穴位大多位于肌腹处。而肌腹和肌膜也可能存在无菌性炎症病变。所以，四肢穴位的针刺，也可能松解软组织痉挛，减轻或清除无菌性炎症，起到镇痛或治痛的作用。但传统针灸错误地强调进针不能打到骨膜和肌肉附着处，而这些部位恰恰是软组织的原发性损害部位，这就限制了传统针灸的疗效。软组织外科学是否定经络和穴位的。它继承性地应用传统的毫针或银质针，将软组织损害性疼痛的原发性病变部位的压痛点群作为针刺点，起到类似软组织松解手术的作用，可以有效地治疗原发性疼痛，大大提高了疗效。但有些病例，由于挛缩是病变的较重阶段及针刺松解的不彻底性，仍不能达到治痛的疗效，需做手术松解。必须指出，软组织外科学的压痛点不同于中医的"阿是穴"，它常不是孤立的一个压痛点。而是由不少具有规律性分布的一群压痛点构成一个立体致痛区，即所谓软组织病变区，其解剖特点是在软组织（特别是肌肉、肌腱）附着处，病理特点是存在无菌性炎症病变。压痛点也区别于"激痛点"（pain trigger poing）或触发区（trigger area）限局性肌炎（local myositis），主要后者的病变部位在神经肌内运动点。

推拿（manipulation）也是常用的方法。传统推拿也能放松软组织的早期痉挛（myospasm）和少数轻度挛缩（Spasmodic Contracture），起到治疗作用。但由于对原发性发病部位认识不足，疗效受到限制。软组织外科学研究的压痛点强刺激推拿，由于针对原发性发病部位，能治疗原发性疼痛，疗效较好。但当病变处于挛缩阶段时，由于推拿力量到达较浅，松解不彻底，其疗效还不如软组织外科学的针灸和银质针疗法。

心理因素治疗（Psychotherapy）也是控制疼痛的一种方法。其作用属中枢控制，时间是在感觉传递的最初阶段，控制的程度至少部分地取决于输入模式的空间时间特征。通过影响动机和认知因素，也能减轻疼痛。Fordyce 描写了学习机制在慢性痛行为发展中的重要作用，证明"在痛实验的所有水平，无论是阴性或阳性加强因素如语言痛的表示、运动肌痛的行为、自发性痛——相关的反应和痛引起的皮层反应。当冷压痛试验时，痛阈与耐受性的变化，有意义地与痛增强的上述因素有关"。心理治疗的方法主要是利用暗示、分散注意力、松弛、生物反馈及其他心理学技术，除了对心因性疼痛可起到治痛作用外，对其他类型的慢性疼痛不可能起到治疗作用。

由此可知，上述诸法大多只能起到不同程度的镇痛作用，而不能治痛——治愈引起疼痛的原发性疾病。

慢性疼痛是一个难治的问题。慢性疼痛的治疗应该追求治痛（Pain Treatment）。治痛的前提是，必须弄清和掌握引起疼痛的原发性疾病的病因、病理及其内在规律，然后设计符合内在规律的有效的治疗方法。以阑尾炎为例，当处于早期单纯性阶段时，阿托品只能暂时解痉镇痛（不能用吗啡、杜冷丁），足量的抗生素消炎才能从根本上治痛；当处于化脓性阶段时，阑尾切除术才是彻底的对病因治疗，才能达到治痛的目的。再以癌痛为例。1982 年 WHO 提出 2000 年达到彻底解除癌痛的目标。但目前的止痛药只能暂时镇痛，只有找到了根治癌症的方法后，才能达到治痛的目的。美国已经发现一种癌细胞复制酶，如果将来能研制成复制酶抑制剂，就可能提供实现这一目标的希望。

Melzack 与 Wall 曾指出："虽然在控制疼痛方面取得了明显进展，但仍然有许多疼痛症状超越我们的理解和控制能力。尤其是下背痛就是其中最常见的一种。有数以百万计的这类患者正在寻求援助，他们有时获得暂时的缓解，但大多数频繁发作。"确实，超越我们理解和控制能力的疼痛很多，而超越生理学家和麻醉学家理解和控制能力的疼痛就比临床医师更多，这主要是他们对引起这种"下背痛"的疾病的本质了解不深。如果我们了解了疾病的本质，并掌握了治疗手段，达到了"理解和控制能力"的境地，问题就迎刃而解。就以下背痛（正确地说，应该是腰骶痛）而言，Melzack 与 Wall 举了两个例子。Fenneson 对一个腰椎间盘突出症病人做了椎板切除术，实际上只切开了皮肤皮下组织，然后又缝合了皮肤，"下背痛"意外地治好了。另一个例子是给一个患腰椎间盘突出症的妇女做椎间盘切除术，当手术深入椎间盘区域时，因出现心血管紊乱而中止了手术，迅速缝合了皮肤，但当病人醒来时，"下背痛"消失了，并持续了一年。这令医师感到惊讶和不理解，于是认为这是外科手术强有力的安慰剂作用。Sorensen 甚至将查不出原因而手术疗效不好的下背痛称之为"特发性下背痛（idiopathic low back pain）。软组织外科学认为所有的腰背痛都有因可查，并能解释 Finnenson 碰到的这一临床现象，这根本不是什么"外科手术强有力的安慰剂作用"。根据手术疗效分析，首先在诊断上，Finneson 的两个病人的疼痛症状不是由椎间盘突出引起的，而是由椎管外软组织损害引起的。当手术分离椎旁软组织时，不自觉地将无菌性炎症损害部位的粘连松解了，理所当然地治好了"下背痛"，这是歪打正着。那么，为什么远期效果不好呢？这是由于对其发病机理缺乏认识，导致无意中的软组织松解不彻底。这在软组织外科的临床实践中常碰到。

举 Melzack 与 Wall 的这两个例子的目的，是说明要治好"下背痛"，首先要弄清引起"下背痛"的疾病的发病机理，掌握其内在规律，然后采取相应的治疗措施。软组织外科学认为，引起腰骶臀腿痛的原因可分为：椎管内病变、椎管外病变及椎管内外混合型病变三种类型。椎管内病变由硬膜外和神经根鞘膜外脂肪组织无菌性炎症引起。腰椎间盘突出症不会引起痛，黄韧带肥厚是无菌性炎症刺激引起的后果，椎管狭窄症引起的痛也是无菌性炎症的结果。椎管外病变主要是指椎管外软组织无菌性炎症病变。以腰椎间盘突出症而言，临床上有四种情况，当单纯的明显压迫神经根时，可引起麻木或麻痹；当神经根周围存在无菌性炎症的化学性刺激时，可引起痛；当压迫神经根又有无菌性炎症时，可引起麻痛；当没有压迫（或轻度压迫）又不存在无菌性炎症时，可无临床症状。腰椎间盘突出症必有腰椎管狭窄症，其后期必合并椎管外软组织损害。因此，必须根据不同情况，或采用椎管内软组织松懈手术（包括间盘摘除），或采用椎管外组织松解手术，或二者手术结合进行，才能彻底根治病因，达到治痛目的。否则，治疗就处于盲目状态，无法达到预期目的。

近几十年的努力，对由软组织损害引起的慢性疼痛，从病因、病理、临床流行病学、诊断、鉴别诊断、治疗和预防等七个方面做了长期的大量的深入研究，取得系统性进展，创立了软组织外科学（Soft Tissue Surgery）。软组织外科学的一整套软组织松解手术和非手术疗法，具有良好的疗效。这一理论符合软组织损害疼痛的内在规律，能解释复杂的临床现象，并能指导开辟治疗新途径，达到治痛目的。

当前，疼痛研究领域的问题是：基础理论研究跟不上临床，使临床研究缺乏基础理论的有力支撑，影响了临床研究的深入发展；同时，虽然临床研究取得了不少成就，但大多着重于镇痛研究；在治痛研究中，方法很多，但大多只满足于"有效"，而没有把"治愈""显效"和"远期疗效"作为高标准的追求要求。这样就难以严格筛选出符合内在规律的卓越治疗方法。过去的研究主要是建立在生理学基础上，而不是建立在病理学基础上；在研究方法上，用实验痛代替真实病理痛；同时没有把着眼点放在治痛上，局限于（或满足于）镇痛。值得指出的是，当前国内相继建立了不少"疼痛门诊"或"疼痛治疗研究中心"。但大多以上述镇痛方法作为主要治疗手段，这显然是不够的。

在未来研究中，基础理论工作者必须解除旧观念的束缚，密切结合临床实际，沿着新的方向，按照新的方式，应用新的技术（包括克隆技术）研究疼痛的基础理论。而临床工作者要尊重真实世界的客观现象，探索新思想、新路子、新技术、新方法，而不是盲目地去适应某一新学说。国际疼痛研究会和中国软组织疼痛研究会虽都是研究疼痛的学术组织，但研究的内容和方法却不同。前者主要建立在生理学基础上，着重于镇痛的研究，特别是癌痛的研究（迄今至少有 25000 多篇有关癌痛的专题文章，以 20 多种语言在世界上发表），而对慢性痛的治痛研究还未排上主要议事日程。而后者完全建立在病理学基础上，致力于椎管内外软组织损害引起的慢性痛的研究。改革是前进的动力，只有在研究进程中，随时加以调整，才能取得突破和进展。

镇痛和治痛的每一个成就，都是从不同的侧面，对临床治疗学的贡献。一些临床情况，如手术麻醉、术后痛等，达到镇痛目的已足够了。但大多数临床情况，特别是最大量的颈肩腰腿疼慢性疼痛，镇痛远远不能满足临床需要，只有治痛才有实际治疗意义。这就向基础理论工作者和临床工作者提出了新的挑战。要求通力合作，对严重的慢性痛从病因、病理方面做深入的探索和研究，以揭示其本质，掌握其内在规律，追求治痛——治愈引起疼痛的原发性疾病。这应该是疼痛研究的方向。

# 中药疗法概述

2007年王拥军、施杞等的"益气化瘀中药防治椎间盘退变性的细胞生物学机制研究"荣获中华医学科技一等奖。该项研究应用现代生命科学技术，从中医理论、文献、临床和基础方面，进行系统的研究，逐步形成了"调和气血"防治椎间盘退变性疾病的学术思想和"益气化瘀"的防治法则，总结出"益气化瘀"方。临床试验已证明益气化瘀方疗效确切，能改善相关症状和体征，无明显毒副作用，能明显提高椎间盘退变性的临床防治效果。该项研究根据脊柱力学失衡原理，建立了动静失衡性大鼠椎间盘退变模型，提出了致炎因子诱导椎间盘退变的观点，证实椎间盘退变的实质是椎间盘外基质降解和椎间盘细胞凋亡，炎性因子在其中起到重要作用。同时，证实了"恢复脊柱平衡"的学术思想，为非手术防治椎间盘退变性疾病提供了理论依据，从而进一步揭示了椎间盘退变的内在规律。

## 一、气血调和疗法

古人在《灵枢·经脉》中云："血气不和，百病乃变化而生。"

血液在血脉中循行环流，并充分发挥其功能，必须具备三个基本条件：其一为气血冲和有力，充盈调达；其二为脏腑生理功能健全；其三为脉络系统完整而通畅。

气为血之帅，气行则血行，其气冲和有力，则能推动血液正常循行。若气郁、气逆、气滞，必致血瘀、血逆、血滞。血和是指血液冲和，营气充盈，津液调和，其质地不稀不稠，流行不缓不疾，既无痰浊、湿热等内邪之扰，又无六淫、疫毒诸外邪之侵，其性质无异常，成分无改变。如是，则运行调畅，环流有度，正如《灵枢·本脏》所云："血和则经脉流行。"否则，必致瘀血阻滞，诸病蜂起，如《灵枢·经脉》所云："血气不和，百病乃变化而生。"

脏腑生理功能健全，是指脏腑各司其职并相互协调。比如心藏血脉之气，为血液运行之原动力。心气充足，则血液畅行，一旦不足甚至衰竭，必致血瘀，如《灵枢·经脉》云："手少阴气绝，则脉不通。脉不通，则血不流。""肺朝百脉"，肺气可推动血液流向百脉，若肺气虚弱或肺气闭阻，均会导致瘀血阻滞。又如肾为先天之本，脾为后天之本，肾气充盈，脾气健运，则元气自旺，而血流调畅。若元气一虚，则血脉必瘀，如《医林改错·论抽风不是风》云："元气既虚，必不能达于血管，血管无气，必停留而瘀。"

脉络系统完整通畅，是指脉络既未因跌扑金刃外伤或热毒内燔灼伤而保持结构完整无损，血不外溢，也未因寒邪外客而挛缩或痰浊诸邪内阻而保持管腔通畅，血行无阻。

古人云"肺朝百脉""专司吐故纳新"，就是说肺有两大功能，即"吐故"排除体内代谢的废物和

"纳新"吸入大自然中的新鲜氧气。呼出的二氧化碳气体，$CO_2$ 比空气重，可以阻隔燃烧时与氧气的供给，起到灭火的作用，另外，通过测量血液中的二氧化碳结合率，判断人体血液中的酸碱度，进行体液酸碱平衡的治疗，使人体恢复健康，达到酸碱平衡。另外，当空气中一氧化碳的浓度为 1.3g/L 时会使人中毒。一氧化碳对人全身的组织细胞均有毒性作用，尤其是对大脑皮质影响最为严重，一氧化碳极易与血红蛋白结合，形成碳氧血红蛋白，使血红蛋白丧失携带氧的能力和作用，造成人体组织窒息，严重时可造成死亡。另外，空气中还有一种氮气，是一种无色无味的气体，和氧气一样是空气中主要成分之一，空气中的氮气占 78% ~ 80% 比氧气要多得多，如果超过 84% 时，就会让人缺氧，让人昏迷。氮气的用途很多，可以做合成橡胶、化肥及食物保鲜剂。可引起潜水员得"减压病"。

中医认为"气为血之帅，气行则血行"，《灵枢·脉经》云："血气不和，百病乃变化而生。"认为"气"与脾脏、肾脏密不可分。一般将"气"分为两种，一种是大自之气（空气），一种是推动血液周身运行的元气，即"内气"，营养脏腑身体的百骸之气。这种气血调和论是中医四诊八纲和辨证施治的核心理论。2019 年获诺贝尔生理学或医学奖的三位科学家是威廉·凯琳（William G. Kaelin, Jr.）（美国）、彼得·拉特克利夫（Sir Peter J. Ratcliffe）（英国人）以及格雷格·塞门扎（Gregg L. Semenza）（美国）。他们发现了细胞如何感知和适应氧气供应的可用性。他们三位分别来自哈佛大学、牛津大学以及约翰·霍普金斯大学。凯琳教授是一位细胞分子学和癌症研究专家。

简单来说就是：他们帮我们弄清楚了氧气是怎么影响人体造血的。造血对生命活动的重要性不用多讲，但它跟氧气之间到底有什么关系？

当我们人体处在缺氧状态时（比如说你去高海拔地区或者刚刚完成剧烈的体育锻炼，这时候细胞就处于缺氧的状态），这时候我们的身体中会产生一种激素，叫"促红细胞生成素"，英文缩写 EPO。这个"促红细胞生成素"顾名思义，它能促进我们身体中红细胞的生成，因此可用以治疗贫血。当然在体育赛事中，这也可以是一种明确的禁药——以前好多田径、游泳运动员用了它以后，身体内红细胞增加，携带氧气的能力也就增强。

但是，这个缺氧状态具体是怎么造成促红细胞生成素（也就是 EPO）水平上升的，这在以前没搞清楚过。对它的深入了解是在进入更加微观的分子细胞学研究时代（就是科学家们微观到 DNA 的层面来观察生命活动的时候）才展开的。

在 20 世纪 90 年代，霍普金斯大学的塞门扎教授在研究这个促红细胞生成素（EPO）基因的时候，发现在这个 EPO 基因的旁边还有一个特定的 DNA 片段，这个片段好像参与了在低氧状态下促红细胞生成素水平上升的过程。

与此同时，牛津大学的拉特克利夫教授也有类似发现。他其实本来是研究肾细胞的（因为很多的促红细胞生成素都是在肾细胞中产生），但是他和塞门扎教授都注意到：不仅仅是肾细胞，我们身体中几乎所有的细胞都存在这种在低氧状态下借助特定 DNA 片段来影响促红细胞生成素水平升高的情况。这个发现已经很有突破性了，它表明：缺氧会促使我们身体细胞开始造血，这是一条适用于我们身体中几乎所有组织器官的规律，一旦具体搞清楚了这种规律，那就可以利用这种规律来控制身体内各个地方的造血。

塞门扎教授进一步在肝细胞中发现了他此前留意到的这种特定 DNA 片段对应的蛋白质复合物，给它命名为"缺氧诱导因子"（HIF）。

三位科学家为我们揭示了，HIF 的蛋白质的复合物是如何在身体处于低氧状态下人体细胞开始造血。中医认为"肺朝百脉"肺气可以推动血液流向百脉，若肺气虚弱或肺气闭阻（低氧或缺氧）均会导致瘀血阻滞。又如肾为先天之本，脾为后天之本，肾气充盈，脾气健运，则元气自旺，而血流调畅。这些气血论与此发现多相吻合。中医认为人的"元气"即体内之气是生命活动的源泉和动力。若元气一虚，则血脉必瘀，如《医林改错》云："元气既虚，必不能达于血管，血管无气，必停留而瘀。"现代人体生命科学的研究发现，自从 1987 年证实了内皮细胞源性舒张因子（E-DRF）即一氧化氮（NO）以来，NO 在人体中的作用引起广泛重视。美国《自然》杂志于 1992 年将其评为"明星分子"。1998年三位美国科学家研究一氧化氮在心血管系统中的巨大贡献而共获诺贝尔医学奖，引起世人关注。NO在脑缺血中的作用已经在国内外展开，人们在阐明 NO 在脑缺血的作用中，试图通过一氧化氮合成酶（NOS）抑制剂以阻断脑缺血时 NO 的毒性作用，但结果并不一致，有的研究认为 NOS 抑制剂可缩小脑缺血面积，另有的研究认为 NOS 抑制剂增加脑缺血面积，还有的认为 NOS 抑制剂对脑缺血面积并无影响。应用基因方法对脑缺血时不同类型 NOS 的作用进行研究，阐明了其不同作用 NOS 异构体在分子氧和还原型烟酰胺腺嘌呤磷酸二核苷酸（NADPH）存在下，NOS 可催化左旋精氨酸生成 NO 和胍氨酸。根据组织来源和克隆顺序而命名的 NOS 有三种异构体：I 型即神经元性 NOS（neuronal NOS，nNOS），II 型即免疫源性 NOS（immunologic NOS，iNOS），III 型即内皮细胞源性 NOS（endothelial NOS，eNOS）。nNOS和 eNOS 是钙依赖性，而 iNOS 在多数情况下是非钙依赖性，在机体发生免疫反应和神经元损害时表达。

nNOS 介导脑缺血时早期神经元损伤

已知在整个中枢神经系统中仅少量神经元表达 nNOS，在正常情况下，神经元性 NO 参与突触可塑性和神经元之间信号的传递，但在脑缺血时则表现出神经毒性作用。原代神经细胞培养中发现谷氨酸和 N-甲基-D-天门冬氨酸（NMDA）的神经毒性作用主要是由于生成过量 NO 所致。当在培养基中同时加入 NMDA 和精氨酸的类似物 -NOS 抑制剂、黄素蛋白抑制剂、钙调蛋白拮抗剂以及钙调磷酸酶抑制剂，均可降低 NOS 的催化活性，拮抗 NMDA 的神经毒性而起保护作用。应用转基因技术，在缺乏nNOS 的原代神经细胞培养中观察到这种神经细胞具有拮抗 NMDA 的毒性作用，说明了 nNOS 神经元是具有神经毒性的神经元。但也有一些相反的报道，认为在神经细胞培养中未观察到 NO 介导的神经毒性作用，这可能是由于 nNOS 表达不足的缘故。新近的研究认为 NO 的毒性作用与 nNOS 神经元的数量以及 nNOS 蛋白质的含量密切相关。nNOS 表达的量与使用的培养基有关，如果神经元生长在含有神经胶质的饲养层上。则所含的 nNOS 含量较少，而当神经元生长在含有多聚鸟氨酸的基质中，则所含的 nNOS 含量较多。此外。当神经细胞生长在含有神经胶质的饲养层上，许多神经营养蛋白可明显增加 nNOS 神经元的量、nNOS 蛋白质的含量、NOS 的催化活性，并可通过 NO 依赖的机制增加 NMDA 的神经毒性；相反，当神经元生长在含多聚鸟氨酸基质中，则神经营养蛋白对 nNOS 神经元数量和 NOS催化活性没有影响，还可减轻 NM-DA 的神经毒性，在缺乏 nNOS 的小鼠原代神经细胞培养中，未观察到神经营养蛋白介导的神经毒性作用，说明 nNOS 的表达和 NMDA 以及 NO 介导的神经毒性有赖于培养基的选择，神经营养蛋白通过调节 nNOS 的活性，进而调节 NMDA 毒性作用的易感性。

在实验性脑缺血后给予相当浓度的 NOS 抑制剂以抑制 nNOS 的活性，可减轻脑缺血面积，但是，选择性的 nNOS 抑制剂如 ARL17477，尽管对 eNOS 活性没有影响，但在体内可有效地削弱 nNOS 的活性，这与其在实验性脑缺血中的保护作用是一致的。对于前述 NOS 抑制剂对脑缺血面积的不同作用，目前认为可能是大剂量的非选择性 NOS 抑制剂，同时抑制 nNOS 和 eNOS 活性，导致脑血流量减少，脑缺血面积增大，而当使用的 NOS 抑制剂量太少，以至无法抑制 nNOS 活性，则可能出现对脑缺血的面积影响不大。

近年来，通过应用缺乏特异的 NOS 的转基因小鼠来研究脑缺血，进一步阐明了 NOS 异构体在脑缺血中的作用，在持久性脑缺血实验中观察到缺乏 nNOS 小鼠的缺血面积明显小于同年龄野生型对照鼠，在这种转基因小鼠中给予足量的非特异性 NOS 抑制剂，可见到这种抑制剂通过抑制依赖 NO 的脑膜血管扩张作用，而使缺血面积增大。这时缺乏 nNOS 的转基因小鼠的缺血面积与野生型小鼠无明显差异。在短暂性脑缺血再灌流实验中也证实了缺乏 nNOS 小鼠或大鼠具有抵抗脑缺血损伤的作用。最近有人提出，选择性 nNOS 抑制剂的使用必须慎重，因为抑制 nNOS 活性可能增加核转录因子，导致 iNOS 活性增强，进而加重缺血后期的神经元损伤。

在生理情况下，nNOS 活性是结构性表达，但在病理情况下，有些细胞可能通过新合成蛋白质而诱导 nNOS。在大鼠局灶性脑缺血时，在缺血损伤区观察到 nNOS mRNA 快速表达、nNOS 蛋白和 NADPH-d 染色阳性细胞增多。脑缺血后 nNOS 表达增多可加剧神经元的损害，但由于含有这种 nNOS 的神经元的线粒体中有丰富的 Mn SOD，因而可选择性地抵抗 NO 本身的毒性作用。另外，最近的研究认为 nNOS 活性增加可通过 NO 激活 Ras 细胞外信号调节蛋白激酶途径而有利于其功能的恢复，进而导致神经可塑性的长时间改变。

NOS 介导后期缺血性神经元损害

在生理情况下 iNOS 活性很低，但在病理情况下，除了巨噬细胞和小胶质细胞外，许多组织细胞，如神经细胞、星形胶质细胞和内皮细胞也可表达 iNOS，体外实验中观察到诱导 iNOS 可引起迟发性神经元坏死和加剧谷氨酸的毒性作用，在大鼠脑组织中，iNOS 蛋白和催化活性在脑缺血后 12 小时出现，48 小时达高峰，7 天后恢复正常。脑缺血后 24 小时，给予选择性的 iNOS 抑制剂可明显缩小脑梗死的面积，氨基胍的神经保护作用可被左旋精氨酸所逆转，而右旋精氨酸则无此作用。应用缺乏 iNOS 基因的小鼠脑缺血实验中，观察到脑缺血面积明显小于野生型小鼠，说明了 iNOs 参与了脑缺血后期神经元的损伤。但是，脑缺血后内皮细胞 iNOS 表达增多是否通过改善脑血流而引起脑保护作用，至今仍不清楚。

eNOS 在脑缺血时神经保护作用

在生理情况下，eNOS 是结构性表达。当细胞内钙增加时，其活性可短暂性提高。除内皮细胞可表达 eNOS 外，研究发现中枢神经系统中一些神经元也可表达 eNOS 活性。

NO 是血管血流动力学的主要调节剂和介导血管扩张的信使分子。只要部分抑制 eNOS 活性就可引起脑血流的明显改变。在早期研究 NOS 抑制剂对脑缺血的实验中，多数学者使用的是非特异性的 NOS 抑制剂。因其可同时抑制 eNOS 和 nNOS，使脑膜动脉收缩，脑血流量减少，进而使脑缺血面积增大，而给予 NO 供体物质或左旋精氨酸，可见局部脑血流增加，脑缺血面积缩小。说明了在脑缺血时 eNOS 具有维持局部脑血流的保护作用，应用缺乏 eNOS 转基因小鼠脑缺血实验中观察到脑缺血面积增大，在这种小鼠中给予非特异性 NOS 抑制剂左旋硝基精氨酸明显减小缺血面积。正如 nNOS 一样，在脑缺血急性期 eNOS 蛋白和催化活性也明显增加，进而有助于维持局部脑血流起保护作用。

NO 的作用机制

脑缺血时 NO 的过量生成导致神经元坏死的确切途径至今未明，但是，破坏由 NO 介导的正常生理过程就有可能影响神经元的存活。由于含有不成对的电子，NO 被认为是一种自由基。已知 NO 的作用部位包括氧、过渡金属、含铁硫蛋白以及含铁血红素蛋白，目前研究最多的过渡金属是鸟苷酸环化酶中血红素成分中的铁离子。NO 通过改变鸟苷酸环化酶（GC）的构象，导致 cGMP 的形成，脑缺血时 cGMP 的作用主要是神经保护作用。脑缺血时 NO 的毒性作用表现如下。与一些含铁硫簇蛋白，如线粒体 NADH 泛醌氧化还原酶和 NADH-琥珀酸盐氧化还原酶反应，抑制它们的活性，进而抑制氧化磷酸化作用导致神经损伤，抑制顺乌头酸酶（另一种含铁硫族蛋白），进而抑制糖酵解，与氧竞争细胞色素氧化酶，从而抑制线粒体呼吸。另外，NO 尚可通过与蛋白质中硫基结合，导致 S-硝基化作用，通过亚硝基修饰作用抑制肌酸激酶的活性。通过抑制确酸肌酸和 ATP 间确酰基转移，导致 ATP 生成减少，使神经元损伤。近年来的研究认为，NO 主要与 $O_2^-$ 反应形成强氧化剂 $ONOO^-$，脑缺血时，由于缺乏底物左旋精氨酸，nNOS 既可产生 NO，也可产生 $O_2^-$。$ONOO^-$ 可使线粒体中 Mn-SOD 失活，使线粒体不能清除 $O_2^-$，引起级联式神经损伤。

最近，有人提出 NO 可通过坏死和凋亡两种途径介导细胞死亡。由 NMDA 介导的神经元死亡主要是通过坏死途径，但研究认为细胞死亡的形式可能与 NMDA、NO 的毒性强度以及线粒体的功能状态有关。在大脑皮层细胞培养中，轻度的兴奋性毒性或自由基损害引起迟发性神经元死亡以凋亡为主，而高浓度的 NMDA 或 $ONOO^-$ 常导致细胞坏死，原代神经细胞培养实验中激活 iNOS 引起缓慢的、渐进性细胞死亡，则以凋亡为主。

现有的研究已清楚地说明了 NO 在脑缺血损伤中起重要的调节作用。通过应用选择性 NOS 抑制药和缺乏特异 NOS 转基因小鼠的研究，阐明了 NO 在实验性脑缺血中的作用。脑缺血时 NO 具有双重作用：主要取决于 NO 的来源，由 nNOS 和 iNOS 产生的过量 NO 具有神经毒性作用，而来源于 NOS 的 NO 在脑缺血时具有脑保护作用。因而，有必要强调研制开发选择性的针对 nNOS 和 iNOS 抑制剂以阻断其毒性，而同时又不影响或较少影响 CNOS 活性，保持脑缺血后局部脑血流的药物，必将有助于脑缺血的治疗。

2003 年唐家广教授报告了"一氧化氮在神经根性疼痛中的作用"，指出：有学者发现 NO 参与腰椎间盘盘源性神经根性疼痛产生，髓核组织经培养后可产生大量的 NO，在外周神经系统中参与伤害信息向神经中枢的传递作用，从而导致痛觉的形成。目前，关于内源性 NO（hotric oxiae，NO）的研究正蓬勃兴起，在生物学研究领域开辟了新的途径。NO 不仅在免疫、心血管系统中作为一种信使分子发挥重要作用，而且，它可能是一类新型神经递质中的第一位代表。

内源性 NO 的发现及生化特性

1980 年，Furchgott 等在实验中发现，由乙酰胆碱（ACH）引起家兔胸主动脉和其他血管分离标本的松弛反应，血管内皮细胞的存在是必要条件。他们认为，ACH 作用于内皮细胞的毒覃碱受体，由此产生导致血管平滑肌松弛的物质，这种物质后来被确定为内皮源性松弛因子（EDRF）。1987 年，Palmer 等证明，内皮释放的一氧化氮可以解释 EDRF 的生物学作用，并认为 EDRF 和一氧化氮是等同的 1988 年，他们又发现 L-精氨酸是血管内皮细胞合成一氧化氮的前体。从而确立了哺乳动物体内可以合成 NO 的概念。1989 年，Ignarro 进一步阐明了上述观点。经过一系列研究，发现内源性 NO 具有如下的生化特性：

（1）内源性 NO 是一种极不稳定的化合物，在实验条件下，其半衰期为 3 ~ 5 秒。在 $O_2$ 及超氧阴离子存在的情况下，迅速转变为无机亚硝酸盐硝酸或硝酸盐而失活。因此，超氧化物歧化酶或酸性 ph 条件可以增加其化学稳定性。

（2）除了可以和对氨基苯硫酸反应外，还可以与臭氧反应产生一种化学发光产物。这一特性为一氧化氮的化学分析奠定了基础。

（3）内源性 NO 和可溶性鸟苷酸环化酶的亚铁血红素部分有极高的亲和力，可以相互结合，产生一种亚硝酰基血红素或 NO- 亚铁血红素（NO-HEME）这种 NO-HEME 复合物可与该酶的卟啉部位相结合，在其催化部位附近可导致构型改变，从而激活鸟苷酸环化酶，产在 MG 存在的条件下，导致 CGMP 生成增加。正因为一氧化氮与亚铁血红素的铁有高度亲和力，所以血红蛋白、肌红蛋白可以对抗 NO 对鸟苷酸环化酶催化 GTP 生成 CGMP，因此可以抑制 NO 的作用。

（4）内源性 NO 可以直接导致血管扩张，还可以抑制血小板在内皮细胞表面黏附和血小板聚集作用。

（5）NO 有高度脂溶性，极易扩散进生物膜。

**内源性 NO 的生物学作用**

1.NO 对心血管系统及肺的作用

（1）NO 对心血管系统的作用

在心血管系统中，NO 是具有多种作用的重要的细胞信使。它不仅来源于血管内皮细胞和平滑肌细胞，而且亦来源于非肾上腺素能和非胆碱能神经末梢。

血管内皮细胞中存在 L- 精氨酸 -NO 途径，当血管受到血流冲击，血管切应变力等刺激后，可引起 NO—依赖性的血管舒张作用。前者刺激引起的血管舒张作用为 NO 释放量增多所致，后者刺激可能是通过改变细胞膜 K 电导，使细胞内 CA 增多，并通过 CA 敏感性的蛋白激活 NO 合成酶活性，促进 NO 合成酶活性，促进 NO 合成。

NO 在维持血管张力及机体血流动力学的恒定方面起着重要作用。目前认为动脉中 NO 的含量比静脉高，这不仅是由于 NO 基础释放量不同，更主要是因为血管对 NO 的反应性不同所致。在心血管系统中，NO 发挥生物效应的可能机制是：NO 提高腺苷酸环化酶的活性，促使细胞内的 CGMP 生成增多，继而激活依赖于 CGMP 生成增多，继而激活依赖于 CGMP 的蛋白激酶并抑制蛋白激酶 C 磷酸化作用，使肌球蛋白氢链去磷酸化。细胞内 CA 浓度下降，收缩蛋白对 CA 的敏感性也减弱。肌细胞膜上 K 通道活性也下降，从而导致血管舒张。

（2）NO 对肺的作用

NO 可选择性扩张肺气道的血管，提高通气 / 灌流比率，从而可逆转肺动脉高压，但对血流动力学无影响。18-36ppm 低浓度的 NO 可有效地预防成人呼吸窘迫综合征及婴儿肺动脉高压。因此，NO 对患有肺部疾患者有益。

（3）NO 的病理性释放与临床

原发性高血压患者体内 NO 的含量减少，分别给原发性高血压患者及健康人输注精氨酸后，能引起血压快速下降。提示 NO 生成的减少可能引起高血压。

细胞因子及通过释放细胞因子而起作用的内毒素脂多糖能在内皮细胞及平滑肌细胞膜诱导产生一种非钙依赖性的 NO 合成酶。该酶在体外能对抗缩血管剂的作用而产生持久性血管扩张。皮质激素及 NO 合成酶抑制剂则通过抑制 NO 释放量增加的作用亦可解释感染性休克引起的血管扩张及其抗缩血管剂的作用机理，以及解释用细胞因子如白介素 -2、肿瘤坏死因子等治疗癌症时所引起的低血压原因。

用 NO 合成酶抑制剂还能防止或逆转脂多糖或肿瘤坏死因子所引起的低血压以及出血性、过敏性休克动物的低血压。实验证明：NO 合成酶抑制剂的用量对疗效的发挥起着决定性作用。低剂量的 NO 合成酶抑制剂可有效地逆转低血压，若剂量过大则能导致血管强烈收缩、终末器官的损伤，并可迅速引起死亡。

2.NO 在炎症和免疫反应中的作用

已经证明，NO 是一种巨噬细胞诱导白细胞聚集和淋巴瘤细胞中线粒体呼吸抑制的介质。当巨噬细胞被内毒素或 T 细胞激活时，就可以释放 NO，通过抑制靶细胞（细菌、肿瘤细胞等）线粒体中三羧酸循环、电子传递和细胞 DNA 合成途径，发挥杀伤靶细胞的效应。因此，内源性 NO 是巨噬细胞发挥杀伤靶细胞的信使分子。

此外，有证据表明，NO 在急、慢性炎症反应中亦可能起一定作用。用 NO 合成酶抑制剂能减轻患急、慢性炎症的程度，而 L- 精氨酸则能加重之。

另有报道，NO 合成酶抑制剂及 NO 的双重特性所决定的，NO 一方面是细胞毒，另一方面的扩管及潜在性的保护作用，因此在炎症反应中 NO 可能具有多种作用。而糖皮质激素对细胞因子中介的炎症反应有很强的抑制作用，能抑制与慢性炎症有关的细胞因子的转录和合成。

3.NO 在神经系统中的作用

许多学者认为内源性一氧化氮可能是一种新型的神经递质。因为，它不贮存在突触囊泡中，而是广泛分布于胞质之中，缺乏突触后膜受体，其作用是通过弥散方式作用于鸟苷酸环化酶的活性中心，这些方面都不同于传统概念上的神经递质，但它却发挥神经递质的作用。在中枢神经系统中，谷氨酶的细胞毒性作用可能是由于内源性 NO 生成过多所致，这与中风时脑损伤机制有关。一些学者发现 NO 可能作为一种逆行性信使与学习记忆机制相联系。1991 年，Amir 等发现，L- 精氨酸 /NO 途径在前列腺素 PGE2 作用于视前区下丘脑前（POAH）引起的体温升高中发挥调节作用。可能是 PGE2 刺激 POAH 神经元，引起该神经元释放 NO，而后 NO 作为一种神经递质把 PGE2 产生的信号传给 POAH 的其他神经元。也可能是 PGE2 刺激，引起 POAH 中某些神经元释放 NO，NO 又反过来调节该神经元的活动。但也不排除其他原因。1992 年，Amir 又发现阻断 NO 生成途径，可干扰光信息向视交叉上核传递。还有一些资料表明，脑内形成的 NO 可以减少中枢交感神经的传出冲动，从而降低支配外围阻力血管的交感神经紧张性，借此参与动脉血压的调节。在外围神经系统中，BUTT 等的实验揭示，NO 在胃肠道自主神经中作为一种抑制性非胆碱能非肾上腺素能神经递质，神经刺激可引起该神经递质的释放。此外，阴茎海绵体神经元，阴茎动脉外膜层神经丛，分布有 NO 合成酶，小剂量 NO 合成抑制剂可消除电生理刺激引起的阴茎勃起。1998 年诺贝尔生理学或医学奖获奖者是三位美国科学家慕拉德（Ferid Murad）（德科萨斯大学卫生科学中心）、费奇戈特（Robert F. Furchgott）（布鲁克林南方卫生科学中心）和伊格纳洛（Louis J. Ignarro）（加利福尼亚大学洛杉矶分校医学院），他们发现了人体内 NO 是重要的信号分子。穆拉德研究 CGMP，设法从 CGMP 产物中分离出一种与之相类似的蛋白质——可溶性鸟甘环化酶（GC），证实了 NO 可活化 GC 和松弛平滑肌，把这些物质加入气管、肠等不同的组织中，发现不但能活化 GC，还能使这些组织的平滑肌松弛，由此穆拉德认为 NO 可能是一种对血流具有调节作用的信使分子。费奇戈特教授在研究乙酰胆碱时发现其仅能引起内皮细胞完整的血管扩张，由此推测血管内皮细胞在乙酰胆碱的作用下，产生了一种新的信使分子，这种分子作用于平滑肌细胞舒张，从而扩张血管。他将其命名为"内皮细胞松弛因子（EDRF）"。伊格纳洛教授利用灌流—生物检定法从不同侧面证明：EDRF（内皮细胞松弛因子）就是 NO（一氧化碳）。无论 2019 年和 1998 年的生理学或医学奖都发现了血管中的 $O_2$（氧气）和 NO（一氧化碳）对人体生命活动的重要性，证明了中医学说中经典理论的真实性，是中医学对现代分子生物医学的重大贡献。

**常用方剂如下：**

1. 益气活血方：黄芪 60g、当归 30g、赤芍 20g、川芎 15g、红花 10g、桃仁 9g、地龙 10g。

该方基本以补阳还五汤为组方，补阳还五汤出自《医林改错》，为清代名医王清任所创，王氏认为"能使周身之气通而不滞，血活不瘀，气通血活，何患疾病不除"。该方是益气活血的代表方，方中重用黄芪为君，辅以当归、赤芍、川芎、红花、桃仁活血化瘀，佐以地龙通络，开创了以补为通，以通为补，通补兼施的益气活血法。采用肌电图诱发电位仪研究表明，补阳还五汤对促进腰椎间盘术后神经功能恢复疗效肯定，可明显改善血液的浓、黏、凝、聚状态，对增殖性炎症和渗出性炎症均有对抗作用，并对机体特异性免疫功能和非特异性免疫功能均具有调节和改善作用。补阳还五汤还可抑制组织缺血再灌注后自由基引起的脂质过氧化反应，保护抗氧化酶活性，具有抗氧化作用，这些作用对周围神经修复方面起着重要作用。

2. 益气化瘀方：黄芪、当归、白芍、白术、川芎、红花、丹参、防己、三棱、莪术、炙甘草、党参、地龙。

该方为国家级名老中医施杞教授治疗椎间盘退变性引起颈腰椎间盘病的基本方，通过实验研究，观察到退变的椎间盘软骨终板与椎体连接处微循环障碍，导致椎间盘营养供应障碍，诱发椎间盘退变。从中药益气化瘀方对体外培养动物颈椎间盘对软骨细胞生物学功能的影响，主要是细胞增殖、细胞生长周期及凋亡。实验中证实，高剂量含药血清组具有明显的促进软骨细胞增殖作用。益气化瘀方以益气化瘀、补益肝肾为法则，组方中的黄芪对机体的免疫系统有着广泛的影响，能增强基质 NK 细胞活性，对 T 细胞的功能有促进作用，且具有升高细胞 SOD 活性，维持细胞正常代谢及免疫调节作用；党参也可以根据机体不同的免疫状态对细胞免疫和体液免疫起到调节作用，川芎具抗炎、镇痛及改善微循环的作用。组方有很好的抑制炎症反应，减少代谢产物酸性毒性产物释放，从而有效地促进软骨细胞增殖作用。软骨细胞的增殖和代谢是由多种环境因素共同作用，多种生长因子同时参与调节的过程。随着年龄的增长，软骨细胞的合成和增殖反应均会发生减退，自我修复能力下降。椎间盘的生物力学改变，逐渐导致胶原网状结构的破坏，蛋白多糖聚合体和单体降解、变性，基质含水量增加、硬度降低，使软骨细胞发生退变和坏死，软骨细胞代谢受限，必然引起胶原和蛋白多糖合成受阻，软骨细胞失去抗压强度和弹性，最终导致软骨破坏。中药对软骨细胞增殖延缓其退变等方面起到一定的作用。另外，在软骨细胞中启动凋亡开关目前认为有以下三种途径：①肥大细胞状态的改变。软骨细胞一进入肥大状态，细胞氧化还原状态（redox sfata）的氧化转换（oxidalve shift）改变了刺激信号的性质，从而导致与增生相反的细胞死亡过程。②局部产生的生长因子充当诱发凋亡的信号。如肿瘤坏死因子（TNF）及转化生长因子（TCFB）诱发生长抑制，而可能来源于 TCF-β 的 Cmye 在生长阻滞信号存在情况下表达亦能启动凋亡。③ Famum 和 Wilsman 研究观点认为软骨 – 骨交界处血管化，血管化致使浆膜贴附在最终横膈，软骨细胞不对称会启动由淋巴细胞和单核细胞受体介导的凋亡。上述三种途径均通过基因水平共同调节着细胞凋亡的过程，实验研究发现，中药益气化瘀含药血清组不具有诱导其细胞凋亡作用。其可能的原因在于中药组方中的黄芪具有升高细胞 SOD 活性维持细胞正常代谢及免疫调节作用；川芎具有抗炎、镇痛及改善微循环的作用。说明组方有很好的抑制炎症反应，减少代谢产物及酸性、毒性产物释放，从而有效地抑制凋亡的诱导途径及凋亡信号传导。对细胞生长周期研究分析显示，中药组明显加速细胞 DNA 的合成。

3. 通络活血方：当归 9g、黄芪 18g、丹参 18g、泽兰叶 9g、赤芍 9g、杜仲 9g、金毛狗脊 12g、鹿角片 18g、地龙 9g、苏木 9g。

该方为首批国家级名老中医（卫生部国家中医药管理局评定）李同生教授治疗椎间盘退变性疾病椎管狭窄的基本方，多种腰腿痛如腰椎间盘突出症、腰 3 横突综合征、慢性腰肌劳损都可使用。本方用于肾精匮乏、痹阻督脉者。若下肢痹顽萎废麻木、痛甚者加用牛膝 9g、木瓜 9g、五加皮 9g；阴虚火旺者加用炙黄檗 9g、生地 9g，泻火坚阴、滋养肝肾；疼痛甚者加乌药 9g、元胡 9g、广三七 5g，活血祛瘀镇痛；兼有风湿、游走长痛、痛无定处、麻木不仁者加威灵仙 9g、防风 6g、秦艽 9g、羌活 9g。用法：将鹿角片另包，先煎 30 分钟，再与诸药共煎，沸后文火煎 50 分钟，每日一剂，每次口服 150ml，于饭后 2 小时温服。服药过程中停服其他中西药物、手法及其他治疗方法。要求每日卧硬板床休息 16 小时以上。

当代医学的发展和医疗模式的转换，微创乃至无痛治疗成为主流治疗方向。传统中医药疗法成为研究的焦点。目前治疗早期应活血化瘀、益气化瘀；中期应温经散寒、舒经通络；后期应补益肝肾、强肾壮腰。学者普遍认为 80%～90% 的初发腰椎间盘突出、腰椎管狭窄等患者都可以非手术治疗而消除症状，采用中药治疗腰椎间盘退变性疾病治愈率可达 80% 以上，且经济实惠，复发率低，即便复发可再次辨证施治，可操作性强。中药治疗是可靠、有效、首选的治疗方法。

**常用治疗颈椎病中药方剂**

| 分型 | 方剂 | 功效 | 组方 |
|---|---|---|---|
| 颈型颈椎病 | 麻黄细辛附子汤 | 温经散寒舒筋活络 | 麻黄、桂枝、细辛、附子、川芎 |
| | 羌活胜湿汤 | 祛风散寒舒筋活络 | 羌活、独活、防风、川芎、藁本、蔓荆子、木瓜、陈皮、甘草 |
| | 瓜蒌薤白半夏汤 | 调理气机行气化瘀 | 瓜蒌果 1 个、薤白、半夏、桂枝、川厚朴、枳实 |
| 脊髓型颈椎病 | 身痛逐瘀汤 | 调和气血疏通经络 | 黄芪、党参、丹参、赤芍、川芎、粉葛根、川牛膝、制香附、天麻、当归、红花、秦艽、桂枝、柴胡、姜半夏、石菖蒲、地龙、桃仁、炙甘草 |
| | 芪麝颈康方 | 滋补肝肾强筋壮骨 | 黄芪、川芎、人工麝香、人工牛黄、防己水煎浓缩成胶囊 |
| | 加味补阳还五汤 | 疏通督脉通经活络 | 黄芪、赤芍、川芎、漏芦、桃仁、红花、地龙 |
| 交感型颈椎病 | 黄葛舒颈汤 | 调理肝脾肾 | 黄芪、葛根、桂枝、白芍、补骨脂、当归、鸡血藤、路路通、姜黄、秦艽、川芎、狗脊、全蝎、炙甘草、淫羊藿、鹿角、熟地 |
| | 补阳还五汤 | 益气活血祛瘀通络 | 当归尾、川芎、黄芪、桃仁、红花、地龙、赤芍 |
| 椎动脉型颈椎病 | 补阳还五汤 | 益气活血祛瘀通络 | 桃仁、红花、丹参、川芎、三七、胆南星、天竺黄、半夏、葛根、党参、白芍 |
| | 桃红四物汤 | 活血化瘀通经活络 | 桃仁、红花、丹参、川芎、三七、胆南星、天竺黄、半夏、葛根、党参、白芍 |
| | 益气化瘀利水方 | 益气化瘀祛湿通络 | 黄芪、山茱萸、枸杞、丹参、红花、川芎、赤芍、胆南星、防己、大黄 |

| 分型 | 方剂 | 功效 | 组方 |
|---|---|---|---|
| 神经根型颈椎病 | 白芍葛根汤 | 活血通络舒筋通经 | 葛根、白芍、全蝎、桑枝、桃仁、红花、羌活、炙乳香、炙没药、天麻、地龙、川芎、甘草 |
| | 桂枝加葛根汤 | 活血化瘀疏通经络 | 当归、川芎、红花、桃仁、桂枝、葛根、赤芍、白芍、丹参、陈皮、甘草 |
| | 桃红四物汤 | 活血化瘀通经活络 | 当归、红花、川芎、赤芍、熟地、桃仁、桂枝、葛根、白芍、丹参、陈皮、甘草 |
| 食管型颈椎病 | 芪麝颈康方 | 舒筋活络强筋壮骨 | 黄芪、川芎、人工麝香、人工牛黄、汉防己 |

**常用治疗腰椎间盘病中药方剂**

| 分型 | | 方剂 | 功效 | 组方 |
|---|---|---|---|---|
| 腰椎管狭窄症 | | 通脉活血汤 | 通督活血补益肝肾 | 当归、黄芪、丹参、泽兰叶、赤芍、杜仲、金毛狗脊、鹿角片（先煎） |
| 未破裂型 | 退变型 | 桃红四物汤 | 活血化瘀养血止痛 | 桃仁、红花、当归、川芎、三七、杜仲、川断、牛膝、制乳没、蜈蚣、延胡索 |
| | 膨出型 | | | |
| | 突出型 | | | |
| 破裂型 | 后纵韧带下型 | 补阳还五汤 | 益气活血通经活络 | 黄芪、当归尾、赤芍、川芎、桃仁、红花、地龙 |
| | 后纵韧带后型 | | | |
| | 游离型 | | | |

4.桃红四物汤临床研究与应用

在上述颈肩腰腿痛的内服中药中，桃红四物汤是最著名的经方之一，临床应用范围极广。山东中医药大学张洪斌教授访问美国中医学院，参观美国明尼苏达大学，耳闻目睹中医学为人类健康事业做出的重大贡献。中医的经典古方，是历代的中医学家临床经验的结晶，是中医理法方药精华和体现。中医学大家秦伯未先生曾评论桃红四物汤认为：本方的配合，熟地、白芍是血中的血药，当归、川芎是血中的气药，阴阳动静相配，故能补血，又能和血。假如只用地、芍，便守而不走，只用归、芎，便走而不守。芎归汤，又名佛手散，主治通经祛瘀，便是一个明显的例子。养血通剂为四物汤。四物汤内地、芍、芎、归的配合，前人比作春夏秋冬四种不同气候，认为不仅在加减上，而且在用量的轻重上，均能改变其性质。例如单用或重用地、芍，便是偏于滋阴，单用或重用芎、归，便是偏于活血。因此，一般用作养血的重量，熟地、当归较重，白芍次之，川芎又次之；在不用熟地的时候，白芍用量又往往重于当归。这是用四物汤的平补血虚的大法。同时中医大家蒲辅周评价此方为一切血病能用之方。凡瘀血者俱改白芍为赤芍；血热者，改熟地为生地。川芎量宜小，大约为当归之半，地黄为当归的两倍。

在治疗颈椎病中的应用：

颈椎病是一种常见的老年性颈部疾患，又称"颈肩综合征"，多发生于四十岁以上的中年人及老年人。随着年龄的增长，以及颈部长期劳损，其颈部椎间盘组织及骨关节逐渐发生退变。当此类劳损性改变影响到颈部神经根，或颈部脊髓，或椎动脉，或交感神经等，即可发生痹痛型（神经根型）、瘫痪型（脊髓型）、眩晕型（椎动脉型）和交感型颈椎病等病证。从症状特点看属中医"痹证""眩晕"范畴。本病病因多由风、寒、湿邪外袭，留滞经络，致气血凝滞，血运不畅，而致不通则痛；或由劳损、外伤瘀血等导致气血运行不畅、经脉失养而发为本病。不论是劳损、外邪还是外伤所致，瘀血皆贯穿于本病之始终。依据中医学"通则不痛"的论点，治疗原则应以养血生血、活血化瘀、通络止痛为主。

[临床应用]

赵氏等用桃红四物汤加味治疗本病142例。基本方组成：桃仁10g，红花10g，当归10g，川芎20g，白芍15g，生地黄10g，黄芪15g，葛根30g，菟丝子20g。风寒型以基本方加麻黄10g，附子10g，细辛10g；风热型以基本方加黄芪10g，柴胡10g，生石膏30g（先煎）；瘀血型将基本方中川芎用量增至30g，以赤芍30g易白芍，并加用鸡血藤30g；痰湿型以基本方合二陈汤；气血两虚型将基本方中黄芪用量增至30g，并加党参15g，甘草10g；阴虚阳亢型将基本方中生地黄用量增至20g，加钩藤30g（后下）、生龙骨30g（先煎）、生牡蛎30g（先煎）、牛膝15g。每日1剂，水煎2次，分2次温服，连服1个月后统计疗效。疗效结果：142例中显效45例，有效91例，无效6例，总有效率96%。

例1. 王某，男，52岁。2002年2月4日初诊。患者2年前发现颈椎病，曾做X光照片确诊。近来觉颈椎部时有不适，伴有头晕头痛，恶心呕吐，右上肢经常痹痛，经中西医治疗有所好转，但反复发作，近日头晕较频，伴有恶心作呕而就诊。诊时症状同前，舌淡红，苔白腻，脉弦滑。治宜养血活血祛瘀。药用：桃仁12g，红花10g，当归10g，熟地15g，白芍10g，川芎10g，天麻12g，法夏10g，陈皮6g，茯苓15g，甘草3g。经上方随证加减服用9剂，每天1剂，上述症状消失。

例2. 陈某，女，45岁，干部。1994年3月12日因头痛，颈强，转颈困难，背痛及右上肢麻木3个月就诊。查体：颈椎3～5旁有压痛，右侧臂丛牵拉试验阳性。X线颈椎正侧位照片示颈椎3～5椎体唇样增生，生理弯曲变直。西医诊为颈椎病（颈神经根型）。舌暗，脉弦。中医辨证属颈椎病血瘀型。治以活血化瘀，行气通络。处方：桃仁15g，红花、赤芍各6g，熟地25g，当归、川芎、田三七、泽泻各10g，黄芪20g，鸡血藤、葛根各30g。每日1剂，水煎2次，分2次内服，服7剂后，病情逐渐好转，无头痛，转颈自如，效不更方，共服21剂后，肢体麻木消失，精神佳，颈椎无压痛。随访3个月，患者诸症无复发。

例3. 刘某，女，46岁。1988年6月12日初诊。患者近3年来常感颈部疼痛，右手臂麻木疼痛，曾服中西药及物理方法治疗效果不佳。近1月来颈肩疼痛加重，活动障碍，右手臂酸麻刺痛放射至食、中指末端。查体：C4～C6右横突压痛明显，放射至上肢及食指、中指，颈部活动障碍，臂丛神经牵拉（+），压头试验（+）。X片报告：颈椎生理曲度变直，C1～C6椎体前缘骨质毛糙、增生，C4～C6间隙变窄。近几年来月经量少、色紫有块并过期，舌暗紫、苔少，脉沉细涩。给予桃红四物汤加味：桃仁、红花、当归、赤芍、川芎各10g，甘草6g，10剂，并嘱多活动颈部，少伏案工作。服药后颈肩部疼痛明显好转，继服10剂，右上肢麻木刺痛基本消失。

按：颈椎病属中医"痹证"范畴，为气血津液运行不畅，日久阻滞血脉，筋脉肌肉失于濡养而发此病。桃红四物汤活血化瘀，能改善局部的血液循环，血液畅通则痹闭得通，症状缓解。

（一）肩关节周围炎验治

肩关节周围炎是肩部受凉、劳损或外伤后而引起肩关节疼痛和活动受限的疾患。本病因肩部活动明显受限，形同冻结而称"肩凝风""冻结肩"；因肩部受凉引起而称"漏肩风"或"露肩风"；因本病发病年龄多在 50 岁以上，故又称"五十肩"。尤多见于老年妇女。"痛则不通，不通则痛。"气血经脉不通是本证的主要矛盾。治疗应以活血化瘀、理气、祛风通络为主。

[临床应用]

杨氏等用桃红四物汤加减配合局部封闭治疗肩周炎 56 例。方药组成：桃仁 10g，红花 10g，当归 15g，川芎 15g，熟地 20g，白芍 10g，黄芪 30g。若为行痹（风气胜）加独活 15g，秦艽 10g，防风 10g，桂枝 10g，桑枝 10g。若为痛痹（寒气胜）加制乳香 10g，制没药 10g，桂枝 10g，吴茱萸 10g。若为着痹（湿气胜）加细辛 5g，苍术 15g，薏苡仁 10g，半夏 10g，砂仁 10g。治疗结果：本组病例，服药 1～2 疗程均有明显效果。其中痊愈（疼痛消失，活动范围恢复正常，半年未复发）38 例，好转（疼痛减轻，关节活动功能恢复）16 例，未愈（症状无改善）2 例，总有效率 95%。

[验治举例]

彭某，女，53 岁。自诉右肩关节疼痛怕冷 3 个月余加重 5 天，以往疼痛打一针封闭就好了，于 2000 年 2 月 28 日来求中医治疗。查：右肩关节外展、外旋、后伸、内旋等活动明显受限，舌淡苔薄白，脉细涩。诊断：肩周炎（右）。治以桃红四物汤加味。处方：桃仁 10g，当归、熟地、川芎、白芍各 30g，羌活、桑枝、地龙各 15g，伸筋草 30g。水煎服，日服 2 次，并配合功能锻炼，1 日 2 次。服 3 剂后，疼痛大减，唯肩背怕冷，前方加制附子 12g，进服 9 剂，主症消失，患者能梳头、穿衣、抬肩等，至今未见复发。

按："五十肩"属中医肩凝证，患者因气血不足，血不荣筋，寒凝经脉而发作，因多好发于 50 岁以上，故名"五十肩"。舌淡、苔薄白、脉细涩为气血两虚之象，治宜养血活血，祛寒湿，故桃红四物汤能药到病除。

（二）腰椎间盘突出症验治

腰椎间盘突出症又名"腰椎间盘纤维环破裂症"，是中老年人临床常见疾病，95% 的坐骨神经痛、50% 的腰痛均与本病密切相关。其主要病因是腰椎的长期磨损，使腰椎间盘呈退行性改变，继而椎间隙变窄，周围韧带松弛，椎间盘破裂，而不正当用力使髓核后移，纤维环断裂，从而引起腰部疼痛、活动障碍、下肢放射痛等临床症状。腰椎间盘突出症属中医的"腰腿痛""痹证"范畴。其发病多由于肾气亏损，复加外力损伤，瘀血内滞或风寒湿邪侵袭，痹阻经脉而致，故多属本虚标实之证。其中标实（瘀血内滞）更是致痛的直接原因，正如《医宗金鉴·正骨心法要旨》所说："腰痛脊痛之证，或因坠堕，或因打扑，瘀血停于太阳经中所致。"故此症可从血瘀论治，辅以补肾。随着本病研究的不断深入及临床水平的不断提高，保守治疗已成为本病的首选方案。中医中药治疗腰椎间盘突出症具有较好的疗效，易于被患者接受。

[临床应用]

白氏用桃红四物汤加减治疗腰椎间盘突出症 27 例。处方：桃仁 10g，红花 10g，当归 10g，川芎 10g，三七 10g，杜仲 10g，川断 15g，牛膝 10g，制乳没各 10g，蜈蚣 3 条。临床使用时可随证加减，疼痛甚者加延胡索 10g；下肢肿痛明显者加鸡血藤 20g，宣木瓜 15g。经治疗 27 例患者，服用中药 7 天后病情明显好转，3 周后临床症状基本消失，功能正常，活动自如，达到临床痊愈标准。刘氏等用桃红四物汤加减配合耳穴贴压治疗腰椎间盘突出症 70 例。基本方：桃仁 12g，红花 12g，当归 12g，川芎 10g，赤芍 12g，熟地 12g，全虫 8g。疼痛剧烈者，加细辛；寒邪偏甚者，加附片；湿邪偏甚者，加苍术。每日 1 剂，分 2 次服，20 日为 1 疗程。疗效标准：以临床症状为判断指征。临床治愈：腰腿痛消失，直腿抬高 70° 以上，能恢复原工作，随访半年未复发；好转：腰腿痛减轻，腰部活动功能改善；未愈：症状、体征无改善。治疗结果：70 例中治愈 24 例，好转 43 例，无效 3 例，总有效率为 95.71%。

[验治举例]

例 1. 王某，男，43 岁。于 1993 年 9 月 11 日入院，住院号：500624。病史摘要：腰痛 10 天。患者 10 天前在用力劳作后突发腰痛，不能弯腰，伴右下肢放射性疼痛，活动后及夜间疼痛加重，即来我院内科就诊，拍腰椎正、侧位片，提示腰 3 ~ 腰 5 椎体骨质增生，服用 Fenbid 后症状缓解。但停药后腰痛复发并加重，故来中医科就诊。体格检查：神志清楚，精神尚可，腰 4 ~ 5 腰椎旁的压痛明显，右下肢直腿抬高 30°，4 字试验（＋），左下肢直腿抬高 70°，4 字试验（－）。舌质暗，边有瘀斑，苔薄黄，脉弦。化验检查：血沉、抗"O"正常，类风湿因子（－）；腰椎 CT 示：腰 4 ~ 腰 5 椎间盘突出。中医诊断：腰腿痛。西医诊断：①腰椎间盘突出症；②坐骨神经痛。处方：桃仁 15g，红花 12g，当归 15g，川芎 10g，赤芍 12g，熟地 10g，独活 15g，杜仲 18g，牛膝 15g，全虫 10g，细辛 5g，黄芪 10g，续断 12g。服药 18 剂。耳穴取坐骨、肾、脊椎，贴压 8 次。症状基本消失，生活可自理，双下肢直腿抬高 80°，4 字试验（－），于 9 月 30 日治愈出院，随访半年未复发。

例 2. 赵某，男，54 岁，农民。因负重引起腰痛放射至左下肢伴活动不利 10 天来诊。下肢疼痛麻木，活动不利，大便干结，小便短赤，舌红苔黄，脉弦数。CT 片示"腰椎骨质增生并 L4 ~ L5 椎间盘突出"。中医辨证属湿热下注，经络瘀滞。处以桃仁 10g，红花 10g，熟地 30g，当归 15g，赤芍 15g，川芎 10g，川牛膝 60g，炙乳香 6g，炙没药 6g，苍术 15g，黄檗 20g，车前子 15g，薏米 30g。水煎服，每日 1 剂。服药 1 个疗程，症状明显减轻。继服 1 疗程症状基本消失。随访 6 个月未见复发。

例 3. 患者，男，34 岁，建筑工人。一周前在工作中因不慎扭伤腰部，引起腰部疼痛。于 1993 年 7 月 21 日到我院门诊就诊。患者就诊时跛行，腰向前微弯，不能伸直和弯腰，自述伸、弯腰和行走活动时疼痛加剧，腰部疼痛沿腰背部向右臀部及右下肢背侧放射。检查可见：弯腰试验阳性，直腿抬高试验阳性，腰椎第 4、5 椎间右侧明显压痛，右下肢背侧沿坐骨神经分布有多处压痛。腰椎 X 线照片和 CT 均诊断为腰椎 4、5 椎间盘向右后突出。舌质淡红苔白，脉弦。给予中药川芎、甘草各 6g，桃仁、红花、当归、生地、赤芍、桔梗、牛膝各 12g，300ml 水文火煎至 100ml 口服，连服 3 天。再诊时自诉疼痛减轻，腰可伸直，行走活动时疼痛亦见减轻，再按原方 4 剂续服。一周后复诊，自诉腰腿痛明显减轻，行走活动时仍可见少许疼痛，但不影响行走和弯腰。在原方的基础上加以壮腰健肾之药以善其后，并嘱其避免较重的体力劳动 3 个月至半年。

例 4. 患者，男，53 岁。患者 1 月前因腰扭伤后致腰痛，痛甚时转侧不能，日轻夜重，并牵引至右下肢疼痛、麻木、行走艰难，于 1992 年 12 月 15 日入院。入院前曾多次西医治疗效果不明显，但又不愿进行手术治疗，故而求治于我科用中药治疗。患者入院时可见右下肢轻度萎缩，功能受限。X 片检查提示：第 4、5 腰椎退变。腰椎 CT 检查提示：腰 4、腰 5 椎间盘右侧突出。舌质暗红，苔薄白，脉弦细。住院期间给予中药强筋壮骨，化瘀通络之品，以基本方（桃仁 10g，红花 10g，当归 10g，川芎 10g，三七 10g，杜仲 10g，川断 15g，牛膝 10g，制乳没各 10g，蜈蚣 3 条）治疗 7 天后患者疼痛减轻，继续服药 3 周后疼痛明显缓解，活动自如，予以出院。1 年后随访，患者基本情况良好，并曾 2 次外出旅游，病情未复发。

例5.患者，男，40岁。患者因负重行走不慎致腰扭伤疼痛6年余，加重1月，于1992年10月19日入院。入院前曾多次西药治疗效果不明显，患者疼痛难忍，又不愿进行手术治疗，故求治于我科用中医中药治疗。入院后给予X片检查提示：第4、5腰椎骨质增生。腰椎CT检查提示：腰4～腰5椎间盘突出，腰5～骶1椎间盘膨隆。舌质紫暗，苔薄白，脉弦涩。治以活血化瘀，通络止痛。处以基本方（同上）治疗10天后，病情明显好转，服药3周后临床症状缓解，活动自如，功能正常而给予出院，随访1年，病情未复发。

（三）腰扭伤验治

腰扭伤多由强力负重、用力不当所致，以腰部疼痛为主要临床表现。外伤致腰部气机郁滞，血瘀不畅，不通则疼痛。桃红四物汤活血祛瘀，广泛应用于各种瘀血证。本方配合理气止痛、补肝肾、强筋骨之药，治疗具有瘀血特征的腰扭伤，疗效较好。

[验治举例]

1.张某，男，46岁，司机。1999年3月2日就诊，患者于2天前往汽车上搬货，因用力不当致腰疼，不能弯腰穿鞋袜。诊查：腹背部无红肿，有压痛。上下楼梯困难，由他人扶来，舌苔薄白，脉弦。方用桃红四物汤加味：桃仁、红花、赤芍、当归、柴胡、元胡、制乳没各10g，川断、牛膝各12g，杜仲15g。服4剂后疼痛基本解除，能弯腰穿鞋，腰部活动自如，上方又服2剂痊愈。

2.王某，男，46岁。于2000年10月20日就诊。该患者在家劳作时不慎扭伤腰部。现症：腰痛剧烈，转侧不利，双侧腰肌紧张，痛处拒按，舌质淡，苔薄白，脉弦。腰部正侧位片：腰椎生理曲度存在，各椎体见不同程度骨质增生改变，腰椎CT未见异常改变。诊为急性腰扭伤。证属瘀血阻滞。治宜活血化瘀，理气止痛。处方：桃仁10g，红花10g，赤芍15g，川芎15g，当归15g，熟地15g，延胡索15g，牛膝15g，续断15g，桑寄生30g，土鳖虫30g，狗脊15g。4剂，每日1剂，水煎服。二诊：腰痛减轻，仍俯仰不便，继用上方连服3剂，腰痛基本痊愈。

按：本例属中医之腰痛范畴，乃因外力导致瘀血阻滞经脉，以致气血不通，故见腰痛，痛有定处，转侧不利。故用桃红四物汤活血化瘀，加延胡索、土鳖虫消肿定痛并祛瘀，牛膝引瘀血下行并能强壮腰膝，续断、桑寄生、狗脊补肾壮筋骨。全方诸药配伍，共奏活血化瘀、理气止痛之功。

（四）腰痛验治

腰痛是指腰部感受外邪，或因外伤，或由肾虚而引起的气血运行失调，脉络细急，腰府失养所致的以腰部一侧或两侧疼痛为主要症状的一类病证。本病与瘀血关系比较密切，如《丹溪心法·腰痛》归纳腰痛的病因主要有："腰痛主湿热、肾虚、瘀血、挫闪、有痰积。"《七松岩集·腰痛》亦云："然痛有虚实之分……湿痰瘀血凝滞不通而为痛，当依据脉证辨悉而分治之。"

[验治举例]

冉某，女，28岁。2000年3月12日初诊。患者于3个月前因抬重物扭伤腰部，腰痛如针刺，俯仰均痛，转侧不便。在我院拍腰椎正、侧位片，未发现腰椎骨质损坏。经口服三七伤药片、跌打丸，并配合止痛片等治疗月余未见好转。2000年6月15日邀余诊治，要求用中药治疗。诊见面色苍白，精神萎靡，行动困难，腰痛如折，舌边尖有瘀点，脉细涩。证属久病气虚，瘀阻脉络。治宜益气通络，活血化瘀。拟方：赤芍、川芎、桃仁、当归、党参、杜仲各10g，生地、续断各15g，红花6g。服3剂后，腰痛明显减轻，精神好转，睡眠好，食欲大增，舌质瘀点减少。继服原方加土元10g，再进5剂后痊愈，追访至今未复发。

（五）补阳还五汤的临床应用研究

补阳还五汤系清代王清任《医林改错》中首载，该方由黄芪60g、当归9g、川芎6g、赤芍9g、桃仁9g、红花9g、地龙9g组成，具有补气、通络的功能，在抗血栓、抗衰老、抗血脂及调节免疫功能方面有广泛的作用。李再新教授通过动物试验经论是补阳还五汤复方及总苷元中阿魏酸药动力学为宝模型。中药成分组合对药物动力学参考有一定的影响。（该研究曾获国家自然科学基金赞助。）

补阳还五汤出自《医林改错》，组方：生黄芪四两（120g），当归尾二钱（6g），赤芍一钱（6g），地龙一钱（3g），川芎一钱（3g），红花一钱（3g），桃仁一钱（3g）。本方主要是补气、活血、通络。多用于治疗半身不遂，正气亏虚而致血脉不利者，故在使用时重用黄芪，但可以从小剂量30～60g开始，逐渐加大，病愈后还需继续服用，防止复发。方以黄芪为主君，当归为臣，黄芪应五倍于当归。大约欲以还五成之亏。所以，桃红四物汤和补阳还五汤是治疗颈腰疾病的经典方剂。

韩俊在《中药结合颈椎牵引治疗成人寰枢关节半脱位疗效评价》中指出:《素问·调经论》云："五脏之道皆出于经隧，以行血气，血气不和，百病乃变化而生。"因此，治疗当以补气温阳、祛风解肌，拟葛根汤加桂枝汤加减，取名曰项痹。《伤寒论》云："太阳病，项背强肌，反汗出恶风者，桂枝加葛根汤主之。"现代研究证实咽喉壁后方静脉丛与齿状突周围静脉丛之间有吻合支，血液可以相互反流，上呼吸道感染局部组织充血，可致环椎脱钙以及继发的环椎横韧带松弛，易发生环枢关节不稳，而葛根加桂枝汤主治项背强又与颈肩部不适症状相似，故以葛根加桂枝汤加减治之。（本项目为国家卫计委医药卫生科技发展研究中心项目。）

# 二、活血化瘀疗法

凡以促进血行，消除瘀血，疏通血脉为主要作用的药物称为活血化瘀药。活血化瘀药是治疗血瘀病证的主要药物。在中医典籍中具有活血化瘀作用的药物甚多，如《神农本草经》中具有"消瘀血""逐恶血""破症坚积聚""血症癥瘕""通血脉""除血痹"功效的药物有70余种。在《本草纲目》中主治"血滞""血聚""血结""血块""血积""血痹""积血""蓄血""宿血""留血""死血""恶血""败血""污浊之血"等病证，具有"活血""利血""化血""行血""破血""消瘀""去瘀"功效的药物达420余种。目前，根据每种药物的主要功效分类，有相当一部分具有一定活血化瘀功效的药物未归属于活血化瘀药类。如麻黄的主要功效在于发汗解表、平喘，故归属于解表药类，但其确有一定的活血化瘀作用，如《神农本草经》谓其有"破症坚积聚"之功。《本草纲目》谓其可治"水肿及产后血滞"。现代药理也证明，麻黄有很强的抗凝血作用，其体外抗血栓作用极为显著。临床对于此类药物的活血化瘀作用应予以忽视。

（一）临床常用的活血化瘀药简介如下。

1. 当归

[性味] 甘、辛、温。

[功效] 补血调经，活血止痛，润肠通便。

[现代药理研究]

（1）降低红细胞聚集性，降低全血黏度，降低血液黏滞性，抗血栓形成。

（2）当归有较好的改善微循环障碍的作用。

（3）当归对大鼠实验性动脉粥样硬化的斑块病理过程有较好的防治作用。

（4）当归能强化肝组织氧化谷氨酸与半胱氨酸，对小鼠急性四氯化碳中毒性肝炎有保肝和防止肝糖原降低的作用。临床观察表明，当归改善蛋白代谢，降低麝香草酚浊度试验（TTT）的作用比较明显。

（5）当归对子宫似有"二向性"作用，其水溶性、非挥发性结晶成分能兴奋子宫平滑肌，使之收缩加强，其挥发油能抑制子宫平滑肌使之弛缓。为了收缩子宫，可久煎除去挥发油，如欲使子宫弛缓，则宜后下，以保留挥发油。

（6）有抗维生素 E 缺乏症的作用。

[临床应用]

当归是临床应用最广的活血化瘀药之一。如在王清任的血府逐瘀汤、膈下逐瘀汤、补阳还五汤、解毒活血汤、会厌逐瘀汤、止泻调中汤、少腹逐瘀汤、身痛逐瘀汤等活血化瘀方中均选用之。常与川芎、桃仁、红花、赤芍、丹参等相配伍治疗多种血瘀病证，尤其是用以因瘀血阻滞所致的妇女月经不调、经闭、痛经及慢性肝炎、肝硬化肝脾肿大、血浆白蛋白降低、麝香草酚浊度试验（TTT）增高等更为适宜。

[用量] 一般为 9 ~ 20g，若取润肠通便之效可用至 30g。

2. 丹参

[性味] 苦、微寒。

[功效] 活血化瘀，凉血消肿，宁心安神。

[现代药理研究]

（1）调节血液循环系统功能

丹参可增加冠状动脉血流量，促进侧肢循环，改善心肌微循环，而不增加心室做功及心肌耗氧量。对结扎冠状动脉或神经垂体诱发的实验性心肌缺血，可减轻心肌损伤程度，保护心肌细胞膜，促进病变修复。故丹参及其复方制剂或其有效成分常用以治疗冠心病、脑血管病、心肌炎、心律失常及外周血管病。

（2）抗凝血，改善血液流变性

丹参及其有效成分可影响多种凝血因子，改善血液流变性，降低血小板表面活性，提高血小板腺苷环磷酸含量，增加血小板唾液酶，抑制血小板骨架成分，增加血小板膜的流动性，从而抑制血小板功能，并可提高纤溶酶活性，具有抗凝及预防血栓形成等作用。对冠心病的血液"黏、聚、滞"倾向有较好的治疗作用。丹参及其有效成分对人红细胞膜 ATP 酶活性有明显的抑制作用，临床多用于治疗各种血栓性疾病及血液高凝状态、弥散性血管内凝血（DIC）等。

（3）降血脂，保护血管内皮细胞

丹参及其有效成分通过降血脂和抗氧化作用，可防止血浆脂蛋白氧化，缓解其对动脉血管内皮细胞的损伤，保护血管内皮细胞超微结构，维持内膜的通透性及内皮细胞分泌前列环素（PGI2）的正常功能，从而减轻动脉粥样硬化。

（4）促进肝纤维重吸收作用

有实验证明，在复合病因作用下，实验性大白鼠肝硬化形成后，停止病因刺激，经丹参注射液治疗 3 周后，处死动物。在光镜及电镜下观察到，给药组动物肝内无纤维增生或仅有轻度纤维增生，而对照组动物仍呈明显硬化或重度纤维增生。肝内胶原蛋白含量，给药组明显低于对照组，尿羟脯氨酸排出量，则高于对照组。实验结果表明，丹参可促进已形成的胶原纤维降解，使肝纤维重吸收。

（5）护肝作用

临床研究表明，丹参能使慢性肝炎患者肝脾回缩变软，使部分患者血浆白蛋白升高，γ - 球蛋白、谷丙转氨酶（ALT）、麝香草酚浊度试验（TTT）降低，循环免疫复合物（CIC）转阴。

（6）镇静止痛

丹参通过对中枢神经系统的抑制而具有镇静、止痛、安定等作用。

（7）抗炎作用

丹参制剂有明显的抗炎作用。对小白鼠肺纤维化有明显的保护作用。它能减轻炎症渗出，抑制白细胞游走，抑制溶酶体酶释放，抑制中性粒细胞趋化性，影响巨噬细胞及成纤维细胞的功能。体外实验，丹参酒浸剂对痢疾、伤寒、大肠杆菌、葡萄球菌及致病性霉菌有抑制作用。临床用于治疗以金黄色葡萄球菌感染为主的急性炎症，疗效较好。

（8）其他

可调节体液免疫和细胞免疫功能。促进损伤组织的修复及再生，加速骨折愈合。抑制结缔组织异常增生，降低血糖等。

[ 临床应用 ]

《妇人明理论》云："一味丹参，功同四物，补血生血，功过归地；调血敛血，力堪芍药；逐瘀生新，性倍芎劳。"说明丹参的药性和平，药效显著，适应证广，无不良反应，故为目前临床应用最多的活血化瘀药，除制成片剂、注射剂、滴丸广泛应用于临床外，在复方煎剂中亦广为应用，常与川芎、赤芍、降香配伍治疗冠心病心绞痛，如冠心Ⅱ号；与黄芪、党参、黄精、郁金配伍治疗冠心病心肌梗死，如抗心梗合剂。常用丹参与柴胡、桃仁、赤芍等配伍治疗慢性肝炎，如清肝解毒汤；与冬虫夏草、莪术、桃仁、鳖甲、赤芍、三七、柴胡、䗪虫等配伍治疗肝硬化，如虫草化积散；与泽泻、首乌、草决明、生山楂、虎杖、桃仁、姜黄、柴胡等配伍治疗脂肪肝，如泽泻降脂汤；与人参、桂枝、黄芪、生地、益母草、茯苓、北五加皮、赤芍、川芎配伍治疗充血性心力衰竭，如益心通痹汤；与黄芪、党参、莪术、三七、白花蛇舌草、川连等相配伍治疗慢性萎缩性胃炎，如益气活血养胃汤；与血竭、赤芍、川芎、三棱、莪术等相配伍治疗子宫内膜异位症，如血竭止痛汤等。

[ 用量 ]15 ～ 30g。

3. 川芎

[ 性味 ] 辛、温。

[ 功效 ] 活血化瘀，行气止痛。

[ 现代药理研究 ]

（1）抑制血小板聚集和释放。川芎能抑制血栓素 A2（TXA2）合成酶的活性，故能抑制血小板聚集和释放，尤其是当急性脑梗死时可抑制血浆中 β - 血栓球蛋白（β-TG）、血小板第 4 因子（PT4）、血栓素 B2（TXB2）含量，并使 6- 酮—前列腺素 F1a（6-Keto-PGF1a）含量升高，纠正循环中血栓素 A2（TXA2）/ 前列环素（PGFI2）的平衡失调。说明川芎能有效地抑制脑缺血时体内血小板的激活，对脑缺血有积极的治疗作用。有临床报告，用 10% 的川芎注射液治疗急性脑梗死，按神经功能缺损积分减少及实际生活能力改善情况评定，疗效优于低分子右旋糖酐组（P < 0.01）。治疗后 CT 检查，川芎组改善率为 36.7%，低分子右旋糖酐组为 25.9%。

（2）川芎能改善红细胞变性，降低红细胞聚集性，改善红细胞电泳。从改善红细胞变性、红细胞聚集、微循环障碍、血液黏度、血流动力学等方面综合评价，在常用的活血化瘀药中，除红花外，川芎作用最为显著。

（3）川芎不但能抗血栓形成，而且有溶解血栓的作用。

（4）川芎能改善心脏血流动力学，降低血压，减慢心率，降低心室内压，扩张冠状动脉，增加冠状动脉血流量，促进冠状动脉侧支循环，提高缺血心肌组织氧分压，改善心肌血氧供应和降低心肌耗氧量。对结扎冠状动脉所致的犬的心肌缺血、神经垂体后叶素所致的大鼠和家兔的心肌缺血及体外培养鼠心肌细胞缺氧缺糖性损伤等均有明显的保护作用。其作用机制与钙拮抗作用有关。有报告显示，用川芎总生物碱注射液治疗冠心病心绞痛，症状缓解总有效率为 92.5%，显效率 62.9%，心电图好转率为 40%。

（5）川芎能改善肾衰竭时肾血流量，保护肾小管重吸收功能，增加肾髓质前列腺素的合成，从而起到保护肾功能的作用。

（6）川芎嗪能明显抑制急、慢性缺氧导致的肺动脉高压反应，既能扩张肺血管，又能保护心功能，是一种较为理想的抗缺氧性肺动脉高压的药物。

（7）川芎可调节平滑肌收缩，大剂量川芎浸膏能抑制小肠及妊娠动物子宫的收缩。川芎嗪对血管平滑肌收缩有抑制作用。

（8）抗肺间质纤维化：研究证明，川芎对实验性肺间质纤维化有一定的防治作用。

（9）抗肝纤维化：研究证明，川芎嗪能降低血清谷丙转氨酶（ALT），维持和提高肝组织中超氧化物歧化酶（SOD）活性，清除自由基，减轻其毒性作用，说明川芎嗪有良好的抗脂质过氧化损伤作用。研究证明，经川芎嗪治疗后大鼠血清透明质酸（HA）、Ⅲ型前胶原（PC Ⅲ）及肝组织中透明质酸（HA）水平明显降低，与模型组有明显差异（P < 0.05），显示川芎嗪有抗肝纤维化的作用。

（10）川芎有镇静止痛作用。川芎中所含阿魏酸钠可加强免疫功能，提高 T 细胞及 γ - 球蛋白。此外，川芎能抗维生素 E 不足，并有抗组胺、抑菌、利胆及利尿作用。

[ 临床应用 ]

川芎是一味临床应用极为广泛的活血化瘀药。临床主要用川芎治疗下列疾病：其一，因川芎的有效成分能通过血脑屏障，又有良好的活血化瘀作用，故为治疗脑梗死的首选药物，常与水蛭配伍，如芎蛭活脑散；其二，因其能对抗缺氧性肺动脉高压，故为治疗肺源性心脏病的主要药物，如鱼腥草清肺汤；其三，广泛用于治疗冠心病心绞痛，常与黄芪、水蛭、丹参、三七等药相配伍，如芪蛭通络汤；其四，因其善治头风，故在治疗三叉神经痛、偏头痛时大剂量使用川芎每获良效，如川芎止痛散、芎芍止痛汤；其五，治疗风寒湿痹，如鹿衔草通痹汤。

[ 用量 ] 一般用量：9 ~ 15g，特殊用量：30g。

4. 赤芍

[ 性味 ] 酸、苦、凉。

[ 功效 ] 活血、凉血、消肿、止痛。

[ 现代药理研究 ]

（1）抑制血小板聚集，抗血栓形成，防治动脉粥样硬化：实验证明，赤芍能抑制血小板聚集，抑制内源、外源性凝血系统和凝血酶，对血浆溶酶活性有显著的增强作用，对纤维蛋白有溶解作用，故可抗血栓形成。实验证明，赤芍可使高脂血症引起的血栓素 A2（TXA2）/ 前列环素（PGI2）比值改变，趋向平衡，降低血浆过氧化脂质（LPO）、动脉壁脂质、钙和磷脂及减少动脉斑块面积，这些作用均强于硝苯定。故认为赤芍可作为防治动脉粥样硬化的新药用于临床。

（2）降血脂，降低血液黏滞性，改善微循环障碍：赤芍具有一定的降血脂作用，并能降低血液黏滞性和改善微循环障碍。

（3）扩张冠状动脉：赤芍注射液能扩张冠状动脉，增加冠状动脉血流量，并能明显地降低血管阻力。有抗心肌缺血，增强缺氧耐力，并能增加心肌营养性血流量的作用。

（4）抗肝纤维化：动物实验和临床观察表明，重用赤芍治疗慢性肝炎肝纤维化、早期肝硬化肝纤维化具有明显效果。

（5）退黄：临床观察表明，凉血活血重用赤芍治疗急、慢性淤胆型肝炎及急、慢性肝炎重度黄疸病例，其消退与顿挫黄疸有效率均在 90% 以上，明显优于激素。

（6）抑制免疫功能：实验证明，赤芍水提取物和 70% 乙醇提取物均能明显抑制小鼠溶血素反应，两种提取物对以鸡红细胞激发的迟发型超敏反应也有明显的抑制作用。赤芍 70% 乙醇提取物对小鼠脾脏玫瑰花结形成细胞有明显的抑制作用。经大剂量绵羊红细胞免疫小鼠可使其血清总补体和空斑形成细胞显著降低，说明赤芍可抑制抑制性 T 细胞（TS）的功能，此作用与环磷酰胺相似。有临床报告，赤芍有消除免疫复合物（CIC）的作用。

[临床应用]

赤芍是一味临床应用极广的活血化瘀药，常用于治疗外感热性病热入营血，如犀角地黄汤、清营汤等；治疗各种疮痈肿毒，如大黄牡丹汤、仙方活命饮等；治疗瘀血阻滞的妇女月经不调、痛经、经闭，如桃红四物汤、桂枝茯苓丸等。目前，多以赤芍与丹参、红花、川芎、降香相配伍，治疗冠心病心绞痛，如冠心Ⅱ号方；与党参、黄精、黄芪、郁金、丹参相配伍治疗心肌梗死，如抗心梗合剂；与黄芪、当归、川芎、红花、桃仁、地龙相配伍治疗脑梗死，如补阳还五汤。重用赤芍至 100g，与大黄、丹皮、丹参、茜草等相配伍治疗重度黄疸型肝炎和淤胆型肝炎获得较好疗效，如赤芍退黄汤；用赤芍与冬虫夏草、桃仁、汉防己、柴胡、鳖甲、三七等相配伍治疗慢性肝炎、肝硬化，疗效较好，如虫草化积散。

[用量] 一般剂量 9 ~ 15g，用于治疗淤胆型肝炎或重症黄疸时每剂可用至 100g。

5. 丹皮

[性味] 辛、苦、凉。

[功效] 清热凉血，活血行瘀。

[现代药理研究]

（1）降低血液黏滞性，改善微循环障碍：实验证明，丹皮可降低血液黏滞性，有较好的改善微循环障碍的作用。

（2）抑制免疫亢进，清除免疫复合物：动物实验和临床观察均证明，丹皮具有抑制免疫亢进，消除循环免疫复合物（CIC）的作用。

（3）镇静、催眠、止痛：丹皮所含丹皮酚对实验动物有一定的镇静、催眠作用。丹皮酚还有抗惊厥及止痛作用。

（4）解热、消炎：丹皮所含丹皮酚具有解热作用，同时有广谱抗菌及消炎作用。

[临床应用]

丹皮与犀角、赤芍、桃仁、生地相配伍，治疗外感热病热入营血所致的发热、吐血、衄血、发斑等，如犀角地黄汤；与赤芍、桃仁、大黄及银花、连翘、蒲公英相配伍治疗热蕴血瘀所致之痈疽疔疮，如大黄牡丹汤；与当归、赤芍、元胡、牛膝、三棱、莪术相配伍治疗瘀血阻滞所致之月经闭止，症瘕积聚。

[用量]9～15g。

6. 桃仁

[性味]苦、甘、平。

[功效]活血化瘀，润肠通便。

[现代药理研究]

（1）降低全血黏度，改善微循环障碍：桃仁可降低全血黏度和红细胞聚集性，并有一定的改善微循环障碍的作用。

（2）抗肝纤维化：动物实验证明，桃仁提取物合虫草菌丝具有良好的抗肝纤维化的作用，临床观察表明，疗效确实。认为苦扁豆桃仁苷（又称苦杏仁苷）是桃仁的主要抗肝纤维化的成分，其作用机制在于提高肝脏血流量和提高肝组织胶原酶活性，从而促进肝内胶原分解代谢，减少肝内的胶原含量，以达到抗肝纤维化和促进肝纤维化逆转的效果。

（3）调节免疫功能：临床观察表明，桃仁提取物与虫草菌丝合用对肝炎后肝硬化异常的免疫功能有良好的调节作用。能提高患者淋巴细胞转化率，周围血中 CD3+、CD4+ 百分率，NK 细胞活性及血清补体 C3、C4 水平；降低血中 IgG、IgA 含量，并能清除循环免疫复合物（CIC）。

[临床应用]

桃仁是临床应用极广的一味活血化瘀药，在仲景的许多活血化瘀方中亦均选用桃仁，如桃核承气汤、抵当汤、抵当丸、大黄䗪虫丸、鳖甲煎丸、大黄牡丹汤、桂枝茯苓丸、下瘀血汤等。在王清任的通窍活血汤、血府逐瘀汤、补阳还五汤、身痛逐瘀汤以及解毒活血汤、急救回阳汤、通经逐瘀汤、会厌逐瘀汤、助阳止痒汤、足卫和荣汤、黄芪桃仁汤、古下瘀血汤、癫狂梦醒汤等方中均选用桃仁，足见其疗效确实，运用广泛。

临证用桃仁除治疗常见的血瘀病证外，更多的是用于治疗慢性肝炎和肝硬化，如清肝解毒汤、虫草化积散等。

[用量]9～12g。

7. 红花

[性味]辛、温。

[功效]活血化瘀，通络止痛。

[现代药理研究]

（1）扩张冠状动脉：动物实验及临床观察均证明，红花有显著的扩张冠状动脉，减少冠状动脉阻力，增加冠状动脉血流量和心肌营养性血流量，降低心肌耗氧量的作用，故为治疗冠心病心绞痛、心肌梗死的有效药物。

（2）抑制血小板聚集，促进纤维溶解：红花有很强的抑制血小板聚集的作用，可显著增强血浆纤溶酶活性，促进纤维蛋白溶解，故有抗血栓形成和溶解血栓的作用。

（3）改善血液流变性，改善微循环障碍：从改善红细胞变形、红细胞聚集、血液黏度、血流动力学诸方面综合评价，在常用的活血化瘀药中，红花的作用最为显著。实验表明，红花在常用的 20 种活血化瘀药中，对改善小鼠肠系膜实验性微循环障碍作用最强。

（4）收缩子宫：红花煎剂对多种动物在体或离体子宫均有明显的兴奋作用，能使子宫平滑肌产生紧张性或节律性收缩，大剂量可使收缩频率增加甚至产生强直性收缩，对妊娠子宫的兴奋作用迅速、明显且持久。

[ 临床应用 ]

红花是临床应用极广的一味活血化瘀药，多与丹参、赤芍、川芎、降香等配伍治疗冠心病心绞痛，如冠心Ⅱ号方；与黄芪、当归、川芎、赤芍、桃仁、地龙等配伍治疗脑梗死，如补阳还五汤；与当归、川芎、赤芍、桃仁、元胡、枳壳、柴胡等相配伍治疗瘀血阻滞的胸腹疼痛、癥瘕积聚、症证疼痛、妇女月经不调、痛经、经闭等病证，如桃红四物汤、血府逐瘀汤、膈下逐瘀汤、通窍逐瘀汤、身痛逐瘀汤等。

[ 用量 ] 3 ～ 9g。

8. 蒲黄

[ 性味 ] 甘、平。

[ 功效 ] 凉血止血，活血化瘀。

[ 现代药理研究 ]

（1）降血脂：实践证明，蒲黄能降低血清胆固醇（TC）、三酰甘油（TG）。其降脂效果与安妥明相近，但症状改善率明显高于安妥明，不良反应明显低于安妥明。同时，蒲黄可升高高密度脂蛋白（HDL-C），降低致动脉硬化指数。

（2）抑制血小板聚集：蒲黄可抑制血小板聚集和血小板黏附，以保护血管内皮细胞。

（3）扩张冠状动脉，抗心肌梗死：实验证明，蒲黄能扩张冠状动脉，增加冠状动脉血流量及营养性血流。有报告显示，将家兔左室支动脉结扎形成急性心肌梗死模型，静注蒲黄注射液后可限制和缩小梗死范围，其疗效与维拉帕米相似。有人将生蒲黄与党参、红花、姜黄或莪术、降香相配伍，治疗冠心病心绞痛，心绞痛缓解率为 92.0%，心电图有效率为 50.1%。用单味生蒲黄治疗冠心病心绞痛，其疗效与上述复方无明显差异（P > 0.05）。

[ 临床应用 ]

蒲黄是临床常用的活血化瘀药，常与五灵脂配用。可用于治疗因瘀血阻滞所致的脘腹疼痛、产后血瘀腹痛、痛经等。单味煎服或散剂吞服可广泛用于治疗吐血、衄血、咯血、便血、尿血、崩漏及创伤出血等症。

目前，蒲黄多与其他活血化瘀药配伍治疗冠心病、高脂血症。

[ 用量 ] 煎剂 9 ～ 15g（包煎）；冲服每次 5g；外用适量。

9. 五灵脂

[ 性味 ] 咸、温。

[ 功效 ] 散瘀止痛。

[ 现代药理研究 ]

（1）降低血小板聚集性和血液黏滞性。

（2）改善微循环障碍：实验证明，在常用的 20 种活血化瘀药物中，五灵脂对改善小鼠肠系膜实验性微循环障碍作用属最强的一类药物之一。

（3）缓解平滑肌痉挛等。

[ 临床应用 ]

五灵脂常用于治疗血滞经闭、痛经、产后恶露不下，腹部疼痛，胃脘疼痛以及一切血瘀疼痛病症。常与蒲黄、元胡、乳香、没药相配伍，如《和剂局方》失笑散、《医学心悟》手拈散。临床常用五灵脂配合生蒲黄、丹参、桃仁、红花、水蛭、川芎等治疗冠心病心绞痛；常与大剂量白芍相配伍治疗痉挛性胃脘疼痛和产后腹痛。

[ 用量 ] 9 ~ 12g。

10. 郁金

[ 性味 ] 辛、苦、凉。

[ 功效 ] 行气解郁，活血化瘀，利胆退黄。

[ 现代药理研究 ]

（1）降低全血黏度和红细胞聚集性：实验证明，100% 的郁金水煎剂能明显地降低低切变率下的全血黏度和红细胞聚集指数，显著提高红细胞的变形指数，抑制 ADP 诱导的血小板聚集。

（2）改善微循环障碍：郁金能显著地扩张大鼠肠系膜微循环。

（3）降低血浆纤维蛋白原：郁金醇提取物能明显地降低血浆纤维蛋白原。

（4）降血脂：郁金能降低血清总胆固醇（TC）和三酰甘油（TG）。

（5）抑制免疫功能：用郁金挥发油制成的郁金Ⅰ号注射液对正常小鼠免疫功能研究发现其对非特异性免疫影响不大，而对特异性免疫却有明显的抑制作用。此外，本品的提取物还能抑制混合淋巴细胞反应和自然杀伤细胞的活性。

（6）促进肝细胞再生，抗肝纤维化：对大鼠急性中毒性肝炎模型，腹腔注射温郁金注射液，4 个月后检查谷丙转氨酶（ALT）、γ-球蛋白、脾脏 PFC 均明显下降，而血清总蛋白、白蛋白均显著升高。组织学检查发现，病变明显减轻，多数肝细胞恢复正常，坏死肝细胞多已修复，说明郁金有保护肝细胞，促进肝细胞再生和抑制肝纤维化作用。

（7）利胆退黄：郁金所含挥发油及其中的姜黄素能增加胆汁分泌，促进胆囊收缩，加速胆汁排泄，并能减少尿内的尿胆元，因而有利胆退黄作用。

[ 临床应用 ]

郁金为临证常用的活血化瘀药，常与丹参、红花、瓜蒌相配伍治疗冠心病心绞痛；与黄芪、党参、黄精、丹参相配合治疗冠心病心肌梗死；与白矾、天竺黄、石菖蒲、胆南星、僵蚕、全蝎、蜈蚣、天麻等相配伍治疗痫证；与大黄、茵陈、金钱草、黄芩、蒲公英、广木香、川楝子、元胡等相配伍治疗胆囊炎。常用郁金配合其他药物治疗病毒性肝炎，如作为茵陈、金钱草、赤芍的辅助药物治疗肝细胞性黄疸；与当归、丹参、黄精、泽泻等相配伍治疗慢性肝炎麝香草酚浊度试验（TTT）升高；与丹参、鳖甲、穿山甲、䗪虫等相配伍治疗慢性肝炎肝脾肿大；与冬虫夏草、桃仁、丹参、莪术、柴胡、汉防己、赤芍等药相配伍治疗肝硬化。此外，常与泽泻、生首乌、生山楂、草决明、丹参、桃仁、赤芍、柴胡等药相配伍治疗脂肪肝；与丹参、桃仁、川芎、红花、降香等药相配伍治疗冠心病心绞痛。

[用量] 9 ~ 15g。

11. 姜黄

[性味] 辛、苦、温。

[功效] 破血行气，通经止痛。

[现代药理研究]

（1）降血脂，抗动脉粥样硬化：研究证明，姜黄素有很强的降血脂、抗动脉硬化的作用，并有三个显著特点：一是同时降三酰甘油（TG）和胆固醇（TC）；二是抑制血管平滑肌细胞的增生；三是具有较强的抗脂质过氧化能力。因此认为姜黄对预防和治疗心脑血管病有明显疗效。

（2）抗凝血活性：姜黄素能抑制胶原和肾上腺素引起的血小板聚集。

（3）抗炎作用：口服姜黄素对多种通用的实验性炎症模型均有不同程度的抑制作用。

（4）抗生育作用：姜黄的石油醚和水提取物对成熟雄性大白鼠具有100%的抗生育作用，而对排卵作用未见任何影响。姜黄素对各期妊娠都有明显作用，终止妊娠率为90% ~ 100%，实验还证实，姜黄引起动物早期流产的机制，可能是与其具有抗孕激素活性和宫缩作用有关。

（5）保肝、利胆作用：实验证明，姜黄可拮抗四氯化碳、D-半乳糖胺、过氧化物及离子载体所引起的细胞毒作用，进而保护肝细胞，并有降低谷丙转氨酶（ALT）的作用。姜黄提取物、姜黄素、挥发油、姜黄酮以及孕烯、龙脑和倍半萜醇等，都有利胆作用，能增加胆汁的生成和分泌，并能促进胆囊收缩，以姜黄素的作用为最强。

（6）抗氧化作用：姜黄素对小鼠脑、心、肝、肾、脾等器官的脂质过氧化作用都有明显的对抗作用。

[临床应用]

姜黄可用以治疗血瘀气滞的多种疾病。如《圣济总录》姜黄散即以姜黄与当归、木香、乌药相配伍治疗心痛不可忍；与当归、川芎、莪术相配伍治疗血滞经闭、痛经；与高良姜、砂仁、木香、乌药相配伍治疗脘腹疼痛；与大黄、黄檗、白芷研末外敷治跌打损伤、痈肿作痛。临证主要用姜黄与泽泻、生首乌、生山楂、草决明、丹参、桃仁、虎杖等相配伍治疗脂肪肝。与丹参、赤芍、桃仁、柴胡、冬虫夏草、穿山甲、三七等相配伍治疗慢性肝炎、肝硬化。

[用量] 9 ~ 15g。

12. 莪术

[性味] 辛、苦、温。

[功效] 破血行气，消积止痛。

[现代药理研究]

（1）降低血液黏滞性，抗血栓形成：莪术有显著的降低血液黏滞性和抗血栓形成的作用。

（2）改善微循环障碍：观察20种活血化瘀药对小鼠肠系膜实验性微循环障碍改善作用的影响，结果表明，莪术属于作用最强类药物之一。

（3）抗肝纤维化：动物实验和临床观察均证明，莪术不但能抑制肝纤维化形成，而且可使肝纤维化逆转。

（4）抗肿瘤：莪术制剂体外实验证明，对小鼠艾氏腹水癌细胞、615纯系小鼠的L615白血病及腹水型肝癌的细胞均有明显的抑制、破坏作用。有临床报告，用莪术注射液治疗子宫颈癌疗效较好，对卵巢癌、肝癌、白血病、淋巴肉瘤也有一定疗效。

[临床应用]

莪术是临床常用的逐瘀破血药，常与三棱同用。张锡纯对其应用颇具心得，在其《医学衷中参西录》中云："愚于破血药中，独善用三棱、莪术者，诚以其既善破血，尤善调气。补药剂中以为佐使，将有瘀者瘀可徐消，即无瘀者亦可借其流动之力，以行补药之滞，而补药之力愈大也。况后天资生纳谷为宝，无论何病，凡服药后饮食渐增者易治，饮食渐减者难治。三棱、莪术与参、术、芪诸药并用，大能开胃进食，又愚所屡试屡效也。"张氏所云确系经验有得之言。莪术虽列为破血之剂，实无伤气伤血之弊。临证主要用莪术与冬虫夏草、桃仁、丹参、赤芍、黄芪、白术、汉防己等相配伍治疗肝硬化，如虫草化积散；与苡仁、丹参、赤芍、三棱、鹿角片等配伍治疗慢性附件炎性包块，如化症清利汤；与当归、三棱、鳖甲、桃仁、穿山甲等配伍治疗子宫肌瘤，如化症软坚汤，多获良效。

[用量] 9 ~ 15g。

13. 三棱

[性味] 辛、苦、平。

[功效] 破血祛瘀，行气止痛。

[现代药理研究]

（1）降低全血黏度，抗血栓形成：三棱有较显著的降低全血黏度和抗血栓形成的作用。

（2）改善微循环障碍：三棱具有一定的改善微循环障碍的作用。

（3）抗肿瘤：三棱对癌细胞有一定的抑制作用。三棱、莪术注射液对小白鼠肉瘤180有明显的抑制作用。

[临床应用]

三棱是作用较强的破血祛瘀药，常与莪术同用，多用于治疗瘀血阻滞之经闭、腹痛、症积等证。与青皮、莪术、麦芽等相配伍可用于治疗饮食积滞、胸腹胀满疼痛等证。

[用量] 9 ~ 12g。

14. 益母草

[性味] 苦、辛、微寒。

[功效] 调经活血，祛瘀生新，利尿消肿。

[现代药理研究]

（1）益母草能扩张冠状动脉，增加冠状动脉血流量和心肌营养性血流量，降低血管阻力。减慢心率，并能缩小实验性心肌梗死的范围，减轻病变程度，减少心肌细胞坏死量，特别是对心肌细胞线粒体具有一定的保护作用。

（2）抗血栓，抗凝血：实验证明，益母草对血栓形成的每个阶段均有明显的抑制作用，不仅使血小板聚集时间延长、血小板栓塞时间延长和纤维蛋白血栓形成时间延长，而且血栓长度短、重量轻和增长速度减慢，提示益母草对血小板聚集、血小板栓塞形成、纤维蛋白血栓形成及红细胞的聚集性均有抑制作用。还有实验证明，益母草对家兔肺循环红色血栓有显著的溶解作用。

（3）益母草有降低全血黏度、血液黏滞性，改善微循环的作用。

（4）益母草水浸膏或乙醇浸膏对离体子宫和在体子宫均有兴奋作用，表现在子宫的振幅、收缩率、紧张度均见增强，持续时间颇久。

[ 临床应用 ]

益母草可广泛应用于治疗各种血瘀病证。临证用益母草的重点有四：其一，与川芎、红花、葛根等相配伍治疗冠心病心绞痛、心肌梗死；其二，与水蛭、川芎、黄芪、红花、丹参相配伍治疗脑梗死；其三，与当归、赤芍、川芎、红花、丹参、银花、白茅根等相配伍治疗急、慢性肾小球肾炎；其四，治疗产后因子宫收缩无力而致之恶露不尽、瘀血腹痛等病证。

[ 用量 ] 一般用量为 15 ~ 30g，用于治疗肾小球肾炎时宜增至 60g。

15. 鸡血藤

[ 性味 ] 辛、甘、温。

[ 功效 ] 补血行血，舒筋活络。

[ 现代药理研究 ]

（1）有报告显示，在运用 20 种活血化瘀中药对小鼠肠系膜实验性微循环障碍改善作用影响的观察中，鸡血藤是唯一具有促进微循环障碍发展的药物。有实验研究证明，鸡血藤提取物具有促凝（激活XII因子）、抗凝（抗凝血酶）、纤溶（激活纤溶酶原）、抗纤溶（抗纤溶酶原——活化素）的双重作用，也就是说，鸡血藤是一种具有适应原样作用的药物。

（2）鸡血藤煎剂或酊剂对实验性动物子宫不论已孕或未孕均有兴奋作用。实验证明，小剂量即可增强离体子宫节律性收缩，较大剂量时收缩更为显著，振幅明显增大。

[ 临床应用 ]

临床常以鸡血藤与桃红四物汤相配伍治疗各种血虚血瘀证。大剂量（60g）鸡血藤与丹参、淫羊藿、补骨脂等相配伍治疗白细胞减少症。

[ 用量 ] 9 ~ 30g，大量可用至 60g。

16. 乳香

[ 性味 ] 辛、苦、温。

[ 功效 ] 活血止痛，消肿生肌。

[ 现代药理研究 ]

（1）有报告显示，乳香有一定的改善微循环障碍的作用。

（2）乳香具有显著降低血液黏滞性的作用。

[ 临床应用 ]

乳香临床主要用于治疗血瘀气滞所致的脘腹疼痛，肢节疼痛，妇女痛经、经闭以及跌打损伤和痈疽疼痛等病证。

[ 用量 ] 3 ~ 9g。

17. 没药

[ 性味 ] 苦、平。

[ 功效 ] 活血止痛，消肿生肌。

[ 现代药理研究 ]

（1）有报告显示，没药有较好的改善微循环障碍的作用。

（2）没药具有显著降低血液黏滞性的作用。

[ 临床应用 ]

没药临床主要用于治疗由于血瘀气滞而引起的各种疼痛性疾病。

[ 用量 ] 3 ~ 12g。

18. 水蛭

[ 性味 ] 辛、咸、平。

[ 功效 ] 破血逐瘀。

[ 现代药理研究 ]

（1）降血脂、改善血液流变性、抗动脉硬化：有实验观察水蛭和水蛭复方（水蛭、丹参、川芎等）对实验性动脉硬化（AS）家兔主动脉内皮素基因（ET–MRNA）表达的影响。结果表明，喂水蛭及其复方能使喂饲高脂饲料家兔的血总胆固醇（TC）、三酰甘油（TG）、低密度脂蛋白（LDL–C）和胆固醇与高密度脂蛋白比值（TCAHDL–C）明显降低。并能改善家兔内皮功能，使主动脉内皮损伤、内膜增厚、脂质沉积、泡沫细胞聚集和平滑肌细胞增生等动脉硬化病变明显减轻，阻止动脉硬化形成。同时可拮抗内皮素基因在主动脉内膜上过度表达。实验与公认的有抗动脉硬化和保护内皮细胞（EC）作用的绞股蓝总苷做过对比，从降血脂、抗过氧化、抗内皮细胞损伤、抗动脉硬化病变和内皮素基因表达几方面，水蛭及其水蛭复方均优于绞股蓝总苷。

实验表明，水蛭及水蛭复方可降低高脂血症家兔全血黏度和纤维蛋白原，调节血细胞比容。血液流变性的改善，有利于减轻对血管壁或内皮素的损伤及血小板的聚集，从而抑制动脉硬化的形成和发展。

（2）降低血小板聚集和释放反应：研究观察表明，患者服用水蛭粉后可使前列腺素（PGF12）明显升高，血栓素 B2（TXB2）明显下降，使二者之比值维持正常。说明水蛭不仅有提高前列腺素合成的作用，而且可抑制血栓素 B2 的合成。

（3）抗血栓形成和溶解血栓：水蛭中含水蛭素、抗血栓素和肝素样物质，故有很强的抗血栓形成和溶解血栓的作用。

[ 临床应用 ]

水蛭抗凝血、抗血栓形成、溶解血栓的作用最强，疗效最为可靠，故为治疗重症血瘀病证的首选药，如治疗脑梗死、冠心病心绞痛、心肌梗死、周围血管栓塞、肾病综合征多以水蛭为主药，常与红花、川芎、黄芪、益母草相配伍。世人多以为其破血力峻猛而弃之不用，其实，只要用之得当，并未见任何明显的不良反应。如《本草经百种录》云："凡人身瘀血方阻，尚有生气者易治。阻之久，则无生气而难治……投之轻药，则拒而不纳，药过缓，又反能伤未败之血，故治之极难。水蛭性迟缓，善入，迟缓则生血不伤，善入则坚积易破。"《医学衷中参西录》亦云："水蛭破瘀血而不伤新血，纯系水之精华而生，于气分丝毫无损，而瘀血默消于无形，真良药也。"

[ 用量 ] 3 ~ 9g。

19. 蛰虫

[ 性味 ] 咸、辛、寒。

[ 功效 ] 逐瘀破血，续筋接骨。

[ 现代药理研究 ]

蛰虫具有较好的抑制肝纤维化的作用。

[临床应用]

蟅虫多用于治疗瘀血阻滞之经闭、症积等证，常与水蛭、虻虫、大黄等配伍，如大黄蟅虫丸。若用于治疗骨折损伤，则常与自然铜、乳香、没药、血竭等药同用。常以蟅虫与冬虫夏草、黄芪、桃仁、赤芍、丹参、汉防己相配伍治疗肝硬化。

[用量] 散剂每次 1 ~ 1.5g，煎剂 3 ~ 6g。

20. 刘寄奴

[性味] 辛、苦、平。

[功效] 活血通经，清暑利湿，消食除胀。

[现代药理研究]

（1）降低全血黏度和血小板聚集性：刘寄奴有降低全血黏度、红细胞聚集性和血小板聚集性的作用，并有抗血栓形成的作用。

（2）改善微循环障碍：有报告显示，刘寄奴有较强的改善微循环障碍的作用。

[临床应用]

刘寄奴可用于治疗妇女月经不调、痛经、经闭、症积以及胸腹疼痛等血瘀病证。

[用量] 9 ~ 15g。

21. 大黄

[性味] 苦、寒。

[功效] 攻积导滞，泻火凉血，活血祛瘀，利胆退黄。

[现代药理研究]

（1）泻下作用：大黄的泻下作用是番泻苷 A 为主的番泻类及氧化蒽醌衍生物所引起，尤以番泻苷类作用最强。番泻苷进入肠道后被肠道细菌之 β – 糖苷酶分解，通过进一步分解、还原、裂解为大黄真正的泻下成分大黄酸蒽醌，它具有类似乙酰胆碱样作用，并能抑制 $Na^+$、$K^+$、ATP 酶活性作用，尚能刺激大肠，使排空运动量增加，促进排便。

（2）抗凝血作用：有报告显示，大黄多糖体外可使凝血时间、凝血酶时间延长。小鼠经口服或腹腔注射给药，可使白陶土部分凝血活酶时间（KPTT）延长，使特异性血栓时间和纤维蛋白血栓形成时间延长，优蛋白溶解时间缩短，血栓长度缩短，血栓湿重、干重均减少，血小板数量减少，血小板黏附力降低，全血比黏度、血浆比黏度、全血还原比黏度均降低，纤溶酶活力增强，红细胞压积降低。有报告，急性实验性脑缺血大鼠腹腔注射大黄水提取物后，血小板最大聚集率和最大聚集速度均明显降低，血浆过氧化脂质（LPO）水平明显降低，血浆血栓素 B2（TXB2）明显降低，6- 酮 – 前列腺素 F1a（6-Keto-PGF1a）升高，TXB2/6-Keto-PGF1a 值降低。说明大黄多糖和水提取物具有抗凝血和抗血栓形成的作用。

（3）止血作用：实验证明，大黄具有明显的止血作用，其有效成分 A（α – 儿茶素）、B（没食子酸），可促进血小板的黏附和聚集功能，有利于血栓形成，且可降低凝血酶Ⅲ（AT–Ⅲ）的活性。没食子酸还能增高 a2– 巨球蛋白（a2-MG）含量，降低纤溶活性，加速血液凝固。大黄的止血机制可能是局部与全身的综合作用，表现为局部血管收缩，通透性降低，胃蛋白酶活性减弱，小肠运动受抑制，有利于血小板在损伤处凝集；全身变化表现为血浆渗透压增高，红细胞聚集性增加，微血管内血流变得缓慢。

（4）降血脂作用：大黄能降低三酰甘油（TG）、总胆固醇（TC）、低密度脂蛋白（LDL-C）。

（5）保肝利胆作用：实验证明，大黄对肝损伤有明显的保护作用，表现在炎性细胞浸润消失，萎缩的胆小管和变狭的血窦均正常扩张，细胞质 RNA 充盈，线粒体逐步恢复，嵴亦渐近正常，谷丙转氨酶（ALT）明显降低。此外，大黄素、大黄酸能促进胆红素及胆汁酸含量增加，导致奥狄氏括约肌扩张、胆囊收缩。

（6）抑制胰腺分泌：大黄能抑制胰酶的分泌并对胰蛋白酶、胰弹性蛋白酶、胰糜蛋白酶、胰激肽释放酶、胰脂肪酶具有明显的抑制作用。同时，因能促进胆汁分泌，降低奥狄氏括约肌张力，增加肠蠕动，故能及时地把已被激活的胰酶和被消化的坏死组织所产生的毒性物质尽快排出体外。

（7）改善肾功能：大黄能减少肠道中氨基酸的重吸收，其所含大黄鞣质可通过抑制体蛋白的分解，提高氨对谷酰胺的生成利用率而使尿素氮（BUN）含量降低，并能使从肠道吸收合成尿素原料之一的氨基氮减少，血中必需氨基酸浓度升高，从而使肝肾组织合成尿素量减少，血中尿素氮和肌酐含量降低。

（8）免疫调控作用：大黄能增强补体活性，增强细胞免疫功能，减轻免疫变态反应，从而发挥免疫调控作用。大黄能降低中枢神经介质 PGE 水平，提高血清总补体水平，抑制体液免疫，稳定机体内环境。

（9）抗病原微生物作用：大黄具有广谱抗菌抗病毒作用，并能减轻血中内毒素，促使肾上腺皮质激素分泌，有利于机体感染后抗炎抗毒的应激反应。大黄除对脆弱类杆菌有较强的抑制作用外，对白色葡萄球菌，甲，乙型链球菌，枯草杆菌，白喉杆菌，志贺痢疾杆菌，钩端螺旋体，柯萨奇病毒，孤儿病毒，乙肝病毒，流感病毒等也有明显的抑制作用。抗病原微生物的主要成分是大黄酸、大黄素、芦荟大黄素等。

（10）降温作用：大黄能降低感染家兔第三脑室前列腺素 E（PGE）和环核苷酸含量，而达到降温的目的。

（11）历代医家临床应用概述

大黄，又名黄良、火参、肤如（《吴普本草》）、将军（《药录》）、锦文大黄（《千金要方》）、川军（《中药材手册》）等。本品苦，寒。主归胃、大肠、肝经。具有泻下攻积、清热泻火、止血、解毒、活血祛瘀功效。主治实热积滞、便秘、出血、疮痈肿毒、瘀血、湿热痢疾、黄疸等证。

大黄首载于《神农本草经》，列为下品，谓："下瘀血，血闭，寒热，破症瘕积聚，留饮宿食，荡涤肠胃，推陈致新，通利水谷，调中化食，安和五脏。"其准确地阐述了本品的主要主治与范围。

配伍应用大黄治病的最早文字记载见于《武威汉代医简》，该书记载药方 30 首，其中有 4 首应用了大黄，用于治疗痹证、伏梁、金疮内漏及鼻息肉等。如治鲁氏青行解解腹方用麻黄三十分，大黄十五分，厚朴、石膏、苦参各六分，制川乌、附子各二分治风湿热痹者。治伏梁裹脓在胃肠之外方，以大黄、黄芩、芍药各一两，硝石二两，桂一尺，桑螵蛸十四枚，䗪虫三枚治伏梁。治金疮内漏血补出方，以大黄二分，曾青二分，硝石二分，䗪虫三分，虻头二分治金疮内漏。调中药方以葶苈二分，甘遂二分，大黄一分治鼻息肉。4 首大黄方剂中有 3 首分别与后来张仲景所创立的大黄牡丹汤、抵当汤及十枣汤相似，因此可以说《神农本草经》和《武威汉代医简》是后世使用大黄的奠基之作。

东汉著名医家张仲景所著的《伤寒论》《金匮要略》两书中有 89 处应用了大黄，占全书方剂用药的 1/4 左右。他创立了 34 首大黄复方，占他所创方剂（323 首）的 10.5%，其应用范围广泛，涉及治疗血证、痰饮、解毒、泻火、清热、导滞、攻积及通宣气机等方面。

如治实热积滞之证,《伤寒论》《金匮要略》之大承气汤由大黄12g(酒洗四两)、厚朴15g(去皮炙半斤)、枳实15g(炙五枚)、芒硝9g(三合)组成,治疗痞、满、燥、实俱备之阳明热结重证,小承气汤由大黄12g(酒洗四两)、厚朴6g(去皮炙二两)、枳实12g(炙三枚)组成,治痞、满、实之阳明热结轻证,调胃承气汤由甘草6g(炙二两)、芒硝12g(半升)、大黄12g(去皮清酒洗四两)组成,主治阳明燥热内结而无痞满之证。《伤寒论》脾约麻仁丸治疗体虚胃津不足者。表证而兼实痛者,用桂枝加大黄汤双解表里;寒实内滞者,则当温下之,《金匮要略》用大黄附子汤。

如治痰饮证。治水热互结的结胸证,急者,《伤寒论》用大陷胸汤(大黄、芒硝、甘遂);缓者,《伤寒论》用大陷胸丸(大黄、杏仁、葶苈)。治水饮挟胃热,《金匮要略》用苓甘五味加姜辛半夏杏仁汤治疗。治肠间有水饮症《金匮要略》用己椒苈黄丸,可使二便俱通,以达分消水饮之功。《金匮要略》中厚朴大黄汤,用厚朴、大黄、枳实来治支饮胃实证。张仲景在《金匮要略》中的大黄甘遂汤,取大黄下瘀血,甘遂逐水,阿胶兼以护阴,治产后血虚水血俱结于血室者。

如治瘀血及干血,瘀血有新久之分,久久不愈则可化为"干血"。新者,《伤寒论》桃仁承气汤,方中桃仁化瘀,大黄下其瘀血。病程稍长者,《伤寒论》抵当汤,取虫药力猛,故以水蛭、虻虫、桃仁等品破瘀,再以大黄攻其瘀血,以达祛瘀生新之功。若病程较久,或正气较衰不可猛攻者,取其"丸以缓之",而用《伤寒论》抵当丸缓下其瘀血。所谓干血者,《金匮要略》以枳实芍药散主之。如枳实芍药散难以奏效,且因瘀久血干化热,而改用《金匮要略》下瘀血汤,方中以大黄为君,清热荡涤瘀血,桃仁以润化干血,蟅虫以破血。此外,《金匮要略》大黄牡丹汤君以大黄清下郁热,臣以丹皮、桃仁凉血化瘀,佐以冬瓜子化其痈肿,使以芒硝软其坚结,治疗肠痈的脓未成阶段。

同时代的华佗所作的《中藏经》,全书共载药方62首(不包括附录方),其中含大黄方就有16首,约占总药方的25.8%,其广泛地应用于内、外、妇科等疾病。其配伍特点在《中藏经》中可归纳为如下三方面:①多寡不拘。最少的仅一味(治暴喘欲死方、治赤疔方)。配伍最多的有39味,如万应圆以大黄三两加甘遂三两、芫花三两、大戟三两、三棱三两、巴豆二两(和皮)、干漆二两(炒)、蓬术二两、当归五两、桑皮二两、硼砂三两、泽泻八两等39味药,治九种心痛等25证。②寒热并用。大黄性味苦寒,其配伍并不囿于苦寒药,常配以温热药同用。如万应圆以大黄三两,加上丁香一两、肉桂一两(去皮)、附子一两(炮,去皮脐)、干姜二两、巴豆二两(和皮)等同用;再生圆治起厥死犹暖者,以巴豆一两(去皮,研)、朱砂一两(细研)、麝香半两(研)、川乌尖十四个(为末)、大黄一两(炒,取末)。③攻补兼施。大黄属攻下之剂,为增强其作用,多与一些峻下药配伍,如救生圆治猝死,大黄四两加轻粉半两、巴豆七个(去皮,细研取霜)等上为末;破黄七神丹以大黄七两加甘遂二两、轻粉一两等末服。但也与黄芪、白术、地黄等补益药相配。华佗用大黄,除治上痞、浴肠汤用汤剂外,多以圆(三黄圆、万应圆、礞石圆、再生圆、救生圆)、散(治暴热毒、心肺烦而呕血方、治癥瘕方、治虫毒方、治上痞方等)取胜。华佗用大黄,多用于实证、急证,中病即止。如治中痞方,"效,即勿再服"。明目丹,"以应为度"。浴肠汤,"量虚实与之,大泻为度"。治白疔憎寒喘急昏冒方,"疏下恶物为度"。

晋代,葛洪著有《肘后备急方》。书中运用及引录前人所含大黄方治疗的有21篇,占实际69篇的30.4%,所述疾病以急性病为主,包括传染性疾患。如救卒中恶死备急三物丸散(大黄、干姜、巴豆)治猝死、中恶及尸厥。黑奴丸(大黄、麻黄、黄芩、芒硝、釜底墨、灶突墨、梁上尘)治五六日胸中大热,口噤,名为坏病。大柴胡汤(柴胡、大黄、黄芩、芍药、枳实、半夏、生姜、大枣)治热实得汗不解，腹满痛烦躁，欲谬语者。治笃病新起早劳及食饮多致欲死方（大黄、麻黄、栀子仁）。治时气病起诸劳复。赵泉黄膏方（大黄、附子、细辛、干姜、巴豆）治瘴气疫疠温毒。治中风方（大黄、牵牛子）以解风热，疏积热风壅，消食，化气，导血，大解壅滞。治服散卒发动困笃（大黄、芒硝、甘草、半夏、黄芩、芫花；或大黄、葶苈、杏仁、巴豆）。治卒上气咳嗽呼吸喘息方（大黄、干姜、巴豆）。治卒心腹癥坚方（大黄、葶苈、泽漆），治心下有物，大如杯，不得食者。治暴宿食留饮不除，腹中为患方（大黄、茯苓、芒硝、巴豆），治心腹寒冷食饮积聚结癖。治人胃反不受食，食毕辄吐出方（大黄、甘草），治卒胃反呕吐。治卒发黄疸诸黄病谷疸者，食毕头旋，心怫郁不安而发黄，由失饥大食，胃气冲熏所致，治之方（茵陈、大黄、栀子）。斗门方（大黄、生姜）治腰痛、腰脚冷风气。治脾胃虚弱不能饮食，治食鱼纶及生肉住胸膈中不消化，吐之又不出，不可留，多使成癖方（大黄、朴硝）。乳痈方（大黄、莔草、伏龙肝、生姜）。五香连翘汤（木香、沉香、鸡舌香、麝香、薰陆、射干、紫葛、升麻、独活、寄生、炙甘草、连翘、大黄、淡竹沥）疗恶肉、恶脉、恶核、瘰疬风结肿气痛。治病癣疥漆疮诸恶疮效方（大黄、黄芩、黄连）疗恶疮三十年不愈者。治卒得癞皮毛变黑大黄加皂角刺。治卒阴肿痛颓卵（大黄、矾石、甘草）治阴中痛。治卒服药过剂烦闷方（大黄、芒硝、生地黄汁）治服石药过剂者。治食中诸毒食猪肉遇冷不消，必成虫瘕，下之方（大黄、朴硝）。葛氏常备药（大黄、桂心、甘草、干姜、黄连、椒、术、吴茱萸、熟艾、雄黄、麝香、菖蒲、人参、芍药、附子、巴豆、半夏、麻黄、柴胡、杏仁、葛根、黄芩、乌头、秦艽等），用于百病备急。

唐代，孙思邈对大黄的临床应用更为广泛，其研究也极为精深，具体表现在：①灵活应用并改进了张仲景所创立的大黄复方，如治黄疸诸方中，结合自己的实践经验，创立了治黄疸大黄丸（大黄、葶苈子）等新方；又仿效治吐血、衄血之泻心汤，创立了吐血百治不瘥，疗十十愈神验不传方（地黄汁、大黄生末）；从张仲景的大黄附子汤出发，创制了温脾汤（人参、附子、干姜、甘草、大黄）治脾胃冷食不消；更以张仲景治血结为瘕的鳖甲煎丸、治干血内结的大黄䗪虫丸等活血化瘀方剂为基础，衍化出治瘀血留滞的人参大黄汤（人参、大黄、当归、丹皮、赤芍、吴茱萸、生姜、甘草）等。②开创了大黄复方治病、防病的新领域。如用大黄丸（大黄、柴胡、朴硝、川芎、干姜、蜀椒、茯苓）治带下百病无子；大黄圆（大黄、栝楼、土瓜根、杏仁）治消渴，去三虫方（大黄、芜菁子、漆、酒）治寄生虫；小槐角丸（槐子、大黄、白糖、矾石、硫黄、干漆、龙骨）治五痔。同时外科方面，用灭瘢膏方（大黄、干地黄、矾石、安息香、狼毒、乌头、羊踯躅、附子、野葛、白芷、乌贼骨、赤石脂、皂荚、天雄、芍药、川芎、当归、莽草、石膏、地榆、白术、续断、鬼臼、蜀椒、巴豆、细辛）治诸色痈肿恶疮瘥后有瘢，既可内服，也可外用。在五官科用大黄配柴胡、芍药、决明子、泽泻、黄芩、杏仁、升麻、枳实、栀子仁、竹叶之泻肝汤方治眼赤漠漠不见物息肉生。用赤膏方（大黄、桂心、白术、细辛、丹参、川芎、干姜、蜀椒、巴豆、大附子）治耳聋齿痛。用栀子圆（大黄、栀子仁、川芎、甘草、木兰皮、好豉）治酒渣鼻疮。预防传染病用屠苏酒（大黄、白术、桔梗、蜀椒、桂心、乌头、菝葜，一方有防风。上七味㕮咀，绛袋盛，以十二月晦日日中悬沉井中令至泥，正月朔日平晓出药置酒中煎数沸，于东向户中饮之，屠苏之饮，先从小起多少自在。一人饮一家无疫，一家饮一里无疫。饮药酒得三朝还滓置井中，能仍岁饮可世无病当，家内外有井皆悉著药辟瘟气也）。他在临床中应用大黄的特点有：注重道地药材，重视炮制，已有"蒸"或"炙令烟出"等炮制法，并首次应用大黄炭剂来治病。

金元时代的张从正，在他所著的《儒门事亲》第12卷中约有167首方剂，而含有大黄的方剂约

44首，占26%，如用单味大黄治妇血枯，芎黄汤（大黄、荆芥穗、川芎、防风）治头目眩晕，八正散泄热利尿等。张元素认为大黄既能泻胃肠实热，也能疏肝泄热，然终是清热泻火药，专作为攻里欠妥。他创立了三化汤（大黄、厚朴、枳实、羌活）治疗中风。刘完素所著《宣明论方》一书中共有348首方剂，其中含有大黄的方剂65首（占18%）。如防风通圣散（防风、连翘、麻黄、薄荷、荆芥、白术、栀子、川芎、当归、白芍、大黄、芒硝、石膏、黄芩、桔梗、甘草、滑石、生姜）乃是下法与汗法合用的代表方剂，治疗面极广，可治50余症，他强调无论风寒暑湿，有汗无汗，内外诸邪所伤，只要有可下诸症就可应用此方。如分肢散治小儿卒风、急惊风及大人口眼歪斜。今人常用的凉膈散（大黄、朴硝、甘草各二十两，山栀子仁、薄荷叶、黄芩各十两，连翘二斤半）治肺热，舟车丸（黑丑、甘遂、芫花、大戟、大黄、青皮、陈皮、木香、槟榔、轻粉）治积气通水道，均由他创立。滋阴学派的朱丹溪认为"泻火即保阴"，因此也常应用大黄。在《丹溪心法》一书中约有247首方剂内含有大黄，如用单味大黄治疗头痛如破，或治泻痢久不愈；用大黄复方煎汤蒸洗，治疗麻风等。脾胃学派李东垣对大黄也颇有研究，如他创立的复元活血汤（大黄、桃仁、红花、当归、柴胡、天花粉、穿山甲、甘草）主治跌打损伤，恶血留于胁下痛不可忍者，托里散（大黄、朴硝、金银花、当归、天花粉、连翘、黄芩、赤芍、皂角、牡蛎）治一切恶疮发背疔疽便毒始发欲作脓者，润肠丸（大黄、归尾、羌活、桃仁、火麻仁）养血润肠，治肠胃有伏火，大便秘涩，全不思食，风结血结，以及枳实导滞丸（大黄、枳实、白术等）化湿消积、行水泻热等至今仍在沿用。

明代，李时珍在《本草纲目》中涉及大黄的有80余处，方55首，特别强调了大黄是一味入血分的降火要药，如以泻心汤（大黄、黄连、黄芩）实泻四经血中伏火主治吐血衄血之证。张景岳精辟地指出："夫人参、熟地、附子、大黄实乃药中之四维。人参、熟地者治国之良相也，附子、大黄者治乱世之良将也……"同时张景岳对大黄的炮制及配伍也颇有研究，如他指出"欲速者生用，欲缓者熟用"。气虚配人参，血虚配当归。佐以甘草、桔梗缓其行；佐以芒硝、厚朴益助其锐。吴有性提出了"温病下不厌早"的观点，把大黄的临床应用推向了新的阶段，提出伤寒、时疫皆能传至胃，因此承气汤皆是要药。"承气本为逐邪而设，而非专为结粪而设也。""三承气汤的功效皆在大黄，余皆治标之品"，指出茵陈黄汤治黄疸的主药是大黄。还认为"大黄为安胎之圣药"。对危重患者只要对症仍坚持应用大黄。此外，积极主张急证急攻，"知邪之所在早去病根"乃为万全之策。认为大黄是一味"一窍通诸窍皆通，大关通而百关皆通的要药"。

清代，叶天士进一步扩大了大黄临床应用范围，提出温热病者不论表邪罢与不罢，但兼里证即可用大黄下之。大便清仍可再用大黄，"湿热病大便溏为邪未尽，必大便硬，慎不可再攻也，以粪燥为无湿矣"，但"湿邪内搏下之宜轻"。"……大便黑者皆瘀血证也。不必悉具，但见一二便作血证"。主张宜清解热毒，使血顺下则安。"凡治血证上焦犀角地黄汤，中焦承气汤，下焦抵当汤。"并首次提出了应用大黄的重要体征是"最紧要者莫过于验舌"，"或黄苔或如沉香色或灰黄色或中有断纹"者，均可用大黄。吴瑭对大黄的应用在许多方面超越了前人。不但中焦温病用大黄，下焦温病也用大黄，而且配伍精当，针对性很强，他共创制了6种新的承气汤。①正虚不能运药用新加黄龙汤（生大黄、生地、甘草、人参、玄参、芒硝、麦冬、当归、海参、姜汁）。②肺气不降而喘促者用宣白承气汤（生大黄、生石膏、杏仁、瓜蒌皮）。③小肠热盛下注，小便涩痛用导赤承气汤（大黄、生地、赤芍、黄连、黄柏、芒硝）。④邪热闭心包，心包阳明合病用牛黄承气汤（安宫牛黄丸、生大黄末）。⑤津液不足无水行舟用增液承气汤（大黄、芒硝、玄参、麦冬、生地）。⑥下后热不退，或退不尽用护胃承气汤（生大黄、生地、玄参、丹皮、麦冬、知母）。并首次提出脉象沉数有力也为应用大黄之指征。杨璇撰《伤寒温疫条辨》，创造了升降散（大黄、姜黄、蝉蜕末、僵蚕，酒为引，蜂蜜为导）作为治瘟疫的首要方，表里轻重皆可酌用。还常用大黄配伍黄连相合使用，认为大黄与黄连是解毒逐秽之主帅。唐容川普用大黄治疗血证，以泻心汤（大黄、黄芩、黄连）治疗吐血病，并指出大黄是止血不留瘀的圣药、妙药。以瘀血玉烛散（大黄、生地、当归、川芎、白芍、朴硝、生姜）治疗跌打瘀血发渴身痛便闭。同时创立了通脾泄胃汤（大黄、黄柏、玄参、知母、防风、炒栀子、石膏、芜蔚），作为通治眼目外痒的良方。白虎汤加金银花、大黄、桔梗、枳壳治疗咽喉病，丹皮汤（大黄、丹皮、桃仁、瓜蒌、朴硝）治疗内痈。解毒汤（大黄、黄连、黄芩、黄柏、栀子、赤芍、枳壳、连翘、防风、甘草）解除脏毒。升降散（大黄、僵蚕、蝉蜕、姜黄、白芍）去伏热，解泻毒，生津养血。人参泻肺汤（人参、大黄、黄芩、栀子、枳壳、连翘、甘草、桔梗、杏仁、桑皮、薄荷）泻肺中之火，凡上焦血滞痰凝因火所致者，均可随证加减。泻肺丸（大黄、黄芩、黄连、贝母、半夏、杏仁、郁金、葶苈、甘草、瓜蒌霜）治疗肺部痰火血气凝滞不降。张锡纯认为大黄为治疮疡与止血的特效药，"大黄……又善解疮疡热毒，以治疗毒尤为特效之药，疗毒甚剧，他药不效者，当重用大黄以通其大便自愈"。止血张锡纯首创秘红丹，方由川大黄、油肉桂、生赭石组成，治肝郁多怒，胃郁气滞，致吐血、衄血及吐衄之证屡服他药不效者，无论因凉因热，服之皆有捷效。此外，张锡纯又首次提出大黄可治脑充血："如目疾其痛连脑者，多系脑部充血所致。至眼科医家恒用大黄以泻其热，其脑与目即不疼，此无他，服大黄后脑充血之病即愈故也。"

大黄的作用虽在古代药物、方剂和临床等文献中涉及血证、痰饮、解毒、泻火、清热，导滞、攻积和宣通气机等方面，作用是广泛的，但因其在临床上多用于实热之证，有"无坚不破，荡涤积垢，有犁庭扫穴之功"的强大作用，致使古今多少惯于追求平稳方正的临床医家反而望而生畏，不能大胆将大黄应用于临床，担心过量或用错而使病情恶化，从而大大影响了对其潜在作用的开发和研究。也因限于当时的科学技术尚不发达，难以做更深入的研究。

用中西医结合方法对大黄进行研究已有近60年的历史，从文献研究、临床应用开始，到运用实验手段对大黄开展多学科综合性的研究，不断有新的成果产生。1975年9月与1978年9月在瑞士相继召开了两次大黄等蒽醌类缓泻药的国际学术研讨会，把大黄在缓泻作用以外的领域列为研究大黄的新领域。近40年来，更是乘着科技大发展的东风，大黄的临床、药理、毒理、生药、制剂和药化等方面的研究均取得了一系列的重大成果。为总结推广这些成果，自1987年以来，已召开了两次全国大黄学术研讨会和一次国际大黄学术研讨会；大黄的研究成果已取得了多项国家级科技进步奖；大黄研究的有关论文，其发表数量之多，已领先于其他中药；一些有影响的著作也陆续问世，如美国出版了《神奇的药物——大黄》《大黄文献目录》，我国已出版了《大黄》《大黄的药理与临床》《大黄实用研究》等6种。同时，单味大黄或以大黄为主药的一批新药，已崭露头角，走向临床和市场。

[临床应用]

大黄的临床运用极为广泛，在仲景创制活血化瘀方中多选用大黄，如大黄䗪虫圆、鳖甲煎圆、桃核承气汤、抵当汤、抵当丸、大黄牡丹汤、下瘀血汤等，这些方剂至今仍为临床常用的活血化瘀方。

大黄与茵陈、金钱草、连翘、蒲公英等配伍治疗化脓性胆囊炎，如大黄清胆汤；与赤芍、连翘、犀角、茵陈等配伍治疗重症肝炎，如大黄清肝汤；与栀子、丹参、元胡、赤芍配伍治疗急性胰腺炎，如大黄清胰汤；与白花蛇舌草、半枝莲、败酱草、丹皮、赤芍等配伍治疗阑尾周围脓肿，如白花蛇舌草清肠汤；与黄芪、附子、丹参、益母草等配伍治疗肾衰竭；单味或与三七、白及、紫珠草等配伍治疗上消化道出血，多获良效。

临床体验，生大黄泻下作用最强，酒炒、醋炒、酒蒸及炒炭后泻下作用依次减弱，大黄炭几乎无泻下作用而有收敛、止血、止泻作用。大黄泻下作用强度随受热时间的增加而减弱。生大黄煎煮10～15分钟溶出的总蒽醌最多，泻下作用最强。大黄中的收敛成分鞣质对热较耐受，且易溶于水，煎煮时液体量越多越易游离，煎煮时间长，鞣质溶出多，收敛作用增强。较长时间的煎煮以及酒大黄、熟大黄对大黄的抑菌、抗炎、解热、解毒等作用无明显影响，故使用大黄来抗菌、消炎、解毒时宜用熟大黄、酒大黄或较长时间的煎煮。1g大黄粉剂相当于3～4g大黄煎剂的效果，大黄粉剂、片剂口服有较好的止血、抗菌、消炎效果，但少部分患者服药后有恶心、呕吐、排便前小腹或脐周疼痛等不良反应，而大黄糖浆、大黄醇提片、大黄酚片等止血效果不减，且无明显不良反应。大黄小剂量（0.3g以下）有健胃助消化作用，0.2g以下可引起便秘；中剂量（6～12g）煎服有通便作用；若用于排除积滞和结石可用15～30g煎服。

[用量] 一般用量0.3～15g，特殊用量可至30g。

22. 元胡

[性味] 辛、苦、温。

[功效] 活血，行气，止痛。

[现代药理研究]

（1）止痛作用：实验研究和临床观察均证明元胡有很强的止痛作用。

（2）改善微循环障碍：有报告显示，观察20种活血化瘀中药对小鼠肠系膜实验性微循环障碍改善作用的影响，结果表明，元胡属于作用最强类药物之一。

（3）改善血液黏滞性：实验证明，元胡能降低全血黏度，改善血液黏滞性。

[临床应用]

凡因瘀血阻滞而引起的以疼痛为主的病证多选用元胡，如瘀血头痛、腰痛、胸痛、腹痛、痛经、关节疼痛、跌打损伤疼痛等。

[用量] 9～15g。

23. 三七

[性味] 甘、微苦、温。

[功效] 散瘀止血，消肿定痛。

[现代药理研究]

（1）保护缺血、缺氧性脑损伤：三七总皂苷（PNS）是三七的主要有效成分之一。实验证明，三七总皂苷对缺血、缺氧性脑损伤具有明显的保护作用。其作用机制是，三七总皂苷可以阻断受体依赖的钙通道开放，导致细胞外钙内流，同时具有较强的清除自由基的能力。另外，实验研究发现，三七总皂苷具有直接扩张脑血管的作用，对缺血、缺氧引起的脑血管缩舒功能障碍具有良好的改善作用。

（2）扩张冠状动脉：三七总皂苷具有钙离子拮抗剂的作用，能扩张冠状动脉，缓解冠状动脉痉挛，增加冠状动脉血流量，同时能降低动脉血压及周围血管阻力，增加心输出量，减慢心率，降低心肌耗氧量，调节心肌代谢及心脏功能。

（3）抑制血小板聚集：三七总皂苷能抑制血小板聚集，使动脉壁前列环素（PGI2）升高，并使血小板的血栓素 A2（TXA2）含量下降。前列环素（PGI2）具有扩张血管及抑制血小板聚集的作用，对血小板聚集引起的血管痉挛具有保护作用。血小板的血栓素 A2 的下降也减轻了血小板的聚集。

（4）降低纤维蛋白原含量：三七总皂苷可降低纤维蛋白原含量。

（5）提高肝糖原和血浆白蛋白：三七能明显地提高肝糖原的积累，提高慢性肝炎、肝硬化患者的血浆白蛋白。

（6）止血作用：三七有良好的止血作用。

（7）抗关节炎：对大鼠实验性关节炎有明显的抑制作用。

[ 临床应用 ]

三七止血而不留瘀，广泛地用于治疗各种原因引起的出血，如与紫珠草、蒲黄、花蕊石、白及等相配伍治疗胃溃疡出血、功能性子宫出血、肺结核咯血等多获良效，如三七止血散；三七与血竭、乳香、没药等相配伍可治疗跌打损伤瘀滞疼痛；与黄芪、水蛭、丹参、川芎等相配伍治疗冠心病心绞痛，如芪蛭通络汤；与人参、黄芪、当归、灵芝等相配合治疗肝硬化低蛋白血症；与冬虫夏草、桃仁、丹参、汉防己、柴胡等相配伍治疗肝纤维化，如虫草化积散，疗效较好。

[ 用量 ] 3 ~ 9g。宜研末冲服。外用适量。

24. 血竭

[ 性味 ] 甘、咸、平。

[ 功效 ] 行瘀止痛，止血收敛，祛腐生肌。

[ 现代药理研究 ]

（1）改善血液流变性：实验证明，血竭对正常家兔全血黏度、血浆黏度、红细胞电泳时间、血细胞比容等血液流变性指标无明显影响，而对"急性血瘀"证家兔模型血液的高黏滞状态、全血黏度、血浆黏度和血细胞比容均有明显降低作用，使红细胞电泳时间缩短。

（2）抑制血栓形成：血竭能明显抑制血小板聚集，防止血栓形成。

（3）溶解血栓：采用"优球蛋白溶解时间"测定法，结果表明可明显缩短优球蛋白的溶解时间。

（4）血竭能缩短家兔血浆再钙化时间。

[ 临床应用 ]

血竭主要用于治疗跌打损伤之骨折筋伤或皮破出血，如七厘散。常以血竭配等份三七，研为细末，装入空心胶囊，每服 6 粒，每日 3 次，治疗冠心病心绞痛，疗效较好。

[ 用量 ] 1 ~ 3g，冲服或装入胶囊中吞服。

25. 牛膝

[ 性味 ] 苦、酸、平。

[ 功效 ] 活血化瘀，引血下行，补肝肾，通淋涩。

[ 现代药理研究 ]

（1）抗肿瘤作用：由牛膝分离得到的牛膝多糖可以增强荷瘤小鼠的宿主免疫功能，发挥抗肿瘤作用。

（2）调节免疫、抗衰老作用：牛膝多糖可增强正常和老年小鼠的体液免疫以及 T 细胞介导的细胞免疫功能，发挥免疫调节作用，并具有抗衰老作用。

（3）改善血液流变性：怀牛膝具有降低大鼠全血黏度、血细胞比容、红细胞聚集指数的作用，并能延长大鼠凝血酶原时间和血浆复钙时间。

（4）保护肝脏：牛膝多糖腹腔注射可显著减轻四氯化碳对小鼠肝脏造成的伤害，使谷丙转氨酶（ALT）迅速、大幅度下降，体外可抑制肝细胞损伤，保护肝细胞膜，抑制肝细胞中线粒体的肿胀。

（5）抗炎和镇痛作用：实验证明，怀牛膝有较好的镇痛和抗炎消肿作用，其抗炎作用并非通过肾上腺皮质释放皮质激素所致，而是通过提高机体免疫功能，激活小鼠对细菌的吞噬能力以及扩张血管、改善循环、促进炎性病变吸收等作用而实现的。

（6）对子宫的兴奋作用及抗生育作用：牛膝总皂苷可使子宫收缩幅度增高，频率加快，张力增加。怀牛膝苯提取物有明显的抗生育、抗早孕、抗着床作用。

[临床应用]

牛膝临床常用于治疗瘀血阻滞而致之经闭、痛经、月经不畅、产后瘀滞腹痛、胞衣不下及跌扑损伤，多与当归、赤芍、桃仁、红花、益母草等药相配伍。牛膝也是治疗腰膝关节疼痛、伸屈不利的主要药物，常与杜仲、川断、桑寄生、汉防己、秦艽、木瓜、全蝎、蜈蚣等药相配伍。

[用量] 9～20g。

（二）活血化瘀循证依据概述

1. 活血化瘀疗法可自身减压。神经根的压迫并非导致神经根疼痛及功能障碍的唯一原因，黄仕荣等2004年报告"腰椎间盘突出症神经根微循环与营养障碍致痛机制"认为，椎静脉瘀血及所致的毛细血管逆流，椎动脉缺血与脊神经根营养障碍以及脊神经根水肿和纤维化是造成根性疼痛的一个重要机制。脊神经根在其营养血供上存在着明显的生理学弱点，很容易受到压迫，炎症刺激和神经根粘连等病理因素的影响而发生静脉瘀血、毛细血管逆流和动脉缺血为特征的营养障碍。"通则不痛""痛则不通"是中医药学的经典理论，活血化瘀是消炎镇痛的重要方法，是促进血液循环，改善神经营养状况的物质基础，是消除神经根水肿达到"自身减压"的有效途径。然而活血化瘀并非单纯地应用活血化瘀药物，而是结合病因及病理变化特点，配以行气、益气、养血、利湿祛痰等药，才能更有效地充分发挥活血化瘀的治疗作用。

2. 活血化瘀可解除神经根水肿是关键。影像学资料证实神经根的压迫与临床症状并无必然的相关性，因此黄仕荣（2006）、王拥军（1999）提出"静态致压观"与"动态致压观"，认为施压组织是多重性的，受压部位也是复杂的，压迫与牵张等机械因素对脊神经根的损害，包括直接机械效应和通过缺少血液供应而产生的间接效应。即当人体运动时，神经根受到的撞击挤压，首先是神经根管内的静脉丛，引起静脉扩张、充血并很快导致脊神经根水肿，迂曲怒张的椎管内静脉必将加重对脊神经根的挤压，从而产生腰腿痛的临床症状，所以非手术疗法应早期减轻水肿，以达自身减压的目的，防止因早期失治误治而造成脊神经根的进一步损伤及粘连。在治疗上提出"血与水本不相离……治水即治血，治血即以治水"的原则，有学者认为痰瘀互结是病机之关键。王拥军（1999）通过用石氏伤科名方"逐痰通络汤"对腰椎间盘小鼠模型的观察，发现其有较强的利水消炎作用，具有活血利水、化痰止痛的作用，临床观察有效率达87.5%，并经过CT量化评价，治疗后椎间盘突出物较治疗前都有所减小，认为该方可消除神经根水肿，使髓核脱水、缩水，而解除神经根受压症状。

3. 活血化瘀可以降低炎性介质浓度。炎性刺激是通过微循环等重要环节来影响神经功能的。有学者观察研究证明，以川芎、当归为主方，对神经根无菌性炎症起到减轻炎症反应的程度和缩短炎症反应的时间的作用，减轻对神经根的炎症刺激和粘连。Saal 等 1991 年首次报道伴有坐骨神经痛的腰椎间盘突出的患者手术摘除的髓核中，炎性物磷脂酶 A2（PLA2）活性异常升高，说明椎间盘组织中有磷脂酶 A2 炎症介质的存在，磷脂酶 A2 在人体分布很广，几乎所有的细胞均含 PLA2，近年来研究表明 PLA2 水平升高，不仅发生在突出椎间盘本身，而且涉及在同一节段的黄韧带和硬膜外脂肪。研究也发现 PLA2 的三种类型：分泌型（SPLA2）、胞质型（CPLA2）、Ca2+ 非依赖型（iPLA2）。前两型都表现出了对 Ca2+ 的高度敏感性。PLA2 调控着许多生理、病理过程，特别是在炎症的发展中起重要作用。其生理功能包括细胞信号传递和产生 20 种酸类脂类介质，改造磷脂结构，降低入侵的微生物以促进机体坏死组织自体消失，肺泡表面活性物质代谢等。PLA2 的生物学作用是通过酶解作用产生炎性介质，如溶血性卵磷脂和不饱和自由脂肪酸。PLA2 能兴奋伤害感受器，引起疼痛。在胰腺炎、腹膜炎、内毒素休克以及关节炎的滑液中均发现 PLA2 显著升高。PLA2 是炎症的特殊标记物，并可能是炎性介质的启动因素，炎症反应将导致椎间盘生物化学平衡失调。越来越多的研究表明，生物机制在椎间盘退变中发挥重要作用，退变的椎间盘可以自发地产生相当数量的金属基质蛋白酶（MMPs）和白细胞介素（IL-1、IL-3）、肿瘤坏死因子（TNF-α）等。白细胞介素 -1（IL-1）等又能刺激对其敏感的细胞释放 PLA2，说明椎间盘退变后，各种炎症细胞因子的产生可能反过来又刺激 PLA2 的产生，从而加重椎间盘退变。现代医学认为，PLA2 是水解膜磷脂产生花生四烯酸及其代谢产物前列腺素和白三烯等介质的重要限速酶，参与了许多炎症疾病的病理过程，当 PLA2 被拮抗或抑制，整个炎症反应过程就会减轻或被阻断。可以说炎症是椎间盘突出症的主要病理基础，清除炎症是治疗椎间盘突出的主要目标。吴闻文等 1996 年报告用具有活血化瘀功效的元胡止痛颗粒能降低大鼠突出椎间盘 PLA2 的活性，减轻神经根的炎症反应，促进神经功能恢复。万超等 1999 年曾报道，前列腺素 E2（PCE2）、5- 羟色胺（5-HT）、组胺（Hm）等都是公认的非常重要的炎症介质，其水平高低直接反映组织炎症程度，他用逐痰通络汤对用药后 4 天、10 天、30 天处死的造模鼠，取神经周围的局部组织，用生化方法测定其中前列腺素 E2、5- 羟色胺、组胺水平，显示明显降低神经根组织炎症介质的含量。另外通过硬膜外腔给药，如腰痛定注射液、脉络宁注射液、血必净注射液、参麦注射液等都能有效降低和减轻炎性介质的刺激。彭筘宸等 2006 年报告了猪模动物实验研究，印证了巨噬细胞在椎间盘突出症发病机制中的重要地位。中药血必净静脉注射液是以红花、川芎、当归、赤芍、丹参为配伍的中药复方制剂，具有活血化瘀、清热凉血之功效，抗炎性细胞和炎性介质的作用强于地塞米松；具有强效拮抗内毒素诱导单核 / 巨噬细胞产生的内源性炎症介质失控性释放作用，能明显减少肿瘤坏死因子（TNF-α）、白细胞介素 -6（IL-6）等炎性细胞因子，减轻组织细胞的损伤。运用中药血必净进行试验性治疗，将结果与模型组进行对比，低剂量组和高剂量组中巨噬细胞阳性表达的降低都具有显著意义（P < 0.05），说明中药血必净能明显减少椎间盘突出组织中巨噬细胞的阳性表达。椎间盘突出组织中巨噬细胞的减少将意味着肿瘤坏死因子（TNF-α）、白介素 -1、-6、-8（IL-1、IL-6、IL-8）、前列腺素 E2 等活性细胞因子减少，这些具有明显致痛作用的活性因子的减少将使腰腿痛等椎间盘突出的症状减轻，甚至消失，从而发挥其治疗作用。这从另一方面也说明了中药血必净注射液具有强效拮抗椎间盘突出所致的巨噬细胞表达——减少其产生内源性炎症介质失控性释放的作用，进一步明显减少 TNF-α、IL-6 等炎性细胞因子，减轻组织细胞的损伤，减轻疼痛，为巨噬细胞在椎间盘突出症发病机制中的重要作用提供了又一理论佐证，为中药血必净注射液治疗椎间盘突出症提供了一定的循证依据。另外，自 1975 年发现了第一个内源性阿片肽—脑啡肽（ENK）以后，几十多年来许多实验室研究陆续提供了多种内

源性阿片肽，它们分属于脑啡肽、内啡肽（EP）、强啡肽（DYN）三大家族。这些肽类物质将作用于阿片受体直接发挥镇痛作用，同时还能够通过 P 物质（SP）和交感神经系统的活动及其介质释放，阻止 $Ca^{2+}$ 内流，中断伤害信息的传递，增强神经细胞中环鸟苷酸（cGMP）含量，降低环腺苷酸（cAMP）含量，发挥间接的镇痛作用。因为 P 物质是目前公认的背根节（DRC）中与疼痛信息传递密切相关的神经递质，它参与痛觉信息的传递和调控神经—内分泌—免疫调节网络的作用。目前该网络越来越受到学者们的关注，三者之间除了直线的神经联络和细胞的直接接触外，其密切而复杂的信息联系主要是通过彼此间的产物——递质、激素、细胞因子及细胞内信息传递系统。许多实验证明，阿片肽在免疫调节中起着重要作用，甚至有学者将这类阿片肽称为"神经免疫肽"，阿片肽对淋巴细胞转化、T 淋巴细胞玫瑰花环反应、NK 细胞活性及巨噬细胞功能都具有调节作用；相反，在炎性因子的条件下感觉神经元被活化产生痛敏，炎性组织内的浸润免疫细胞（巨噬细胞、肥大细胞、淋巴细胞及浆细胞）中都含有内源性阿片类物质（OLS），它们产生自发释放并作用于感觉神经元外周末梢上的各类阿片受体，发挥外周镇痛作用的是强啡肽（Dyn）和内啡肽（β-EP），中药在辨证论治的基础上对机体具有双向调节作用，其实质是使机体恢复正常功能。腰椎间盘突出症的发病机制中自动免疫因素起着重要作用，现代的免疫抑制剂在发挥治疗作用的同时，无选择性而更严重地抑制了人体正常的细胞免疫功能，并会损害重要器官（肝、肾），而中药在抑制过度亢进的免疫方面作用持久而温和而不抑制正常的免疫功能和抗感染力，脉络宁组治疗后 Dyn-A 含量较对照组增高，改变了 Dyn-A 自发释放时相，这与"阀门控制学说"认为的疼痛控制是通过正常的生理活动而实现的，可以通过激活抑制机制控制的观点相符合。研究结果显示，Dyn-A 释放并不随痛敏的发展而增加，却随着炎症痛敏的减轻而增加，提示着脊髓 Dyn-A 可能反映了机体主动对抗炎镇痛的活力。沈霖等 2000 年报告，鹿丹通督片能减轻模鼠炎症区神经根水肿，保护神经髓鞘的组织结构，可调节神经传递质的代谢过程，使模鼠脑组织中去甲肾上腺素、5-HT、5- 羟吲哚醋酸含量降低，β – 内啡肽含量升高。

4. 活血化瘀可以促进神经功能的恢复。石关桐等 1996 年通过动物实验对钳夹伤及坐骨神经切断吻合术后，用中药复方补阳还五汤、活血通络汤、瘀麻通消汤都能够促进椎间盘突出症和坐骨神经损伤后传导功能的较快恢复。施杞、王拥军等用益气化瘀方，对 L5 神经根受压的模鼠，分别于术后 10 天、20 天、30 天取比目鱼肌，观察神经肌肉接头部施万细胞在神经再生过程中的表现，结论是益气化瘀方能促进施万细胞增生及提高其再生功能，加快神经肌肉接头部的重建，缩短神经再生修复过程。实验研究还发现，在无明显机械压迫情况下，大鼠自体尾椎髓核移植硬膜外腔造成脊神经根的结构与功能损害，用具有蠲痹通络、活血止痛功效的腰腿痛胶囊，可减轻或延缓该损伤，可能是通过降低神经根局部组织的炎性介质和（或）自体免疫反应起作用，使瘀血去、脉络通、气血运行通畅而疼痛自止，麻木消失。

5. 活血化瘀能防止硬膜外粘连。硬膜外粘连是脊椎病及各种手术最常见、最易发生的并发症，国内外学者在基础实验和临床实践方面进行了大量的探索，但应用化学药品来预防瘢痕粘连未取得肯定性结果之时，寻找中医药的解决方法是一个新的研究方向。刘向前等 1997 年曾报告，采用活血化瘀中药来预防手术失败后综合征，运用中药复方加味桃核承气汤能够明显减轻椎间盘手术后麻木综合征的反应程度。李华南等 2001 年也报告了运用活血化瘀预防术后硬膜粘连的实验研究，证明半流质丹参水溶性药液具有抗纤维化、抑制成纤维细胞和炎性细胞的渗出、激活单核—巨噬细胞系统、促进胶原纤维蛋白降解作用，可达到很好的三维防粘连效果。沈权等 2001 年也报告黄芪预防术后硬膜外粘连的实验研究，显示黄芪组炎性细胞渗出减少，成纤维细胞较少，胶原纤维较少，硬膜瘢痕无粘连，脊髓和神经根未见明显变性和脱鞘。通过一系列中药或复方的动物实验，均得到与以上相同的结果，所以在此基础上认为活血化瘀能有效地减少硬膜外血肿，减少硬膜瘢痕中转化生长因子－β（TGF－β）的表达，使硬膜外成纤维细胞增殖减弱，胶原纤维合成减少，从而减少硬膜外瘢痕与粘连的形成。

6. 活血化瘀疗法能调节免疫功能。腰椎间盘突出症的自身免疫学说最早由 Nayler 等基于椎间盘特殊解剖结构而提出。神经根炎症也可能通过暴露的椎间盘组织所致的自体免疫反应而产生。腰椎间盘自胚胎发育成熟后血管退化而无血液供应，被包裹与血液循环隔绝，当椎间盘发生病变后导致椎间盘抗原成分与免疫系统相接触后，即可激发自身免疫反应。刘志伟等 2002 年曾报告突出髓核中抗原抗体复合物测定的临床意义，通过实验证实抗原抗体复合物阳性和强阳性表达与髓核暴露于机体免疫系统的程度相关，临床疼痛症状的程度与自身免疫程度相关，髓核突出后引起自身免疫反应是导致神经根慢性炎症的重要原因。硬膜外腔注射脉络宁可使脑脊液中参与疼痛调节的免疫活性物质 Dyn-A 的含量提高，SP 含量下降。通过检测黄芪汤配合牵引对腰椎间盘突出症治疗前后静脉血中 IgG、IgA、IgM 和补体 C3 的含量，结果显示能抑制 IgG 和 IgM 的释放，使溶酶体酶释放减少，减少椎间盘抗原抗体复合物的生成，使自身免疫性炎症吸收。随着对腰椎间盘突出发病机制研究的不断深入，以活血化瘀为主治疗将成为今后的研究方向。运用药物化学、实验药理学、病理生理学、组织形态学、免疫组织化学，借助 MRI 技术等方面，开展多方位研究，筛选出有效的药物与方剂，将越来越显示出中医药学的优势。

7. 抗自由基药物对椎间盘退变、突出的治疗作用。最早人们对腰椎间盘突出症的发病机制的认识仅局限在椎间盘突出的机械压迫因素上，即所谓神经根机械变形理论上，追溯到 21 世纪初，人们逐渐发现，用机械压迫学说并不能完全满意地解释所有的临床症状和病理现象，如有很多病例临床症状很重，但影像学上的压迫程度很轻或压迫神经根的病因——腰椎间盘突出的髓核被手术摘除，但术后临床症状改善却不明显甚至反而加重，近年来大量的研究提示，腰椎间盘突出所造成的神经功能损害（感觉和运动障碍）、神经行为异常（麻木、疼痛、痛觉过敏等），不仅与压迫物的机械性损伤有关，而且更重要的是与压迫损伤后所造成的一系列病理改变，如炎症、免疫等反应有关。髓核组织的最主要特点是其突出后具有的致炎特性。突出髓核组织作为生物化学或免疫刺激物，激发致痛化学物质包括磷脂酶 A2（PLA2）、前列腺素（PCE2）、一氧化氮（NO）、细胞因子的活性等。人们还发现作为机体内外环境与脊髓中枢连接纽带的背根神经节在腰椎间盘突出症患者中合成神经肽增多，这些神经肽包括 P 物质（SP）、钙基因相关肽（CGRP）、血管源多肽（VIP）等。这些神经源性神经肽不但可以介导炎性反应，而且还可以直接刺激损伤区外周伤害性感觉器，从而导致疼痛的易化和发生。特别是近几年来的研究还表明，脂质氧化的两种产物 di-HETE（15- 氧化酶产物）和白三烯 B4（5- 脂质氧化酶产物）也都具有致痛作用。这都表明椎间盘突出后引起的一系列生化改变与临床表现密切相关。赵冬梅等 2001 年报告了抗自由基药物对腰椎间盘突出症的治疗作用，其采用抗自由基药物治疗腰椎间盘突出症患者，取得良好的疗效，优良率达 89.3%，一般用药 3 天后患者症状即会明显减轻，一个疗程可明显改善。随访平均 10 个月，最长的随诊 21 个月，无 1 例复发。28 例中 2 例治疗后体征完全消失，24 例症状体征得到明显缓解。

近几十年来，自由基的研究已成为有机化学、无机化学、生物化学、生物学、医学中十分活跃的学术领域。学者们发现越来越多的医学方面的难题均与自由基有关。这对于揭示某些疾病的发病规律及其防治，都起到了极大的推动作用。自由基在正常细胞的新陈代谢过程中不断产生，并且参与正常机体的各种有益活动，如机体的防卫、某些生理活性物质的合成等。在机体生长发育阶段，即使某种自由基产生多些，也会很快被正常机体内的各种抗氧化酶、抗氧化剂所清除，而不会对机体造成毒害作用。当机体退变时，体内自由基生成较多，由于人体功能的退变使机体内清除自由基的能力急剧减弱，自由基就会在体内积蓄，过多的自由基可以对构成组织细胞的生物大分子化学结构发生破坏性反应，随着破坏层次的逐步扩展，会损伤正常细胞组织形态和功能。当超过修复或丧失代偿能力后，细胞组织功能就会逐步发生紊乱及障碍，表现为机体组织的不同程度退行性改变。在高等动物中，胶原是最丰富的蛋白质之一，胶原蛋白可在各种类型的细胞中合成，但在所有的组织中都沉积在细胞外，人体的某些组织如肌腱、韧带、椎间盘等胶原蛋白占 80% 以上，胶原蛋白是所有结缔组织的重要成分，同时也是细胞外间质的主要成分。现代医学研究已经证实，中药或中药复方制剂，对于一些疾病的抗自由基治疗，有着无限广阔的前景。

（三）神经根型颈椎病非手术治疗循证

概述：

2017 年魏成曾对国外的循证和指南进行报告指出：尽管非手术治疗是 CR（神经根型颈椎病）首选的治疗方法，但对选择仍需临床对颈围、功能锻炼、针刺等疗法，应遵循 PICO 原则验证临床疗效。

1817 年，Rarkinono 首次观察到神经根型颈椎病（Cervial Radiculopathy，CR）的临床特征。其中非手术疗法在 CR 临床实践中应用最为广泛，主要包括药物（中药、西药）、颈围制动、牵引、手法、理疗、针灸、针刀经皮电神经刺激、功能锻炼等。现结合近年来已发布的 CR 国际临床实践指南、传统医学临床实践指南、专家共识意见，以及干预性系统评价、随机对照试验（Randomized Controlled Trial，RCT），回顾并总结临床研究证据，为临床实践与未来的试验设计提供科学依据。

1.北美脊柱外科协会 CR 循证临床实践指南（2011 年）

北美脊柱外科协会于 2011 年发布了退行性病变所致 CR 的诊断与治疗循证临床实践指南（the North American Spine Society（NASS）Evidence-Based Clinical Guideline on the Diagnosisand Treatment of Cervical Radiculopathy from Degenerative Disorders），所有的文献检索截止到 2009 年 5 月。该指南围绕 CR 的 18 个关键临床问题以问答形式列出，包括疾病史、诊断与治疗，所有证据均有不同证据等级的推荐意见。

在 CR 治疗推荐部分，最恰当的结局测量评价推荐颈椎功能障碍评价（Neck Disability Index，NDI）、生活质量评价（Short Form-36，Short Form-12），以及疼痛评价（Visual Analog Scale，VAS）。表 1 列出了指南中非手术疗法治疗 CR 的推荐意见。但从表 1 可见，从该指南的检索结果很难推荐任何一种非手术治疗的干预措施，无一项系统评价纳入，因此该指南仍然以手术作为治疗 CR 的主要推荐方法。

2.WHO 西太区传统医学治疗 CR 临床实践指南（2011 年）

WHO 西太区传统医学治疗 CR 临床实践指南于 2011 年 1 月正式发布，与 NASS 国际指南不同的是，本项指南主要针对 CR 提供以中医药为主要内容的诊断治疗和康复建议，供初级保健医生、骨科医生、中医科医生及其他相关科室医生和护士参考使用。该指南推荐强度主要参考美国国家临床指南交换所建议分级划分标准（A，B，C），并借鉴刘建平教授提出的关于传统医学证据体构成及证据分级的建议做适当修订，所有的文献检索截止到 2009 年 9 月。表 2 列出了指南中非手术疗法治疗 CR 的推荐意见，从表 2 可以看出，除手法证据质量相对较高外，其余中医药疗法均未得到高质量证据的支持。

随后，参考第三方运用 AGREE 工具对该指南进行独立评价的意见，指南编写小组于 2015 年正式启动了指南修订工作，在参与人员、清晰性与可读性、应用性等领域加以改进，尤其是针对 CR 非手术疗法系统评价、综合疗法治疗 CR 高质量证据方面进行整理完善。此外，在新修订的指南中会将"针刺"与"艾灸"分而论述，对手法不同表述（Massage，Manipulation，Mobilization，ManualTherapy）的证据也会有所区分，同时增加"功能锻炼""颈围"等干预措施的推荐意见。

3. 基于德尔菲法的 CR 治疗中国专家共识（2015 年）

2012 年 2 月至 2014 年 6 月，由 30 名中国脊柱领域的专家团队按照德尔菲法对 CR 治疗方法经过两轮问卷筛选和匿名投票，最终形成 CR 的中国专家共识意见，中、英文版共识意见已相继发表。在该共识意见中，非手术疗法治疗 CR 共有 4 条建议，表 3 中列出了相应的建议条目。从表 3 可以看出，颈部制动、理疗、药物治疗是共识意见推荐的非手术治疗措施，中医药疗法仅有针刺被纳入选择性推荐中。

表 1　北美脊柱外科协会 CR 循证临床实践指南非手术疗法推荐意见

| 干预措施名称 | 是否纳入系统评价 | 推荐意见 |
|---|---|---|
| 药物治疗 | 否 | 尚无足够研究支持药物治疗 CR |
| 物理治疗 / 功能锻炼 | 否 | 尚无足够研究支持物理治疗 / 功能鞭栋治疗 CR，但治疗时应充分关注患者情感与认知功能 |
| 手法 / 整脊疗法 | 否 | 尚无足够研究支持手法 / 整脊疗法治疗 CR，应关注干预措施的安全性，治疗操作前应常规进行影像学检查 |
| 其他辅助治疗（颈椎机械牵引，电刺激，针刺，经皮电神经刺激） | 否 | 尚无足够研究支持其他辅助疗法治疗 CR |

表 2　WHO 西太区传统医学治疗 CR 临床实践指南非手术疗法推荐意见

| 干预措施名称 | 是否纳入系统评价 | 推荐意见 |
|---|---|---|
| 中药治疗 | 否 | 提示补益肝肾、益气活血化瘀法是 CR 基本治法，但高质量证据有限，推荐强度为 B |
| 手法 | 否 | 有 2 项高质量的多中心、大样本 RCT 研究，手法显著改善颈臂疼痛、颈椎活动度、颈部压痛等症状体征，其安全性在于手法操作的规范性、可控性和可重复性，推荐强度为 A |
| 针灸 | 否 | 提示针灸治疗可改善 CR 疼痛等，但高质量证据有限，推荐强度为 B |
| 牵引 | 否 | 尚缺乏相关的 meta 分析及严谨的 RCT 研究证据支持爱椎机械牵引治疗 CR，推荐强度为 B |
| 针刀 | 否 | 系统评价仅比较针刀与针刺治疗 CR 有效率，证据有效性、可信性较低，推荐强度为 B |
| 综合治疗 | 否 | 综合治疗更多集中在有效率的研究，尚未形成高级别证据支持的成熟的综合治疗方案，推荐强度为 C |

### 表3　基于德尔菲法的 CR 中国专家共识非手术治疗建议条目

| 干预措施名称 | 治疗建议 |
|---|---|
| 非手术疗法（总结） | 临床中 90% 的 CR 患者可通过保守治疗缓解临床症状与体征，另 10% 的患者经保守治疗无效后进行手术治疗 |
| 颈部制动 | 轻微症状或者站立活动时，应常规佩戴颈围 1 ~ 3 周；症状较重或卧位休息时，使用低枕硬枕，尽可能卧硬板床休息 1 ~ 3 周 |
| 理疗（选择性推荐） | 依据患者身体状况，可选择性使用颈椎牵引、红外线频谱照射和针刺治疗改善症状 |
| 药物治疗 | 依据患者身体状况，药物包括非甾体类抗炎药、阿片类药物、营养神经类药物、肌肉松弛剂、脱水剂与类固醇类药物 |

4. 非手术疗法治疗 CR 系统评价

目前，已发表的颈椎疾患系统评价主要集中在颈痛研究方面，鉴于现有的 CR 非手术疗法研究较少，因此专门针对 CR 治疗的系统评价仍然有限，现有 PubMed 数据库中能检索到 7 项系统评价。表 4 列出了已检索到的系统评价的研究结论。从表 4 可以看出，非手术治疗 CR 临床证据仍然有限，尤其是能够反映单一治疗效应的原始研究较少，很难进行 Meta 分析，再加之样本量限制、盲法实施的困难等因素，因此常常无法得到肯定的结论。根据系统评价的结果，颈椎扳动手法（Cervical Manipulation）可能更有益于 CR 患者疼痛症状的改善。

### 表4　PubMed 数据库中非手术治疗 CR 系统评价一览表

| 研究 ID | 纳入研究数量 | 是否进行 meta 分析 | 研究结论 |
|---|---|---|---|
| Salt et al 2011 | 11 | 是 | 原始研究均为高质量，获得不确定的结论，手法、功能锻炼、行为方式改变能减轻疼痛，物理治疗与颈椎牵引在缓解疼痛方面未显示出明显效果 |
| Leininger et al 2011 | 5 | 否 | 原始研究均为极低质量，在缓解短期疼痛方面，3 项研究表明手法与对照措施无显著性差异，2 项研究优于对照措施 |
| Boyles et al 2011 | 4 | 否 | 原始研究均为高质量，单一手法或手法联合功能锻炼、颈椎机械牵引能够改善颈椎功能，缓解疼痛与功能障碍 |
| Rodine et al 2012 | 4 | 否 | 扳动手法可能会改善 CR 患者的颈椎功能障碍指数 |
| Thoomes et al 2013 | 11 | 是 | 仅有 2 项研究为高质量，尚无一种疗法与其他疗法相比，证实具有显著疗效 |
| Zhu et al 2015 | 3 | 是 | 原始研究均为低质量或极低质量中，药复方颗粒联合止痛药与单一止痛药相比，更显著缓解疼痛 |
| Zhu et al 2016 | 3 | 是 | 原始研究均为高质量，颈椎扳动手法与颈椎机械牵引相比显著缓解 CR 患者疼痛 |

最新的一项研究运用 AMSTAR 评价工具，对补充替代疗法治疗 CR 的系统评价进行分析，虽然其疗效显示出较好的趋势，但是由于原始研究质量的限制，其推广应用仍然需要更多高质量的临床试验进一步严格评价。

5. 非手术疗法治疗 CR 随机对照试验

RCT 是临床干预措施证据评价的"金标准"，证据等级位于证据强度的顶端。表 5 列出了 PubMed 数据库中近年来国外发表的非手术疗法治疗 CR 的 RCT 研究。从表 5 可以看出，国外研究样本量均低于 300 例，综合疗法运用较多，干预措施主要包括颈椎机械牵引、手法、功能锻炼颈围，治疗周期为 1 ~ 3 个月，评价指标仍然以疼痛评价与颈椎功能评价为主，9 项研究中除 2 项研究为阴性结果外，其余均为阳性结果。

**表 5　PubMed 数据库中近年来国外非手术疗法治疗 CR 随机对照试验一览表**

| 研究 ID | 样本量 | 试验组 | 对照组 | 评价指标 | 研究结局 |
|---|---|---|---|---|---|
| Joghatatei et al 2004 | 30 | 颈椎牵引联合电疗法与等长运动锻炼，3 次/周，观察 10 周 | 电疗法与等长运动锻炼 | 握力 | 试验组即刻疗效改善优于对照组 |
| Kuijper et al 2009 | 205 | 佩戴颈围休息 3 ~ 6 周；理疗每周 2 次，每日锻炼，连续 6 周 | 日常生活，无特殊治疗 | 颈臂疼痛评分改善时间；颈椎功能障碍指数 | 试验组疗效均优于对照组 |
| Young et al 2009 | 81 | 综合手法治疗，功能锻炼，颈椎牵引，2 次/周，4 周 | 综合手法治疗，功能锻炼，模拟颈椎牵引 | 疼痛评分；患者特异性功能量表；颈椎功能障碍指数 | 试验组疗效与对照组无显著差异 |
| Jellad et al 2009 | 39 | 传统康复联合颈椎机械牵引治疗，3 次/周，12 周 | 单一的传统康复治疗；传统康复联合徒手颈椎牵引治疗 | 疼痛评分；自我功能评价 | 试验组疗效均优于对照组 |
| Ghasemi et al 2013 | 59 | 基础治疗同对照组；氢化波尼松，50 mg/d，前 5 d，随后 5d 减量，观察 1 个月 | 基础治疗：对乙酰氨基酚，325 mg，3 次/d，雷尼替丁，150 mg，2 次/d；安慰剂 | 颈椎功能障碍指数；疼痛评分 | 试验组疗效均优于对照组 |
| Peolsson et al 2013 | 63 | 康复训练，治疗后 3、6、12 个月后随访 | 康复训练后手术治疗（颈椎前路减压和融合术） | 颈椎活动度；肌力；手运动功能 | 试验组疗效与对照组无显著差异 |
| Fritz et al 2014 | 86 | 功能锻炼联合颈椎机械牵引，治疗 4 周 | 单一的功能锻炼；功能锻炼联合门上颈椎牵引 | 颈椎功能障碍指数；疼痛评分 | 试验组疗效均优于对照组 |

| 研究 ID | 样本量 | 试验组 | 对照组 | 评价指标 | 研究结局 |
|---|---|---|---|---|---|
| Costello et al 2016 | 23 | 软组织松动术（soft tissue mobilization），即刻观察，随访 2 ~ 4 d | 超声 | 综合改善评价；颈椎活动度；患者特异性功能量表；颈椎功能障碍指数；疼痛评分 | 试验组即刻疗效均优于对照组 |
| Moustafa et al 2016 | 40 | 颈椎机械牵引联合综合康复计划，治疗 10 周，随访 1 年 | 综合康复计划 | 颈椎活动度；颈椎曲度；颈椎功能障碍指数；疼痛评分；皮肤感觉功能 | 试验组疗效均优于对照组 |

临床研究质量是指对单个研究内在效度（如偏倚风险）的判断，对随机对照试验而言，会考虑诸如随机、隐蔽分组、盲法及意向性分析等因素。相比国外研究，国内主要围绕手法、药物、颈椎机械牵引治疗 CR 开展临床试验，随着对临床研究设计、质量控制结局评价方法的逐步重视，以单一手法、手法为主的中医综合疗法为代表的 CR 临床研究质量有所提高。同时，中药改善 CR 症状具有独特的优势，目前检索到 1 项注册发表的试验方案，为多中心、双盲、安慰剂 RCT 研究，目的是验证中药复方治疗 CR 的绝对效应。

6. 局限性与研究展望

6.1 局限性

研究总结了近年来英文与中文发表的非手术疗法治疗 CR 的临床研究文献，但由于语种的限制，很难全面总结全球 CR 治疗证据，尤其是灰色文献（研究论文、会议报告、尚未发表的研究）。

此外，部分研究涉及非手术疗法与手术疗法的联合应用，如手术治疗 + 理疗干预与物理治疗干预，考虑到未体现理疗干预的加载效应，因此并未纳入。

6.2 研究展望

尽管非手术疗法是 CR 首选的治疗方法，但基于现有的证据临床治疗仍然面临着巨大的挑战，哪些疗法重点推荐？是选择综合疗法还是选择单一治疗？疗法的最佳适应证是什么？现有的指南与共识并未形成统一的推荐意见或建议，这些问题仍然需要未来临床研究重点解答。具体的建议如下：

1）开展高质量的 RCT 产生高级别的循证证据：对于颈围、功能锻炼、针刺等疗法，应遵循 PICO 原则验证临床疗效，尤其是干预措施的绝对效应。

2）选择综合疗法时应考虑单一疗法的临床证据：

综合疗法属于复杂干预，因此每一项干预要素的疗效在一定程度上决定着综合方案的整体疗效，在实际研究中方案组合时应考察单一疗法的贡献度。

3）对照选择与样本量计算：现有的非手术疗法治疗 CR 最缺乏安慰剂对照，绝大部分研究是阳性对照从而获得相对效应，仅有极少数研究估算样本量，建议在今后的研究中应选择 1 项结局指标（如疼痛评分）严格计算样本量。

4）加强远期随访：现有的研究更多获得对 CR 治疗的即刻效应、短期效应，缺乏大型的随访研究，

En-gquist 率领的研究团队对手术疗法与非手术疗法治疗 CR 开展了长达 8 年的随访研究，对 1 年、2 年、5 ～ 8 年的数据进行了深入的比较分析，值得学习借鉴。因此，无论是现代医学还是传统医学，未来都需要高质量的证据来指导 CR 临床实践。

另外，于杰等对中医综合疗法治疗 CR480 例的疗效评价与长期随访，采取多靶点全程干预的方式，制订了"内外兼治，筋骨并重，医患配合"的中医综合方案。（旋提手法 + 颈痛颗粒 + 颈椎康复操），共设计观察组 235 例，对照组 232 例，观察组按旋提手法 + 颈痛颗粒 + 康复操治疗；对照组按颈椎牵引 + 双氯芬酸钠缓释片 + 颈围治疗。具体方法观察组采用旋提手法，让患者端坐位，医者采用旋松手法放松颈部肌肉 5 ～ 10min；患者头部主动水平旋转，最大屈曲，再次旋转到最大范围，医者以肘部托患者下颌，轻轻向上牵引 3 ～ 5s，肘部用短力快速向上提拉，可以听到一声或多声弹响，再次将颈肩部肌肉放松，隔天一次，每次约 10 ～ 20min。

颈痛颗粒主要组成：三七、川芎、延胡索、白芍、威灵仙、葛根、羌活。开水冲服。颈康复操：前屈后伸→旋转望踵→回头望月→雏鸟起飞→摇转双肩，每日早晚各练一次，坚持 10min。

对照组：牵引疗法，坐位，枕颌带牵引，每次 30min，每日一次。

内服西药双氯酚缓释片 75min，每日一次开水冲服，配载颈围，以上治疗后，即载颈围 4h。

**两组**

| 组别 | 列数 | 临床控制 | 显效 | 有效 | 无效 | 1 | P |
|---|---|---|---|---|---|---|---|
| 观察组 | 235 | 37 | 89 | 100 | 9 | 2.845 | < 0.01 |
| 对照组 | 232 | 4 | 26 | 154 | 48 | | |

**短中期随访复发情况　治疗后 1、3、6 个月随访复发情况**

| 组别 | 1 个月 | | | 3 个月 | | | 6 个月 | | |
|---|---|---|---|---|---|---|---|---|---|
| | 复发数 | $X^2$ | P | 复发数 | $X^2$ | P | 复发数 | $X^2$ | P |
| 观察组 | 5 | 0.82 | 0.366 | 9 | 7.66 | 0.006 | 11 | 7.01 | 0.008 |
| 对照组 | 4 | | | 12 | | | 13 | | |

观察组、对照组随访人数分别为 235 和 232 人，对两组愈显人群（分别为 130 和 58 人）进行复发情况评估。两组复发情况比较，经 $X^2$ 检验，1 个月时差异无统计学意义（$P > 0.05$），3、6 个月时差异有统计学意义（$P < 0.05$）。

长期随访复发率见下表。

**治疗后 3、5 年随访复发率**

| 3 年 | | | 5 年 | | |
|---|---|---|---|---|---|
| 复发率（%） | 后续治疗 | | 复发率（%） | 后续治疗 | |
| | 非手术 | 手术 | | 非手术 | 手术 |
| 32.85 | 174 | 5 | 44.38 | 193 | 8 |
| 34.97 | | | 47.03 | | |

另外，李琦等报告了不同传承方式疗效评价，认为医学传承的重要意义。

医学技术特别是某种诊疗规范、治疗方式如何在一定人群中加以推广，以便造福于更广大人群，一直以来是学界关注的一个问题。不管中医还是西医都面临着要将完善的治疗方案更好地广泛传播的问题。中医把这种传播叫作传承，顾名思义就是对传统的继承。如何更好地继承并传播中医学祖辈留下的经验，包括师徒相传及著书立说这两种方式。此二者各擅胜场；其中师徒口口相传，可以完整保留前辈的临床经验及治疗精髓，但受众面较窄，无法在较大范围内得到传播，存在断代失传的可能。反观流传后世的中医经典，虽然其受众面广，但广大学习者却往往苦于无法深入领会其中的精义而不得其门而入，如在实践中发生误判误治则害人害己。西医与中医相比虽年代较近，但同样存在传承的问题。在这里相对于中医的师徒口口相传，西医为老师的临床实习带教，相当于中医中的经典学习，西医为集中授课，专业培训。在此针对这两种传承方式分别进行了分析，以了解不同传承方式对疗法的实际作用。

分析这两种传承方式，发现在诊治相应患者时二者均有很好的临床效果，在诊断准确率及治疗有效率方面均无明显差异。但进一步分析发现，基层医师诊断准确率较高，这可能与基层进修医师多数工作时间久、临床经验丰富、阅片能力较强有关。本组 1 例误诊患者为"双卡"患者，"双卡"患者诊断困难，临床医师需仔细分析其临床表现结合检查结果分析病因。因卡压位置不止 1 处，所以需要对多因素加以分析而获得满意的临床效果。而临床治疗效果欠佳可能与患者依从性较差、治疗手法不规范等因素有关。首先药物治疗对绝大多数患者有效。中西医综合治疗无论是药物还是局封均可缓解局部肌肉痉挛，阻断放射痛的神经传导通路并延缓病程进展。通过采用中西医综合治疗方法进行治疗证实肌松药能有效地解除肌肉痉挛引起的疼痛症状。本组 2 例治疗效果不佳可能与局封进针点位置选择及手法有关；临床上可常规选择 C5 横突作为进针点，因为此处为肌筋膜及纤维结缔组织集中分布区域。解剖学研究结果提示，颈交感神经干位于迷走神经干稍偏内侧，有分支加入颈神经，颈交感干在 C5 横突附近位于前斜角肌腱性组织与头长肌和颈长肌的腱性束带之间，C5 颈椎横突处是腱性成分最集中的区域。交感干恰位于 C5 横突腱性束带的后外侧缘，所以选择此处作为局封点不仅能有效缓解神经压迫的症状，对于头面部症状的治疗也有很好的疗效。手法上穿刺针一般直接斜穿进入相应椎体的横突后结节（此处为颈神经后支出椎间孔的位置），回抽无血即可缓缓注入药物。基层医师培训时间较短，没有机会对其实地操作演示局封技术及注意事项，因此使该组治疗有效率下降。专科住院医师，经临床带教对于局封治疗操作手法掌握较为规范，而局封治疗起效较快，因此相对临床效果占优。而其由于临床经验欠缺，对一些非常见病的诊断失误率较高，在本组患者中忽视了 1 例后纵韧带骨化患者的上运动神经元受压的典型症状，好在未造成严重的临床后果。由于颈神经根行经途中须经过颈部肌肉的起始纤维，局部肌肉的痉挛、挛缩、纤维化，均可压迫途经此处的神经根而产生相应症状，可有多根神经受累，因此临床上出现多根神经根同时产生症状和体征时，应首先考虑椎孔外颈神经受压的可能。结合上述两种传承方式的优缺点，如何创立适合上述疾病诊治的最佳传承方式，成为当前必须面对的一个课题。针对上述两组的表现，在以后的培训中可能要对传承方式进行相应的改进。如在授课培训的同时，增加操作的环节，使学员对实际操作有直观的认识；对临床带教组也要增加他们临床独立诊断疾病的机会，使其尽快成长起来。

近几十年来，互联网在全世界得到了飞速的发展，利用网络这个载体可以使信息得到最高速和广泛的传播。如何利用网络进行医学知识的传播以造福广大病患，应该得到人们更广泛的关注。目前互联网几乎可以覆盖到全球任何有人类居住的区域，且网络的实时、互动特点可使知识及技术的传授获得类似师徒相传的交流平台。通过这个平台，老师可以及时得到反馈，学生可以获得有效的指导。此外，远程会诊甚至治疗也给疾病的跨时空诊疗带来可能。因此可以预见，互联网相关技术的不断完善必将为临床医学诊疗规范的更好传承带来希望。

特别是近些年，有学者将颈椎病归入脊柱相关疾病，认为脊柱（除大脑外）是人类这个机器的控制器，几乎所有的疾病都与脊柱有一定的关系。齐越峰 2002 年曾详细报道了。

颈性心绞痛是指由于颈椎病而引起的一些心脏症状，其表现酷似冠心病样胸闷、胸痛，属于颈椎相关性疾病中的一种，现对国外研究进展进行如下综述。

1. 发病机理

Phillips 在 1927 年第一个注意到颈神经根受压可引起心绞痛样心前区疼痛。此后，Nachlas（1934）、Hanflig（1936）、Oille（1937）、Reid（1938）、David（1957）等分别报告了颈性心绞痛的发病情况，认为这种类似冠心病的胸壁疼痛的发病可能是颈椎病颈神经根受累产生神经根炎所致。Kapoor 和 Tiwary（1964）进一步指出，在排除了冠状动脉病因之后，颈椎病可能是引起胸痛症状的主要病因。Masterl（1964）通过大量病例对心绞痛性和非心脏性胸痛病因的研究，也证实了假性心绞痛可能会继发于颈椎关节炎。而 Jackson（1966）将见于颈椎退行性变后出现的无心电图改变的胸痛归因于颈椎骨赘刺激了心脏交感神经。

Brodsky 观察了 438 例假性心绞痛患者，其中多数病因是颈椎病，认为引起颈性心绞痛的病因有4个：Ⅰ. 颈椎间盘突出、局部骨赘或椎间孔狭窄使支配前胸壁感觉和运动的 C4 ～ C8 脊神经受压；Ⅱ. 脊神经前根受压，在该神经根支配区引起深部"粗感觉"性质样的疼痛；Ⅲ. 牵涉痛，颈部的疼痛病灶通过受累的脊神经前根在远处没有该神经根支配区域产生疼痛；Ⅳ. 自主神经受累。但他对自主神经受累的具体发病机制未做解释。

Robert 等认为，在颈性心绞痛中可能有 3 种发病机制：根性、牵涉性的以及自主神经的，牵涉痛最可能是因腹侧神经根受压迫后，沿着受累运动神经所支配的肌节产生的疼痛。在种系发生于和胚胎发生学进化过程中环绕肢体的生皮节和生肌节一对一的节段一致性发生了偏颇，如果双侧腹侧和背侧脊神经根受累，很普通的 C6、C7、C8 神经根受累则既可产生受损脊神经所供应肌节的牵涉性心前区疼痛，又可产生其所供应皮节的根性肢体疼痛症状。Frykholm 等（1953）先前已经证明，腹侧神经根的痛阈是非常低的，如果背侧脊神经根已经受到慢性刺激损害，腹侧脊神经根受到刺激后可产生更严重的疼痛。

Jacobs B，Niyazi guler 等均认为颈性心绞痛多是下位颈椎受累，以 C6、7 神经根受累最为多见。所出现的胸痛可能是通过内侧和外侧胸神经来调制的。是否出现颈性心绞痛的症状，主要取决于间盘退变的严重程度和病程长短。La Ban 等对 18 例以胸乳疼痛为神经根型颈椎病初始症状的女性患者进行的研究均提示左侧 C7 神经根受累，由此他得出结论：颈椎椎间孔处神经根受累可能是产生若干症状的原因。

Harold 等研究认为心脏、臂部和胸壁均有传出神经纤维位于 T2 ～ 5 脊髓节段中，躯体神经和内脏神经的传出神经纤维又在同一个脊髓丘脑神经元中会聚，因为躯体性疼痛较内脏疼痛更为常见，长期以来大脑已经形成了一种习惯性认识，即将到达特定传导路径的神经冲动认为是特定的躯体神经支配区域受到的疼痛刺激所致。当内脏传出神经冲动刺激了同样的神经传导通路，到达大脑的信号是毫无差别的，此时疼痛即投射到躯体神经的相应区域，这可能也是假性心绞痛形成的原因。

2. 诊断

2.1 对冠状动脉造影诊断价值的评价　Alexander 等认为，尽管一些胸痛患者，根据病史和体格检查以及休息时的心电图、运动负荷测试可正确地分为心脏原因和非心脏原因，但冠状动脉造影可进一步提高诊断的精确性，并且能鉴别胸痛是起源于冠状动脉还是其他部位。

2.2 对硝酸甘油诊断性治疗作用的评价　以前常认为，对硝酸甘油的反应在诊断冠状动脉供血不足时至关重要，然而 Daley（1960）明确提出硝酸甘油作为鉴别诊断方法是没有意义的。Alexander 的研究显示，在 33 例假性心绞痛的患者中有 25 例使用硝酸甘油后反映该药对病情有一定程度的缓解，而且统计学显示，以对硝酸甘油的反应作为诊断假性心绞痛的诊断标准并不可靠。在个别人中，应用硝酸甘油对诊断是有帮助的，但是单独应用这一方法并不能做鉴别诊断。

2.3 对心电图诊断作用的评价　很多研究显示，并不是所有患者在发生颈性心绞痛时都会出现明显的心电图改变。Master（1964）对 200 例源于冠心病的胸痛患者和 200 例发现并无冠心病的胸痛患者进行研究后，强调了运动心电图重要性，认为其对排除真性冠状动脉疾病是很有帮助的。Harold 等曾报告了臂丛神经受累的 44 例患者中仅有 14 例出现了心电图异常发现，包括 Wolff-arkinson-White 综合征、右或左束支传导阻滞，或缺血性ST段改变；另外有 5 例患者表现出陈旧性心肌梗死的心电图征象，6 例患者使用蹬车或踏板进行运动负荷试验时心电图才表现为阳性，ST 段下移 2mm 或更多。Robert 等先前报告的 7 例颈性心绞痛患者中仅有 1 例 43 岁男性在心电图中出现了与冠心病一样的 S-T 段下移和 T 波倒置。Alexander 对 87 例颈性心绞痛的研究发现，18 例患者休息时心电图出现了明显异常，其余 69 例则不明显，仅有轻度束支传导阻滞和非特异性 ST-T 改变。Niyazi guler 观察到患者只是在颈部前屈时才在下壁和前壁导联上出现非特异性 ST-T 改变。当患者头部回到中立位时，心电图改变恢复正常。

3. 非手术治疗　LaBan MM 等使用颈围固定颈椎在屈曲位时同时配以间断性垂直位颈椎牵引，重量开始为 7.8kg，后来逐渐增加到 13.7kg，取得了较好的疗效。作者指出，牵引治疗可能较口服止痛药和肌肉松弛剂更为有效。Robert 等则发现，使用止痛药和硝酸盐制剂治疗后，除了 1 例颈性心绞痛有短暂的症状改善外，其余的都不能缓解症状，但力学（牵引）疗法有效。Jacobs B 的研究中，126 例患者单独使用非手术方法治疗，76 例患者胸痛和臂痛得到完全缓解，只是偶尔需要非麻醉性止痛药、肌肉松弛剂以及抗炎药和抗焦虑药治疗。Niyazi guler 等建议，颈性心绞痛应先行间断性颈椎牵引、理疗、非甾体抗炎药以及肌肉松弛剂等方法治疗，如果这些方法不能有效地改善患者症状，则应进行神经根减压手术。

国外研究中已经注意到了颈性心绞痛的发病情况，虽报道的相关文献较少，但是基本认清其和颈椎病或颈部的损伤关系较大。该病发病机理、诊断以及治疗方面的研究将有助于国内同类研究进行参考。

对于脊柱的按摩治疗还有一种踩法按摩，现已采用不多，近乎失传。即术者立于踩床上，患者俯卧于床，术者站立于患者背部，用脚前掌或后跟进行按摩，治疗体形较胖以及胸腰段脊柱疾病的患者，这是按摩术中一种高超的技艺。

2013 年乔敏报道了颈椎病消化系统症状及发生机制的研究，指出各项颈椎病中神经根型的颈椎病发病率最高。Ng 等报道了 110 例，结果显示伴有腹胀占 22%，便秘者占 46%，腹痛占 33%，大便失禁占 41%。

　　颈椎病患者伴消化道症状在临床上较为常见，主要与交感神经型、椎动脉型相关，其发病机制与压迫引起神经、血管反应及多种因子释放有关。消化系统临床表现错综复杂，缺乏特异性。目前较为公认的颈椎病消化系统症状发生机制，主要是压迫和刺激交感神经，引起胃肠功能减弱；椎动脉受压，椎基底动脉供血不足易刺激前庭器官，引发头晕伴恶心呕吐；与内皮素、一氧化氮、肿瘤坏死因子 C-Fos 蛋白、精神心理状态、年龄及药物因素有关。

# 外治法概述

## 一、牵引疗法

颈肩腰腿痛的治疗方法很多，最经典的公认疗法是脊椎牵引疗法，牵引的体位、重量、时间、次数都要根据医生的个人经验而定，20 世纪 80 年代，由美国凯雷特写了一本《颈和肩臂痛》的专著，作者根据近年来研究成果，详细论述了颈椎的功能解剖、生物力学、病理生理以及颈和肩痛的原因和发病机制，其中对颈椎的牵引疗法总结指出：牵引重量或牵引力的大小，轻者是 1 磅，重者足能安全牵起患者双足离地。根据实验研究，260 磅的牵引力能使颈 5 颈 6 颈 7 间隙分离 2 mm。手法牵引达 300 磅时，椎间盘间隙增宽 1 倍。通过牵引可使颈椎前凸变直的最小牵引力应为 25 磅。力量和牵引角度的研究表明 30 磅的牵引力能使颈椎后部分离，在 24° 角时，后部分离较大，而椎间孔也开得最大。颈椎轻度屈曲时进行牵引，能用最小的力量获得相同的分离，而患者的不适感也较轻。颈椎牵引有三种方式：①硬卧牵引，②坐位体重牵引，③机械间断牵引。以坐位牵引常用。吕桃桃报道了国内研究有关拔伸法的记载最早见于公元前 186 年的《引书》，被称为"举"。《引书》已经设计拔伸类手法治疗范围、拔伸所采用的体位和力度、拔伸时间和注意事项等多方面内容。"拔伸"名称首见于唐代蔺道人的《仙授理伤续断秘方》："凡伤损重者，大概要拔伸捺正……。"赵廷海沿用了"拔伸"名称，并提出"用力徐徐拔伸，归原合好，拔伸法（Traction Manipula-tion）即固定关节一端，牵引另一端的手法。颈椎拔伸法即作用于患者颈部的拔伸法。推拿治疗颈部疾病具有独特优势，颈椎拔伸法是临床上治疗颈椎疾病的常用手法之一。颈椎拔伸法可以增大颈椎的椎间隙，减小椎间盘内的压力，主要用于治疗颈椎病。

1. 研究方法

本研究采用内容分析法将 1959-2015 年出版的推拿教材进行归纳、挖掘、整理，发现共计有 27 本教材列有颈椎拔伸法的相关内容。本研究采用文献法，通过对 CNKI 等网站相关检索，梳理近年来颈椎拔伸法的变化趋势、研究水平，为今后的学习者、教材编写者与评估者提供参考。

2. 研究结果

（1）名称演变及名称规范

"拔伸法"又名"牵拉法""拉法"和"拔法"。1959 年版《中医推拿学》及 1960 年版《推拿学》两本早期的推拿教材，虽没有明确提出"拔伸法"，但引入同一病例，该病例主要记载了对一名 4 岁 C3、C4 半脱位男孩的病史处方，处方中提到"须做牵引治疗 3 周"。1974 年上海人民出版社发行的《推拿学》中首次提出"拔伸法"，指明"拔伸即牵拉的意思"，列入对肩关节、腕关节的拔伸，虽然未列入对颈椎的拔伸，但在颈椎综合征的治疗方法里提到"坐位颈椎牵引"。1975 年版《推拿学》"拔伸法"中，首次包含对头颈部的拔伸，并对颈椎病的治疗手法写到"拔伸"、其他疗法提到"坐位颈椎牵引"。此后，各版推拿教材拔伸法均纳入对头颈部的拔伸。

俞大方将对头颈部的拔伸命名为"头颈部拔伸"，曹仁发首次提出"颈椎拔伸法"，随后王国才的《推拿手法学》、金宏柱的《推拿学临床》、周力的《推拿学》等共计 16 本教材均将之定义为"颈椎拔伸法"。随着该手法的广泛使用，人们开始探求各式各样操作方法。依据拔伸法时患者体位、与患者接触部位等不同，各版教材又进行了不同的命名。王国才《推拿手法学》有"坐位颈椎拔伸法""低坐位颈椎拔伸法"和"仰卧位颈椎拔伸法"之分；周信文命名"颈部拔伸法"，并分为"虎口托颌拔伸法""屈肘托颈拔伸法"和"仰卧托后脑拔伸法"；王之虹《推拿手法学》包括"掌托拔伸法""肘托拔伸法"和"仰卧位拔伸法"；吕明《中医整脊学》又有"四指归提法""颈部端提法"和"颈部提推法"。

基于上述研究可以发现，50 余年来，作用于头颈部的拔伸法经历了从无到有、从简单到复杂的过程，手法多样性广泛提高了临床治疗方案的选择性。但是，作用于头颈部的拔伸法名称种类繁多，且尚未统一。手法名称的统一是手法规范化的前提。教材中以"颈椎拔伸法"命名的最多（约占 59.2%）并最为精准，不仅准确描述了作用部位"颈椎"，而且准确说明了推拿的手法即"拔伸法"，故将作用于头颈部的拔伸法进行了规范并统一命名为"颈椎拔伸法"，后续研究也将以"颈椎拔伸法"进行手法命名。

（2）颈椎拔伸法的手法归类

27 本推拿教材将颈椎拔伸法分成 9 类。最初没明确提出"拔伸法"时，将颈椎拔伸法归属于"常见病治疗"。1975 年首次将之归于"运动关节类"，与之相同的还有俞大方、曹仁发等人编写的共计 11 本教材。王军等列为"基本手法"，金宏柱归入为"整复运动类"，王之虹写进"松解复位类"，周信文纳为"拔伸运动类"，王国才归于"关节拔伸类"，吕明认为该手法属于"整脊手法"。另外，范炳华将该手法"独立提出"。

（3）有关颈椎拔伸法操作的各个参数分析

探究操作时患者体位、接触部位、拔伸方向、拔伸时间、拔伸力度、用力形式等各个参数，有利于为学习者、研究者提供参考。首先，根据患者体位不同，颈椎拔伸法分为"颈椎坐位拔伸法"和"颈椎仰卧位拔伸法"。

1）颈椎坐位拔伸法　基本动作：受术者取坐位，头部呈中立或前倾。患者坐位时，根据医生与患者的接触部位不同，又分为"掌托拔伸法"和"肘托拔伸法"。

①掌托拔伸法　医生与患者接触部位为手掌，根据手掌放置部位不同，分为两类。

A. 操作要点：在基本动作基础上，术者站于其身后，前臂搁于受术者肩部，双手拇指抵住枕部两侧的风池，其余手指托住受术者下颌两侧，两手协调，用力向上拔伸。

操作说明：1974 年《推拿学》首次出现此类掌托拔伸法；俞大方等提到以"前臂的压肩点为支点，肘部下压"；王之虹等指出"缓慢向上拔伸 1 ~ 2min，便颈椎在较短时间内持续牵引"；王国才等认为"术者两足分开与肩等宽"，并在操作要领"以术者前臂的压肩点为支点，以颈椎椎间关节轴心为阻力点，以胸大肌、背阔肌在肱骨内上段的止点为力点，组成双臂形省力杠杆系统"。吕明《中医整脊学》还提到"四指归提法"，它与此手法区别为：除拇指外的四指放置部位不同，即中指指腹放在太阳穴，以虎口对准同侧耳垂；四指用力方向不同，即四指向内挤压而向上提，持续着力。

B. 操作要点：在基本动作基础上，术者站于其侧面，略下蹲，两肘屈曲夹住胸廓，以一手掌心托住受术者下颌部，另一手以张开的虎口托住其枕部，以下肢从下位蹲起的力量将头部平稳地向上拔伸。

操作说明：仅出现在赵毅的《推拿手法学》中，可认为是该教材的特色手法。吕明《中医整脊学》记载了一个专门治疗颈椎轻度后移位的手法即"颈部提推法"，与此手法的区别为：枕部手掌改为拇指指腹置于后移的棘突上，下颌部手掌向上提同时，棘突部拇指轻轻向前推动。

总结发现，以上两种掌托拔伸法操作的基本动作相同，拔伸时医生均以手掌与患者接触，发力部位均为手掌，均需两手协调，拔神方向为向上，不同点在于术者所站的位置不同以及术者两手掌放置部位的差异。掌托拔伸法操作简单，接触部位及用力方向等参数可以清晰观察，易于掌握，因此非常适用于教学、科研、临床等方面。随着医学的发展，人们将解剖学、力学等相关知识应用于颈椎拔伸法中，使该手法操作更加安全、省力，有利于推拿学科的发展。

②肘托拔伸法　基本动作：受术者取低坐位，头部呈中立或略前倾，术者站于其侧后方，一手扶住其对侧头部，以肘弯部钩住手术者下颌部，另一手以手掌抵住枕部，两手协调，以抬肘和掌推的合力，将头部平稳地向上拔伸。

操作要点：王国才命名为"低坐位颈椎拔伸法"，并提到"术者上身挺直，马步式站直，受术者上身提起，使其离开矮凳，利用其自身重量，完成对颈椎的牵引"，不但巧妙地应用了力的对抗性原理，而且使操作更加安全、省力。周信文指出"两手要同时运动，不可使头部产生运动"。韩永和等纳入了对拔伸时间的要求，即"向上缓慢拔伸 1 ~ 2 min。罗才贵提到"腹部顶住受术者背部"。吕明等提到"肘部不要挤压患者颈前部喉咙，以及压迫气管"。范炳华主张"拔伸至有阻力时，可配合做颈部后仰、左右侧屈或旋转动作，有助于消除肌紧张"。于天源《按摩推拿学》命名为"颈部坐位拔伸法"，并提到"缓慢、反复、向后拔神患者颈部"。

19 本推拿教材载有肘托拔伸法，曹仁发《中医推拿学》首次记载。肘托拔伸法与掌托拔伸法区别主要在于：肘托拔伸法与患者的接触部位、发力部位为肘和掌，而掌托拔伸法均为手掌。共同点在于两种手法拔伸方向均是向上拔伸。可以将更多的科学原理（如力学原理、杠杆系统原理）与推拿手法结合，将医学和科学进行完美的诠释，促进推拿学科的发展。

2）颈椎仰卧位拔伸法　基本动作：受术者仰卧，颈部放松，术者坐或站于其后方，两足分开踏稳，用双膝顶住两侧床腿，以一手掌心托住其枕部，用中指按住颈椎棘突，另一手掌心钩住下颌部，双手协同用力，持续牵拉颈椎。

操作要点：王国才《推拿手法学》首次出现，命名为"仰卧位颈椎牵引法"，并提倡"握颌部手要与其颈前保持一定距离，不要卡压其气管""利用其自身重量，完成对颈椎的牵引""对年老体弱者，坐位操作有恐惧者以及椎动脉型颈椎病等眩晕较明显的患者不宜用坐位的患者，适用本法"。刘东明提出"拔伸时术者要向其头端缓慢拔伸"。吕明认为"体质虚弱，精神紧张，宜用此法。颈椎手术后慎用"。

相比而言，仰卧位拔伸法的出现较晚。仰卧位时患者更容易放松、消除紧张情绪，处于舒适的状态，因此临床上更易被患者接受。颈椎拔伸法的手法操作越来越多样化，操作要点也越来越完善。

（4）配合手法或措施

不同的手法之间相互配合不仅可以解决手法单调性，而且可以使作用和主治具有多重性，即兼具各手法作用和应用。医生常用的配合手法有扳法、拿法、揉法、按揉法等。另外，还可配合热敷、摇颈项等措施。

（5）操作的注意事项

首先出现在唐代蔺道人的《仙授理伤续断秘方》中："凡拔伸捺正要软物，如绢片之类奠之。"

1）拔伸时不可使用蛮力，拔伸要在关节正常活动范围内；根据病情轻重缓急的不同和施术部位不同，控制好拔伸的力量和方向。

2）一般不使用瞬间发力牵引，以免造成牵拉损伤。

3）用力大小以患者能耐受为度。

4）拔伸前先以适当的手法放松局部软组织。

5）拔伸开始阶段，用力要由小到大逐渐增加。

6）动作要平稳和缓，用力要均匀持续。

7）待拔伸力达到一定程度后，需保持稳定的持续牵引力，一般需要持续拔伸 1～2 min 或 2～5 min。

8）在关节复位时不可在疼痛、痉挛较重的情况下拔伸，以免手法失败或增加患者痛苦。

9）不要挤压两侧颈部（颈动脉窦），以免引起头晕以及颈项部疼痛等不良反应。

10）颈椎手术后慎用。

了解颈椎拔伸法操作的注意事项，可以适当避免因临床操作不当引起的患者不适及医疗事故。综合各教材发现，在进行颈椎拔伸法操作时对拔伸力度、拔伸时间、拔伸方向、用力原则、禁忌证等方面都有一定的要求。掌握颈椎拔伸法的操作注意事项，不仅使操作更安全，更为临床和科研提供参考，为颈椎拔伸法的规范化提供依据。

（6）颈椎拔伸法的作用

将以时间为轴来梳理颈椎拔伸法的作用。1992 年，曹仁发提到了颈椎拔伸法的作用，认为其有"整复错位、拉宽关节间隙、放松肌肉、松解粘连"作用；1999 年，王国才提到可以"解除神经挤压、疏筋通络"；2000 年，王军提出"滑利关节、矫正畸形"，周信文发现"缓解痉挛、肌腱错位"；2002年，周力进一步发现具有"改变神经根与周围组织关系作用"；2008 年，罗才贵认为可以"改善肢体运动受限"；2012 年，于天源提到可以"减小椎间盘压力"。孙岩认为颈椎牵引治疗能改变颈部周围肌肉及韧带的张力，加速局部血液循环，增快周围病变组织的修复速度。纵观 50 余年来颈椎拔伸法的作用，不难发现其作用越来越详尽、微观，已经从关节、组织、肌肉层面上升至神经、神经根、循环系统的层面，从单纯作用于颈部疾病上升到作用于内科疾患。

（7）应用

随着学科的发展，颈椎拔伸法在临床及科研中的应用越来越广泛，治疗病症也越来越全面。颈椎拔伸法应用于"颈椎病（颈椎综合征）、椎骨错位、颈椎半脱位、伤筋、颈项部扭伤、失枕"。如 2000年王军用于"关节粘连、关节僵硬疼痛"；2002 年，周力用于"颈椎生理弧度消失、肌肉痉挛疼痛"；2003 年，严隽陶用于治疗"颈椎失稳症、软组织损伤"；2006 年，吕明治疗"项背肌筋膜炎"；2013年，赵毅用于"屈伸转侧不利"。《中医整脊学》提到，可以应用于"感冒头痛、头晕目眩、耳鸣耳聋、失眠健忘、偏头痛、颈项强痛、眼病、鼻病"等病症。孙岩采取颈椎牵引结合电针治疗颈胃综合征 47例，取得好转率高达 92.54% 的疗效。戴文俊跟诊范炳华教授发现，以"五区五线十三穴"推拿手法、颈椎定位扳法、颈椎拔伸法等手法调整由颈病变所引起的颈椎错缝、移位，在临床上治疗慢性咽炎取得了明显的疗效。由此可见，颈椎拔伸法不仅适用于颈部的疾病，而且对头面部疾病、免疫系统疾病、消化系统疾病、内科疾病等也有一定的帮助。今后治疗各种颈椎引起的相关疾病时，可以采取颈椎拔伸法或其他可以纠正颈椎结构、位置、功能的手法，来调整机体生理功能，使疾病得到改善。

（8）颈椎拔伸法的现代研究

《推拿学》一书中出现了颈椎拔伸法的现代研究，教材介绍了李义凯等研究定点引伸手法对颈椎髓核内压力的影响，结果显示，定点引伸手法安全有效；房敏等于在体状态下实时描计拔伸法时下颌及乳突三点的受力情况，发现在小角度前屈时使用颈椎拔伸法，不但安全，而且可获得最佳效果。

目前许多国内外研究者善于将颈椎拔伸法与其他手法或疗法相结合，从而提高治疗效果。Joghataei将颈部拔伸法与电疗法和运动疗法相结合治疗神经根型颈椎病，发现可以对患者的握力功能起到直接改善作用。陈军用颈椎拔伸法及颈椎斜扳法分别配合㨰法治疗神经根型颈椎病50例，疗效观察显示两组方法均有效，且颈椎拔伸法配合㨰法治疗组的疗效优于颈椎斜板法配合㨰法治疗组。李正年采用在推拿基础上结合杠杆原理拔伸治疗青少年颈型颈椎病，结果显示疗效显著。研究发现，颈椎拔伸法临床应用最广泛的是颈椎拔伸法配合㨰法治疗颈椎病。医学的发展为颈椎病的治疗方案提供了多样性，人们已经不单纯依靠手法，而是采取手法与针灸、拔罐、电针针刀、理疗、运动疗法等相结合，来解决颈部疾患，并且取得了很好的疗效。

采用了内容分析法、文献法对颈椎拔伸法的相关内容进行探讨，为今后推拿教材中颈椎拔伸法的编写提供了强有力的参考依据。规范化与统一化是深入化的前提，为更深入地对颈椎拔伸法进行探究，统一该手法的名称；总结颈椎拔伸法操作的各个参数，将颈椎拔伸法进行系统完善，提高手法操作的完整性；对手法操作进行规范，从而为教学、学术及科研带来便利；今后可以更多地利用力学、运动学、统计学等学科知识来深入研究拔伸时的各个受力点参数、椎间盘受力变化、治疗前后组织肌肉改善程度等方面；探索颈椎拔伸法治疗效果最优时的配合疗法或配合手法；临床医生可结合自己临床经验对所做手法进行评估及改良。

"三分治、七分养"，在手法治疗后医生要嘱患者注意个人的生活习惯，纠正不良的学习、工作姿势，尽量避免疾病的发生及加重因素。临床要根据患者年龄性别、病情体质、病变椎体、临床分型及治疗过程中的反应等因素进行综合评价、合理选择和调整牵引方式、体位、角度、重量、时间，也许就能取得更好的疗效。

牵引疗法作为一种传统的治疗方法应用已久。公元前500年希腊的Hippocrates曾用牵引治疗脊柱侧弯，中国元朝的著名医学家危亦林是世界上第一个用悬吊牵引复位治疗脊柱骨折的人。牵引疗法在脊柱相关疾病的治疗中应用广泛，是一种简便、安全的治疗方法，可以单独使用，也可结合其他治疗方法应用。

颈、胸、腰椎的骨、关节、椎间盘及椎周软组织遭受损伤或退行性改变，在一定诱因条件下，发生脊椎关节错位、椎间盘突出、韧带钙化或骨质增生，直接或间接对神经根、椎动静脉、脊髓或交感神经等产生刺激或压迫，引起临床多种综合征。且常由此发展而致自主神经功能紊乱，从而引起所支配的脏器出现病症。尤以其中之颈椎病与腰椎病发病率为高，常影响人们的学习与工作，甚至对身心健康造成严重危害，牵引治疗是治疗脊椎病及相关疾病的重要手段之一。

（一）一般牵引法

1. 适应证与禁忌证

主要适用于颈腰背疼痛不适、颈椎病合并有神经根症状、颈腰椎间盘损伤或突出、腰部软组织劳损、急慢性腰扭伤、腰椎压缩性骨折、腰椎小关节紊乱以及其他预计可以有助于缓解症状的颈腰背痛患者等。脊柱侧凸病人术前的常规牵引。

禁忌证：①类风湿病变破坏韧带等组织不合适；②各种骨性肿瘤或特异性炎症，如结核、椎间盘炎；③急性寰枢关节半脱位活动伴颈椎损伤，重症骨质疏松；④各种急性损伤，包括肌肉损伤；⑤各种伴有脊髓病变的脊椎病；⑥压迫脊髓的椎间盘突出症，牵引有可能损伤脊髓，慎用。

2. 常用牵引法

颈椎牵引主要用于颈椎病引起的颈部疼痛并伴有神经根性症状，诊断比较明确的患者。

2.1 牵引的作用机制

（1）通过牵引限制颈部的活动，有利于损伤组织充血、水肿的消退和修复；

（2）缓解颈部肌肉痉挛和疼痛；

（3）通过牵引使椎体间隙增宽，椎间孔增大，并可使椎间盘内压力降低，从而使神经根、脊髓及交感神经所受的刺激或压迫得以缓解或消除，并对神经根和关节囊的轻微粘连有适当的松解作用，进而恢复颈椎正常生理弯曲状态；

（4）通过牵引增宽椎小关节间隙，从而牵开被嵌顿在椎小关节内的滑膜组织，使疼痛消失或明显减轻；

（5）使扭曲于横突孔内横突间的椎动脉得以伸张，有利于消除或减轻基底动脉供血不足所产生的一系列症状；

（6）缓解椎间盘组织向周缘的外突压力，紧张后纵韧带，有利于早期轻度突出的髓核组织还纳和受损前纤维环组织的修复。

2.2 轻重量颈椎牵引

（1）卧位颈椎牵引法：视病情的不同可选择在病房或家中进行持续颈椎牵引，症状重者，需卧木板床上进行牵引，颈部体位与睡眠体位原则一致，头部系好牵引带，重量一般 2 ~ 3kg。症状严重者除睡眠外均可保持牵引，症状轻者可根据情况每天牵引 1 至数小时。一般牵引 3 ~ 4 周为一疗程。牵引过程中一定要调整好体位，保持牵引带松紧适当，以病人舒适为适宜，若有不适或症状加重者要调整或停止牵引，进一步检查原因。

（2）坐位颈椎牵引：多用于病情轻或病程恢复后还需要继续牵引的患者，可在家中牵引。患者取坐位，距头高约 1m 处装一横杆，其上附有两个滑车，滑车间距离 0.5m，将特制枕颌牵引带套于患者的下颌及后枕部，左右两侧之前后叶缚在一起，以一个比头宽的木棍左右分开。将牵引绳之一端与牵引带连接，通过两个滑车后，挂上所需的重量。每天牵引 1 ~ 2 次，每次 20 分钟，牵引重量可自 1.5 ~ 2kg 开始，逐渐增至 5 ~ 10kg。牵引过程中，颈部要保持舒适的垂直或略后伸位。7 ~ 10 次为一疗程，一般可做 1 ~ 2 个疗程。

（3）气囊充气式颈椎牵引治疗器：气囊充气式牵引是一种不需要上述一套牵引装置的牵引器，具有牵引带式牵引的相同作用，体积小，重量轻，易操作，便于携带，可自控且安全可靠，适用于各种环境。其主要通过可充气的橡胶气囊产生的气体弹力而对颈椎产生牵引作用。治疗牵引力按医师指导进行。每个疗程为 20 ~ 30 天，每天 2 次，每次 20 ~ 30 分钟。每个疗程结束后应休息 1 周。治疗中或治疗后出现头晕、颈背痛等，多为牵引力过大所致，应适当减少充气压力，至感到舒适为止。若出现头昏、呕吐、全身出汗等症状，经减少充气压力后，连续 3 次上述现象仍不消失时，应停止治疗，做进一步详细检查。

3. 大重量颈椎

近年来，国内外均见此报道，并取得一定的疗效。牵引重量可达到 20 ～ 30kg，每次 1 ～ 3 分钟，休息 30 秒后，再次反复进行，共 4 ～ 5 次。此法需要特别注意以下几点：

（1）必须明确诊断，首先应阅读 X 线片，除外骨关节非颈椎疾病所引起的器质性病变，包括结核、肿瘤等；

（2）寰枢关节不稳者不应进行，否则可带来严重的后果；

（3）脊髓型的颈椎病，应在密切观察下进行操作；

（4）颈部手术后不宜施行；

（5）未经严格训练者不宜单独进行操作，且要严格掌握操作程序和方法，放置牵引重量时要轻；

（6）牵引前后严密观察和记录，同时拍片对比，若牵引后椎体前侧软组织阴影增宽，则应立即终止牵引。总之，此种方法应用时要特别小心，一定要由专人操作，严格监视牵引过程中的反应变化，慎重选择病人，确保安全有效，防止盲目滥用。

骨盆牵引为脊柱牵引最常用的方法，多用于治疗腰腿痛、腰椎退变、腰椎间盘突出症及坐骨神经痛等。

4. 牵引的作用机制

（1）制动，即由牵拉达到局部组织活动减少和休息；

（2）缓解腰部肌肉痉挛等；

（3）调整腰椎小关节微细变化，如滑膜嵌顿、关节错位等，减轻对后关节之压力；

（4）恢复腰椎正常的生理曲度，增宽椎间隙及加大椎间孔，使神经根所受的刺激或压迫得以缓解，坐骨神经症状有所减轻；

（5）牵引可降低腰椎间盘内压力，紧张后纵韧带，有利于改善局部循环，使已外突髓核还纳，并有利于纤维环及后纵韧带等组织消炎、消肿；或改变突出椎间盘与神经根的关系，以减轻或解除症状。

5. 常用的骨盆牵引法

（1）骨盆持续牵引法：此种方法比较简单，患者卧硬板床，用骨盆牵引带绕腰部固定，带的左右两侧各连一根牵引绳至床的足端，绳子通过滑轮后每侧各悬挂 15 ～ 20kg 重量，床脚抬高 10 ～ 15cm，以产生反牵引力，进行 24 小时不间断牵引，如开始时因不习惯感到不适，可以短时间停止牵引或减轻重量，但不能起床，待逐渐适应后，逐渐增加至所需要重量和时间，一般需卧床 3 ～ 4 周，随着症状好转可允许每天短时间起床活动，以不引起症状为限，慢慢增加活动量，需再巩固疗效 2 ～ 3 个月，防止急于早期正常活动导致症状复发。若不抬高床脚，则需固定上身，以对抗加在骨盆上的牵引力。牵引带必须合身，骨盆牵引带的拉力须作用于髂骨翼上，并须保护骨突部，以防发生压疮。

（2）大重量牵引法：此牵引需在专职医护人员严密指导下进行。患者卧于特制牵引床上，下胸及骨盆都用专门设计之缚带固定，在保持舒适的情况下，进行向上、向下两个方向牵引，大约用 30 ～ 60kg 的拉力，每次持续牵引 15 ～ 30 分钟，或做反复有节奏的伸缩牵拉使其有放松之时，有观点认为后一种方法可以改善脊柱的血液循环。

此种牵引除上述颈椎大重量牵引注意点外，还需注意以下几点：大重量牵引不能太猛，最好缓慢递增，依病人体质、肌肉发达程度及配合情况而施行；施行牵引后最好卧床休息 1 ～ 2 周，防止因破碎之椎间盘脱出加重症状，甚至导致截瘫。有报道称病人因大重量牵引加推拿后 2 天，下床用力解大便，导致截瘫，急诊手术发现为大块破碎椎间盘顶压马尾神经所致；腰椎峡部不连，腰椎滑脱者不宜施行大重力牵引。

（3）自身重量牵引：此法为保健性牵引法，采用两手上举抓住上面横杆，如用单杠，一般用于青少年早期特发性脊柱侧弯，轻型腰腿痛可以试做，每天数十次至数百次不等，还可做引体向上运动，加强臂力。此法不适于严重腰腿痛和年老体弱患者。

（4）牵引床治疗：在床面的上端有一块固定的垫板。两块牵引滑板放在滑板轨道上，轨道内安装滚珠轴承，使滑板滚动，内部构造是由动力、传送和牵引装置三部分组成。其动力通过涡轮减速器后，由钢丝绳带动牵引滑板，产生牵引作用。病人卧于电动牵引床上，用胸部固定带固定胸部，向上牵引。骨盆固定带固定骨盆向下牵引。通过涡轮减速器上的偏心轮带动钢丝绳，牵引滑板在滚珠轴承上产生弹簧样的伸缩作用使腰部伸缩运动。

（二）均衡牵引法

韦贵康教授等设计的均衡牵引具有很好的调节腰椎、骨盆平衡作用。均衡牵引的优点主要有：①俯卧顺腰椎曲的弧度牵引，符合生理要求；②牵引时根据病理改变选择两下肢等量或不等量，腰部加压或不加压，这种多向牵引有利于病理的修复；③牵引重量为轻中量，患者乐于接受，无副作用；④移动式均衡牵引架（发明者为广西中医学院韦贵康教授，专利号：ZL00255946.3，其临床应用已通过学术鉴定），重量轻，体积小，可移动，使用方便。他们在临床上用其治疗腰腿痛、腰椎间盘突出症，取得了良好的疗效。

1. 适应证与禁忌证

适用脊柱损伤性疾病，如腰椎间盘突出症、腰椎小关节紊乱症、腰椎管狭窄症、L 横突综合征、退行性腰椎炎、骶髂关节损伤与错位、颈椎 – 腰椎综合征等。优选指征是腰椎曲度变直，脊柱侧弯畸形，骶髂关节上下轻度移位，骨盆左右倾斜等引起的腰腿痛。

禁忌证：脊柱肿瘤、结核或伴有严重内脏器质性疾病，或妊娠期、年老体弱、过胖者等，不适宜此疗法。

2. 均衡牵引操作方法

采用特制的移动式均衡牵引架，患者一般取俯卧位（过于肥胖、身体较弱或不能俯卧者，可取仰卧位）。

（1）装上上身固定带与骨盆牵引带后，装上牵引重量刻度尺，确定腰部加压或不加压；

（2）牵引重量为：下肢 18 ～ 25kg，两下肢总重量为 35 ～ 50kg，如有骨盆上移，上移一侧下肢重量多 3 ～ 5kg，如需腰部加压，重量为 15 ～ 25kg；

（3）牵引时间每次 20 ～ 30 分钟，每天 1 次或隔天 1 次，7 ～ 10 次为一疗程；

（4）如患颈椎 – 腰椎综合征，再装上颈椎牵引附架，进行双向牵引。

邱贵兴院士和石学敏院士对脊柱相关的疾病采用牵引疗法都给予了很高的评价。

石学敏院士评价认为："治疗手法的详细介绍，不但保持了整脊手法的传统特色，而且形成了独具特色的学术体系。"邱贵兴院士评价："中药方剂对退变髓核细胞的影响等，思路新颖，指标客观，具有极强的指导意义。"

## 二、经络疗法

秦老早在《内经类证》中就对《黄帝内经》中有关颈背、颈肩腰痛类疾病从经络治疗方法上进行了总结（如下表）。

**经络与腰腿疼病的诊治关系**

| 经络 | 临床症状 | 主穴 | 备注 |
|---|---|---|---|
| 足太阳膀胱经 | 1. 巨阳虚则腰背头项痛<br>2. 太阳所致为腰痛<br>3. 足太阳令人腰痛，引项脊尻背如重状<br>4. 膀胱足太阳之脉，挟脊抵腰，是动则病脊痛，腰似折<br>5. 腰痛挟脊而痛至头，几几然，目肮肮然欲僵仆<br>6. 会阴之脉令人腰痛，痛上漯漯然汗出，汗干令人欲饮<br>7. 解脉令人腰痛，痛引肩，目肮肮然，时遗溲<br>8. 解脉令人腰痛如引带，常如折腰状、善恐<br>9. 衡络之脉令人腰痛，不可以仰俯，仰俯恐仆，得之举重伤腰 | 委中<br>跗阳<br>委阳<br>殷门<br>承扶 | 《素问·举痛论篇》<br>《素问·六元正纪大论篇》<br>《素问·刺腰痛篇》<br>《素问·经脉篇》<br>《素问·刺腰痛篇》<br>《素问·刺腰痛篇》<br>《素问·刺腰痛篇》<br>《素问·刺腰痛篇》<br>《素问·刺腰痛篇》 |
| 足阳明胃经 | 阳明令人腰痛，不可以顾，顾如有见者，善悲 | 足三里，上、下巨虚 | 《素问·刺腰痛篇》 |
| 足少阳胆经 | 1. 少阳令人腰痛，如以针刺其皮中，循循然不可以俯仰，不可以顾<br>2 同阴之脉令人腰痛，痛如小锤居其中，怫怫然肿<br>3. 里肉之脉令人腰痛，不可以咳，咳则筋缩急 | 阳陵泉、阳辅、光明、丘墟、悬钟、临泣 | 《素问·刺腰痛篇》<br>《素问·刺腰痛篇》 |
| 足太阴脾经 | 1. 邪客于足太阴之络，令人腰痛，引少腹控䏚，不可以仰息<br>2 散脉令人腰痛而热，热甚生烦，腰下如有木居其中，甚则遗溲 | 阴陵泉、地机、漏谷 | 《素问·缪刺论篇》<br>《素问·刺腰痛篇》 |
| 足少阴肾经 | 1. 足少阴令人腰痛，痛引脊内廉<br>2 肾盛怒不止则伤志……腰脊不可以俯仰屈伸<br>3. 足少阴之别，其病虚则腰痛 | 复溜、交信、大钟 | 《素问·刺腰痛篇》 |
| 足厥阴肝经 | 1. 厥阴之脉令人腰痛，腰中如张弓弩弦<br>2. 肝足厥阴之脉，是动则病腰痛，不可以仰俯 | 中都、蠡沟 | 《灵枢·本神》<br>《灵枢·经脉》 |
| 阳跷脉 | 昌阳之脉令人腰痛，痛引膺，目肮肮然，甚则反折，舌卷不能言 | 跗阳 | 《素问·刺腰痛篇》 |
| 阳维脉 | 阳维之脉令人腰痛，痛上怫然肿 | 阳交 | 《素问·刺腰痛篇》 |
| 阴维脉 | 飞阳之脉令人腰痛，痛上怫怫然，甚则悲以恐 | 筑宾 | 《素问·刺腰痛篇》 |

从表中可以看到《针灸甲乙经》对有关痹痛的症状描述，与四肢骨、关节的软组织慢性损伤引起的疼痛相似，有部分症状还类似颈椎综合征以及腰椎骨、关节病变所致坐骨神经痛的症候。自晋以后历代文献有关针灸治痹痛的选穴，基本上以《甲乙经》为准绳。

### 《针灸甲乙经》治筋骨痹（部分记载）

| 部位 | 症状 | 主穴 | 部位 | 症状 | 主穴 |
|---|---|---|---|---|---|
| 腰腿膝足 | 腰以下至足清不仁，不可以坐起，尻不举 | 腰俞主之 | 颈项肩肘腕 | 眩，头重痛，目如脱、项似拔、狂见鬼、目上反，项直不可以顾，暴挛、足不任身 | 天柱主之 |
| | 痹 | 太渊、消泺、照海 | | 手及臂挛 | 神门主之 |
| | 足下热，胫痛不能久立，湿痹不能行 | 三阴交主之 | | 肩臂颈痛，项急烦满惊、五指掣不可屈伸战栗 | 腕骨主之 |
| | 胫苔苔痹，膝不能屈伸，不可以行 | 梁丘 | | 肘臂痛、五指瘈，不可屈伸，头眩，额颔颅痛 | 中渚主之 |
| | 髀痹引膝股外廉痛、不仁、筋急 | 阳陵泉主之 | | 肘痛不能自带衣起，头眩、额痛面黑，风肩背痛不可顾 | 关冲主之 |
| | 腰胁相引急痛、髀筋瘈，胫痛、不可屈伸，痹不仁 | 环跳 | | | |
| | 风寒从足小指起脉痹上下，胸胁痛无常处 | 至阴主之 | | | |
| | 腰脊强，不得俯仰 | 刺脊中 | | | |

肩背痛症类

概论

1. 背者，胸中之府，背曲肩随，府将坏矣。《素问·脉要精微论》

2. 二阳一阴发病，主惊骇，背痛。《素问·阴阳别论》

3. 寸口脉中手促上击者，曰肩背痛。《素问·平人气象论》

肩背痛症

1. 肺手太阴之脉，是主肺所生病者，气盛有余则肩背痛，气虚则肩背痛寒。《灵枢·经脉篇》

2. 肺病者，喘咳逆气，肩背痛。《素问·脏气法时篇》

3. 那在骨则肩背痛。《灵枢·五邪篇》

寒邪背痛症

寒气客于背俞之脉则脉泣，脉泣则血虚，血虚则痛。按之则热气至，热气至则痛止矣。《素问·举痛论》

气滞背痛症

1. 秋脉其气来毛而中央坚，两旁虚，此谓太过，太过则令人逆气，而背痛愠愠然。《素问·玉机真脏论》

2. 背与心相控而痛，所治天突与十椎及上纪。上纪者，胃脘也。《素问·气穴论》

[附] 项痛症

1. 大风，颈项痛，刺风府。《素问·骨空论》

2. 项痛不可俯仰，刺足太阳；不可以顾，刺手太阳也。《灵枢·杂病篇》

[按] 肩部及背部为足太阳经循行的部位，为肺之分野，而督脉贯于脊内，主一身之阳，其病就有虚实的区别。我们认为《内经》所说的"背曲肩随"和"肩背痛"证，皆指督脉病和肺经病；"寒气客于背俞"和"大风，颈项痛"，皆指太阳经病；气滞一类则似胸痛彻背的胸痹证，因胸痛而放射及背，不属背痛本病。

目前国内外研究显示，生物医学治疗作为椎间盘退变性疾病的主要治疗手段可取得较好的临床治疗效果。随着分子生物学医学的发展，对椎间盘退变机制的研究已深入分子水平，其治疗方法也进入体外实验和动物实验阶段。研究表明，细胞凋亡是退变椎间盘中细胞数量减少的主要原因。因此深入了解细胞凋亡在椎间盘退变过程中所起的作用，并明确椎间盘细胞凋亡的信号传导途径，有助于将来通过干预细胞凋亡，达到防治椎间盘退变的目的。热休克蛋白（HSP）是所有原核细胞和真核细胞在生理、病理及环境因素（高温、缺氧或病毒感染）下均可产生一组高度保守的蛋白质分子家庭，热休克蛋白表达可抑制细胞凋亡，对机体细胞提供保护。当前有文献报道中药能够影响热休克蛋白的表达。

中医药在治疗椎间盘退变方面已经体现出现代医学无法替代的优势。中医治疗颈、腰椎间盘突出症方法有很多，包括手法、针灸、中药、牵引等，其中手法治疗是最主要的方法。20世纪50年代起广泛用于颈、腰椎间盘突出症，其疗效已经非常显著。目前国内外已将手法治疗作为首选的非手术治疗措施。手法治疗腰椎间盘突出症是形神兼治。腰椎间盘突出症从根本上讲是属于机体形体结构方面的异常改变（椎间失稳），椎间盘的退变是其内在的原因，外伤、劳损是其外因。中医强调督脉的作用，只有保持督脉的通畅，脊柱的功能才能发挥。《灵枢·经脉》曰："脊痛，腰似折，髀不可以屈，腘如结。"《医宗金鉴》说："有筋急而动摇不利或骨节微有错落不合缝者，惟宜推拿以通经络气血也。"手法治疗可以使病变局部的形体结构和组织生理、病理状态发生改变，从而达到消肿散结、理筋整复的目的。可以通过手法调节肌肉的张力，解除其紧张痉挛，并可以调解组织间压力，松解粘连，促进神经组织功能的正常发挥。手法治疗还有良好的止痛作用。《素问·举痛论篇》指出"按之则气血散，故按之痛止"，"按之则热气至，热气至则痛止矣"。通过改善血液循环，使受损部位的代谢产物及时清除运走，减少神经末梢的疼痛刺激因素。经络不畅和气血不和是始终贯穿腰椎间盘突出症的重要病机之一。无论早期的隐痛还是中期的胀痛、刺痛以及后期的麻木乏力，均与血液循环有着重要的关系。手法治疗可以达到解除这种病理状态的目的。另外针灸经络疗法对治疗腰腿痛，古人早已有详尽的论述。祖国医学经典论著《内经》，根据经络来阐述各种腰痛，并以"腰者肾之府"说明了肾与腰的关系。后人发展此说，认为肾虚是腰痛的重要原因，其他如风寒、寒湿、湿热、血滞、气滞以及劳损等均能影响经络，引致腰痛。《七松岩集》里说："腰痛有虚实之分。"所谓虚者是两肾之精气神自虚也，凡言虚者皆两肾自虚。所谓实者是肾家自实，两腰经络血脉之中为湿痰瘀血凝滞而不畅者为痛。言简意赅已将病因病机说明。《素问·脉要精微论篇》："腰者肾之府，转摇不能，肾将惫矣。"《素问·六元正纪大论篇》："感于寒则患者关节禁锢，腰椎痛，寒湿推于气交而为疾也。"还说："阳气郁，民反周密，关节禁锢，腰椎痛。"《素问·刺腰痛篇》："腰痛刺足太阳、阳明，上热刺足厥阴，不可以俯仰刺足少阳。"还说："腰痛，上寒不可顾刺足阳明，上热刺足太阴。"《素问·骨空论篇》："腰痛不可以转摇，急引阴卵，刺八髎与痛上。"

古人依据中医关于经络的学说，对各类腰痛的症状和治疗进行了详细的分类。

1. 足太阳膀胱经腰痛证

《素问·举痛论篇》："巨阳虚则腰背头项痛。"《素问·六元正纪大论篇》："太阳所至为腰痛。"又如《素问·刺腰痛篇》："足太阳脉令人腰痛，引项脊尻背如重状，刺其郄中（委中穴）太阳正经出血，春无见血。"还述："腰痛挟脊而痛至头，几几然，目䀮䀮欲僵仆，刺足太阳郄中出血。""会阴之脉（足太阳之中经）令人腰痛，痛上漯漯然汗出，汗干令人欲饮，饮已欲走，刺直阳之脉上三痏，在跷上郄下五寸横居，视其盛者出血。""解脉（足太阳之别）令人腰痛，痛引肩，目（䀮䀮然，时遗溲，刺解脉，在膝筋肉分间，郄外廉之横脉出血，血变而止。""解脉令人腰痛如引带，常如折腰状，善恐，刺解脉，在郄中结络如黍米，刺之血射以黑，见赤血而已。""衡络之脉（从腰中横入髀外后廉，下与太阳中经合于腘中）令人腰痛，不可以仰俯，仰则恐仆，得之举重伤腰，衡络绝，恶血归之，刺之在郄阳筋之间，上郄数寸，衡居二痏出血。"《素问·经脉篇》："膀胱足太阳之脉，挟脊抵腰，是动则病脊痛，腰似折。"

2. 足阳明胃经腰痛证

《素问·刺腰痛篇》："阳明令人腰痛，不可以顾，顾如有见者，善悲，刺阳明于骨行前三痏，上下和之出血，秋无见血。"

3. 足少阳胆经腰痛证

《素问·刺腰痛篇》："少阳令人腰痛，如以针刺其皮中，循循然不可以俯仰，不可以顾，刺少阳成骨之端出血，成骨在膝外廉之骨独起者，夏无见血。""同阴之脉（足少阳之别）令人腰痛，痛如小锤居其中，怫然肿，刺同阴之脉，在外踝上绝骨之端，为三痏。""肉里之脉（为少阳所生，阳维之脉气所发）令人腰痛，不可以咳，咳则筋缩急，刺肉里之脉为二痏，在太阳之外，少阳绝骨之后。"

4. 足太阴脾经腰痛证

《素问·缪刺论篇》："邪客于足太阴之络，令人腰痛，引少腹控眇；不可以仰息。""散脉（为足太阴之别）令人腰痛而热，热甚生烦，腰下如有横木居其中，甚则遗溲，刺散脉，在膝前骨肉分间，络外廉束脉三痏。"

5. 足少阴肾经腰痛证

《灵枢·本神》："肾盛怒不止则伤志，志伤则喜忘其前言，腰脊不可以俯仰屈伸。"《素问·刺腰痛篇》："足少阴令人腰痛，痛引脊内廉，刺少阴于内踝上二痏，春无见血；出血太多，不可复也。"

6. 足厥阴肝经腰痛证

《灵枢·本神》："肝足厥阴之脉，是动则病腰痛，不可以俯仰。"《素问·刺腰痛篇》："厥阴之脉令人腰痛，腰中如张弓弩弦，刺厥阴之脉，在腨踵鱼腹之外，循之累累然乃刺之；其病令人善言，默默然不慧，刺之三痏。"

7. 阳跷脉腰痛证

《素问·刺腰痛篇》："昌阳之脉（阳足跷脉）令人腰痛，痛引膺，目䀮䀮然，甚则反折，舌卷不能言，刺内筋为二痏，在内踝上大筋前，太阴后上踝二寸所。"

8. 维脉腰痛证

《素问·刺腰痛论篇》："阳维之脉令人腰痛，痛上怫怫然肿，刺阳维之脉，脉与太阳合腨下间，去地一尺所。""飞阳之脉（阴维脉）令人腰痛，痛上怫怫然，甚则悲以恐，刺飞阳之脉，在内踝上五寸，少阴之前，与阴维之会。"

祖国医学中骨伤科对椎间盘退变性改变致腰腿痛的认识有比较丰富的内容和症状描述。综上所述，经络学说对腰腿痛的诊断和治疗在临床上有着重要的指导意义。在经络方面《素问·刺腰痛篇》中述："腰痛上寒刺足太阴、阳明；上热刺足厥阴；不可以仰俯刺足少阳。"《素问·骨空论篇》中又述："腰痛不可以转摇，急引阴卵，刺八髎与痛上。"国内曾报道过"经络综合疗法治疗腰腿痛100例""肌纤维组织炎腰腿痛与经络点穴"以及"经络学说在急性损伤腰痛手法中的指导作用"等。日本木下晴都研究过335例坐骨神经痛的病例并探讨了足太阳膀胱经、足少阳肾经、足厥阴肝经以及手阳明大肠经和手太阳小肠经在治疗上的主要作用，并在其《针灸治疗坐骨神经痛的临床研究》一文中，将腰伴坐骨神经痛可选穴位多取足太阳膀胱经、足少阳胆经以及足阳明胃经所属穴位，在临床上使用次数又以环跳、委中、昆仑、阳陵泉、风市为最多。木下晴都研究335例患者将其分为五型，即：后侧型（膀胱经）、前侧型（胃经）、外侧型（胆经）、综合型（后侧型＋前侧型＋外侧型）、知觉型。他在此分型的基础上提出了10个基本治疗点：肾俞、大肠俞、上胞肓（日本新增穴）、外胞肓（日本新增穴）、臀压、殷门、承筋、三里、外丘和跗阳。千叶松下嘉一在其"腰痛证的治疗"中大多取太阳膀胱经上的穴位。郑荣兴报告了189例腰部软组织病变引起腹痛的病例，作者指出其中相当于志室穴附近的腰3横突尖端及腰皮神经处压痛最多可占到90.4%。Fourmant报告称为"慢性腰腹部疼痛综合征"。作者对数千例腹痛患者做了详细检查，发现在腰部足太阳膀胱经的某些穴位上常有疼痛敏感压痛点，特别在志室穴尤为明显。

2010年《自然·神经科学》杂志网络版上发表了一项研究成果，美国纽约州罗彻斯特大学医学中心的神经科学家内德戈德的研究发现，针灸能刺激机体释放出一种腺苷的化学物质，从而引起减缓疼痛的作用。

针灸经络学说认为一种叫作"气"的无形生命能量在人体中运行，疼痛是由于"气"的阻滞和失调所引起的，因此，在人体按一些特定的穴位扎入银针，就能起到疏通经脉作用而治疗疾病。内德戈德教授从"生理消痛"的原理出发，提出一个大胆的推测：由于针刺在人体组织内会造成轻微的创伤，这时人体组织会释放一种腺苷的化合物。它会通过迅速反应来形成腺苷酸，从而达到抑制神经信号，缓解疼痛的目的。他们通过动物实验证实，针灸穴位处渗出内腺苷的含量是正常水平的24倍。为了证实是否能够人为促进针灸的疼痛抑制效果，研究人员在小鼠大腿的痛处注射能促进腺苷作用的药物，以延长腺苷酸在伤口处的存留时间，结果发现这一药物使腺苷酸在伤口处的存留时间延长了3倍，抑制疼痛的时间从1小时延长到3小时。腺苷酸是一种强有力的消炎化合物，而大部分的疼痛都是由炎症引起的。内德戈德教授推测大部分这种"特殊位置"（穴位）都是沿着主要的神经节点分布，这些是人体内包含丰富腺苷酸的部分。美国哈佛医学院神经科学家表示这是一项具有"里程碑意义的研究"，它"用极度精确的操作和非常清晰的假设排除了其他可能性"。美国国家卫生研究院国家代偿和替代医学技术中心主任约瑟芬·布理格斯表示："显然，内德戈德教授的实验会对针灸研究产生强大的推动作用。"

自1934年Mixter证实颈、腰椎间盘突出症是引起颈肩和腰腿痛的重要原因之一，半个多世纪来，众多医学家已形成了公认为行之有效的保守疗法，以针灸、按摩、牵引等为主要形式的保守技术对于改善临床症状，减轻患者痛苦具有良好的作用，是祖国医学宝库中的瑰宝之一。

在中医的经络学说中还有"经筋理论"的重要组成部分。早在 2000 多年前《内经》中中医家对筋性损伤的认识已十分深刻。程莘农院士认为：经筋是经络学说的重要组成部分，它有区别于经脉的独特诊治规律。发展了"以痛为腧"，劫刺放血等简单疗法和应用范围，提出了新理论和新方法。

《内经》时代以后，历代医经研究家都对《灵枢·经筋》篇及相关内容进行了详细注释和发挥。杨上善、马莳、张介宾、张志聪、杨继洲等，上自秦汉，下至明清，无不重视经筋理论的发掘与应用。张介宾提出："十二经脉之外，而复有所谓经筋者何也？盖经脉营行表里，故出入脏腑，以次相传；经筋联缀百骸，故维络周身，各有定位"。准确区分了经脉与经筋的不同，从而为经筋实体的研究提供了依据。《周氏经络大全》分别注释每条经筋的一结、二结……共 60 余结的定位，为经筋痹痛好发部位和传变规律进行了概括。《针灸集成》记载："肩痛累月，肩节如胶连接不能举，取肩下腋上，兼刺筋结处"，提出病理性结聚点的临床应用意义。

但是，我们也不能不指出，《内经》时代以后，对经筋理论和应用的研究是不够的。尤其是与经脉理论的研究相比较，就更显欠缺。究其原因，或许是经脉理论与应用在针灸学的形成与发展中占据了主导地位，后世医家把注意力高度集中于经脉研究；或许是医治经络之病，可采用纤细的毫针，其针细如蚊虻之喙，容易被人接受，而治疗经筋疾病，则需要针身粗挺，针末锋利的长针，因其创伤较大，反应重，不易被人接受。

《内经》时代，针具正处在改革更新时期，由砭石转而代之以金属针具，这是医学上的一大飞跃。就"长针"而言，它比砭石精细，故容易被广大病人接受。也因此，在《内经》时代，应用长针治疗经筋疾病的实践得到发展，经筋的理论也得到迅速的完善和提高，从《内经》中"经筋"篇的系统论述中，就可窥见一斑。

然而，随着经脉理论的发掘与应用，尤其是九针中第七针"毫针"的广泛应用，人们对"长针"的针刺疼痛问题产生顾忌，疼痛也成为难以逾越的障碍。解除疼痛是医生的目标之一，自有医疗活动以来，人们就在镇痛方面不断探索。如先于《内经》的早期医学文献《五十二病方》就记载："令伤者毋痛，毋血出，取故蒲黄席厌□□□燔□□□□……""令金伤毋痛，取荠敦（熟）乾实，器（熬）令黑，治一；林（术）根去皮，治二，凡二物并和，取三指最（撮）到节一，醇酒盈一衷栖（杯），入药中，挠饮，不者，酒半栖（杯）。已饮，有顷不痛。复痛，饮药如数，不痛，毋饮药……"可能是止痛药方传播不广，或许止痛药效果难于掌握，至今尚没有以此做基础麻醉，用以缓解针刺疼痛的记载。因此，也使"长针"的应用与研究，经筋理论的整理与提高受到影响。《内经》以降，历代著名医著均载录了《灵枢·经筋》等论著，并根据自己的体会精心诠注，但很少有人对治疗经筋痹痛的第八针（长针）进行研究和应用。某些医家根据应用毫针的体会去强解，甚至是误解《内经》各篇有关经筋的内容，结果，反而阻碍了有关经筋理论的整理和应用研究。

长针的特点之一是"锋利身薄"。对其针末及针身稍做改造，就可以应用于外科手术。中医外科适应证中，痈疽疮病是一类重要的疾病。当脓已形成后，即应切开引流。当时所用的工具就是带刃之针。《素问·长刺节论》记载："治腐肿者刺腐上，视痈大小深浅刺……必端内针为故止。"可见，《内经》时代，外科操作器械是用"针"进行的。长针末端的锋刃是由针末磨薄而形成的，其横断面很小。虽能深入内部，但也因其锋刃太短，对切割扩创尚有困难。随着外科治疗范围的扩大和治疗需要，必须使针形刀刃展宽，以利"割皮解肌""刳破背腹，抽割聚积"。出现末端展宽，刃如刀形的"大小薄口刀""大小开刀""大小针刀"等，使古九针中带刃针具走向外科领域。

特别是近几十年来随着对椎间盘退变性病变研究的深入和循证医学在骨科领域的兴起和发展，我们在椎间盘退变的生物学和生物治疗学方面取得了更深入和更新的认识，已经从"根本"上来预防和延缓椎间盘的退行性改变而导致的疾病，使用新的保守手段来治疗这些疾病。19世纪末发展起来的美国的整脊学（Chiropractic）到20世纪70年代，美国教育部以及美国健康、教育和福利部将整脊技术列为脊柱矫正专业而被允许进入大学专业教育，并列入医疗保险，60岁以上的美国公民均可免费由医疗保险机构提供一年12次的脊柱矫正保健。实际上，我国的整脊学已有2000多年的历史，基本的治疗手法都是发明于公元7世纪左右。中医整脊，是在整体观思维指导下，对脊柱错位、错缝进行调整，中医整脊无论是古代还是现代都属于医疗技术。尤其是现代的中医整脊学，运用现代医学科学进行了脊柱技能解剖学和生物力学、运动力学的研究，进一步发展了中医的整脊疗法，不仅具备自己的理论体系，更是用整脊手法、针灸和内外用药及功能锻炼的中国特色的整脊疗法，治疗脊柱骨关节和椎间盘退变性疾病，如脊髓、脊神经、椎动脉以及脊柱源性疾病等疑难脊柱病的整脊技术。现代整脊手法临床医疗范围已经扩大到过去认为只有手术才能治疗的椎管狭窄症、腰椎滑脱症等，治愈率达90%。2006年，国家中医药管理局、中国科协和民政部批准中华中医药学会成立整脊分会。这也标志着一门新的学科的诞生。国内王拥军创立了具有中医特色防治"退变性骨与脊柱疾病"的新方法，根据"以气为主，以血为先，痰瘀兼顾，肝脾肾同治"的辨证论治理论，确立了"益气化瘀，标本兼顾"治疗脊柱退变性疾病的法则。通过大量的临床实践和实验研究，系统总结出10个具体治疗方剂，并提出脊柱病"围手术期"中医药治疗方案。提出并证明了"动、静力平衡"的脊柱力学失衡学说及"恢复脊柱平衡"的脊柱病治疗学说。发现4种中药有效成分有明显促进间充质干细胞分化为软骨细胞的作用，在对椎间盘退变机制的研究基础上，证明了"益气化瘀补肾方"，可以改善椎间盘局部的微循环，延缓椎间盘形态学退变；可抑制椎间盘炎性因子含量，降低椎间盘细胞凋亡率，可以调节胶原与蛋白多糖的表达，延缓细胞外基质降解。王拥军发现了Runx1和Runx3及其亚型MASNS和MRIPV能够调控胚胎干细胞分化为软骨细胞，证实了胚胎干细胞分化为软骨细胞过程中，Runx1、Runx3和Runx2先后发挥了作用，并有一定的叠加和协同，从而证明转录因子Runx整个家族在骨骼发育成熟的不同阶段具有重要的作用。该研究成果入选美国第26届骨代谢年会、第51和52届美国骨科研究年会论文，发表在国际骨代谢和生物化学方面最高级别杂志上。他们用基因敲除小鼠、逆转录病毒、原位杂交蛋白表达等方式，系统研究了软骨细胞成熟及骨形成过程的机制，筛选了黄芪、川芎、麝香、仙灵脾、补骨脂、蛇床子等中药的有效成分对骨形态发生蛋白（BMP）信号传导的调控作用，已经证明蛇床子素、异补骨脂素等中药单体可明显诱导间充质干细胞分化为成骨细胞，促进成骨细胞增殖，为治疗椎间盘疾病、骨质疏松、骨关节病以及骨折后延迟愈合和缺损奠定了可靠的循证依据。上海中医药大学脊柱病研究所在国内率先建立了基于表达特异性报道基因克隆细胞株的体外药物筛选平台和基于基因敲除和转录基因动物的体内药物筛选平台，创立了具有中医特色防治"退行性骨与脊柱病"的新方法，建立了中医脊柱病与骨代谢疾病实验室，引进并完善"符合中医特色，具有世界水平"的实验室管理技术，将脊柱三维步态分析系统、芯片技术、微型CT（Micro-CT）、RNA干涉（RNAi）技术运用到中医药研究中，并取得了许多可喜的成果。2007年王拥军等承担的"益气化瘀防治椎间盘退变的细胞生物学机制研究"荣获中华医学科技一等奖。近20年来他们应用现代生命科学技术，从中医理论、文献、临床和基础研究等方面系统地研究了腰椎间盘突出症动物模型以及检测方法，逐步形成了"调和气血""益气化瘀"的防治法则，总结出经验方——"益气化瘀方"。临床试验证明，益气化瘀方疗效确切，能改善相关症状和体征，无明显毒副作用，明显提高了椎间盘退变性疾病的临床防治效果，解决了中医药防治这类疾病的机制研究缺乏合适动物模型的难题和"瓶颈"，证明了"益气化瘀"治疗椎间盘退变性疾病的机制，形成了"益气化瘀法防治椎间盘退变性疾病"的学术思想体系，体现了中医药理论在生命科学研究中的学术价值。首次在世界脊柱病年会和世界卫生组织（WHO）传统与替代医学会议介绍中医药防治椎间盘退变的研究，并申请到中美政府间国际合作项目、国家自然科学基金重大项目等 5 项国际合作项目。1997 年开始王拥军等根据脊柱力学失衡原理，建立了动静力失衡性大鼠颈椎间盘退变模型，提出了致炎性因素诱导椎间盘退变的观点。证实椎间盘退变的实质是椎间盘外基质降解和椎间盘细胞凋亡，炎性因子在其中起到重要作用。同时并证实"恢复脊柱平衡"的学术思想，为非手术疗法防治椎间盘退变性疾病提供了循证和理论依据，揭示了椎间盘退变的内在规律。改变和纠正了过去曾一度陷入注重髓核还纳、复位或摘除等形态学研究的误区。拓宽了椎间盘突出症临床与实验研究的领域。在目前研究的基础上学者们普遍认为：80% ~ 90% 的椎间盘突出症都可以通过非手术的治疗方法收到满意的疗效。

中医骨伤科更多地引用经筋理论并实际应用。经筋损伤作为骨科的伴随疾病，受到了重视和研究。隋·巢元氏等著《诸病源候论》，其中专立"金疮伤筋断骨候""腰痛不得俯仰候"等，甚至包括筋断的开放缝合方法，介绍了筋性损伤所致的肢体运动障碍性疾病。

唐·孙思邈著《千金要方》，不仅记述了大量筋性头、颈、肩、背、腰、骶、四肢关节的疾病，而且特别强调了按摩疗法，用以舒展筋结，弹剥粘连。他归纳出擦、捻、抱、推、振、打、顿、捺等手法，在治骨的同时，对经筋损伤进行力所能及的治疗。同时代的蔺道人著《仙授理伤续断秘方》，还明确强调"筋骨并重"的治疗思想。

宋·李仲南著《永类钤方》，元·危亦林著《世医得效方》，进一步明确指出：早期宜活血化瘀，中期宜养血舒筋，后期当培元固肾，并配合辛窜芳香、温经活络、行血定痛的洗药、熨药、外敷药等。确立了筋性损伤的内服与外敷的药治原则。

明·薛己著《正体类要》。提出："肢体损于外，则气血伤于内，营卫有所不贯，脏腑由之不和。"这不仅强调了肢体局部损伤与整体的辩证关系，在更深层意义上，提出经筋损伤会导致着藏其中的经脉阻滞的病理。经脉运行气血，营养内脏，经脉不畅，必然引起相应的内脏疾病，这正是"筋性内脏病"产生的机制。

朱棣著《普济方》、异远真著《跌损妙方》、李时珍著《本草纲目》、王肯堂著《证治准绳》等，诸家无一不载录大量经筋损伤治疗方剂，对经筋痹痛的内治、外治法进行整理和发挥。

清·吴谦著《医宗金鉴》，不仅详尽注释经筋的起止结聚，而且总结了前人对经筋疾病的诊断和治疗经验。其中，在"正骨心法要旨"一节，强调用"摸"法对经筋痹痛进行诊断，用推、拿、按、摩等手法治疗各种筋性疾病。尤其应特别提出的是，本书强调从解剖学的角度去认识经筋的分布并指导经筋痹痛的治疗，提出："盖一身之骨体既非一致，而十二经筋之罗列序属又各不同，故必素知体相，识其部位。一但临证，机触于外，巧生于内……筋之弛、纵、卷、挛、翻、转、离、合，虽在肉里，以手扪之，自悉其情。"可见，清代医家在总结前人的医疗经验和教训中，提出必须"素知体相"的基本要求。尽管中医学的研究方法受中国古代哲学、伦理学等影响，走上以"象"探"脏"的研究道路，但是，这并不等于可以忽视对人体正常解剖的认识。"解剖"一词首见于《内经》，云："八尺之士……其死可解剖而视之……"（《灵枢·经水》）充分说明古代医家对人体结构的认真研究态度。

　　掌握人体的解剖知识，能帮助医生清楚地了解骨体、筋肉、内脏的形态和分布，这对诊断、治疗是十分必要的。在经筋痹痛的诊断、治疗中，尤其显得重要。

　　经筋痹痛是多发疾病、常见病。经筋痹痛有它特殊的发病机制和发生、发展、传变规律。尽管古今临床专家们没有用"经筋痹证"来命名，但从本质上分析，其研究和处理的正是经筋疾病。纵观历代针灸、骨伤、筋伤等医案，再用经筋理论和观点去分析，就不难看出历代临床专家在攻克"经筋疾病"方面已做过大量工作。我们的任务在于应该从经筋理论的高度进一步发掘、整理、提高、发扬。

　　由于经筋疾病过程中的反复损伤，其最终会产生粘连与瘢痕，有形成顽固性病灶的特点，在这一病理阶段就需要"解结"的思路、方法和针具。近几十年，不断研制出某些针具和新的疗法，如"针灸刀""小眉刀""小宽针""锋勾针""松针""挑针""小针刀"等，都是自觉不自觉地针对临床经筋疾病的针具研究。只是，他们或循西医固有诊治原则出发，或从临床经验累积出发，都没有用经筋理论来整理、规范和统一。因此，也就难以形成具有中医学辨证论治体系的专门学科。

　　少数非主流派西医临床专家也根据临床的需求，开始对长期被传统主流派忽视的软组织损伤及其原理和治疗进行了探索。"软组织"在很大程度上与中医学的经筋解剖学内容相同，只是中西医各自从自身的理论认识出发，对人体的相同组织给予不同的归类、分析和研究而已。也正因为研究方法不同，所得出的规律也有所差异。就中西医认识经筋痹痛而言，西医重视具体损伤的组织，且精细到某块肌肉、某条韧带，要求对具体组织进行处理和治疗，强调局部诊治；中医经筋理论则更重视沿某经筋循行线上的全面诊查，沿人体某一条或数条相关经筋找到其全部损伤点。这就要求临床医生不仅要找出显性的结筋病灶，而且还要发现并处理那些相关的隐性结筋病灶，从整体上进行诊断和处理，体现了中医学整体辨证论治的特点。

　　近代少数非主流派西医对软组织的研究和发现，开始动摇或纠正了许多传统的观念，引出了新学术的兴起，也出现了"软组织切痕术""软组织切痕松解术""软组织松解术""微型手术"等新理论指导下的治疗方法。他们的高超技艺不仅丰富了经筋疾病的治疗方法，而且，从理论、发病机制、疼痛原理、治疗原则等方面也做了阐发和论述。其中不少的观和规律在《内经》等著作中就可以找到雏形和精辟论述。

　　虽然现代医学的基础理论中，十分重视解剖学的研究，但是，由于传统的、占主导地位的研究思路与中医经筋病学所要求的解剖学内容和侧重点不同，在经筋疾病引起关节部位疼痛的认识和理解方面，存在截然不同的看法。

　　就经筋疾病即软组织损伤而言，中医有皮痹、肉痹、筋痹、骨痹之分，清楚地认识至皮、肉、筋、骨是痹证的疼痛基础。要求对其中筋肉即经筋组织有一个全面的了解和掌握。所谓"素知体相"就是要细致入微地了解人体肌学、韧带学及其附属组织的全部解剖内容并据此分析临床众多的痹证的发病部位和原因。

　　传统的解剖学由于在关节等疼痛性疾病的发病原因方面，特别强调"骨性原因"这一观点，所以，在对骨与"骨刺"的观察和测量方面特别注意，却把软组织原因忽视了。虽对运动肌的起止点有清楚的记录，但对此描述主要是为临床骨折判断异位方向及合并损伤等服务的（断端位于肌抵止区的不同，将导致断端被肌牵拉移位的方向不同），完全忽略了软组织损伤引起关节痹痛的原理和解剖基础。故其系统解剖学的内容不完全符合运动肌损伤引发经筋痹证的要求。因此，尽管现代解剖学具有丰富的内容，但是，要使之服务于经筋疾病的辨证论治需要，还要根据经筋疾病的特殊规律，对已有的解剖学内容进行适当的分类和归纳，这也是经筋病学科面临的重大任务。

经筋痹痛是临床常见病，客观的需要必然导致临床医生的注意，仅仅是对经筋痹痛的研究方法、研究思路不同，而有不同的学说。祖国医学早在两千年前，就有过专著和专论，从"风寒湿杂至，合而为痹"的角度去认识并处理痹证，取得了显著疗效。但是，对经筋劳损性疾患，尤其是由于反复损伤而形成结筋病灶的治疗尚没有很好地挖掘和发挥，这正是我们亟待探讨的问题。

同样，现代医学对本病亦十分注意，但由于是在"骨性原因"的思路指导下，故使经筋性疾病的分类研究受到束缚。然而，经筋痹痛常见多发的现状，迫使临床医生不得不改变看法，寻找原因。

1843 年，有人发现全身疼痛性疾病可在肌肉中触及疼痛性硬结，因此，引导出肌纤维组织炎是引起肌肉和骨骼疼痛的最常见原因的说法。

1934 年间，有学者分别用切断髂嵴后、髂后上嵴附着的软组织的方法治疗腰痛和坐骨神经痛获得成功，还有用切割梨状肌、髂胫束来治疗顽固性腰痛的报告。也有人提出腰痛是由于腰背筋膜上下脂肪变性，或因有关神经孔疝，或因纤维组织炎性小结形成而致。

20 世纪 50 年代后期，又有人发现腰痛是由于臀上皮神经被压迫所致，从而引导出松解或切断该神经的办法来治疗腰腿痛的手术方法。

由于当时对这类疾病本质认识不足，对其发病、传变、扩延的规律和解剖基础掌握不够，尤其是缺乏整体认识，加之也没有可靠的检查与诊断技术为依据，所以，在这方面的研究也不被重视。

随着 X 光技术的发现和应用，人们能够清楚地看到骨性的变化，而且，由骨性变化而致的"骨质增生""退行性变""神经根骨性压迫"等理论应运而生。神经受到上述组织机械性压迫而引起疼痛的理论言之凿凿，也易被人理解，于是"骨性压迫致痛说"成为现代医学认识关节痹痛的主导学说。也由于这种学术思想的引导，人们就将精力集中到分析 X 光片、CT、核磁共振、造影等提供的骨性压迫的诊断方面，并据此确立了手术切除赘生骨等治疗方法。从而也使一些早期产生的"肌纤维组织炎""软组织压迫""肌束卡压"等学说被进一步排斥。有人进一步认为人类由爬行进化到直立行走，改变了腰骶结构，造成腰骶部骨性组织重新组合时，畸形增多，椎间孔变形、缩小等，这是引起腰腿痛与坐骨神经疼痛的直接原因。这进一步强化了骨性压迫致痛的说法。根据这一理论，人们更注重 X 光诊断，并提出"腰椎滑脱""腰骶椎隐性裂""腰 5 横突肥大""横突髂嵴假关节形成""椎体间骨桥形成""肥大性脊柱炎""退行性脊柱炎""致密性骶髂关节炎""腰椎间盘脱出""椎间盘膨出""椎管狭窄"等 X 光诊断结论，而不是根据临床检查就将各种关节痹痛、颈腰腿痛等病的原因简单地归咎于这种"骨性改变"，由此也产生了只有用手术方法切除压迫神经的骨性组织才能治愈痹痛的思维定式。

实践是检验真理的唯一标准，许多由这一理论指导下而实行的切除赘生骨组织、椎间盘，或开放椎管以减压的手术，并不能解除疼痛问题，或者达不到理论上的医疗效果，这就不能不使人们面对这些临床问题进行思考。

20 世纪 60 年代，骨科专家们开始对这一临床现象进行研究，发现了新的问题，提出了新的观点。认为："由骨性改变引起的机械性压迫刺激神经根或周围神经而产生疼痛，这在神经生理学和病理学上属阴差阳错。"通过上千例腰椎间盘手术的观察和统计认为："切除腰椎间盘治疗腰腿痛并不能获得原有理论那样预期的满意疗效。"因此，对腰腿痛的原因必须另辟蹊径，重新讨论。通过临床实践，提出软组织炎症致痛说。

虽然，软组织炎症致痛说和软组织外科学尚处于形成和发展的阶段，它也未取得传统主流学派的认同，但从临床大样板人群观察和总结，到应用现代科学技术手段对临床资料和基础理论进行探讨，已取得显著成绩。尤其对软组织（经筋）松解减压的机制探讨以及中医专家对骨伤科推拿手法机理等研究，也取得了可喜成果。近年来，在全国各地相继成立许多相关学术研究团体、专业学会，如全国软组织疼痛研究会、全国颈肩腰腿痛专业学会、全国传统手法研究会等，在广泛的学术交流与研讨的过程中，激发和促进了经筋理论的发掘、整理与提高，同时也推动了经筋医疗技术的改进与发展。

"经筋"一词首见于《灵枢》经，经筋系统是针灸学的重要内容，是针灸理论的重要组成部分。明·张介宾指出："十二经脉之外而复有经筋者，何也？盖经脉营行表里，故出人脏腑，以次相传。经筋联缀百骸，故维络周身，各有定位。虽经筋所盛之处，则唯四肢溪谷之间为最，以筋会于节也。筋属木，其华在爪，故十二经筋皆起于四肢指爪之间，而后盛于辅骨，结于肘腕，系于关节，联于肌肉，上于颈项，终于头面，此人身经筋之大略也。筋有刚柔，亦犹经之有络，纲之有纪，故手足项背，直行附骨之筋皆坚大，而胸腹头面支别横络之筋皆柔细也。但手足十二经之筋又各有不有同……"早于张介宾而著《黄帝内经太素》的隋·杨上善，更不把经筋与经脉混谈，并分立卷宗。该书卷第八为经脉之一；卷第九为经脉之二；卷第十为经脉之三,三卷总论十二经脉、经别、经络、十五络脉、经脉皮部、奇经八大脉、经脉标本、经脉根结。与此相对，卷第十三为身度，分谈十二经筋、骨度、肠度、脉度。显然，作者将经筋与经脉明确区别开来，确有"各有定位"之义。可见，在《内经》成书时代前后一段时期内，古人把经筋体系与经脉体系是并列对待的。经筋体系与经脉体系是组成经络系统的两个重要内容。

纵观其后针灸专著及当代针灸教科书常把经筋简单地作为经脉体系的附属部分对待，不仅缺乏系统探索和总结，而且对临床大量的经筋疾病不是用经筋理论进行辨证论治，而是用经脉体系的理论去推导，致使两者常相混淆。虽然经筋与经脉有密切的联系，是经络学说中两个有机联系的体系，但是经筋与经脉毕竟各有其解剖实体与规律，它们有着质的区别。以经脉理论去分析处理经筋体系中出现的临床问题，就不可能抓住经筋疾病的本质与规律，其治疗效果也必然要大打折扣。

### 经筋与经脉的异同

| | 经筋 | 经脉 |
|---|---|---|
| 原始解剖主体 | 肌学、物带学及附属组织 | 脉管系统 |
| 局部解剖特点 | "中无有孔"，不能通行气血 | "脉道以通，血气乃行。""五脏之道，皆出于经隧" |
| 循行分布 | 起于四末，止于头身 | 出于脏腑，行于头身四末 |
| 流注关系 | 不行气血，无流注关系 | 十二经脉以次相传，如环无端 |
| 与脏腑关系 | 不入脏腑 | 内属脏腑 |
| 分布特点 | 盛于溪谷，结聚关节 | 起止脏腑，循行肢节 |
| 与气血关系 | "分肉之间、溪谷之会，以行营卫，以会大气。""凡此虚者，皆机关之室，真气之所过，血络之所游。" | 经脉者，受血而营之 |

|  | 经筋 | 经脉 |
|---|---|---|
| 功能异同 | "主束骨而利机关。""诸筋者皆属于节，节之交三百六十五会者。""诸脉者皆属于目，诸髓者皆属于脑，诸筋者，皆属于节，诸血者皆属于心，诸气者皆属于肺，此四肢八溪之朝夕也。"反映病候，调整经脉。"身形支节者，藏腑之盖也" | 内属腑脏，外络支节<br><br>经脉者，所以行血气而营阴阳，濡筋骨，利机关者也。传导病邪，反映证候传递感应，防治疾病 |
| 病证 | "当所过者支，转筋、筋痛。""寒则反折筋急，热则筋弛纵不收，阴痿不用。"筋性内脏病：息贲、伏梁、耳聋、吐血等。 | 经脉痹阻<br>气血逆乱<br>五脏亏损<br>阴阳失调 |
| 治则 | 针至病所 | 气至病所 |
| 治法 | 解结法 | 补虚泻实，或以经取之 |
| 治疗部位 | 结筋病灶点 | 腧穴、奇穴、阿是穴 |
| 针具 | 长针、锋针、员针、燔针、铍针 | 毫针、鍉针、镵针、圆利针 |

**经筋与经脉的联系**

经筋与经脉虽然是两类不同的系统，但它们之间却有着不可分割的联系，它们相互依存，相互制约，相互影响。

经筋起于四末，盛于溪谷，结聚于关节，上至躯干头面，大筋附于骨属，维筋维系诸筋，经筋协调舒缩，主司人体的运动功能。《素问·五脏生成篇》说："诸筋者，皆属于节。"《灵枢·经脉》篇指出："筋为刚。"概括出经筋在人体的分布特点和主要功能。《杂病源流犀烛·筋骨皮肉毛发病源流》说得更详细，云："筋也者，所以束节络骨，绊肉绷皮，为一身之关纽，利全体之运动者也……按人身之筋，到处皆有，纵横无算。"根据筋肉的形态和运动功能不同，又有大小粗细之别，故张介宾在《类经·经筋》中指出："筋有刚柔，刚者所以束骨，柔者所以相维，亦犹经之有络，纲之有纪，故手足项背，直行附骨之筋皆坚大，而胸腹头面，支别横络之筋皆柔细也。"可见，经筋是对肌学和韧带学组织具有中医学内容部分的总结。

经络则是经脉与络脉的总称，经是织物的经线，是主干，是纵行而长者。就经络的功能而言，也可以说同"径"，有路径之义，是指经脉贯通上下、沟通内外的主要通道。络则是织物的横线，横行而短，有网络之义，是经脉别出的分支，交错布于全身。故《灵枢·脉度》说："经脉为里，支而横者为络，络之别者为孙。"寓意经络无处不至的含义。虽然经络遍布全身，但其主干，尤其是在四肢躯干部，经脉与络脉必须穿行于筋肉，即"经筋"之中。《灵枢·经脉》篇说："经脉十二者，伏行分肉之间，深而不见。其常见者，足太阴过于内踝之上，无所隐故也。诸脉之浮而常见者，皆络脉也……诸络脉皆不能经大节之间，必行绝道而出，入复合于皮中，其会皆见于外。"可见，经脉是"着藏"在"经筋"之中的。

正因为经筋与经脉有这种依存关系，经脉中支而横出的络脉有泌其津液气血，以濡养经筋及其相联的筋肉机关的作用，而经筋有着藏护卫经脉，促进调节经脉中气血正常运行的作用。经筋的舒缩有调节经脉气血流量、流速作用。

经脉与经筋相互关联，故在治疗上亦相互影响，虽然，两者在治则上不同，但它们的相互关联使我们在治疗时，不能不相互兼顾，协调为用。

经脉主运行气血，它常受脏腑之气的盛衰影响，其推动力有强有弱，故治之有补泻之道，使脉管收缩，筋脉拘急不舒，将加重不通而痛的证候，这种病理是被医学家所熟知的。然而，临床上常见的另一种情况却被忽视，这就是经筋损伤发生病理变化时，亦可直接或间接地影响经脉的畅通，阻碍气血的运行，从而导致临床症状。正如《灵枢·刺节真邪》篇所指出的："一经上实下虚而不通者，此必有横络盛加于大经之上，令之不通。视而泻之，此所谓解结也。"显然，解除此横络的卡压是解决大经不通的关键。解除经筋粘连而形成的横络，松解强加于经脉上的结络、条索压迫，这就是"解结"法。"解结"是古代一个重要治则，也是一类针法，这种针法长期被人们忽视，在目前的中医、针灸、骨科、筋伤诸教材中都没有给予足够的重视。

"请言解论（解结法理论）……善行水者，不能往冰；善穿地者，不能凿冻；善用针者亦不能取四厥。血脉凝结，坚搏不往来者，亦未可即柔。故行水者，必待天温冰释冻解，而后水可行，地可穿也。人脉犹是也，治厥者，必先熨，调和其经，掌与腋、肘与脚，项与脊以调之。火气已通，血脉乃行，然后视其病。脉淖泽者，刺而平之；坚紧者，破而散之。气下乃止，此所谓以解结者也。"本段经文从广义上详叙了解结的原理和治则。其总的精神指出：针灸治疗的先决条件是解除引起气血痹阻的器质性原因。只有在脉道通畅、气血周流的情况下，才有可能发挥其他针法"虚则补之，实则泻之，寒则留之，热则疾之，不盛不虚，以经调之"的作用。解结法属泻法，以破而散之的决闭之术，使其气血通畅下行，这是调理经络气血的前提和关键。在此基础上，再运用气血辨证。"用针者，必先察其经络之实虚，切而循之，按而弹之，视其应动者，乃后取之而下之。六经调者，谓之不病；虽病，谓之自已也。一经上实下虚而不通者，此必有横络盛加于大经，令之不通，视而泻之（通而决之）比所谓解结也。"可见，经脉上若没有经筋横络盛加卡压者，一般不会患病，即使为病，其病亦轻浅，故云其病可自愈，或稍加调治即能痊愈。反之，若有横络卡压，使经脉闭阻，又结筋病灶点以上，气血郁滞泛滥，结筋病灶点以下气血虚少，其病必难治。此时必须审视横络所在，用"长针""锋针"等粗壮有力、针端有刃的锋利针具，如凿冰解冻、决堤通闭一样，疏通结络。当气血流行，而后病可除，疾可调，这就是解结之法。

解结是前提，是必须首先考虑的关键治则。只有掌握了解结的原理和针法，才能排除障碍，达到气致病所的目的。《灵枢·卫气》篇强调说："能别阴阳十二经者，知病之所生，候虚实之所在者，能得病之高下。知六腑之气街者，能知解结契约于门户。能知虚实之坚软者，知补泻之所在。能知六经标本者，可以无惑于天下。"契合也；约维也。门户，出入之要地也。可见在用针调治之前，首先在经筋横络结聚，盛加大经之处，解除其卡压，就如同欲登堂入室，必先开启门扉。欲开门扉必先解锁一样，只有解结之后，再进一步辨阴阳十二经脉之疾病所在，辨标本虚实的程度，采用对应针法，才能无惑于天下。《灵枢·九针十二原》有如下的比喻和分析，值得反思："今夫五脏六腑之有疾也，譬犹刺也，犹污也，犹结也，犹闭也。刺虽久，犹可拔也。污虽久，犹可雪也。结虽久，犹可解也。闭虽久，犹可决也。或言久疾不可取者，非其说也。夫善用针者，取其疾也，犹决闭也。疾虽久，犹可毕也。言不可治者，未得其术也。"显然，结者可解，解结是当时医家普遍遵循和熟知的针法。同时也指出，许多久病不愈的疾病，并非不可治愈，而是治疗方法不当而致。其中未及时解结、决闭，加之治疗不分先后缓急，是造成"结筋痼痹""深邪远痹"的重要原因。正如《灵枢·刺节真邪》篇所指出的，已有经筋横络盛加于大经而致闭结不通者，应首先采用"解结"针法，务必使经脉通畅，气血周流，然后再补虚泻实，调整经气，方可奏效。故《灵枢·官能》篇中再一次强调指出："用针之理，必知形气之所在……谋伐有过，知解结……知决而通之……得邪所在，万刺不殆，知官九针，刺道毕矣。"

"腰脊者，身之大关节也。肢胫者，人之管以趋翔也。"（《灵枢·刺节真邪》）指出了腰脊四肢在人体运动当中的机关枢纽作用，正因为腰脊四肢主人体的各种运动，所以，手足三阴三阳十二条经筋分布周围，构成肢体的外形。而手足三阴三阳十二经脉着藏其间，另外，尚有十五大络、十二经别、奇经八脉、根溜注入、根结、标本、四海、气街等，也同样受到筋功能的影响和制约。五脏六腑之俞穴分布于背部，五脏六腑之募穴分布于胸腹部，五脏六腑之原穴、合穴、下合穴等重要腧穴皆分布在肘膝关节周围，而这些部位，又恰恰是经筋结聚隆盛的部位。经筋的生理活动与病理变化，必然也会影响经脉，而经脉失调，又要影响有关脏腑。

肘、腕、膝、踝为代表的八虚，实为周身关节的代称。关节正是经筋结聚之处，《素问·五脏生成篇》指出"诸筋者皆属于节"，正是对这一解剖规律的概括。关节又是十二经脉和络脉的必经之地。《灵枢·邪客》篇指出："人有八虚……凡此八虚者，皆机关之室，真气之所过，血络之所游。"在机关关节之处，是经脉与络脉交织聚会之地。由于经筋在关节处结聚附着，使其间着藏的经脉、络脉行绝道而浮出于皮肤。《灵枢·经脉》云，"诸络脉皆不能经大节之间，必行绝道而出，入复合于皮中"，导致气血流动屈折阻碍，故经气通过关节较为困难。临床亦可发现，病人针感、感传通过关节时要慢、停滞，甚至难于通过。

经筋主束骨而利机关。人一生都处于不停的运动和劳作之中，经筋在关节附着处的损伤也就成为必然。一旦经筋附着处反复损伤，粘连、结筋形成条索结块，就必然阻滞经脉气血的通行，从而影响经脉所属络的脏腑功能，出现十二经脉病候。所以，所谓十二经脉所生是动病，它不仅是经脉本身变动为病，也常常是相关经筋病理性结聚，卡压经脉而致病。当此之时，就应该首先采用"解结"之法，而后调其经脉，使所生病是动病得以顺利治愈。同样，当经筋患病时，就应考虑到，经筋结块，卡压经脉，将会引发经脉病候。

### 经筋组织痹痛特征比较表

| 结构 | 深度 | 性质 | 变异因素 | 定位 | 牵涉类型 |
|---|---|---|---|---|---|
| 皮肤 | 上皮 | 痒、刺痛、灼痛 | 短暂伤害性刺激，持续性刺激 | 定位极好 | 无 |
| | 真皮 | 锐痛 | 非伤害性刺激 | 定位良好 | 节段外（皮节）同侧牵涉痛 |
| 疏松筋膜 | 皮下（脂肪） | 锐痛 | | 定位良好 | 无 |
| 紧密筋膜 | 肌间隔（深） | 钝痛 | | 定位较差（弥散） | 节段性肌节 |
| | 系带 | | | | |
| 肌腱 | 表浅 | 钝痛 | 疼痛因运动而加重，并且随疼痛加重而弥散 | 定位良好 | 皮节、肌节或肌 |

续表

| 结构 | 深度 | 性质 | 变异因素 | 定位 | 牵涉类型 |
|------|------|------|----------|------|----------|
| 腱鞘 | | 灼伤、钝痛、钻痛、弥散痛 | | 定位较差 | 腱远端的节段 |
| 肌肉 | 深部 | 钻痛、钝痛、模糊 | 肌肉的形状 | 定位差或尚可 | 节段（肌节） |
| | 表浅 | 锐痛 | 浅筋膜面 | 定位尚可或良好 | |
| 韧带 | 表浅 | 锐痛 | 牵拉加重疼痛 | 定位尚可 | 节段（硬节） |
| | 深部 | 钝痛、压痛 | | 定位较差 | 节段（硬节） |
| 滑囊 | 皮下、筋膜下、腱下、肌下 | 锐痛→钝痛 | 疼痛因交通滑囊被挤压而加重（滑囊与关节滑囊连续） | 定位差尚可 | 节段（硬节） |
| 纤维囊 | 深度 | 钝痛 | 骨连接与肌腱和韧带连续 | 定位差（弥散） | 节段（肌节、硬节） |
| 骨膜 | 表浅 | 锐痛 | 牵涉痛可能在远端或近端 | 定位良好 | 节段（硬节） |
| 骨关节 | 深部 | 模糊 | | 定位较差 | 节段（硬节） |
| 硬膜 | 深 | 模糊、钝痛、钻痛、牵涉痛、感觉异常 | 单侧或双侧 | 较差或尚可 | 节段（肌节） |
| 硬膜袖 | 深 | 锐痛、电震样痛、撕裂痛 | 因受累椎间孔而不同 | 尚可 | 节段外 |
| 神经根 | | 刺激 | 压迫 | | |
| 腹根 | 深 | 压痛、钝痛、痉挛 | 无压痛或疼痛、麻痹 | 较差或尚可 | 节段（肌节） |
| 背根 | 浅 | 针刺痛或感觉异常 | 麻木 | 尚可 | 节段（皮节） |
| 交感 | | 自主神经系统体征↑ | 自主神经系统体征↓ | 差 | 交感皮节 |
| 神经干 | 浅 | 针刺痛、感觉过敏 | 神经失用症、轴索断伤 | 尚可到良好 | 神经远端 |
| ↓ | ↓ | 灼痛 | 神经断伤、麻木或麻痹 | | |
| 外周神经 | 深 | 背景疼痛感觉或运动丧失 | | | |
| 脊髓 | 深 | 感觉异常、无疼痛 | 刺激或压迫Bahinaki征痉挛状态 | 差 | 双侧节段外 |

经络理论形成的历史背景

《内经》是我国也是全世界现存最早的一部医学经典著作，它总结了春秋战国以前中华民族的医疗经验和医学理论，在东汉初班固的《汉书》和刘歆的《七略》艺文志里已提到《黄帝内经》计十八卷，在《内经》成书时期经过医者们长期努力所创立的经络理论初步形成了一套经络学说体系。

针灸与经脉早已是远古"三世医学"中的组成部分，后来又发展的"医经""诸家"，有著作216卷。

公元前7世纪，在一篇反映管仲（春秋前期齐国人）哲学思想的著作里，提到"血气"和"筋脉"的概念及其互相关系。《管子·水地》篇说："水者地之血气，筋脉之通流者也"（"筋"是指"经筋"，后来《内经》有所谓"十二经筋"。"脉"就是"经脉"，是血气通流之路径），这个生动的比喻，说明当时人们对人体内经脉运行气血的生理功能早已有了认识。其后，在《周礼·天官》篇里也有"以辛养筋，以咸养脉"的记载，亦说明古人注意到药性五味与涵养筋脉的关系。更重要的是，在西汉司马迁的《史记》里，保存和反映了公元前5世纪扁鹊运用经脉于针灸治病的纪实。如扁鹊说过："在血脉，针石之所及也。"扁鹊并曾施用针石取"外三阳五会"穴，治愈了一种"尸蹶"病。他还详细分析了"尸蹶"的病因，其中谈到了"阳脉下遂、阴脉上争，会气闭而不通"，"色废脉乱，故形静如死状"等语。可见，公元前5世纪的扁鹊年代，已有"阳脉""阴脉""中经维络""绝阳之络"等概念，有"三阳五会"的穴名，如果当时医者还没有对手足三阳经脉交会的认识，又何以存在这类概念呢？扁鹊擅长针灸，精通经脉是毋庸置疑的，所以司马迁说"至今天下言脉者，由扁鹊也"。这说明经脉的理论在那时已经产生，并指导着医者临床诊断和针灸施治。后来，庄子也借脉为喻，引用"缘督以为经"等语来申述自己的哲学观点（见《庄子·内篇·养生主》），亦说明经脉的理论不仅为医者所用，也为人们所熟悉。即使在《内经》里，也引用上古医籍《上经》《下经》《热论》《本病》《奇恒阴阳》等篇章来阐述经脉的理论；还有在《灵枢经》里提道："无用砭石，欲以微针通其经脉"（九针十二原），这些均说明在"砭针"和金属针的并用时期就已发现经络。此外，在西汉末刘向所作《说苑》里，提到上古医者俞跗"炊灼九窍而定经络"。经络不是靠一两位名医来测定的，但这些史料在一定程度上反映了经络形成的大致年代。因此，根据以上的分析认为，古人认识经脉为血气运行的途径而形成"经络"的概念，不会晚于公元前8世纪（西周至东周前期）；而运用阴阳五行解释经脉的原始理论也不晚于公元前6—公元前5世纪（春秋晚期）。直到《内经》时期（公元前3世纪左右），医者们把前人留下的论著做了第一次系统的总结，并在整理的基础上加以阐述和发挥，于是产生了比较完整的经络学说的理论。

经络学说自《内经》之后经历了两千多年的发展历史，其演变发展的过程（包括十二经发展为十四经脉系统；新穴位的发现、脉经和对经穴特异性认识的深化；经络腧穴图像的绘制与"铜人"的制造；对奇经八脉的考证与运用，以及药物归经理论的总结等），同历代医者在临床实践中总结与积累的经验有着密切的关系。《内经》时期总结的经络理论，是后世医者继承和发展的依据。

现代对经络针刺生物物理学的研究，明显观察到针刺可引起循经电流的变化，与循经传感现象有密切关系。法国学者Mussat也报告过经络的循行线上有电流的波动。他称这种电流为"经络的自发电流"。针刺还可以引起循经肌电图的变化，朝鲜Risin DO证实，他对126名扁桃体炎患者针刺合谷穴，观察到循经感传现象往往伴随循经肌电现象发生。

另外国内王慧敏等通过实验证明，针刺后引起循经微小搏动，这一搏动的类型与频率和一般横动脉脉叶搏基本一致。进一步表明经络系统是一种极其复杂的多信息传导系统。这个系统不仅有各种物理形式传播，还会有化学物质的输送和量子生命的可能。

1985 年匈牙利生物物理学家 Eory 等根据经络的隐性感传线具有连续的感觉和低阻抗特性，推测很可能经脉循行线上有一种能量流动。Eory 进一步把经脉线上的能量代谢的波动性用控制论方法进行数字模拟，经过分析，实验结果表明 $CO_2$ 在肺经各穴的释放量呈波动形式，如在云门穴数值最高，侠白、尺泽则较低，孔最穴再度上升，针刺过程中这种波动性更明显，其传导速度约为每分钟 1 ~ 1.5cm。

现代经络学的研究主要是应用生物物理学、生理学以及现代科技证实古典经络的真实性和客观性，同时应用这些研究，在针灸的临床诊断和治疗上取得良好的效果。

国内 20 世纪 70 年代初开展了系统性的经络敏感的研究，即显性循经感传现象的发现。第二大发现是隐性循经感传现象在人群中的发生率超过 95%，并与经典十二经脉高度吻合。

20 世纪 80 年代开始经络生物物理学的研究，从另一个领域通过各种物理学的方法研究隐性感传线的低阻抗特性主要表现在体表，其宽度仅有 1 毫米，恰恰与古典十二经脉线重合一致，这是经络研究的第三次突破。第四次是利用现代发射技术，发现经脉体表的循行线能够发出和传导一定频率的声波。另外利用远红外遥感技术，发现经脉循行线具有和感传相应的热学变化及体表发出较强冷光现象。这是第五大突破。

特别是近些年来，国内外利用 γ（伽马）照相技术及特殊探测技术正面，同位素循经移动现象，已从分子水平证明经脉循行线的客观存在和物质性，即第六大突破。

关于经脉线的声、光、热、电、同位素移动的研究，都说明经脉线上不仅是反应一种感觉特性，而且是多种能量和物质的客观存在。感觉的发生同神经系统，尤其是中枢神经系统的感觉功能密切相关。但是，各种能量和信息循经络的传导的客观验证，只能说明经络系统不仅在中枢神经系统能够得到反映，而且在外周，即在十二条经脉线的所属各个部位都有其独特的功能和结构。人体截肢前后经脉线的低阻抗、高振动音继续存在，以及在麻醉前后声发射技术检测经络音的传导继续存在的事实，进一步说明经络系统确实是一种和神经系统有密切联系，却又是以十二经脉的循行为核心的独特信息传导和控制系统。经络线在外周存在的客观性，也已被经络感传现象的阻滞性和经络敏感人皮层的诱发电位独特性，以及模拟感传现象的出现所证实。说明经络系统既和神经系统有密切关系，但确实又是一种在神经系统以外的独特系统，这是经络生物物理学研究第七项重大突破。

现代经络学研究中的第八项重大突破，是关于循经感传现象和脏腑功能相互关系的研究。这方面大量的工作证实，循经感传现象不是一种单纯的循经的感觉传导现象，而是对各有关脏腑的功能发生密切影响的信息传导现象。尤其是当某一脏腑、器官发生疾病时，本经或其他经脉都可能产生 PSC 的趋向性，即出现"气至病所"现象。循经感传和脏腑间的联系，以及气至病所现象，证实了古典经络学说中关于经络"内属脏腑，外络肢节"的理论。同时也为中国医学和现代医学各科在临床诊断、治疗方面，提出了新的课题、思路和方向。

现代经络学研究的第九项重大突破，是运用针灸经络学说在临床诊断和治疗方面取得了疗效明显提高的重大成果。利用热、光、电和感觉在经络、经穴上的特殊差异，中外经络学者们在临床诊断方面，对于某些重大疾病（包括癌症在内），已经能够比较准确地诊断和定位，甚至根据经络辨证提出施治方案。应用提高感传、气至病所这一原理，经络针灸学家运用各种方法，包括传统手法、循经加热、末梢递质、电鍉针以及经络感传激发仪等，使感传的出现率大为提高，结果使过去认为难治之症，如面肌痉挛、三叉神经痛、冠心病、哮喘等的治愈率大为提高。这实际上就是由于重新认识了经络的客观存在及循经感传现象的重大意义后，针灸学家自觉地应用和恢复了传统的经络理论的结果。另一方面，运用现代生物物理学方法，通过声、电和隐性循经感传线准确测定经脉线和准确定位后，根据经络辨证循经取穴，或单纯针灸，或结合吸氧，特别是郝金凯等人创造的实验经络针灸疗法，在国内外引起了极大的反响。应用这一疗法，郝金凯教授和段向群医师等在一些疑难症如肺气肿、肺心病、冠心病、溃疡病出血和类风湿性关节炎等三十几种病的治疗方面，都收到意料不到的疗效，使针灸学从经验医学进入实验医学的新时代，为今后不断应用现代科学成果于经络针灸学在临床各科的探索，开辟了美好的远景。

80 年代后期，对经络的生物物理特性的物质基础的探讨，已经冲破了生理和物理现象的探讨，进入了形态学基础的研究。通过低阻抗、隐性感传和高声特性的组织学研究，表明这三种现象至少已有四种物质形态结构与之密切相关，即经脉线、上角质层的厚度、神经结构和肥大细胞的相对集中以及肌层中结缔组织结构的存在。根据这些结构在不同层次中的存在，而是一种多层次、多功能、多形态的立体调控系统的理论，这是经络生物物理学研究的第十项重大突破。早在两千五百年前，由中华民族的祖先发现和发明创造的针灸经络系统是真实的，客观的，科学的。从其伟大的历史意义和今后对人类的巨大贡献而论，针灸经络学说是中华民族对世界人类的最伟大的发明创造，称之为中华民族的第一大发明创造是当之无愧的。与 21 世纪的几位诺贝尔生理学或医学奖有许多相吻合之处。

2004 年两位美国科学家理查德·阿克塞尔和琳达·巴克，因探明人类嗅觉的真谛而荣获 2004 年诺贝尔生理学或医学奖。

阿克塞尔 1946 年 2 月出生于美国纽约。1967 年，他毕业于美国哥伦比亚大学并获得学士学位，1970 年获美国约翰斯·霍普金斯大学博士学位，现任哥伦比亚大学霍华德·休斯医学研究所生物化学、分子生物物理学和病理学教授。

巴克 1947 年 1 月 29 日出生于美国西雅图。1975 年，她获美国华盛顿大学心理学和微生物学学士学位，1980 年在美国得克萨斯大学西南医学院中心获免疫学博士学位，而后在哥伦比亚大学进行为期 4 年的博士后研究，现任职于美国西雅图弗雷德·哈钦森癌症研究中心，为美国国家科学院院士，他们对感觉器官的研究 5 次获奖。

人类生活的外界环境和机体的内在环境经常处于变化之中，内外环境的变化，首先作用于机体的各种感受器和感觉器官，再转化为相应的神经冲动，经过一定的神经传导通路到达大脑皮层的部位，产生相应的感觉。

感觉的产生是由感受器或感觉器官、神经传导通路和皮层中枢 3 部分的整体活动完成的。人体主要的感觉有视觉、听觉、嗅觉、味觉、躯体感觉（包括皮肤感觉与深部感觉）和内脏感觉等。诺贝尔生理学或医学奖十分关注这个领域的研究成果——5 次授予感觉器官结构和功能的研究：视觉成像定律的确定（1911 年，瑞典人阿尔发·古尔斯特兰德）；视神经传导路中视细胞内光敏物、感光色素的发现及侧抑制机理的阐明（1967 年，美国人乔治·沃尔德、瑞典人拉格纳·格拉尼特、美国人哈尔登·哈兰特）；视觉中枢结构与功能及视觉电生理过程的探明（1981 年，美国人戴维·休伯尔、加拿大人托斯登·威塞尔）；人体内耳前庭器官平衡觉功能的发现（1914 年，奥地利人罗伯特·巴拉尼）；内耳听觉结构和功能的探明（1961 年，匈牙利人乔治··贝克西）。

化学觉是指特化的感受器受到某些化学物质分子的刺激，产生选择性反应，这种反应所提供的信息通过中枢神经的处理，产生相应的感觉。这个学科的研究成果曾获得 1938 年诺贝尔生理学或医学奖：人体主动脉和颈动脉窦都有化学感受器，可以感受血液中 $CO_2$ 浓度的变化，从而通过反射引起呼吸运动的变化。

自然界能够引起嗅觉的有气味物质可达 2 万余种，而人类能够分辨和记忆的气味约 1 万种。人们发现，嗅觉的多种感受是由至少 7 种基本气味组合而形成的，这 7 种基本气味是：樟脑味、麝香味、花草味、乙醚味、薄荷味、辛辣味和腐腥味。芳香沁人肺腑，令人心旷神怡；腐臭使人厌恶，唯恐躲避不及。然而，在人类的诸种感觉中，嗅觉的产生机理却一直是一个难以解开的谜团。2004 年诺贝尔生理学或医学奖获得者在 20 世纪内破译了这一人类生理之谜，阿克塞尔和巴克 1991 年联合发表了他们有关嗅觉的基础论文，向全世界公布了人类嗅觉的真谛。这两位学者首先发现了嗅觉受体（OR）。

嗅觉是指嗅觉感受器对气态化学物质刺激起反应时产生的信息，经大脑嗅皮质处理形成称为气味的感觉。能够引起嗅觉的化学刺激物称为嗅质。大部分自然形成的嗅味，实际上是几种嗅质分子的混合物，然而这些嗅味是作为一种单独的感知信号而被感知的。这种复杂的单独感知是嗅觉的显著特征。

人类嗅觉系统包括由嗅上皮、嗅神经、嗅球、嗅束、嗅皮质等结构所组成的嗅觉传导路径，以及由大脑边缘系有关结构参与组成的嗅反射径路。

获奖的两位科学家研究发现，嗅觉感受器即嗅细胞，是唯一起源于中枢神经系统，且能直接接受环境中化学物质刺激的神经元。嗅细胞是双极细胞，位于上鼻道及鼻中隔后上部的嗅上皮中，两侧总面积约 5 平方厘米。嗅上皮由嗅细胞、支持细胞、基底细胞和黏液腺组成。每个嗅细胞顶部有 6 ~ 8 条短而细的纤毛，埋于黏液腺所分泌的黏液中；细胞的底端是由无髓纤维组成的嗅丝，穿过筛孔直接进入嗅球。嗅上皮纤毛膜上存在着特异性受体，称为嗅觉受体（o l f actoryrece ptor，OR）。研究发现，嗅觉受体与嗅质的相互作用，是对气味识别过程的开始；嗅觉受体分子决定嗅觉信号传导的特异性。研究证实，每个受体可以探测数量有限的气味。嗅觉受体被嗅质分子激活后，就会产生电信号，从而沿着嗅觉传导通路，传向嗅觉中枢，引起嗅觉。

在理论上，1000 个嗅觉受体可以检测到的气味有 10 亿种，而实际上人类只能辨别约 1 万种不同嗅质的气味。物理化学性质可能是最基本的限制因素，因为化学物质必须具备一定的挥发性、可溶性和稳定性，才能作用于鼻腔内的感觉组织。

那么，这些决定嗅觉功能的受体是怎样产生的呢？阿克塞尔和巴克圆满地回答了这个问题。他们紧接着破译了嗅觉受体基因（OR 基因）。

阿克塞尔和巴克两位诺贝尔奖获得者，使用分子生物技术探明：哺乳动物基因组中有 1000 个基因是 OR 基因，这是目前所知的整个基因组中最大的基因家族。人类 OR 基因家族有 500 ~ 1000 个基因，但其中 60% 是假基因；而啮齿动物或低级灵长类动物，假基因仅占 5%。这就表明，在进化过程中，嗅觉对于低等动物显得更为重要，对灵长类及人类却似乎变得不那么重要了。

编码 OR 的基因分为两类：I 类是鱼样的 OR 可特异性识别水溶性嗅质；II 类是四足动物的 OR 结合空气传播的嗅质。这就很容易理解，非洲大象在沙漠口为了生存，能嗅到几十甚至几百公里以外的水分子信息，从而找到水源的奥秘。人类的所有 OR 基因，定位在除 20 号和 Y 染色体之外的所有染色体上——这也许就是具有 Y 染色体的男性的嗅觉不如只具有 X 染色体的女性的缘故吧！人类的 II 号染色体，似乎是人的嗅觉识别和记忆的"基因库"：这个染色体含有人的所有 OR 的 42%，并且是唯一含 I 类受体的染色体；这个染色体聚集了 13 个 OR 家族中的 9 个；这个基因还拥有基因组中两个最大的基因簇，每个都超过 100 个 OR。可以说，人类的 II 号染色体表达最丰富多彩的嗅觉受体和功能。

两位获奖者的研究得出结论：每个嗅觉受体细胞，都只由某一种特定气味的受体基因表达。实验发现，每一个嗅细胞只对一种或两种特殊的气味起反应；而且嗅球中不同部位的细胞，也只对某种特殊的气味起反应。嗅觉系统也与其他感觉系统类似，不同性质的气味刺激有其专用的感受位点和传输线路，各种基本气味是由于它们在不同的传输线路上引起不同数量神经冲动的组合，在中枢引起特有的主观感受。真可谓专线专用的"条条大道通罗马"，"罗马"这个中枢把所得到的全部信息进行综合处理，形成一种模式。因此，人们能在夏天闻到茉莉的清香，并在其他时候能够记起这种香味。

阿克塞尔和巴克的卓越研究成果，使人们明白了嗅觉的真谛。

原来，空气中有气味的化学物质是嗅觉感受器的适宜刺激，通过呼吸，这些分子被鼻腔中的黏液吸收，并扩散至嗅纤毛，与纤毛表面膜上的受体蛋白相结合，这种结合可通过鸟苷酸调节蛋白（G 蛋白）引起第二信使类物质环磷酸腺苷（CAMP）产生，最后导致表面膜上门控式 Na+ 通道的开放，引起 Na+ 的内流，在嗅细胞的胞体膜上产生去极化型的感受器电位，后者以电紧张方式触发轴突膜产生动作电位，动作电位沿轴突传向嗅球，进而传向更高级的嗅觉中枢，引起嗅觉。

嗅觉的一个特点是阈值很低，空气中只要含有极微量的某一种气味物质，即可引起相应的嗅觉。不同的动物嗅觉敏感程度差异很大：狗被认为是嗅觉最敏锐的动物，人和其他灵长类动物的嗅觉则较迟钝，然而人对醋酸的感觉阈值却比狗高出 1000 万倍。另外，同一动物对不同气味物质的敏感程度也不相同。

嗅觉的另一个明显特点是"入芝兰之室，久而不闻其香"：适应性快。当某种气味突然出现时，可引起明显的嗅觉感知，如果这种气味的物质继续存在，感觉则很快减弱，甚至消失。

嗅觉还有一种重要的"保健"特点，即能引起情绪活动，有些气味可引起愉快的情绪，另些气味则引起不愉快或厌恶的情绪。两位获奖者继续探秘这种嗅觉现象，终于揭开了信息素的隐秘。

信息素又称外激素，是一种具有特异作用的化学物质，通常随汗液、尿等体液从一个个体排出体外，作用于同一个个体的感受器，通过神经系统引起特异的反应，从而影响行为或内分泌状态。

阿克塞尔和巴克的另一大功绩，是确认了人类犁鼻型受体基因的存在。他们研究发现，在多种哺乳动物和许多低等脊椎动物中，司嗅觉的犁鼻器官有两个 G 蛋白偶联受体家族 Gi 和 GO 型蛋白，分别表达在不同部位的两组犁鼻感觉神经元上，位于顶部上皮的表达 Gi 型蛋白，位于底部上皮的表达 GO 型蛋白。这两个由犁鼻型受体基因表达的家族的受体分布，精确地与 G 蛋白相致，即 Gi—阳性神经元表达 VIR 家族受体，而 Go—阳性细胞表达 V2R 家族受体。VIR 受体约有 150 个，与嗅觉受体的 G 蛋白偶联受体普通类型结构相同。V2R 受体则参与配体的结合。每个犁鼻感觉神经元可表达种以上的受体，神经元轴突投射到位于嗅球尾部的副嗅球。

人类在胚胎时期有犁鼻器官，出生后便消失了。在人类基因组中，所有假定的 VR 家族成员都是假基因。一种单个 V1R 基因曾被发现是完好的，而且这种基因的完整 DNA 曾经从 11 个具有不同遗传背景的个体中被恢复。

从两位获奖者发现的人类犁鼻器型受体的基因以及行为反应的观察结果来看，人类信息素是否存在的问题，得到了肯定的回答：它们确实存在。

人类作为信息素效应的范例，是月经同步现象：取自卵泡期妇女（供者）的腋下物质，作用于另一妇女（受者），结果使受者排卵前期黄体生成素的释放加速，使月经周期缩短；收集同一供者排卵期的腋下物质并作用于受者，结果产生了相反的效应，黄体生成素释放延迟，使月经周期延长。

研究者从雄激素中分离出一种物质，合成了一族激素样成分即 ANR 和 EST，后者类似自然发生的雌激素。这些激素样成分可引起体温、心率、呼吸频率、皮肤电活动、血浆黄体生成素水平、尿促卵泡素激素水平以及情绪的改变，但对不同性别引起的反应形式有所不同。

研究发现，人类对这些成分的反应形式具有令人惊讶的性别二态性：EST 引起的反应是男性下丘脑区的活动，而对女性则是嗅觉区的反应；相反 AND 引起的反应是女性下丘脑区的活动，而对男性则是引起嗅觉区的反应。上丘脑活动增加可提示内分泌反应；嗅觉区域活动增加可提示行为反应。这就表明：信息素对可能的异性伴侣可引起内分泌方面的反应，而对同性则引起行为上的反应。

至于信息素如何对人类发挥作用，人类信息素反应如何参与人类的生理活动和疾病过程，这仍是摆在世界生理学和医学界的一个课题。对这个领域的探索，将给人类带来一批保健和医疗的"灵丹妙药"。

两位科学家理查德·阿克塞尔和琳达·马克的研究揭示了人类信息素的奥秘，难道和中医的经络学说和中医诊断"四诊八纲"中望、闻、问、切是巧合吗？人体是生命科学，有许多奥秘需要探索，需要发现。

钱学森是 20 世纪应用科学领域最为杰出的科学家，他曾预言：中医是顶级生命科学。钱老说过：我们知道中医包含着科学真理，非常宝贵的科学真理，但人们"以貌取人"，怀疑中医没有真理或进而认为中医是封建糟粕。"医学的前途是中医现代化而不在其他途径。人体科学的方向是中医，不是西医，西医要走到中医的道路上来。"强调指出："中医的看法跟现代科学中最先进、最尖端的系统科学看法是一致的。"

用中医的阴阳学说理解量子力学理论

量子力学是研究比原子小一级别的目前看是最微小物质即量子的运动规律和作用形式的。大自然存有规律，宇宙充满秩序，分子原子也是如此，量子不可能是个例外，中国的阴阳学说在分子原子中体现阴阳原理，量子力学理论想来也是以阴阳规律为主线。薛定谔的猫的叠加态如果用阴阳规律来说明要好懂些，薛定谔的猫的叠加态就是量子也显物质的阴阳一体的特性。薛定谔的猫是同时有生有死的，对量子现象外的猫不实用，可在量子上的确存在又生又死的猫，为什么？是因量子有双重性，量子的双重性是合阴阳规律的，量子虽微小可它也合阴阳特性。阴阳的部分规律是阴里有阳、阳里有阴，阴能生阳、阳能生阴，阴是阳、阳是阴，薛定谔的猫的量子叠加态意在说明量子中含有阴阳不可完全分开的特性，微小的量子负载信息强，它虽微小可里边也有阴阳，表露阴阳特性更明显。量子的波粒二象性可说成量子既是阴也是阳。量子叠加也就是量子中有阴阳两种对立又相依存的特性。量子纠缠是指不同地方的量子能相通关联着，犹如太极图中黑白鱼的两个鱼眼和两个鱼尾，量子中阴阳特性近的或在他地遇上相似的就可产生感应和共鸣。量子坍缩是指人所见最近最显的量子阴阳相对立又依存中的一个面。量子玄就玄在似是而非上，也就是阴能生阳，阳能生阴，阴是阳，阳也是阴，量子有其两面性。量子波粒二象性是指量子是阴阳合一体。量子叠加是阴是阳、阳是阴的叠加。量子纠缠是阴和阳相联互转共象的纠缠不清，阴阳的部分特性是阴中有阳、阳里有阴，阴能生阳、阳能生阴，阴是阳、阳是阴，这阴阳特性是纠缠着的，在量子上它表现不同地方的量子能相通关联着，犹如太极图中黑白鱼的两个鱼眼和两个鱼尾，量子中阴阳特性近的或在他地遇上相似的就可产生感应和共鸣，这又如一地人中有两个双胞胎，因相同度高人虽有距离可言行常多同，人知兄笑了，弟在另地同时也易笑，物同易受同一律，一微粒子与另一微粒子相同，它们就易发生纠缠关系，这个，看看世上的人，气味相投的易发生纠缠。量子坍缩是观察者对量子只认一是一二是二。

英国著名科学家吉姆·艾尔-哈利利和约翰乔·麦克法登是世界上具有影响力的量子生物学家，他们合著了世界上第一本介绍量子生物学的专著。指出："要想理解某些生命过程，还需要用到量子力学的知识。"2012 年 9 月在英国萨里大学举办了量子生物学国际研讨会，会议中研究量子生物学发现的科学家量子力学在日常生物现象中所起的作用，正在驱动这个领域快速发展。为什么温热、湿润、混乱的生物体内能有量子特性存在这个谜题的答案已经逐渐浮出水面，而对这个问题的研究可能对新量子技术的发展产生巨大影响，量子生物学是目前最热门的研究领域。整个科学领域，没有量子力学就没有生命，量子力学是最具影响的重要理论。没有量子力学，我们就无法解释世界是如何运转的，比如，知更鸟长途迁徙时是如何通过微弱的地球磁场感知方向的？鱼类是如何找到回家之路的？光合作用中能量的传递效率为什么那么高？对所有这些问题的解答，都离不开量子力学，离不开量子隧穿、量子相干性和量子纠缠。酶是生命的引擎。所有的生命都依赖酶。我们体内的每一个细胞中都填充着数百甚至数千个这样的分子机器，无时无刻不在"帮助"细胞组装和回收利用生物分子，使之持续不停地运转下去。这个过程，就是我们所说的"活着"。

植物光合作用中能量从光子到反应中心的传递效率算得上是最高的，因为传递效率几乎是 100%。在理想情况下，几乎所有叶绿素分子吸收的能量都可以到达反应中心。如果能量不是取道最短进行传递，大部分乃至全部能量都会在传递中消耗殆尽。光合作用的能量为何能如此擅长寻找捷径，一直以来都是生物学领域的一大谜题。

鱼类"闻出"回家之路

气味分子或溶解在唾液中，或飘散在空气中，被位于舌头或鼻腔顶部嗅觉上皮的感受器截获，嗅觉就此产生。"锁钥模型"认为，气味分子嵌入嗅觉感受器就如同钥匙插进了钥匙孔。气味与分子振动频率紧密相关，臭鸡蛋的味道是 78 太赫！对于振动频率相同而气味却大不相同的个别现象，"刷卡模型"给出了完美解释。量子力学中的非弹性电子隧穿，是嗅觉产生的关键。

帝王蝶与知更鸟的磁感应

加拿大和墨西哥之间的帝王蝶以及北欧和北非之间的知更鸟，它们的迁徙究竟是依靠什么导航的呢？研究发现，触角中的隐花色素校准了体内的生物钟，让帝王蝶在从加拿大飞往墨西哥的路上不会迷路。知更鸟的地磁感受器是一种磁倾角罗盘，能通过化学反应感受微弱的地磁。自旋单态和三重态之间微妙的平衡性，让鸟类可以利用地磁实现导航。

量子基因

DNA 复制的错误率往往小于十亿分之一，极高的复制精度，得以让生命一代一代传下去。但是，如果遗传密码的复制过程一直完美无缺，生命便不可能进化，也不能应对种种挑战。复制过程的少许错误，能让子代更好地适应环境并繁盛起来。基因非常小，一定会受到量子规则的影响。但量子力学是否在基因突变中扮演了重要而直接的角色，还是一个待解之谜。

心智之谜

关于心智、意识究竟是如何工作的，目前被广泛接受的理论是心智计算理论。如果一台量子计算机能够维持 300 个量子位的相干性和纠缠态，它的计算能力几乎相当于一台整个宇宙那么大的经典计算机！2011 年，我国科学家仅用 4 个以原子自旋状态作为编码的量子位就成功对 143（13×11）完成了因数分解，居于世界领先水平。

生命的起源

弗雷德·伊尔说过，随机化学过程创造出生命的概率，就像龙卷风吹过垃圾场，然后纯属意外地造出了一架大型客机。他的话生动形象地说明，我们今天所知的细胞生命体太过复杂有序，不可能起源于纯粹的偶然，在此之前一定有更简单的自复制体。量子相干性一定在生命起源中扮演了重要角色。

我们一定会创造出遵循量子理论的新生命；人造生命一定要遵循量子理论，因为没有量子力学，就不会有生命。费曼说过："凡是我做不出来的，就是我还不理解的。"如果有一天，人造生命真的成为现实，那将意味着我们终于理解了生命的本质。我们将会看到：生命正驾驭着混沌之力，在经典世界与量子世界之间狭窄的边缘上，乘风前行！

# 三、推拿按摩疗法

推拿按摩疗法是古人源于实践的结晶，这种源远流长的经验积累，长盛不衰，是祖国医学能在国际上独树一帜的独特疗法。

早在远古时期人类就发现推拿按摩对关节活动障碍有治疗作用。中国古代有关推拿的经典书籍，至今仍是推拿按摩界学习的重要书籍。

我国最早的关于按摩的专业著作应当是《黄帝按摩经》，由于历史原因，现在已经失传，只是在《汉书·艺文志》中提到《黄帝按摩经》有十卷，而《黄帝内经》是中国现存最早的医学理论专著，也是中国最早有详细按摩文字记载的专著。在《黄帝内经》中，不仅提到了按摩，而且对于按摩的原理、方法、所使用的工具都有比较详细的论述，只是在《黄帝内经·素问》和《黄帝内经·灵枢》中关于按摩的论述，散见于多篇，不如《黄帝按摩经》有条理，但至少目前《黄帝内经》没有失传，还是比较完整地展现在人们面前，所以可以认为《黄帝内经》是最早的按摩专著。

《黄帝内经》共 36 卷 162 篇，其中《素问》有九篇提到按摩，《灵枢》有五篇提到按摩，可见《黄帝内经》尽管对按摩的论述不集中，但所用的篇幅也是很多的。

《黄帝内经》中的《素问·血气形志篇》说："形数惊恐，经络不通，病生于不仁，治之以按摩醪药。"这段文字讲述了按摩治病健身的原理。《黄帝内经》里说："经络不通，病生于不仁，治之以按摩"，对按摩疏通经络的作用进行了介绍。《素问·异法方宜论》中说："中央者，其地平以湿，天地所生万物也众。其民食杂而不劳，故其病多痿厥寒热，其治宜导引按跷。故导引按跷者，亦从中央出也。"从这段话可以看出古代人们对于痿证、厥证、湿证和寒热等证使用按摩疗法来治疗。《灵枢·九针》中提到原针这种工具，是最早的按摩工具。

《黄帝内经》关于按摩的其他论述还有很多，《素问·离合真邪论》说："帝曰：不足者补之奈何？岐伯曰：必先扪而循之，切而散之，推而按之，弹而怒之，抓而下之，通而取之，外引其门，以闭其神……"《素问·举痛论》说："寒气客于肠胃之间、膜原之下，血不得散，小络急引，故痛，按之则血气散，故按之痛止。寒气客于挟脊之脉，则深按之不能及，故按之无益也。寒气客于背俞之脉则脉泣，脉泣则血虚，血虚则痛，其俞注于心，故相引而痛。按之则热气至，热气至则痛止矣。"《灵枢·九针》说："形数惊恐，筋脉不通，病生于不仁，治之以按摩醪药。"

与先秦文献比较，《内经》中关于推拿的描述有很大的进步与提高。先秦文文献大多是一些对推拿疗法应用的经验记载，经验被记录下来，形成理论，就会慢慢形成一个知识体系，在《内经》中，推拿按摩这个知识体系的基础理论已具雏形，对推拿的作用机理、适应证、禁忌证以及推拿的手法、推拿人员的选核等等都有较确切的描述，这些描述被历代医家采用与遵行，至今仍具理论与临床意义。

推拿的作用机理

《内经》中直接记录推拿作用机理的文字较少，从所记载的条文可以看出推拿疗法主要是通过疏通经络对气血进行调节而达到治疗的目的。《素问·举痛论》曰："寒气客于肠胃之间、膜原之下，血不得散，小络急引，故痛。按之则血气散，故按之痛止。""寒气客于背俞之脉……故相引而痛。按之则热气至，热气至则痛止矣。"说明推拿具温经散寒、活血祛瘀止痛的作用。"按之则热气至"这是对推拿作用机理的经典论述，寒则气血凝涩，通过推拿产生"热气"到达病所，则气血流通而痛止。"热气论"至今仍指导着临床，推拿借助现代科学方法和手段对"热气"实质即推拿作用机理的认识也不断提高。王冰为其作注为："按摩者，所以开通闭塞，导引阴阳。"说明推拿按摩具有疏通经络、平衡阴阳之功，可使气血流畅，五脏六腑四肢百骸得以濡养，从而治疗麻痹不仁的病证。对于气虚等证，推拿可补气调神。如《素问·调经论》说："神不足者，视其虚络，按而致之。""按摩勿释，著针勿斥，移气于不足，神气乃得复。"

此外，推拿还具有镇静舒缓、收敛病气之功，对于病势急猛的病证可用推拿加以控制。如《素问·阴阳应象大论》曰："其剽悍者，按而收之。""按"即为按摩的治疗方法。

推拿的适应证与禁忌证

《内经》已将推拿广泛地应用于临床各科疾病，积累了丰富的经验，在不同篇章中记载了推拿治疗痿证、痹证、经脉不通而致麻木不仁、脾风发瘅、疝瘕、卒口僻（面瘫）、寒气客于肠胃而痛、寒气客于背俞之脉而痛等证也常用推拿疗法。病性为寒、热、虚、实的病证也颇多应用按摩疗法，如《素问·调经论》曰："虚者聂辟气不足，按之则气足以温之，故快然而不痛。"《灵枢·刺节真邪》记载"大热遍身，狂而妄见、妄闻、妄言"一证，则采用反复推颈动脉的方法以"推而散之"。《灵枢·经筋》所记载的伤筋疾病也多用推拿疗法治疗。至今，推拿疗法仍不失为治疗筋伤的首选方法。

另外，《内经》还提出按摩的禁忌证，如《素问·举痛论》说："寒气客于经脉之中，与炅气相薄则脉满，满则痛而不可按也。寒气稽留，炅气从上，则脉充大而血气乱，故痛甚不可按也。"指出对于血气乱，疼痛激烈的病症不可按摩。《素问·腹中论》也指出："伏……裹大脓血，居肠胃之外，不可治，治之每切按之致死"。"伏梁"，即血不流通，积聚成脓者，也就是化脓性疾病，此为按摩的禁忌证，直至今天仍为临床推拿医生所遵行。

中国脊柱推拿手法是由中医按摩手法衍化而来，其理论基础源于中医基础理论。中国推拿的历史源远流长，在秦汉时期，推拿已普遍使用。宋代时的按摩疗法主要用于骨伤科和小儿科病症的治疗，这孕育了后世推拿学中正骨推拿与小儿推拿的学科分化。明代是中国推拿发展史上的第二个盛世。我们今天采用的"推拿"这一学科名称，正是这一时期首先提出来的。脊柱推拿手法的使用散布于中医各科。在手法术式与治疗风格上，往往带有明显的地域和人情色彩。70 年代一些手法治疗者运用中西医结合理论，根据现代医学，特别是解剖学和生物力学，提出了脊柱旋转手法。现已广泛应用于治疗颈椎病和腰椎间盘突出等病变。但目前中国的脊柱推拿手法治疗者尚无自己单独的学术团体，只是分散于中医推拿按摩、康复、理疗等学术团体之中。1979 年 7 月在上海首次召开全国性的推拿学术经验交流会，全国 27 个省市 108 名代表参加。脊柱推拿事业在全国逐步得到发展。

传统中医学的经络理论中成纵一贯脊柱的经络为督脉，为总督脉，谓总督全身，两千多年前古人就应用督脉的穴位治疗相关的疾病。20世纪70年代脊柱的正骨疗法才在中华大地广泛推广和应用，使数以百万计的广大患者恢复了健康。

21世纪，人们更加崇尚回归自然，在发展用现代科技成果，以手术和替代物"修理"人体的同时，期望通过主动和被动的调整，以非手术疗法恢复机体的功能。脊柱推拿在这方面可发挥十分积极的作用，只是不能像以往那样仅仅通过临床操作的传授和继承去治疗患病的个体，而应当在已有实践的基础上，通过相关的基础理论研究不断深入，取得新的成果，在新的水平上，使这一古老的治疗方法以崭新的面貌为保障人类的健康而更充分地更有效地发挥作用。传统疗法经现代研究的诠释必将注入新的活力，在新世纪里更充分地发挥它的卓越治疗保健作用，为人类做出更大的贡献。

（一）推拿按摩的手法作用机制

1. 解除滑膜嵌顿：最早是由欧洲脊柱推拿治疗者提出，认为脊柱小关节间的滑膜嵌入是造成脊柱活动受限和疼痛的主要原因，这就是固定学说（ixation theory）。因为脊柱椎间小关节各有自己独立的关节囊，当颈随头做各个方向的运动，椎间关节间隙增大时，关节囊内层的滑膜或滑膜皱襞就有可能嵌入，成为疼痛源。此时患者疼痛剧烈。脊柱推扳或旋转推拿手法可使嵌入的滑膜或滑膜皱襞得到解除，从而达到治疗目的。

2. 解除肌肉痉挛：骨骼肌张力的异常升高以及肌肉痉挛时，肌肉的形态结构、组织性质、解剖位置和生化等方面并无病理改变，只是功能上出现非协调性的异常收缩。在临床触诊时可摸到收缩变硬的肌肉或僵硬无弹性的条索状肌腹。脊柱推拿时的快速推扳和旋转，可突然牵拉松解肌肉的高张力，使异常的肌肉张力恢复正常。

3. 松解粘连：颈椎的钩锥关节、小关节、神经根周围以及颈椎管内的某些粘连是造成临床症状的原因之一。颈神经根的肿胀粘连促使椎间孔狭小，引发神经症状。关节周围的软组织粘连，致使关节活动受限和疼痛。快速的推拿手法可使神经根和关节周围的粘连得到一定程度的松解。

4. 纠正关节错位：脊椎关节位置异常致使椎间孔变小和横突孔狭窄扭转位移，使神经根受压以及椎动脉管腔狭窄和扭曲，出现神经根和椎动脉受损的症状。推拿可调整椎间盘与神经根的位置，恢复正常的颈椎关节解剖序列，有利于椎间盘、韧带和关节囊等处组织水肿的消退，静脉回流的改善，促使神经根周围炎症减退，增加椎动脉血供，从而达到治疗目的。

目前，脊柱推拿手法的临床研究水平高于其基础研究水平。推拿手法治疗一些脊柱疾患有独到之处，这已被无数临床实践所证实。手法治疗是通过治疗者手的力量和技巧，作用于机体的损伤部位，通过调节机体的生理、病理变化而达到治疗目的。而在其基础研究上，虽然近十几年有一些形态学、生理学、生物化学和生物力学以及一些其他的研究，但显得稀少且零乱，所以对颈部推拿手法的作用机理大多仅为推测。

脊柱推拿疗法非常独特，有些内容与现代科学有些相悖。从科学的观点而言，对任何一种推测和理论都要严格地检验，以排除其可能的错误。每位学者或者作者都希望有这种批评性的评论，也欢迎必要的信息反馈。因为这些反馈可进一步提高认识，促进学科的进步，在生物物理学基础上形成一个健康合理的学科发展方向。

目前，国外的脊柱推拿手法研究借助于现代科学技术，如生物力学、影像学（CT、MRI和TOD）等，来分析脊柱推拿手法的作用机理、脊椎小关节的半脱位与复合性半脱位的关系以及在某些疾病中推拿治疗是否起主要的治疗作用等，从而部分回答了推拿这一古老的治疗方法，在当前医学与高科技掺和的环境中存在的价值。另一方面，针对颈部推拿易出现损伤这一现实，国外加强了颈部推拿手法适应证和禁忌证的研究。如美国等国外的手法治疗者们，十分注意在推拿治疗前后有无脑血管损伤的症状和体征，现在认为大多数推拿造成颈脑血管损伤是由于推拿前未能筛选适合推拿的患者所致，但用何种检查方法来确定颈部推拿的适应证和禁忌证还有争议。

虽然颈部推拿有一定的危险性，但最近一篇对比颈部推拿与非激素类抗炎制剂在治疗颈痛中危险性的综述表明：非激素类抗炎制剂是治疗骨骼肌性颈部疼痛最常用的首选传统疗法，占美国国内处方量的 5%，每年达 9000 万张。非激素类抗炎制剂最严重的并发症是胃肠道溃疡、穿孔和出血，这有致命的危险。仅在美国，每年就有 3200 人因骨关节炎服用非激素类抗炎制剂而丧命。统计结果表明，服用非激素类抗炎制剂治疗颈痛的危险性是颈部推拿的 100 ～ 400 倍。

由此可见，脊柱推拿有一定的危险性，但相对临床常用的传统疗法来讲，还是比较安全的。由于颈部推拿手法多累及椎间盘和椎动脉，因此，为脊柱推拿手法，特别是颈部推拿手法的安全应用提供了科学依据；如何从经验型手法过渡到科学型手法，以改进脊柱推拿手法，主要是颈部旋转和推扳手法的准确性、安全性以及临床疗效，使之成为一种行之有效，用起来放心的脊柱推拿手法。最新临床研究，2017 年张法尧教授在《颈部旋转相关极限体位对椎动脉血流的影响》的临床论文中的研究结果，结果是后伸旋转极限的体位的总血流量大于立位旋转极限位、屈曲旋转极限位、卧位旋转极限位，差异有统计学意义（P<0.05），而后三者之间差异无统计学意义（P>0.05）；与中立位比较，旋转极限位和屈曲旋转极限位时，对侧椎动脉血流量均减少，差异有统计学意义（P>0.05），后二者差异无统计学意义（P>0.05），而旋转极限位同侧椎动脉流速，管径均增加，屈曲旋转极限位同侧仅管径增加，差异有统计学意义（P<0.05），流量差异无统计学意义（P>0.05）。结论：颈部不同的旋转相关极限体位对椎动脉血流产生不同的影响，后伸旋特极限位可能增加椎基底动脉血流量。体现对推拿手法的身体研究。

脊柱推拿是按脊疗法（chiropractic）的主要治疗手段。在治疗颈腰痛方面，其疗效不亚于理疗和手术。据估计，美国有 94% 的推拿医师使用脊柱推拿。临床对脊柱推拿的作用机制多为推测。鉴于脊柱推拿疗法在临床应用日趋增多，而其作用机理尚不明确的情况下，自 1975 年以来，许多基础研究对脊柱推拿的治疗机制、疗效及手法的副作用等进行研究，并对由推拿医师自己定义的脊椎关节半脱位等进行了重点研究。研究主要集中在解剖学、神经解剖学和生物力学上，相对而言，免疫学、生化、生理以及病理生理的研究较少。

1996 年 7 月在华盛顿召开了一次促进按脊疗法研讨会，会上对近年来与按脊疗法相关的基础科学研究概况进行了总结分析。现就有关的基础学科研究，主要是解剖学和生物力学做一简要的介绍。

1. 解剖学

按脊疗法的早期研究主要集中在解剖形态学上。当时，除个别人研究脊柱功能障碍及骶髂关节的运动学外，其余研究多是以证明按脊治疗的临床疗效或是促进按脊的临床发展为目的。

脊柱小关节是研究的重点，研究发现关节内的半月板结构是腰椎小关节的解剖学待征，该结构受压很可能造成下腰痛或反射性肌肉痉挛。脊柱推拿可改变小关节的咬合，解除受压的半月板，从而缓解疼痛。但实验未能证明推拿能改变小关节的咬合状态。小关节性疼痛有其特征，研究发现小关节的滑膜皱襞上有丰富的感觉神经纤维，滑膜皱襞受压可直接产生疼痛。对脊柱结构神经支配的研究，有助于明确脊柱原性疼痛的周围神经解剖学，对改善临床的手法治疗有益。同腰椎一样，颈椎滑膜皱襞也是造成急性颈痛的原因之一。这种急性颈痛在脊柱推拿后立即缓解。通过对胸腰段解剖学特征的研究证明，在胸腰段牵引比旋转手法更有效。应用 CT 和 MRI 对腰椎小关节研究后推测，小关节的炎性反应物质，如 P 物质和透明质酸等，可通过黄韧带上的缺损渗出，刺激神经根，产生根性痛。椎旁深层组织有丰富的无髓伤害感受器分布至周围的各种组织，构成下腰痛的神经疼痛学基础。

应用冰冻解剖学技术，发现椎间孔四周也可出现退变。腰后伸及旋转时椎间孔内的神经根及血管受到明显的挤压。这表明加强脊柱结构与脊神经之间解剖关系研究的重要性，可以进一步阐明神经根或背根神经节受压出现症状的机制。椎间孔在后伸时减小，前屈时增大，这对设计准确的推拿和诊断手法大有帮助。神经组织结构占据整个 L5 和 L'S 椎间孔，这比以前想象的要多得多。表明此处神经容易受压。

大体解剖学研究表明，尸检中有 11% 的 L5 神经前支受到腰骶韧带的压迫。L5 神经前支在椎间孔外侧受压可能是引起疼痛的一个原因，此研究对有 L5 神经症状的患者有临床价值。一些研究开始应用 MRI 和解剖研究脊柱韧带的结构特点和走行。对腰椎侧扳前后 L5 椎间孔变化 MRI 的研究证实，侧扳后腰痛缓解者，其椎间孔的变化与腰痛无缓解者的有明显差异。解剖学研究还发现，在寰枕关节平面，硬脊膜与头后小直肌之间有一结缔组织桥。此发现为阐明一些头痛提供了新的解剖形态学依据。头后小直肌紧张度的增加，可增加结缔组织桥的张力，牵拉硬脊膜，导致头痛。通过对与颈原性头痛有关神经的研究，发现上四颈神经所支配的组织结构出现病变，产生的疼痛可反射至头颈部，即颈原性头痛。虽然许多其他学科的研究是必要的，但本研究工作表明大体解剖学研究仍十分重要。由于微血管压迫神经根产生疼痛机制的提出，对根性痛的神经解剖学结构进行了详尽的研究并为推拿手法的应用提供了解剖学依据。

位于 C1 后弓与 C2 椎板间的神经节受压，是造成颈痛的原因之一。对此与之相关的神经解剖学联系和意义进行了研究，由此改进了脊柱推拿手法，提高了临床疗效。背根神经节受压造成神经内水肿，进而影响感觉神经的血供。进一步研究根性痛的发生机制，可以更好地改进推拿手法。在此，动物实验显示出其重要性。一些研究对背根神经节内膜的液体压力进行测量。

直到 20 世纪 80 年代，一直认为椎间盘没有神经分布，椎间盘不是引发腰痛的直接原因。近来研究证实纤维环外 1/4 有神经分布，并应用抗体确定其神经类型。这表明椎间盘内的感觉神经纤维是引发腰痛的主要原因，即使无椎间盘突出，也可刺激椎间盘内的神经，造成腰痛。由于椎间盘是推拿治疗的主要部位，所以此解剖学发现有助于推拿手法的改进。通过研究证实，前、后纵韧带上也有神经分布，这有助于定位诊断和治疗手段的选择。

组织学研究表明，腰椎骨赘可压迫邻近椎体的自主神经，腰椎活动时有可能刺激自主神经系统，影响内脏功能。

2. 生物力学

矫形外科与生物力学结合已有 30 多年的历史，这种结合改进了外科治疗手段和治疗工具，使我们能更好地了解创伤和愈合机制，从而更好地进行假体设计。与之相比，脊柱推拿与生物力学结合的历史相对很短，规模有限。但众多脊柱推拿手法中包含着许许多多的力学因素和力学特征，因而，脊柱推拿的生物力学研究尤为重要，在推拿手法的设计和改进，避免手法副作用和阐述推拿的作用机理等方面，都具有其他学科无法替代的作用和优势。

涉及推拿的生物力学多数是研究推拿力作用人体时的大小。将压力传感器置于患者与推拿手之间，测量出推拿力的大小、作用时间和最大作用力，并以此比较有经验的推拿医师与学生之间的异同。对脊柱推拿手法作用力的生物力学参数和几种腰骶部的推拿手法的作用力进行了检测比较。

离体尸体材料的生物力学测试，可以精确地测量作用力、轴向载荷和位移，并对特定解剖节段进行力学测量。虽然活体测试更显得重要些，但活体实验易受不可控因素的影响。所以离体实验仍是无法取代的实验内容。近年来，一些用于活体实验的检测技术得到了发展，如应用数字录像扫描技术测量脊柱运动、两种颈部推拿时患者头部的运动情况以及反复载荷对腰椎刚度的影响等。另外在活体上，应用侵入或非侵入性技术对腰椎椎间关节的力学性质进行了研究。对脊柱推拿时出现的"咔嗒"声研究结果表明，声响可能是由于关节腔内的气体在快速挤压时产生的；或因关节外感受器的反射活动所致。有关节"咔嗒"声响，表明治疗效果较好。

最初步态分析被用来评价脊柱推拿后的疗效评定。早期研究均认为脊柱推拿治疗后，患者步态趋向均匀。但1994年，该研究领域专家的一篇评论指出，虽然推拿后患者的步态可发生改变，但这种改变与疾病的病理机制之间似乎没有什么直接联系。有关工作小组已放弃步态分析工作，转向推拿的作用机制研究上。

应用压力和位移传感器等定量测试软组织刚度和软组织顺应性的研究装置已作为诊断和临床疗效评价的有效手段。一些具有商业价值的脊柱推拿辅助工具和设备也相继得到开发应用。对推拿的一些生物力学参数也进行了研究，如推拿力的大小、作用点和作用时间以及手法的比较等，但由于实验条件和研究手段等方面的差异，其结果各异。

最新颖的是推拿手法与关节功能的计算机数学模型，它能清楚地重复实验内容。优点是能在正常和病理状态下对治疗前后肌肉骨骼系统的功能状态进行定量、非侵入性的生物力学评价。但对其可信度，有待于临床验证。

有关生物力学实验动物模型研究中，由于检测系统的灵敏度有限，对实验数据的采集和处理仍存在一些有待解决的技术难点。

3. 生理学

与脊柱推拿相关的生理学研究大多是研究神经反射或自主神经系统对内脏、代谢及血管舒缩功能的影响。由于实验研究，特别是相关动物模型研究相对滞后，虽然理论和临床都表明，肌肉骨骼的变化可影响内脏的功能，内脏功能紊乱也可反射地引起肌肉骨骼功能的变化，但推拿界对两者之间的确切关系仍未明确地阐述。

4. 生物化学

对脊柱推拿作用机制，一般推测推拿可促进内源性类鸦片活性肽的生成而缓解疼痛。但研究结果各异。多数研究未能证实推拿可改变皮质激素和促肾上腺皮质激素的水平。因此，脊柱推拿不是作用于激发下丘脑—垂体—肾上腺系统。同时对 P 物质和谷氨酸等致痛机理进行了研究。

5. 其他研究

脊椎关节损伤可致 EMG 改变，因为研究发现骶髂关节功能障碍的患者，其 EMG 有明显的改变。另外肌肉内"扳机点"的 EMG 也有明显的改变，这与传统的扳机点是由肌肉代谢物堆积所致的理论相反。因为 EMG 的变化很可能是神经病变所致。对力学的和化学的因素与疼痛之间的关系进行了研究，即力学的是压迫神经和小关节或使脊柱对线失常，化学的是注射刺激物。

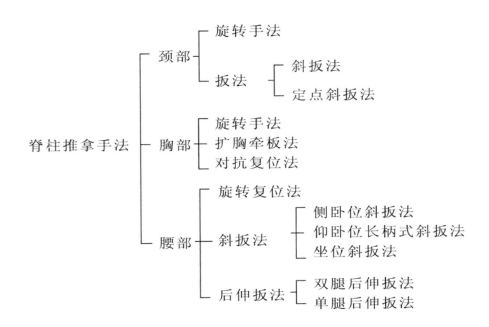

（二）临床常用推拿按摩手法

1. 颈部常用手法

1.1 压痛点强刺激推拿

本法适用于：颈、项、肩、背部急慢性软组织损害导致不同程度的软组织粘连或瘢痕化改变，刺激或压迫感觉神经末梢和营养血管，造成了局部代谢障碍，化学物质堆积，所引起的疼痛、肌紧张、肌痉挛。检查者拇指末节微屈，将示指的远侧指间关节桡侧，抵紧拇指末节近侧掌面，用指尖深压下述这些痛点：颈椎棘突斜方肌中上部附着处及附着的伸肌群压痛点；颈椎横实压痛点；提肩胛肌肩胛骨附着处压痛点；肩胛骨脊柱缘菱形肌压痛点；大小圆肌在肩胛骨外缘附着处压痛点；冈上、冈下肌肩胛骨附着处压痛点；斜方肌肩胛骨附着处压痛点；肩胛骨喙突压痛点；胸锁乳突肌下端压痛点；前斜角肌压痛点；实施点压、点按、点揉、点顺强刺激推拿。

1.2 颈椎拔伸推按法

以推按为主的此套手法可被动牵拉颈部软组织，故对于软组织损伤后的僵硬、沉重疼痛者可起到缓解痉挛、松解粘连、通络止痛的作用。患者坐位，以右侧为例，医师站在患者右前方，右手扶住患者头部，左手握住患者右手 2～5 指，肘后部顶住患者肘窝部。令患者屈肘，然后医师右手推按患者头部，左手同时向相反方向用力。以劈法和散法放松软组织。

1.3 颈椎牵引揉捻法

本手法由牵引、揉捻、旋转颈部组成。适用于颈部急性软组织损伤、颈部肌筋膜炎、落枕及各类型的颈椎综合征。具有舒筋活血、祛风止痛、缓解软组织痉挛等作用。动作要求轻柔和缓，沉稳连贯。患者坐位，医师站立患者身后，双手拇指置于枕骨乳突处，用四指托住下颌。双前臂压住患者双肩，双手腕立起，牵引颈椎。保持牵引力，环转摇晃头部数次，做头部前屈后伸运动。医师左手改为托住下颌，同时用肩及面颊部顶在患者右侧颞枕部以固定头部，保持牵引力。以右手用拇指按在右侧胸锁乳突肌起点处（或痉挛的颈部肌肉处），右拇指沿胸锁乳突肌自上而下做快速揉捻，同时将患者头部缓缓向左侧旋转，以颈部散法和劈法结束治疗。

1.4 颈椎前屈位牵伸归挤手法

本法适用于：颈椎间盘突出症、颈脊髓压迫症、动力性颈椎管狭窄症及颈椎节段性失稳。

①患者仰卧位，颈项头部垫枕，病变在上颈段时高度约有 10°，中颈段 20°，下颈段 30°。如左边是患侧，向左微侧屈旋转，医师站在患者头上方，右手从病人颈项部插入，掌心朝上，中指抵压在患病节段的后小关节或横突部（兼治水平位移和前后位移），大鱼际和拇指分别夹拢颈部（患病节段的横突部），小鱼际及手的尺侧卡在病人头部枕后粗隆，左手腕部屈侧对准病人下颌处，嘱病人全身放松，助手站在病人的远端，双手紧握病人左踝部，上下同时对抗牵引，医师指下可感觉关节松动并闻及弹响，手法即告成功。该手法五次为一疗程。

②患者端坐位，躯干向后紧靠椅背，首先用 2 条专用布带将双肩固定于椅背，手法放松颈肩背的肌肉，然后调整颈椎前屈角度，病变在上颈段前屈约 10°～15°、中颈段 15°～30°、下颈段大于30°。助手站在患者一侧，一只手托住下颌，另一只手放置枕后粗隆部，双手沿着调整好的前屈角度用力将头颅向上托起，医师立于患者身后，双手呈握空拳状，分别放置在颈的两侧。以右侧为例，左手拇指指腹按病变节段后小关节处，右手拇指向左顶在下一节段颈椎棘突的端侧，在助手向上托起的瞬间，医师随之左拇指向前上顶推，右拇指向左速顶重推，治疗左侧时，左右手拇指交换位置，以同样手法实施。医师指下可感觉关节松动并闻及"咯吱"响声，手法即告成功。该手法每一病变节段实施治疗一次，适用于颈椎 2～7 前后水平位异常。

1.5 颈椎牵引定点旋转整复松解手法

本法适用于：颈椎间盘突出症。患者坐位，颈椎牵引 20～30 分钟，角度依据上中下颈椎病变节段分别取：前屈 10°、20°、30°，重量 8～10kg。以右侧为例，助手立于患者背后固定双肩部，患者在牵引状态下充分侧屈，医师右手托起患者下颌，其拇指置于患者右面部颧弓处，余四指放置于患者左面颊。左手拇指按压棘突右偏的小关节下方隆起处，余四指放于左肩。头颈向右旋转至弹性限制位，瞬间快速旋转，左拇指同时向前内方施压。闻及小关节弹响声与指下跳动感，将头部复正，继续维持5 分钟牵引，治疗结束。该法适用于颈椎 2～7 角度位异常。

1.6 颈椎侧向扳按整复手法

本法适用于：颈椎节段性失稳症。患者仰卧位，医师立于床头，一手托住其后颈部并以拇指按住患椎横突侧向隆起处（侧摆者只按一点，侧弯者由下而上逐步按压），另手托其下颌并用前臂贴其颊部，两手合作将患者头先牵引并渐屈向健侧后屈向患侧，当向患侧搬至最大角度时，拇指"定点"不放松，与"动点"手同时做搬、按、牵联合"闪动力"，此时，可闻及关节弹响声，医师拇指可触到关节复位的弹跳感，手法整复完毕。该法适用于颈椎 3～7 左右水平位置异常。

1.7 颈椎仰头摇正整复手法

本法适用于：枕环、环枢关节错位。患者仰卧低枕，医师一手托其下颌，另一手托其枕部，将其头上仰，（仰头可使 2～7 颈椎后关节紧闭成"定点"）侧转，缓慢拨动 2～3 下，嘱患者放松头部后，将头旋转至弹性限制位，稍加有限度的"内动力"，多可听到关节复位时弹响"咯得"声，手法即告成功。

1.8 颈椎侧方牵伸归挤手法

本法适用于：颈椎小关节错位、颈椎间盘突出症。患者仰卧位，治疗时头部为水平位。以右侧颈椎 2 为例（齿突与侧块间隙变窄），医师弯腰站于患者右侧头部，脸朝向患者。左手掌置于患者左侧面颊，掌心不要贴压住患者耳朵。右手的指掌置关节推开颈 2 关节突附近的软组织后，顶在颈 2 的关节突上，手掌微向无名指方向侧屈，前臂尽量与床面水平，手肘贴近身体。医师左手食、中指扣住下颌，微向患者头顶方向牵引，并拉开颈 2 健侧的关节。右手在患者吐气将尽之时，瞬间发力，完成手法，发力方向是由右向左。手法轻柔适当，严把适应证。

2. 胸部常用手法

2.1 胸椎俯卧冲压法（旋转分压法）

①本法适用于：颈胸交界处及上胸椎区前后滑移或合并左右旋转错位。以颈 7 棘突偏左，胸 1 棘突偏右为例。患者俯卧于软枕上，头面转向左侧（使颈 7 棘突转向右方或正中），双手自然分开放于床两侧，医师立于床头，右手掌根部按于颈 7 棘突左方，左手掌根部按于胸 1 ～ 3 棘突右方，令患者做深呼吸，当其呼气时，双手同时用一冲击压力下按，由于医师左右手作用力方向不同，对错位椎体棘突有旋转推压的作用，能使后突和旋转错位关节达到整复的目的。

②本法适用于：胸 8 以上节段，胸椎后关节错位及肋椎关节错位的整复。以第 7 胸椎左侧为例，患者俯卧，头部前屈，胸部垫枕并将全身肌肉放松。医师两脚分开，站立于患者左侧。右手掌尺侧成掌刀状，推开患部附近软组织后，贴压于第 7 胸椎左侧横突上或隆起的肋椎关节处，手肘微弯。左手掌虎口重叠相交于右手虎口并压于其上。在患者吐气将尽之际，医师以自身重量下压，弯屈的双肘瞬间伸直向前上方冲压，此时可听到关节弹响，完成整复。

2.2 胸椎按背扳肩（颈）整复手法

本法适用于：胸 8 以上节段，胸椎后关节错位及肋椎关节错位的整复。

①患者俯卧。医师站于胸椎棘突偏凸侧，以靠近患者头端之手掌后豌豆骨抵住偏凸之棘突，另一手抓住对侧肩部向后扳，使胸椎后伸扭转至极限位，然后两手协调用力，作一突发有控制的扳动，扩大扭转幅度 3° ～ 5°，并向患者前上方推压棘突，即可听到复位声。

②患者侧卧，胸椎棘突偏凸侧向上。医师站立于其面前，以一手托住颈根部使胸椎侧屈，另一手掌根豌豆骨按压偏凸之棘突并向患者前上方用力，以胸部紧靠患者肩部，使之稳定。当脊柱侧屈至极限后，做一突发有控制的扳动，扩大脊柱侧屈幅度 3° ～ 5°，并推压胸椎棘突，使之复位。

2.3 患者俯卧，两手前伸，右手掌握住左上臂靠近肘关节的部位，左手掌握住右上臂靠近肘关节的部位，以胸 8 棘突后凸为例，患者前额部置于患者两前臂处，全身放松。医师两脚分开站于患者右侧，掌近胸部的地方，脸朝向患者。医师的右手掌从患者头部伸进患者两前臂下，拉起患者两前臂往患者背部的方向拉抬。医师的左手掌根压在患者第 8 胸椎的棘突上，手指朝向患者头部。医师用右手向上拉抬起患者的前臂，胸部后伸，经医师身体旋转下压于他的左手掌根处，反复几次下压后，最后再加轻微的顿力下压，完成整复。

2.4 胸、肋椎关节对抗整复手法

①本法适用于：胸 4 ～ 10 节段胸椎后关节及肋椎关节错位的治疗。患者端坐于凳子上，双手指交叉，双臂上举放到枕后，医师立于病人背后，一条腿呈屈膝状，足尖踩在凳子后端，膝部顶在患处（相当于肋椎骨后部），两手从患者肩上伸过，掌心向后扳住肩前部。嘱病人抬头挺胸，于吸气末，膝部顶住患处，同时两手后扳肩部，可闻"咔嚓"轻响，觉胸、肋椎骨移动即可。然后按揉痛处片刻。

②本法适用于：孕妇、年老、体弱多病患者胸椎错位或肋椎关节错位的整复。患者仰卧，背部垫一弹性垫子，使其身体略向前上倾斜，双臂交叉于胸前，手抓住对侧肩部而相抱，使胸廓组成一个整

体而更趋稳定。医师站于患侧，一手握拳垫于错位之胸椎后关节或肋椎关节下缘，一手推压患者胸前相抱之手臂，使脊柱后伸至极限位；随后嘱患者深呼吸，待呼气末，肌肉放松时适时做一突发有控制的推压扩大脊柱后伸幅度3°～5°，即可完成整复。

2.5 胸椎旋转定位扳手法

本法适用于：胸8以下节段胸椎角度位置异常的整复。患者端坐，两腿分开。医师立于病人患侧，以一下肢插于患者两腿之间，卡住患侧大腿下方；一手拇指按压棘突偏歪侧椎旁压痛点，另一手将健侧肩前部推向后方。嘱病人挺胸，医师双手同时施压，使胸部向健侧回旋，拇指下感觉跳动复位即可。

2.6 按背扳髋整复手法

本法适用于：胸6以下节段的胸椎关节及肋椎关节错位。患者俯卧位，医师以靠近患者头端之手掌后豌豆骨抵住偏凸之棘突，另一手抓住对侧髂前上棘部向后扳，使脊柱后伸扭转至极限位；然后两手协调用力，做一突发的扳动，扩大扭转幅度3°～5°，并向患者前上方推压棘突，即可完成整复。

2.7 胸肋小关节错位整复手法

①顿拉法　本法适用于胸壁扭挫伤（岔气）。

A. 患者仰卧位，医师双手拇指指腹分别按压于患处凸起之胸骨（肋骨切迹）的上下缘，助手两手握拿患者伤侧前臂腕部。嘱病人深吸气，在深吸气末时，助手用力向前外上方顿拉上臂。医师觉指下有跳动感，见患处胸肋复平即可。如未复位可再做一遍。嘱病人深呼吸，则胸痛即刻消失或减轻。

B. 患者侧卧位，下肢屈曲，医师身立背后面向患者头侧（以下后锯肌损伤为例），双手拇指按于隆起之肌腹的内下方并扣紧，助手提拿患侧腕部，朝病人头部颞额侧方向，迅速顿拉，可重复两遍，指下感觉浮肋跳动即可。

②提端法　患者坐位，助手蹲在患者前方，双手按住患者双腿，医师站立患者身后，双手从腋下抱住患者，将患者轻上提，按顺时针方向环转摇晃数次。在上提的同时，嘱患者吸气，使其胸廓隆起，同时身体前屈，此时术者之胸脐压患者之背部，并以双手戳按患处（肋骨切迹）。这时指下有跳动感，随即疼痛减轻或消失。

3. 腰部常用手法

3.1 腰椎牵扳手法

本法适用于：腰椎间盘突出症（侧旁型）。

①患者俯卧，双臂放于躯体两侧。以一条折叠式样的长宽布带从患者背部至两腋下分别掏入，于其胸前交叉引出固定在床头（或以特制的胸部牵引带固定）。助手用双手握拿患侧下肢踝上部做对抗牵引。医师站立于患侧，一手拇指按压在病损椎间棘突小面关节处，此处即是椎旁压痛点，又是脊柱侧弯凸起点，另一手于健侧下肢膝上部扳提使髋部过伸。嘱助手逐渐牵伸患侧下肢，待医师指下觉有关节牵开感时，扳提健腿之手用力向患侧斜扳使腰部过伸并扭转，按压关节之拇指指下有骨性跳动感及伴有连续"咔咔"声响，此乃软组织松解的弹响与粘连分离声。速将健肢放平于原位，操作完毕让患者卧床片刻，翻身后仰卧位保持4小时。卧硬板床3～5天，下床室内活动时，用腰围支持保护。此手法次数视病变部位突出节段而定，一般每个椎间盘突出节段做1次手法，不必重复操作，要求松解彻底充分。

②患者俯卧位，患病以左侧为例，腹部垫枕，两名助手分别抓握右手腕部及右下肢踝部，另一助手双手按压固定左髋部，医师右上臂自患者肩前腋下掏入后手放置患者左胸背，左手拇指按压病变节

段的后小关节处，在上下实施对抗牵引瞬间，医师将患者左肩背向右侧斜扳，此时可闻左手拇指下关节弹响，手法整复完毕。

3.2 腰椎牵压手法

本法适用于：腰椎间盘突出症（中央型）、腰椎滑脱症。

①患者俯卧于硬板床上，两臂分别放于躯体旁侧，宽布带一条置于胸背部，两端由腋下掏出拴于床头或由助手牵拉固定，腋窝衬以棉垫。助手 1 ～ 2 名，双手紧握患者足踝上部进行对抗拔伸牵引。医师站立于患侧，手指按压病变节段的后小关节处（如腰 4 滑移按压腰 5），嘱助手逐渐牵拉患侧下肢，待医师指下觉有关节牵开感时，嘱助手顿拉，瞬间双手指一侧或两侧同时下压，此时可闻及关节弹响，整复松解完成。

②患者侧卧位于硬板床上，患侧在上，健侧髋膝屈曲。医师面向患者背部，双手拇指相对按压病变节段的后小关节处，嘱助手逐渐牵拉患侧上下肢，待医师指下觉有关节牵开感时，嘱助手顿拉，瞬间双手指同时向腹侧用力顶压，此时可闻及关节弹响，手法治疗完成。

3.3 腰椎推臀扳肩手法

本法适用于：腰椎间盘突出症、腰椎小关节紊乱、急性腰扭伤。患者健侧卧位，病侧下肢髋膝屈曲。助手推患侧肩前部，使躯干向后扭转。医师于背后一手拇指项压棘突旁病变节段压痛的腰椎小关节部，另一手手掌向前按于臀上部髂骨翼处，与助手同时前后反向快速推扳，将腰部扭转至最大限度，压痛点的拇指顺势顶推，指下往往有跳动感或伴"咔嗒"弹响声。一般腰痛即刻缓解，腰部活动改善。整复完毕后卧床数日。

3.4 胸腰椎关节活动双上肢伸展法

本法适用于：增加脊椎的活动性，整复松解胸腰背部肌紧张、痉挛的软组织达到以松治痛的目的。患者仰卧，全身放松，两手向头顶方向上举，床头部垫高，腰部上方的髂骨上缘与治疗床需以缚带表面固定住以防止滑动。医师站于治疗床的头部上方，脸朝向治疗床，两脚以前弓后箭的姿势站立。右手抓住患者右手腕的上方，左手抓住患者左手腕的上方。医师的双手将患者的双腕拉紧后，以缓慢的动作，左右手交替地牵引各手，让患者身体的软组织松弛，再将患者的双手臂牵引到极限，并瞬间发出轻微的顿力，完成关节伸展运动。

3.5 腰背部软组织松解手法

①本法适用于：腰背部慢性软组织损害及腰椎手术后期被动的功能训练。患者仰卧位，全身放松，两手手指交叉握住，置于颈部的后方。医师站于患者骨盆附近，脸朝向患者的头部。将宽布带一条从患者的腰部底下穿过。将宽布带的两端卷绕住，医师的双手掌抓紧宽布带的两端。让患者呼吸速度自我调整放慢。在患者吐气的时候，医师的双手把患者的腰部缓慢往上拉。在患者吸气的时候，医师的双手缓慢将患者的腰部下放在治疗床上，反复做数次。

②本法适用于：腰背部肌紧张及肌痉挛。患者俯卧于硬板床上，两臂分别放于躯体旁侧，宽布带一条置于胸背部，两端由腋下掏出拴于床头或由助手牵拉固定，腋窝衬以棉垫。助手 1 ～ 2 名，双手紧握患者足踝上部进行对抗拔伸牵引。医师自胸腰段向腰骶部用拇指指腹或双手呈握拳状相对，用指间关节顺棘突旁椎板推压，直至骶髂处，可重复操作一遍。推压路径宜涂抹液状石蜡。每周 2 次。

3.6 屈髋屈膝摆臀拉腰法

本法适用于：腰椎多关节多型式错位、腰椎间盘突出症、老年肥大性脊柱炎、腰骶部慢性软组织损害。

①患者仰卧位，双手交叉放置头枕部，全身放松，屈髋屈膝，两膝之间相距 10 厘米。医师嘱患者左右有节奏地摆动至弹性限制位。达到摆臀拉腰，解除肌痉挛及滑膜嵌顿，使腰椎小关节动中求正达到松解减压的目的。该法做 20 ～ 30 次为宜，一日 2 次。

②患者俯卧位，双臂分别放于治疗床两侧，腹部垫枕并屈膝 90°，大腿放松平置床上，嘱患者柔和用力，小腿呈左右摆动或屈膝约 150° 逆时针、顺时针转动至弹性限制位达到摆臀拉腰，解除肌痉挛及滑膜嵌顿，使腰椎小关节动中求正达到松解减压治痛的目的。该法做 20 ～ 30 次为宜，一日 2 次。

3.7 骨盆旋转复位法

本法适用于：腰椎小关节紊乱，腰椎间盘突出症。医师站在床侧，分左旋和右旋。左旋时，使患者左腿屈曲外旋，左足底朝右膝部，右腿外展，使小腿垂于床边以外。医师一手按住患者右肩以固定躯干，另一手扶持患者右膝部，让患者主动配合，将右腿举起尽量抬高。膝关节尽量伸直，向左侧甩，使右膝落在左膝以上的位量，两大腿形成交叉姿势。医师顺势向下压一下右腿，以加大旋转幅度，此时常可发出腰椎解锁"咔嗒"声。然后在医师的辅助下，让患者把右腿按照相同轨迹甩到原来的外展位，酌情可做数次。

3.8 抱膝滚动复位法

本法适用于：腰椎滑脱症、腰弓过深、腰骶部成角错位。患者仰卧位，头部垫枕，双手叉握紧抱双膝（屈髋屈膝），医师站于右侧，左手托其颈部，右手抱其双膝（腰骶成角变形者，改用左前臂按其双膝下部，右手托其臀部），使患者做仰卧起坐动作。每次卧下，医师加力将患者臀部抬起，而且一次比一次用力抬得更高，以使过伸的腰轴或错位的关节在运动中渐次得以矫正。

3.9 髋部侧摆整复手法

本法适用于：腰椎侧弯侧凸式小关节错位。患者仰卧位，屈髋屈膝各 90°，医师上臂从患者腘窝下掏入后，手放置在左前臂并用腋窝夹紧小腿，其左手放在患者膝部作为支点，以腰椎左侧凸为例，医师右膝跪在床面顶住患者左髂部，向左侧闪动摆髋至弹性限制位后瞬间侧摆 3 ～ 5°。此时可闻及弹响声，手法整复完毕。

4. 骶髂部常用手法

4.1 屈髋屈膝冲压法

本法适用于：骶髂关节前错位者。

①患者仰卧位，双下肢伸直，医师站于患侧，一手抓住患侧踝部，另一手抓扶膝部，使患肢做屈髋屈膝动作。在屈髋至最大角度时，医师将扶膝之手改用前臂屈肘按压其小腿（向腹部对侧按下），再向上、向外各按压 1 ～ 2 次，每按压一次，医师双手紧握踝部向下用力牵拉抖动一下。

②患者仰卧位，医师站于患侧，用一手大鱼际远侧部按于患侧髂骨前，虎口朝下，四指轻放在腹股沟处，拇指置于髂外侧，另一手扶持膝下部，自然屈膝使髋屈曲 90° 角。两手用稳力垂直向髂后方冲击推压，继而扶膝之手使髋充分屈曲，按髂之手同时向后用力推压，此刻常觉髂骨移动或伴"咔嚓"声响。按髂部之手改为掌心朝健侧，虎口贴近髂骨前侧，于髋外翻位向内上方间断推压髂骨数次。

4.2 按骶扳髂整复手法

本法适用于：骶椎向后错位者。患者侧卧位，贴床一侧下肢屈髋屈膝，离床一侧下肢向后伸直，医师站立于其后，一手掌根按其骶椎中部作为"定点"，另一手抓住髂前上棘部，嘱患者放松腰臀腿部，医师用爆发力搬髂骨向后，"定点"与"动点"为一拉一推，可重复 2 ~ 4 次。若为双侧错位，则另侧也用同样手法治疗。

### 4.3 推髂拉腿整复手法

本法适用于：髂骨后错位者。患者侧卧位或俯卧位，医师以手掌的掌根部向前托住伤侧髂后上棘处，另一手拿足踝部，渐渐伸髋至最大限度，然后托髂骨之手用力向前下方速推，使髋后伸，觉髂骨移动，手法整复完毕。

### 4.4 骶髂关节前后同时错位整复手法

本法适用于：双侧髂骨向前后错位者。患者仰卧位，以右侧髂骨向前移位，左侧髂骨向后移位为例。治疗床的头部垫高，用一条调整带将患者的腰部（腰 4 附近）固定在治疗床上。右手放在腹部上，左手扶在床沿稳定患者身体。两腿屈曲，尽量靠近腹部。医师站于患者左侧骨盆的下方，脸朝向患者。右手掌压在患者右膝外侧方，将双膝往患者左侧压下。左手掌从患者右侧臀部下方，向上搬抬患者右侧髂骨下方（坐骨）。医师的左手掌将患者右侧坐骨往上抬的同时，右手掌将患者的双膝往患者左侧外方下压，时间持续 30 ~ 60 秒，可重复做直到矫正为止。

## 四、传统膏药与经皮给药疗法

《理瀹骈文》是清代中医药外治专著。作者吴尚先曾用中药黑膏药（这也许是世界上最早的药物透皮吸收剂型）治愈了万余患者，并花费 20 年时间写出了《理瀹骈文》，对我国清末以前的外治法，对中医药外治的理论和实践经验进行了系统总结，记载了大量广泛应用于内外妇科等各种疾患的外用方剂，为我们留下一笔宝贵财富。吴尚先在《理瀹骈文》中提到的一些观点、理论与现代有关药物透皮吸收的一些理论和认识相比，早了一个世纪。吴尚先还对中药独特的穴位贴敷疗法的理论和临床经验进行了总结，这些理论和认识对我们今天研究和开发中药外用透皮吸收制剂有着深刻的理论和现实意义。

药物透皮吸收制剂又可称经皮给药系统（transdermal delivery system，TDS）或经皮治疗系统（transdermal therapeutic system，TTS），它是指药物以一定的速率通过皮肤经毛细血管吸收进入体循环产生药效的一类制剂。

药物经皮给药系统在药剂学中是一个比较新兴的研究领域。在国外，药物经皮给药系统主要是化学药或中药单一成分的贴剂制剂。20 世纪 70 年代是其实验与发明时期，80 年代是其商品化时期，1981 年美国首创的东莨菪碱透皮吸收贴剂上市后，国外市场上已相继有十多种产品脱颖而出，特别是硝酸甘油、消心痛、烟碱、雌二醇、芬太尼、可乐定和睾酮等透皮吸收制剂的投入市场，显示了这种新剂型的优越性和发展潜力。因此，经皮给药系统，特别是中药透皮吸收给药制剂在近几十年内还具有很广阔的发展空间。

经皮给药制剂也即透皮吸收制剂具有以下优点：（1）可延长半衰期较短药物的治疗效果，具有能长期维持稳定的给药速率等特点，可以保持血药水平稳定在治疗有效浓度范围内。（2）不经过口服，避免了肝脏的"首过效应"和胃肠道环境对药效的干扰和作用（如胃肠道酶、消化液、pH 值等因素的影响），对某些药物来说，透皮给药比口服给药能更稳定地进入血液，提高生物利用度。（3）减少给药次数，对不适宜口服给药以及不愿打针与服药的儿童可方便地通过经皮给药途径给药。（4）能提高用药的安全性，降低药物毒性和副作用，如发现药物有副作用，易将贴敷于皮肤上的药物膏贴移去，减少了口服或注射给药的危险。

吴尚先在《理瀹骈文》中都有着论述。

吴尚先云："外治之理即内治之理，外治之药亦即内治之药，所异者法耳。医理药性无二，而法则神奇变幻。""外治必如内治者，先求其本。""病先从皮毛入，药即可由此进。"阐明了外治与内治原理的一致性，许多疾病通过皮肤途径给药，同样可以达到口服给药的治疗效果。

"外治不由脏腑，却直达脏腑，尤贵能识脏腑。""凡药入胃，由胃分布，经脉在肉理之中，药之糟粕焉能得到？所到者气味耳，然而膏药亦可到也。""膏药不经脾胃，故不致伤脾胃。""故先哲戒人勿轻服药……用药一过，反成亢害。数法外治较服药为稳。"这些论述与经皮给药制剂可避免肝脏的"首过效应"和胃肠道环境对药效的干扰和作用；更稳定地进入血液，提高生物利用度；能提高用药的安全性，降低药物毒性和副作用，简直如出一辙。《理瀹骈文》中的这些精辟论述证明，我们的前辈早已对中药透皮吸收治疗有了深刻的认识。

《理瀹骈文》中对用经络理论指导中药膏药外治法，对中药黑膏药的治疗特点，对中药的归经理论也有着精辟的论述，如："膏中用药味，必得通经走路，开窍透骨，拔病外出之品为引……""（膏药功用）一是拔，一是截。凡病所结聚之处，拔之则邪自断，无妄行传变之虞。""升麻引上，牛膝引下，桔梗载药浮中，三承气分三焦，此用药之法也。""膏药贴法，不专主一穴……若脏腑，则视病所在，上贴心口，中贴脐眼，下贴丹田，或兼贴心俞与心口对，命门与脐眼对，足心与丹田应……""脐下三寸为下丹田"，即关元也。脐下二寸为气海，一寸为阴交，皆肝肾要穴。"这些精辟论述证明，我们的前辈早已从实践中认识到中药膏贴外治法中的一些理论问题，如穴位敷贴、药物归经等。这些理论至今还对中医内病外治疗法起着指导作用，许多医院与民间还在应用中药穴位贴敷疗法治疗哮喘等疑难之症，并且有独特的疗效。中药穴位敷贴法往往使用小剂量的药物可以达到口服较大剂量药物的疗效。

从理论上来说，同一药物因剂型不同，给药方式不同，会出现不同的药理作用。不同给药途径的药物剂型，起效时间快慢不同。通常是静脉注射 > 吸入给药 > 肌内注射 > 皮下注射 > 直肠或舌下给药 > 口服液体制剂 > 口服固体制剂 > 皮肤给药，然而，属于皮肤给药的中药膏贴制剂如果与经络理论指导下的中药穴位敷贴疗法相结合，可以改变上述给药途径决定药物起效时间，如复方元胡止痛贴为膏贴外用制剂，贴敷于患者小腿特定穴位上，对寒邪客胃、肝气犯胃、胃脾虚寒复感外邪所致突发、剧烈胃痛及腹痛（西医消化性溃疡、慢性糜烂性胃炎、痛经病）有很好的止痛效果，一般贴敷 15 分钟剧烈疼痛可渐渐减轻，20 ~ 35 分钟内疼痛可消失，且用药量远低于口服元胡止痛片的生药用量。

《理瀹骈文》收载的中药外用复方的药味数都很多，一般都在 20 味以上，吴尚先认为："膏主通治，统六经，用药百病一方，月才一合，故其数广而多。"这与中药现代研究主张的处方应含尽量少的药味的观点是不一致的。吴尚先收载的许多处方中都含有具有毒性的中药，认为"膏中用药味，必得气味俱厚者方能得力。虽苍术、半夏之燥，入油则润；甘遂、牵牛、巴豆、草乌、南星、木鳖之毒，入油则化，并无碍。又炒用、蒸用皆不如生用。勉强凑用，不如竟换用。"这种观点是否适用于今天的膏贴制剂，有待于进一步研究和探讨，吴尚先在《理瀹骈文》中还提出其他观点，对于今天研究中药膏贴制剂都是值得研究和参考的。在中药药理学、毒理学等专业的协助下，这些疑问将会逐步揭示清楚。

中药透皮吸收制剂已经有 2000 多年的历史了。中国古代许多医药文献中都有着中药外用制剂的制备、使用方法以及用其治疗疾病的记载。《素问》中有中药外治的内容；晋·葛洪《肘后备急方》对黑膏药制法有详细记载；宋代的《太平惠民和剂局方》已有可用于局部治疗的膏药。我们的祖先在生产力相当落后的条件下，发明了具有透皮吸收作用的传统黑膏药剂型，将中药外治法发展为一种独特的治疗方法，为中华民族的繁衍昌盛尽了绵薄之力。

随着科学技术的进步，国外发达国家在外用剂型研究方面逐渐走在了我们的前面。特别是近40年来，国外在透皮吸收给药制剂，即经皮给药系统的研究方面进展迅速，从理论上、技术上、辅料上都取得很大进步、申请了大量的发明专利，相对而言，我们在这方面远远落后了。

2005年版《中国药典》一部收载了4种外用硬膏剂剂型，除了传统的黑膏药剂型外，其他3种都是从国外传进来的。黑膏药虽被2005年版《中国药典》一部收载，但黑膏药存在诸多不足之处，如基质中加有铅丹，含有对人体有害的铅元素。在使用过程中会通过皮肤渗入体内；在黑膏药的制备过程中，药材用麻油高温提取、熬炼，有效成分容易被破坏；麻油的极性很小，许多极性较大的中药有效成分很难溶解于麻油中；将药材粉末加入熬炼好的基质中使用，有效成分从药材细胞中释放出来很慢，皮肤吸收也相应减慢；此外，麻油在熬炼过程中产生的小分子醛类化合物，皮肤对其易产生过敏，这些不足之处很大程度上限制了用黑膏药剂型开发中药外用新药制剂。橡胶膏剂也存在着载药量小，对皮肤有致敏性的不足。虽然国外研究的贴剂和巴布膏剂很有特色，但是对于开发中药复方外用膏剂来说，它们也存在着相对不足之处。

透皮吸收制剂，特别是适合中药复方的外用膏贴剂型在中药研究领域还是大有作为的。目前我国已有许多研究部门在中药透皮吸收剂型和制剂方面做出了一定的成绩，有的产品已经上市，尽管有些研究还不是很成熟，但是我们已经看到了曙光。中药透皮吸收、中药穴位贴敷疗法方面的基础研究与针刺疗法的基础研究相比较而言，几乎还是一个空白，在这个研究领域，更需要我们中华儿女奋起直追。

透皮给药系统（transdemal therapeutie system TTS）是指药物以一定速率通过皮肤，经毛细血管吸收进入体循环而产生疗效的一类给药系统，以膏药为代表的中医外治法是应用最早的TTS疗法，迄今为止，中国传统医学5000多年的临床实践积累了1.4万个外用膏处方，其常用剂型包括膜剂、气雾剂、巴布剂和涂膜剂等。

内病外治法是中医理论的精髓之一，也是中药透皮制剂发展的理论基础，中医内病外治法源远流长，早在公元2世纪我国医学典籍《内经·素问》中就有记载，中医外治法结合经络腧穴，有其独到之处，中药敷贴大都采用穴位疗法，并取得较好的效果。现代医学研究发现，经穴对药物具有外敏感性和放大效应，经络系统是低电阻的运行通路。药物贴敷于特殊经穴，迅速在相应组织器官产生较强的药理效应。起单向或双向调节作用。近年来，依据"理气化瘀、破瘀散结、扶正固本"的原则，临床采用内病外治、选穴位贴药的方法开展了对癌症的外治法研究，如达仁堂阿魏化痞膏等，并收到了满意疗效。

药物渗透进皮肤的途径包括以下3种：毛囊及附属皮脂腺、汗孔和连续的角质层。皮肤角质层是药物渗透的主要屏障。透皮给药的关键在于促进药物渗透，同时避免对皮肤的刺激，提高透皮速率是开发透皮给药系统的关键，常用的解决方法有药剂学、化学和物理学方法等，这些方法的原理大致分为3种：（1）改变角质层结构；（2）外力驱动药物；（3）将药物进行修饰或包裹，使用透皮吸收促进剂是应用最多的一种药剂学方法，透皮促进剂分为化学合成透皮促进剂和天然透皮促进剂。近年来，天然透皮吸收促进剂以起效快、效果好、副作用小等优点正日益引起人们的重视，常用的天然透皮促进剂包括小豆蔻提取物、川芎提取物、丁香挥发油、薄荷醇、C2 中药促渗剂等。化学方法包括前体药物、化学促渗剂及超饱和溶液等。物理学方法常见的有离子导入、电致孔、微针等。目前，所有的经皮促渗方法都旨在破坏或绕过角质层，以缩短药物起效时间，提高经皮渗透量，扩大应用药物的范围。尽管如此，很多药物也难以单独采用一种方法而获得满意疗效，因此很多学者都将 2 种或 2 种以上的促渗方法联合使用作为透皮给药的一个发展方向。

与传统给药方式相比，透皮吸收制剂具有避免肝脏首过效应及肠胃灭活，不受胃肠道酶、消化液、日值等诸多因素的影响，可提高生物利用度，降低药物毒性和副作用，维持恒定的血药浓度或药理效应，增强治疗效果，延长作用时间，减少用药次数，改善患者用药顺应性，减少个体间和个体内差异等优点。我国目前已掌握了以高分子为基质的透皮制剂技术，就膏型特点看完全可以与国外透皮制剂相媲美，而且中医经皮给药疗法与中医经络理论相结合，又有其独特的优势。提示中医 TTS 疗法具有广阔的发展前景和市场潜力，值得继续研究。

经皮给药制剂作为药剂学中一个新兴的领域，成为近年来国内外研究的热点，且发展迅速。我国古代许多医籍中对中药复方的经皮治疗都有记载，如《内经》《肘后备急方》《理瀹骈文》等名著，特别是《理瀹骈文》，收集了 100 多种透皮治疗的方法，方剂达 1500 多首。

（一）体外经皮实验研究

体外经皮实验可以通过控制实验条件，改变药物渗透的影响因素，直接测定药物透过皮肤的吸收浓度。因此，在处方筛选以及确定影响药物经皮吸收的物理化学参数（如流率、分配系数及扩散系数）过程中很有价值。对于中药复方来说，除了皮肤对大多数药物形成一道难以渗透的屏障外，中药复方的多组分、多成分间的相互作用及有效成分的不明确，使经皮吸收研究更为困难。但随着经皮技术的发展，越来越多的医药工作者也开始涉足这片领域。

巍莉等对当归及其复方（含当归、丹参和冰片）经皮吸收的特性进行了研究，以阿魏酸为指标成分，通过体外经皮吸收实验，得知当归中所含阿魏酸的渗透系数（$9.26 \times 10^{-3}$cm/h）大于单体阿魏酸的渗透系数（$4.90 \times 10^{-3}$cm/h）；但当归配伍丹参后，其所含阿魏酸的渗透系数则减少为 $6.57 \times 10^{-3}$cm/h；而冰片对当归中所含阿魏酸具有促透作用，渗透系数升至 0.0215cm/h，由这 3 味药组成的复方中阿魏酸的渗透系数最高（0.03111cm/h），大于单味当归及当归—丹参、当归—冰片配伍。因此，药材所含某一成分经皮吸收量的变化不仅受药材本身所含其他成分的影响，而且药味配伍对其经皮吸收亦有影响，有效成分单体或单味中药的经皮吸收情况不能完全反映其在复方中的经皮吸收情况。

邓时贵等采用静态扩散装置和 HPLC 法，测定复方雷公藤涂膜剂中阿魏酸经不同时间后在扩散池中的质量浓度，计算其渗透系数和累积透皮吸收百分率。结果表明，雷公藤涂膜剂中阿魏酸的透皮吸收符合 Fick 扩散定律，其渗透系数为 0.25cm/h。通过研究雷公藤中有效成分阿魏酸的透皮行为，对制剂处方的设计和临床合理用药有重要指导意义。

刘继勇等采用 Franz 扩散池研究了痹痛宁贴剂的透皮吸收行为，用毛细管电泳（HPCE）法测定贴剂中东莨菪碱质量浓度，计算出一定时间内痹痛宁贴剂的累积释放量。该贴剂的经皮渗透、释药实验结果表明，东莨菪碱的透皮速率小于释放速度，说明皮肤是药物进入体内的主要限速步骤，痹痛宁贴剂是皮控型制剂，其透皮吸收符合零级动力学过程。

陈凌云等采用 HPLC 法和改良 Franz 扩散池法，以小鼠皮为透过屏障，对类风关涂膜剂及其新剂型类风关巴布剂中的雷公藤甲素的透皮吸收特点进行观察。结果表明，二者的累积透过量有极显著性差异，而且，12h 内平均经皮渗透率分别为 8.5 和 130μg/（cm2° h），说明巴布剂中雷公藤甲素的释放速度比较平稳且持久，较涂膜剂有良好的缓释效果。由此提示可以通过经皮实验来比较剂型的优良。

毛林燕等采用改良 Franz 扩散池和 GC 法，对咳喘巴布膏中丁香酚经皮吸收进行了研究，结果显示虽然咳喘巴布膏本身具有良好的透皮作用，但加入 1.5% 氮酮促渗效果最佳，且 4 种样品（不加氮酮，加 1.0%、1.5%、2% 氮酮的巴布膏）中丁香酚的累积渗透量均在 12h 基本达到或接近最高透过量，随后缓慢持久地释放药物。测定不同浓度药物在不同时间点的累积透过量，有利于了解药物的经皮吸收情况，可为临床用药提供依据。

（二）在体经皮实验研究

在体经皮实验研究主要是将所测药物外敷于动物或人体的特定部位，然后在规定时间内收集体液或组织液，测定目标成分的吸收量，分析药物的体内生物转化情况。目前主要应用的有尿样法及血样法。

对于中药复方的体内药物分析，我国开始于 20 世纪 90 年代，对一大批中药复方及中成药进行了药物动力学研究，并提出了不少新理论、新方法。如对麻黄汤等 4 个解表名方进行的药物动力学研究，1991 年黄熙提出"证治药物学"理论，薛燕提出"中药复方霰弹理论"等。国外对中药进行药物动力学研究的国家主要是日本，也提出了许多新的理论，如血清药理学等，大大促进了中药药物动力学的发展。中药复方成分复杂，能够经过皮肤进入体内的量很有限，加之药物在体内的代谢分解，这给中药复方在体经皮研究增加了许多的困难，但还是有不少学者做了一些开拓性的工作。

毛平等采用 HPLC 法对如意金黄贴膏中大黄酚进行释放度和在体敷贴后剩余量的测定，得知大黄酚的体外释药随时间为递增过程、按近似零级释放；在体剩余量测定的结果亦表明大黄酚能很好地从贴膏中释放出来，其释放量也是随时间的延长而增加，并形成药物浓度梯度，此实验证明了对传统如意金黄散进行现代剂型的改革是可行的，一方面方便了患者的使用，节约了大量的资源，另一方面也提升了中药制剂的形象。赵洪武等进行了如意金黄散黑膏药的人体经皮实验，将膏药贴于健康人大腿内侧，采用薄层扫描法测定不同时间后取下膏药的剩余小檗碱的量，结果表明，加入 3% 氮酮超滤法制得膏药的生物利用度，大于不含氮酮传统方法制得的膏药，两者血药浓度曲线下面积值有极显著差异。为增加检测的灵敏度和经皮的对比性，实验中还在膏药中加入了一定量的小檗碱，对解决中药成分量低，不易检测的问题提供了一种方法。

赵玲等采用丹参酮 II A 的 3H 标记物做示踪剂，对丹芪益心贴的经皮吸收进行了研究。在体小鼠实验表明，丹芪益心贴中丹参酮 II A 在 1% 氮酮与 20% 丙二醇的作用下 48h 累积透过率为（10.550±1.499）%，说明其发挥作用时间较长，有望制成缓释型透皮贴片，为中医药防治冠心病提供一种简单有效的方法。雷亚锋等对驱风止痛膏中有效成分士的宁吸收示踪研究。以放射性核素标记物作示踪剂，研究中药复方中某一主要有效成分的经皮规律，这种方法目前被认为是一种简便可行的研究中药复方外用制剂的方法，它初步解决了中药复方中有效成分（极微量）难以定量研究的难题。在此方面的研究还有如意金黄黑膏药、抗癌止痛膏、消瘿膏、消炎灵膏等。但此方法只适用于动物和体外实验，一般不宜用于人体。

姜欣等应用薄层扫描法及生物学方法对黄连解毒汤加味经皮吸收水平及其抗感染作用进行研究，并同时检测离体及在体透皮吸收水平。结果表明，黄连解毒汤加味方剂中各组分大部分可通过动物皮肤渗透到体液之中，并能明显看到可引起体内寄生细菌发生动态变化。随着给药次数增加，经皮时间延长，变化更加明显，采用两种不同的分析方法对透皮给药的结果进行分析，并将离体透皮和在体透皮结合起来同时考虑，这为完善中药复方透皮吸收的研究提供了更有力的支持。

（三）中药复方经皮吸收促进剂的研究

药物透过皮肤，需要具有合适的理化性质，包括稳定性好，相对分子质量在 4000 以下，日剂量小于 20mg，熔点低于 93.3℃，极性较小，在水及矿物油中溶解度大于 1mg/mL，饱和水溶液中的 pH 值在 5 ～ 9。然而实际上很多药物都不具备这种特性，如何使药物透过皮肤，达到治疗效果，成为经皮吸收药物研究的关键，经皮吸收促进剂也就成为经皮制剂中研究的热点。目前常用的经皮吸收促进剂可分为：表面活性剂类、有机溶剂类、月桂氮酮及其同系物类、有机酸类、脂肪醇类、角质保湿与软化剂类、萜烯类等，大部分中药复方都是采用多种促进剂联合使用。

孟宪生等采用紫外分光光度法，考察不同质量浓度的月桂氮酮对疤痕消涂膜剂的体外透皮吸收溶液吸光度的影响，并与不加月桂氮酮进行比较，结果显示，不含月桂氮酮的疤痕消涂膜剂的基质对药物透皮吸收虽有一定促进作用，但含 1.0% 月桂氨酮的疤痕消除膜剂对药物透皮吸收促进作用更显著，然而，含 2.0% 月桂氮酮对药物透皮吸收则表现出一定的抑制作用，不同浓度下经皮吸收促进剂对药物透皮的影响有很大差异。

黄绳武等采用 Franz 渗透扩散装置和 GC 法，对中药复方制剂心安康贴剂进行了体外释放与渗透实验，考察了氮酮、十六醇、月桂醇硫酸钠、丙二醇 4 种经皮吸收促进剂，在单独应用和任意两种合用时对其中指标性成分苍术素的促渗效果，结果表明，2% 氮酮和 15% 丙二醇混合时，促渗效果最强。张奇等对青龙膏浓缩液中的主要有效成分盐酸麻黄碱，在 6 种不同组分的经皮促进剂作用下的透皮吸收效果进行了考察。所采用的 6 种经皮吸收促进剂分别为 2% 氮酮和 2% 丙二醇、2% 氮酮和 2% 冰片、2% 氮酮和 2% 薄荷油、2% 丙二醇和 2% 冰片、2% 丙二醇和 2% 薄荷油、2% 薄荷油和 2% 冰片。结果表明，2% 氮酮和 2% 丙二醇合用时盐酸麻黄碱经皮吸收促进效果最佳。中药用制剂经皮吸收同经络学说、脏象学说传统中医理论相结合，是中药经皮治疗的优势；与现代医学蛋白质学组应用到中药复方中多组分、多环节、多靶点的研究，可望对中药复方的作用机制研究取得突破性进展。如中医大师崔树平研制治疗骨髓炎的"骨炎康"药膏，2000 年获美国爱迪生发明中心的金质奖。21 世纪是中药透皮制剂蓬勃发展的时代。

随着膏药基质的现代化，治疗病种范围的拓宽，特别是中医药 5000 多年临床实践积累了 1.4 万余方外用膏处方的丰富医源宝库，我国的中药制剂将会因中药透皮制剂的加入而更生动、更精彩。

（四）内病外治法是中医理论的精髓之一，是中药透皮制剂发展的理论基础

中医内病外治法（"经皮给药"或"穴位给药"）源远流长，在公元前 2 世纪，我国医学典籍《内经·素问》中就有记载，祖国医学自古以来，很重视内病外治的应用，并不断总结提高，发展，升华，飞跃！历年来，内病外治屡建奇效。吴尚先云："外治之理即内治之理，外治之药亦即内治之药，所异者法耳。""外治必如内治者，先求其本。"由此可见，外治亦须辨明部位、病机、标本、缓急、辨证施治。但就其药物的吸收途径而言，汤液由口入，重在取其味。外治通过其表，重在其气。所谓"以气相感"，亦即药物由肌肤孔窍的吸收，通过经络的运行传导以达五脏六腑、四肢百骸而起到治疗作用。

内病外治发展并形成中医独立的学科距今已有 300 多年的历史。透皮吸收与中药的性能、气味、归经密切相关。中药外敷制剂多为复方，且多用辛辣芳香、气味浓烈的窜透性药物和活血化瘀力强的药物促进透皮和疏通经络、脏腑，所谓"假猛药、生药、香药率群药，开结行滞，直达病所"，这是中

药透皮内病外治的理论依据。内病外治法大体可归为药物外敷法、针灸、按摩、刮痧等。在外治手法上有敷、熏、洗、浸、擦、灸等19种。药物外敷法是用药物制成不同的剂型，施用于皮肤局部，利用药物的渗透性能直达病灶，从而产生治疗作用。内病外治药物剂型分为：膏药、药膏、围药、掺药、熏洗药、擦药、涂药、吹药、药线等类型。其中以膏药最具代表性，最有生命力，也最易发展成现代市场大宗产品。

对于中药经皮给药的治疗机理，历代医学家曾做过有益的探讨，如徐大椿云："用膏药之，闭塞其气，使药性从毛孔而入腠理，解经贯络在皮肤筋骨之间提出而出之或攻而散之，较服药尤捷。"

古人所提出的"拔""戳""提""攻"四种手法说明了膏药的治病特色，不仅在外治方面有消肿、拔毒、止痛、生肌、收口等治疗作用。同时，通过外贴还能起到祛风散寒、调和气血，消痰痞、壮筋骨、通经络、祛风湿等全身治疗作用。

在长期的医疗过程中，人们总以为口服药治病比膏贴疗法好，但文献已报道，张奇等对中药透皮制剂青龙贴与青龙汤进行比较，认为青龙贴的吸收和消除，较青龙汤缓慢而持久，生物利用度是汤剂的两倍，其结果表明，青龙贴作用效果优于青龙汤。现代医学研究，纠正了一种误解，并从药效学上支持了中医的内病外治法。

在临床实践中，常有"不肯服药之人"和"不能服药之证"。现代人由于优越的生活条件和对"独生子女"的娇生惯养，往往视黑、苦、涩的中药汤水为不堪入口之物，非不得已绝不轻易服用。特别是随着工业的发展，环境进一步污染，人类体质下降，对药物的"敏感性"强化，这都客观上影响了中药内治法的作用，这恰恰给予了中药内病外治法施展本领的机会。

药总是有毒副作用的，只是大小不同而已，故常有"见药三分毒"之说。内服药必经肝脏解毒，而且药物经过消化系统后对治疗活性成分，也总会有些破坏。而内病外治法可以不经胃肠道的破坏，不经过肝脏的"首过效应"，避免了肝脏的受毒和解毒过程，也保证了药物治疗活性成分不被破坏，药物在皮肤间层还有储存作用，使药物浓度曲线平缓，避免了"峰谷现象"，可维持稳定持久的血药浓度，起到缓释作用。从而证明了中医内病外治法理论的正确性、指导性和前瞻性，有利于内病外治法在临床实践中不断发展，不断拓宽治病的领域，从而也突出了中药透皮制剂具有安全、方便、速效和高效的特点。

内病外治法确是中医理论的精髓之一，它和中医内治法一样，历史悠久，源远流长，同样是以中医的整体观念和辨证论治思想为指导，运用各种不同的方法将药物施于皮肤、孔窍、腧穴等部位，以发挥其疏通经络、调节气血、解毒化瘀、扶正祛邪等作用，使失去平衡的脏腑阴阳得以重新调整和改善，从而促进肌体功能的恢复，达到治病的目的。中医的内病外治理论不仅拓宽了外治法治疗病种的范围，更重要的是为中药透皮制剂的飞跃发展奠定了坚实的理论基础。

膏贴疗法是中医内病外治法具体定型代表。黑膏药是最早的膏药，在我国已有1600年的发展历史，是我国内病外治方面具有突出疗效的精华，为人类治疗疾病方面曾做出突出贡献。黑膏药的基质系植物油和黄丹经高温炼制而成的铅硬膏，一般呈黑色或褐色。虽然国内学者报道了许多对其工艺改革的研究，但终因其生产时，对操作工人身体有害，环境污染以及中药在高温油炸时，某些成分遭破坏，使用时，要先预热，污染衣服等缺陷，早已被中药橡皮膏所代替。

随着国内外高分子工业的迅速发展，国外已有100年历史的橡皮膏已被古老巴布剂所代替。我国的橡皮膏经历了从橡皮膏的汽油溶剂法改为不用汽油的无溶剂展涂法（热压法）后也开始应用甲丙烯酸的共聚物、丙烯酸酯、丙烯酸钠等配方成高分子基质。这种高分子基质膏药与橡皮膏、古老巴布剂相比，具有载药量大，生物利用度高，敷贴舒服，剥离方便，自然透气，保湿性好，对皮肤无过敏、刺激等副作用，生产设备占地面积小，对环境无污染，劳动生产率高，挥发性药物在生产过程中损失小等优点。

21世纪我国的橡皮膏中的天然橡胶和松香已由高分子基质所代替，国外古老巴布剂的基质，也由高分子基质所代替，一场由高分子基质代替天然基质的变革已经到来，透皮制剂诞生了。

在临床中发现，许多药物对皮肤渗透性不强，其主要障碍来自皮肤的角质层，国外已尝试使用透皮吸收促进剂克服这种障碍，从而产生了经皮给药系统（trandermal therapeutic system TTS）。它是指在经皮肤给药后，药物迅速穿透皮肤，进入血液循环而起全身治疗作用的控释剂。因而透皮促进剂的研究成为透皮制剂的首要问题。国外，70—80年代初二甲基亚砜（DMSO）被广泛作为渗透促进剂，后来发现DMSO对皮肤有一定的刺激作用及毒性，应用受到限制，为此，出现了许多其他的透皮促进剂：丙二醇、吡咯烷酮、酰胺、氮酮（AZONE）等。最终以氮酮（又称月桂氮卓酮）为最好。随着国外合成渗透促进剂研究的发展的同时，我国从中药宝库中寻找透皮吸收促进剂也正日益引起人们的重视，并进行研究。

中药透皮促进剂有薄荷醇、冰片、樟脑、薄荷脑、桉叶油、冬青油等，并用药理实验对薄荷醇和氮酮促透作用进行了比较，结果发现，薄荷醇的促透作用强于氮酮，而两药合用时的促透作用并不比分别使用时的促透效果好，在合用浓度较高时，甚至表现为促透作用降低。薄荷醇本身具有止痒、止痛作用而广泛加于皮肤外用制剂中，能起到治疗和促透的双重作用。

我国对中药透皮吸收促进剂的研究已取得了满意的成果。中药透皮吸收促进剂正以它起效快、效果好、副作用小、成本低，同时本身也具有治疗作用等优点胜过国外合成的透皮促进剂，为中药透皮制剂速效奠定了物质基础。中药透皮制剂的药物吸收有三个步骤：一是释放，指药物从基质中释放出来扩散到皮肤或贴膜上，起到保护皮肤的作用。二是穿透，指药物透过表皮进入内皮，起到药贴处的局部治疗作用。三是吸收，指药物透入皮肤与黏膜接触后，通过血管或淋巴管进入体循环而产生全身作用。

膏药在长期的临床实践中主要用于治疗风湿性关节炎、软组织损伤等，主要在"镇痛"上体现疗效。随着医学的发展，高分子工业的发展，膏药的基质从黑膏药基质提升到高分子配方基质，并与磁疗、红外发热相结合，在药物上采用纳米技术和半仿生提取法相结合，富集有效活性成分，加入中药透皮促进剂，形成了中药透皮制剂体系特色。从此治病的领域拓宽，现已渗透到心血管系统病、糖尿病、肿瘤、胃肠疾病、肝胆疾病、呼吸系统病、神经科、妇科、儿科、男性科、不孕症等。

根据中医"痛则不通""通则不痛""寒则凝，温则通"以及经络学理论，一般采用疏通气机、活血化瘀、芳香温通的药物为主，敷贴于与"心经"有关的穴位上，能较好地缓解或消除心绞痛等症状，使心电图也有一定的改善。

姜氏等将黄连解毒汤制成透皮制剂经载体生物学方法实验证明，黄连解毒汤可经透皮吸收，并对体内寄生的G+、G-球菌有明显抑制作用；黄连解毒汤透皮吸收对动物急性细菌性感染有一定生存保护作用。

近年来，根据"理气化瘀、破瘀散结、扶正固本"的原则，临床采用内病外治、选穴位贴药的方法开展对癌症疼痛的外治法研究并收到了满意的疗效。

心血管病：降压贴、理糖贴、糖可贴、冠心止痛膏、脐效冠心膏；男性科：前列康贴；妇科：乳康贴、乳宁贴、痛经一贴舒；儿科：天启宝宝厌食贴、小儿消食厌食贴、小儿暖脐膏、宝宝一贴灵、一贴凉；神经科：明龙失眠贴、失眠安贴、失眠贴；不孕症：龙凤贴；癌症：贴之消、保民癌痛贴；结石症：雪莲胆石贴；咳喘病：咳喘贴、止咳平喘贴；咽喉病：咽贴舒；骨质增生：骨刺贴；静脉炎：静脉炎贴；感冒：感冒一贴安。三伏贴冬病夏治。

中药透皮制剂已经完成了自身的提高，突破仅治关节炎、风湿痛的局限，进入内治法的许多领域并取得可喜的成果。中药透皮制剂在中医内病外治的理论指导下发展，中药透皮制剂是中医内病外治理论的最佳具体体现，在中药制剂现代化发展战略中占有重要地位和特殊作用。

据文献报道，自 70 年代后期起，日本的成型巴布剂每年以 10% 的速度递增，现在的销售额已达到 400 亿日元。1993—1997 年在全球各类制剂的销售平均增长率中，透皮制剂为 20.7%，位居榜首，其他各类制剂的增长为 0.5%~8.4%，据经济专家预测，1997—2003 年，全球其他各类制剂年均增长率为 0.7%~4.4%，而透皮制剂为 17.8%，仍遥遥领先于其他制剂。由此可见，透皮制剂产品有着其他制剂不可替代的功能优势和广阔的市场前景。医药界人士公认透皮制剂是 21 世纪最具活力的高速增长的医药产业。

我国从 1982 年开始，不到 20 年时间，就完成了发达国家用了十几年，甚至上百年才完成的人口年龄结构从成年型向老年型的转变，我国已进入老龄化社会。据有关统计，由于多种原因引起的关节肌肉疼痛和骨质增生发病率高达 10%。其主要患病人群为中老年人，在中老年人中 50% 的人都有不同程度的颈肩腰腿疼痛及骨质增生症状，严重地影响其正常的生活和工作。

中医药源于自然，是生命与世界最完美的融合。中医处方经历了五千年历史岁月的临床验证，从百余部历代医学著作中收集到的至今还用于临床的膏药处方就有 1.4 万余方。我国已掌握了以高分子为基质的透皮制剂技术，就其特点来看完全可以与国外透皮制剂相媲美。本着"继承不泥古，发扬不离宗"的原则，将筛选出许多疗效好的处方。随着回归自然潮流的涌起，国际市场对天然药物的需求日益增加，并以年 10% 的速度递增。各国竞相采用现代技术研究开发传统中药，抢占国际天然药物市场。这为我国中药透皮制剂开拓国际市场提供了机遇。以中医内病外治为理论基础的中药透皮制剂在 21 世纪必将获得很大的发展。

# 附录篇：

# 附件一 《中国的中医药》白皮书（全文）

# 前　言

人类在漫长发展进程中创造了丰富多彩的世界文明，中华文明是世界文明多样性、多元化的重要组成部分。中医药作为中华文明的杰出代表，是中国各族人民在几千年生产生活实践和与疾病做斗争中逐步形成并不断丰富发展的医学科学，不仅为中华民族繁衍昌盛做出了卓越贡献，也对世界文明进步产生了积极影响。

中医药在历史发展进程中，兼容并蓄、创新开放，形成了独特的生命观、健康观、疾病观、防治观，实现了自然科学与人文科学的融合和统一，蕴含了中华民族深邃的哲学思想。随着人们健康观念变化和医学模式转变，中医药越来越显示出独特价值。

新中国成立以来，中国高度重视和大力支持中医药发展。中医药与西医药优势互补，相互促进，共同维护和增进民众健康，已经成为中国特色医药卫生与健康事业的重要特征和显著优势。

一、中医药的历史发展

1. 中医药历史发展脉络

在远古时代，中华民族的祖先发现了一些动植物可以解除病痛，积累了一些用药知识。随着人类的进化，开始有目的地寻找防治疾病的药物和方法，所谓"神农尝百草""药食同源"，就是当时的真实写照。夏代（约前2070—前1600）酒和商代（前1600—前1046）汤液的发明，为提高用药效果提供了帮助。进入西周时期（前1046—前771），开始有了食医、疾医、疡医、兽医的分工。春秋战国（前770—前221）时期，扁鹊总结前人经验，提出"望、闻、问、切"四诊合参的方法，奠定了中医临床诊断和治疗的基础。秦汉时期（前221—公元220）的中医典籍《黄帝内经》，系统论述了人的生理、病理、疾病以及"治未病"和疾病治疗的原则及方法，确立了中医学的思维模式，标志着从单纯的临床经验积累发展到了系统理论总结阶段，形成了中医药理论体系框架。东汉时期，张仲景的《伤寒杂病论》，提出了外感热病（包括瘟疫等传染病）的诊治原则和方法，论述了内伤杂病的病因、病证、诊法、治疗、预防等辨证规律和原则，确立了辨证论治的理论和方法体系。同时期的《神农本草经》，概括论述了君臣佐使、七情合和、四气五味等药物配伍和药性理论，对于合理处方、安全用药、提高疗效具有十分重要的指导作用，为中药学理论体系的形成与发展奠定了基础。东汉末年，华佗创制了麻醉剂"麻沸散"，开创了麻醉药用于外科手术的先河。西晋时期（265—317），皇甫谧的《针灸甲乙经》，系统论述了有关脏腑、经络等理论，初步形成了经络、针灸理论。唐代（618—907），孙思邈提出的"大医精诚"，体现了中医对医道精微、心怀至诚、言行诚谨的追求，是中华民族高尚的道德情操和卓越的文明智慧在中医药中的集中体现，是中医药文化的核心价值理念。明代（1368—1644），李时珍的《本草纲目》，在世界上首次对药用植物进行了科学分类，创新发展了中药学的理论和实践，是一部药物学和博物学巨著。清代（1644—1911），叶天士的《温热论》，提出了温病和时疫的防治原则及方法，形成了中医药防治瘟疫（传染病）的理论和实践体系。清代中期以来，特别是民国时期，随着西方医学的传入，一些学者开始探索中西医药学汇通、融合。

2. 中医药特点

在数千年的发展过程中，中医药不断吸收和融合各个时期先进的科学技术和人文思想，不断创新发展，理论体系日趋完善，技术方法更加丰富，形成了鲜明的特点。

第一，重视整体。中医认为人与自然、人与社会是一个相互联系、不可分割的统一体，人体内部也是一个有机的整体。重视自然环境和社会环境对健康与疾病的影响，认为精神与形体密不可分，强调生理和心理的协同关系，重视生理与心理在健康与疾病中的相互影响。

第二，注重"平"与"和"。中医强调和谐对健康具有重要作用，认为人的健康在于各脏腑功能和谐协调，情志表达适度中和，并能顺应不同环境的变化，其根本在于阴阳的动态平衡。疾病的发生，其根本是在内、外因素作用下，人的整体功能失去动态平衡。维护健康就是维护人的整体功能动态平衡，治疗疾病就是使失去动态平衡的整体功能恢复到协调与和谐状态。

第三，强调个体化。中医诊疗强调因人、因时、因地制宜，体现为"辨证论治"。"辨证"，就是将四诊（望、闻、问、切）所采集的症状、体征等个体信息，通过分析、综合，判断为某种证候。"论治"，就是根据辨证结果确定相应治疗方法。中医诊疗着眼于"病的人"而不仅是"人的病"，着眼于调整致病因子作用于人体后整体功能失调的状态。

第四，突出"治未病"。中医"治未病"核心体现在"预防为主"，重在"未病先防、既病防变、瘥后防复"。中医强调生活方式和健康有着密切关系，主张以养生为要务，认为可通过情志调摄、劳逸适度、膳食合理、起居有常等，也可根据不同体质或状态给予适当干预，以养神健体，培育正气，提高抗邪能力，从而达到保健和防病作用。

第五，使用简便。中医诊断主要由医生自主通过望、闻、问、切等方法收集患者资料，不依赖于各种复杂的仪器设备。中医干预既有药物，也有针灸、推拿、拔罐、刮痧等非药物疗法。许多非药物疗法不需要复杂器具，其所需器具（如小夹板、刮痧板、火罐等）往往可以就地取材，易于推广使用。

3. 中医药的历史贡献

中医药是中华优秀传统文化的重要组成部分和典型代表，强调"道法自然、天人合一"，"阴阳平衡、调和致中"，"以人为本、悬壶济世"，体现了中华文化的内核。中医药还提倡"三因制宜、辨证论治"，"固本培元、壮筋续骨"，"大医精诚、仁心仁术"，更丰富了中华文化内涵，为中华民族认识和改造世界提供了有益启迪。

中医药作为中华民族原创的医学科学，从宏观、系统、整体角度揭示人的健康和疾病的发生发展规律，体现了中华民族的认知方式，深深地融入民众的生产生活实践中，形成了独具特色的健康文化和实践，成为人们治病祛疾、强身健体、延年益寿的重要手段，维护着民众健康。从历史上看，中华民族屡经天灾、战乱和瘟疫，却能一次次转危为安，人口不断增加、文明得以传承，中医药做出了重大贡献。

中医药发祥于中华大地，在不断汲取世界文明成果、丰富发展自己的同时，也逐步传播到世界各地。早在秦汉时期，中医药就传播到周边国家，并对这些国家的传统医药产生重大影响。预防天花的种痘技术，在明清时代就传遍世界。《本草纲目》被翻译成多种文字广为流传，达尔文称之为"中国古代的百科全书"。针灸的神奇疗效引发全球持续的"针灸热"。抗疟药物"青蒿素"的发明，拯救了全球特别是发展中国家数百万人的生命。同时，乳香、没药等南药的广泛引进，丰富了中医药的治疗手段。

二、中国发展中医药的政策措施

中国高度重视中医药事业发展。新中国成立初期，把"团结中西医"作为三大卫生工作方针之一，确立了中医药应有的地位和作用。1978年，中共中央转发卫生部《关于认真贯彻党的中医政策，解决中医队伍后继乏人问题的报告》，并在人、财、物等方面给予大力支持，有力地推动了中医药事业发展。《中华人民共和国宪法》指出，发展现代医药和我国传统医药，保护人民健康。1986年，国务院成立相对独立的中医药管理部门。各省、自治区、直辖市也相继成立中医药管理机构，为中医药发展提供了组织保障。第七届全国人民代表大会第四次会议将"中西医并重"列为新时期中国卫生工作五大方针之一。2003年，国务院颁布实施《中华人民共和国中医药条例》；2009年，国务院颁布实施《关于扶持和促进中医药事业发展的若干意见》，逐步形成了相对完善的中医药政策体系。

中国共产党第十八次全国代表大会以来，党和政府把发展中医药摆上更加重要的位置，做出一系列重大决策部署。在全国卫生与健康大会上，习近平总书记强调，要"着力推动中医药振兴发展"。中国共产党第十八次全国代表大会和十八届五中全会提出"坚持中西医并重""扶持中医药和民族医药事业发展"。2015年，国务院常务会议通过《中医药法（草案）》，并提请全国人大常委会审议，为中医药事业发展提供良好的政策环境和法制保障。2016年，中共中央、国务院印发《"健康中国2030"规划纲要》，作为今后15年推进健康中国建设的行动纲领，提出了一系列振兴中医药发展、服务健康中国建设的任务和举措。国务院印发《中医药发展战略规划纲要（2016—2030年）》，把中医药发展上升为国家战略，对新时期推进中医药事业发展做出系统部署。这些决策部署，描绘了全面振兴中医药、加快医药卫生体制改革、构建中国特色医药卫生体系、推进健康中国建设的宏伟蓝图，中医药事业进入新的历史发展时期。

中国发展中医药的基本原则和主要措施：

坚持以人为本，实现中医药成果人民共享。中医药有很深的群众基础，文化理念易于为人民群众所接受。中医药工作以满足人民群众健康需求为出发点和落脚点，不断扩大中医医疗服务供给，提高基层中医药健康管理水平，推进中医药与社区服务、养老、旅游等融合发展，普及中医药健康知识，倡导健康的生产生活方式，增进人民群众健康福祉，保证人民群众享有安全、有效、方便的中医药服务。

坚持中西医并重，把中医药与西医药摆在同等重要的位置。坚持中医药与西医药在思想认识、法律地位、学术发展和实践应用上的平等地位，健全管理体制，加大财政投入，制定体现中医药自身特点的政策和法规体系，促进中、西医药协调发展，共同为维护和增进人民群众健康服务。

坚持中医与西医相互取长补短、发挥各自优势。坚持中西医相互学习，组织西医学习中医，在中医药高等院校开设现代医学课程，加强高层次中西医结合人才培养。中医医院在完善基本功能基础上，突出特色专科专病建设，推动综合医院、基层医疗卫生机构设置中医药科室，实施基本公共卫生服务中医药项目，促进中医药在基本医疗卫生服务中发挥重要作用。建立健全中医药参与突发公共事件医疗救治和重大传染病防治的机制，发挥中医药独特优势。

坚持继承与创新的辩证统一，既保持特色优势又积极利用现代科学技术。建立名老中医药专家学术思想和临床诊疗经验传承制度，系统挖掘整理中医古典医籍与民间医药知识和技术。建设符合中医药特点的科技创新体系，开展中医药基础理论、诊疗技术、疗效评价等系统研究，组织重大疑难疾病、重大传染病防治的联合攻关和对常见病、多发病、慢性病的中医药防治研究，推动中药新药和中医诊疗仪器、设备研制开发。

坚持统筹兼顾，推进中医药全面协调可持续发展。把中医药医疗、保健、科研、教育、产业、文化作为一个有机整体，统筹规划、协调发展。实施基层服务能力提升工程，健全中医医疗服务体系。实施"治未病"健康工程，发展中医药健康服务。开展国家中医临床研究基地建设，构建中医药防治重大疾病协同创新体系。实施中医药传承与创新人才工程，提升中医药人才队伍素质。推动中药全产业链绿色发展，大力发展非药物疗法。推动中医药产业升级，培育战略性新兴产业。开展"中医中药中国行"活动，弘扬中医药核心价值理念。

坚持政府扶持、各方参与，共同促进中医药事业发展。把中医药作为经济社会发展的重要内容，纳入相关规划、给予资金支持。强化中医药监督管理，实施中医执业医师、医疗机构和中成药准入制度，健全中医药服务和质量安全标准体系。制定优惠政策，充分发挥市场在资源配置中的决定性作用，积极营造平等参与、公平竞争的市场环境，不断激发中医药发展的潜力和活力。鼓励社会捐资支持中医药事业，推动社会力量开办中医药服务机构。

三、中医药的传承与发展

基本建立起覆盖城乡的中医医疗服务体系。在城市，形成以中医（民族医、中西医结合）医院、中医类门诊部和诊所以及综合医院中医类临床科室、社区卫生服务机构为主的城市中医医疗服务网络。在农村，形成由县级中医医院、综合医院（专科医院、妇幼保健院）中医临床科室、乡镇卫生院中医科和村卫生室为主的农村中医医疗服务网络，提供基本中医医疗预防保健服务。截至2015年年底，全国有中医类医院3966所，其中民族医医院253所，中西医结合医院446所。中医类别执业（助理）医师45.2万人（含民族医医师、中西医结合医师）。中医类门诊部、诊所42528个，其中民族医门诊部、诊所550个，中西医结合门诊部、诊所7706个。2015年，全国中医类医疗卫生机构总诊疗人次达9.1亿，全国中医类医疗卫生机构出院人数2691.5万人。中医药除在常见病、多发病、疑难杂症的防治中贡献力量外，在重大疫情防治和突发公共事件医疗救治中也发挥了重要作用。中医、中西医结合治疗传染性非典型肺炎，疗效得到世界卫生组织肯定。中医治疗甲型H1N1流感，取得良好效果，成果引起国际社会关注。同时，中医药在防治艾滋病、手足口病、人感染H7N9禽流感等传染病，以及四川汶川特大地震、甘肃舟曲特大泥石流等突发公共事件医疗救治中，都发挥了独特作用。

中医预防保健服务加快发展。推进中医预防保健服务体系建设，在二级以上中医医院设立"治未病"科室，在基层医疗卫生机构、妇幼保健机构、疗养院等开展"治未病"服务，社会中医养生保健机构发展迅速。推进中医药健康服务发展，开展中医药健康旅游、医养结合。中医药健康管理项目作为单独一类列入国家基本公共卫生服务项目，中医药在公共卫生服务中的潜力和优势正逐步释放，推动卫生发展模式从重疾病治疗向全面健康管理转变。

中医药在医药卫生体制改革中发挥重要作用。在深化医药卫生体制改革中，充分发挥中医药临床疗效确切、预防保健作用独特、治疗方式灵活、费用相对低廉的特色优势，放大了医改的惠民效果，丰富了中国特色基本医疗卫生制度的内涵。中医药以较低的投入，提供了与资源份额相比较高的服务份额，2009 年至 2015 年，中医类医疗机构诊疗服务量占医疗服务总量由 14.3% 上升到 15.7%。2015 年，公立中医类医院比公立医院门诊次均费用低 11.5%，住院人均费用低 24%。

建立起独具特色的中医药人才培养体系。把人才培养作为中医药事业发展的根本，大力发展中医药教育，基本形成院校教育、毕业后教育、继续教育有机衔接，师承教育贯穿始终的中医药人才培养体系，初步建立社区、农村基层中医药实用型人才培养机制，实现从中高职、本科、硕士到博士的中医学、中药学、中西医结合、民族医药等多层次、多学科、多元化教育全覆盖。截至 2015 年年底，全国有高等中医药院校 42 所（其中独立设置的本科中医药院校 25 所），200 余所高等西医药院校或非医药院校设置中医药专业，在校学生总数达 75.2 万人。实施中医药传承与创新人才工程，开展第五批全国名老中医药专家学术经验继承工作，建设了 1016 个全国名老中医药专家传承工作室、200 个全国基层名老中医药专家传承工作室，为 64 个中医学术流派建立传承工作室。开展全国优秀中医临床人才研修、中药特色技术传承骨干人才培训、乡村医生中医药知识技能培训等高层次和基层中医药人才培养项目。124 名中医药传承博士后正在出站考核。探索建立引导优秀人才脱颖而出的褒奖机制，开展了两届国医大师评选，60 位从事中医药、民族医药工作的老专家获得"国医大师"荣誉称号。

中医药科学研究取得积极进展。组织开展 16 个国家级中医临床研究基地建设及中医药防治传染病和慢性非传染性疾病临床科研体系建设，建立了涵盖中医药各学科领域的重点研究室和科研实验室，建设了一批国家工程（技术）研究中心、工程实验室，形成了以独立中医药科研机构、中医药大学、省级以上中医医院为研究主体，综合性大学、综合医院、中药企业等参与的中医药科技创新体系。近年来，有 45 项中医药科研成果获得国家科技奖励，其中科技进步一等奖 5 项。屠呦呦因发现"青蒿素———一种用于治疗疟疾的药物"，荣获 2011 年美国拉斯克临床医学奖和 2015 年诺贝尔生理学或医学奖。因将传统中药的砷剂与西药结合治疗急性早幼粒细胞白血病的疗效明显提高，王振义、陈竺获得第七届圣捷尔吉癌症研究创新成就奖。开展中药资源普查试点工作，并初步建成由 1 个中心平台、28 个省级中心、65 个监测站组成的中药资源动态监测信息和技术服务体系，以及 16 个中药材种子种苗繁育基地和 2 个种质资源库。组织开展民族医药文献整理与适宜技术筛选推广工作，涉及 150 部重要民族医药文献、140 项适宜技术。这些科研成果的转化应用，为提高临床疗效、保障中药质量、促进中药产业健康发展提供了支撑。

中药产业快速发展。颁布实施一系列加强野生中药资源保护的法律法规，建立一批国家级或地方性的自然保护区，开展珍稀濒危中药资源保护研究，部分紧缺或濒危资源已实现人工生产或野生抚育。基本建立了以中医药理论为指导、突出中医药特色、强调临床实践基础、鼓励创新的中药注册管理制度。目前，国产中药民族药约有 6 万个药品批准文号。全国有 2088 家通过药品生产质量管理规范

（GMP）认证的制药企业生产中成药，中药已从丸、散、膏、丹等传统剂型，发展到现在的滴丸、片剂、膜剂、胶囊等40多种剂型，中药产品生产工艺水平有了很大提高，基本建立了以药材生产为基础、工业为主体、商业为纽带的现代中药产业体系。2015年中药工业总产值7866亿元，占医药产业规模的28.55%，成为新的经济增长点；中药材种植成为农村产业结构调整、生态环境改善、农民增收的重要举措；中药产品贸易额保持较快增长，2015年中药出口额达37.2亿美元，显示出巨大的海外市场发展潜力。中药产业逐渐成为国民经济与社会发展中具有独特优势和广阔市场前景的战略性产业。

中医药文化建设迈出新步伐。中国政府重视和保护中医药的文化价值，积极推进中医药传统文化传承体系建设，已有130个中医药类项目列入国家级非物质文化遗产代表性项目名录，"中医针灸"列入联合国教科文组织人类非物质文化遗产代表作名录，《黄帝内经》和《本草纲目》入选世界记忆名录。加强中医药健康知识的宣传普及，持续开展"中医中药中国行"大型科普活动，利用各种媒介和中医药文化宣传教育基地，向公众讲授中医药养生保健、防病治病的基本知识和技能，全社会利用中医药进行自我保健的意识和能力不断增强，促进了公众健康素养提高。

中医药标准化工作取得积极进展。制定实施《中医药标准化中长期发展规划纲要（2011—2020年）》，中医药标准体系初步形成，标准数量达649项，年平均增长率29%。中医、针灸、中药、中西医结合、中药材种子种苗5个全国标准化技术委员会及广东、上海、甘肃等地方中医药标准化技术委员会相继成立。42家中医药标准研究推广基地建设稳步推进，常见病中医诊疗指南和针灸治疗指南临床应用良好。民族医药标准化工作不断推进，常见病诊疗指南的研制有序开展，14项维医诊疗指南和疗效评价标准率先发布，首个地方藏医药标准化技术委员会在西藏自治区成立，民族医药机构和人员的标准化工作能力不断提高。

四、中医药国际交流与合作

推动中医药全球发展。中医药已传播到183个国家和地区。据世界卫生组织统计，目前103个会员国认可使用针灸，其中29个设立了传统医学的法律法规，18个将针灸纳入医疗保险体系。中药逐步进入国际医药体系，已在俄罗斯、古巴、越南、新加坡和阿联酋等国以药品形式注册。有30多个国家和地区开办了数百所中医药院校，培养本土化中医药人才。总部设在中国的世界针灸学会联合会有53个国家和地区的194个会员团体，世界中医药学会联合会有67个国家和地区的251个会员团体。中医药已成为中国与东盟、欧盟、非洲、中东欧等地区和组织卫生经贸合作的重要内容，成为中国与世界各国开展人文交流、促进东西方文明交流互鉴的重要内容，成为中国与各国共同维护世界和平、增进人类福祉、建设人类命运共同体的重要载体。

支持国际传统医药发展。中国政府致力于推动国际传统医药发展，与世界卫生组织保持密切合作，为全球传统医学发展做出贡献。中国总结和贡献发展中医药的实践经验，为世界卫生组织于2008年在中国北京成功举办首届传统医学大会并形成《北京宣言》发挥了重要作用。在中国政府的倡议下，第62届、67届世界卫生大会两次通过《传统医学决议》，并敦促成员国实施《世卫组织传统医学战略（2014—2023年）》。目前，中国政府与相关国家和国际组织签订中医药合作协议86个，中国政府已经支持在海外建立了10个中医药中心。

促进国际中医药规范管理。为促进中医药在全球范围内的规范发展，保障安全、有效、合理应用，中国推动在国际标准化组织（ISO）成立中医药技术委员会（ISO/TC249），秘书处设在中国上海，目前已发布一批中医药国际标准。在中国推动下，世界卫生组织将以中医药为主体的传统医学纳入新版国际疾病分类（ICD-11）。积极推动传统药监督管理国际交流与合作，保障传统药安全有效。

开展中医药对外援助。中国在致力于自身发展的同时，坚持向发展中国家提供力所能及的援助，承担相应国际义务。目前，中国已向亚洲、非洲、拉丁美洲的70多个国家派遣了医疗队，基本上每个医疗队中都有中医药人员，约占医务人员总数的10%。在非洲国家启动建设中国中医中心，在科威特、阿尔及利亚、突尼斯、摩洛哥、马耳他、纳米比亚等国家还设有专门的中医医疗队（点）。截至目前，中国政府在海外支持建立了10个中医药中心。近年来，中国加强在发展中国家特别是非洲国家开展艾滋病、疟疾等疾病防治，先后派出中医技术人员400余名，分赴坦桑尼亚、科摩罗、印度尼西亚等40多个国家。援外医疗队采用中药、针灸、推拿以及中西医结合方法治疗了不少疑难重症，挽救了许多垂危病人的生命，得到受援国政府和人民的充分肯定。

# 结束语

当前，中国经济发展进入新的历史时期，中医药在经济社会发展中的地位和作用愈加重要，已成为独特的卫生资源、潜力巨大的经济资源、具有原创优势的科技资源、优秀的文化资源和重要的生态资源。中医药振兴发展迎来了天时、地利、人和的历史性机遇。

中国将学习借鉴各种现代文明成果，坚持古为今用，推进中医药现代化，切实把中医药继承好、发展好、利用好，努力实现中医药健康养生文化的创造性转化、创新性发展，使之与现代健康理念相融相通，服务于人民健康，服务于健康中国建设。到2020年，实现人人基本享有中医药服务；到2030年，中医药服务领域实现全覆盖。同时，积极推动中医药走向世界，促进中医药等传统医学与现代科学技术的有机结合，探索医疗卫生保健的新模式，服务于世界人民的健康福祉，开创人类社会更加美好的未来，为世界文明发展做出更大贡献。

# 附件二 《关于促进中医药传承创新发展的意见》

## （2019 年 10 月 20 日）

中医药学是中华民族的伟大创造，是中国古代科学的瑰宝，也是打开中华文明宝库的钥匙，为中华民族繁衍生息作出了巨大贡献，对世界文明进步产生了积极影响。党和政府高度重视中医药工作，特别是党的十八大以来，以习近平同志为核心的党中央把中医药工作摆在更加突出的位置，中医药改革发展取得显著成绩。同时也要看到，中西医并重方针仍需全面落实，遵循中医药规律的治理体系亟待健全，中医药发展基础和人才建设还比较薄弱，中药材质量良莠不齐，中医药传承不足、创新不够、作用发挥不充分，迫切需要深入实施中医药法，采取有效措施解决以上问题，切实把中医药这一祖先留给我们的宝贵财富继承好、发展好、利用好。

传承创新发展中医药是新时代中国特色社会主义事业的重要内容，是中华民族伟大复兴的大事，对于坚持中西医并重、打造中医药和西医药相互补充协调发展的中国特色卫生健康发展模式，发挥中医药原创优势、推动我国生命科学实现创新突破，弘扬中华优秀传统文化、增强民族自信和文化自信，促进文明互鉴和民心相通、推动构建人类命运共同体具有重要意义。为深入贯彻习近平新时代中国特色社会主义思想和党的十九大精神，认真落实习近平总书记关于中医药工作的重要论述，促进中医药传承创新发展，现提出如下意见。

一、健全中医药服务体系

（一）加强中医药服务机构建设。发挥中医药整体医学和健康医学优势，建成以国家中医医学中心、区域中医医疗中心为龙头，各级各类中医医疗机构和其他医疗机构中医科室为骨干，基层医疗卫生机构为基础，融预防保健、疾病治疗和康复于一体的中医药服务体系，提供覆盖全民和全生命周期的中医药服务。遵循中医药发展规律，规范中医医院科室设置，修订中医医院设置和建设标准，健全评价和绩效考核制度，强化以中医药服务为主的办院模式和服务功能，建立健全体现中医药特点的现代医院管理制度。大力发展中医诊所、门诊部和特色专科医院，鼓励连锁经营。提供中医养生保健服务的企业登记经营范围使用"中医养生保健服务（非医疗）"规范表述。到 2022 年，基本实现县办中医医疗机构全覆盖，力争实现全部社区卫生服务中心和乡镇卫生院设置中医馆、配备中医医师。

（二）筑牢基层中医药服务阵地。扩大农村订单定向免费培养中医专业医学生规模，在全科医生特设岗位计划中积极招收中医医师，鼓励实行中医药人员"县管乡用"，鼓励退休中医医师到基层提供服务，放宽长期服务基层的中医医师职称晋升条件。健全全科医生和乡村医生中医药知识与技能培训机制。支持中医医院牵头组建医疗联合体。各级中医医院要加强对基层中医药服务的指导。

（三）以信息化支撑服务体系建设。实施"互联网＋中医药健康服务"行动，建立以中医电子病历、电子处方等为重点的基础数据库，鼓励依托医疗机构发展互联网中医医院，开发中医智能辅助诊疗系统，推动开展线上线下一体化服务和远程医疗服务。依托现有资源建设国家和省级中医药数据中心。加快建立国家中医药综合统计制度。健全中医药综合监管信息系统，综合运用抽查抽检、定点监测、违法失信惩戒等手段，实现精准高效监管。

二、发挥中医药在维护和促进人民健康中的独特作用

（四）彰显中医药在疾病治疗中的优势。加强中医优势专科建设，做优做强骨伤、肛肠、儿科、皮科、妇科、针灸、推拿以及心脑血管病、肾病、周围血管病等专科专病，及时总结形成诊疗方案，巩固扩大优势，带动特色发展。加快中医药循证医学中心建设，用 3 年左右时间，筛选 50 个中医治疗优势病种和 100 项适宜技术、100 个疗效独特的中药品种，及时向社会发布。聚焦癌症、心脑血管病、糖尿病、感染性疾病、老年痴呆和抗生素耐药问题等，开展中西医协同攻关，到 2022 年形成并推广 50 个左右中西医结合诊疗方案。建立综合医院、专科医院中西医会诊制度，将中医纳入多学科会诊体系。建立有效机制，更好发挥中医药在流感等新发突发传染病防治和公共卫生事件应急处置中的作用。

（五）强化中医药在疾病预防中的作用。结合实施健康中国行动，促进中医治未病健康工程升级。在国家基本公共卫生服务项目中丰富中医治未病内容，鼓励家庭医生提供中医治未病签约服务，到 2022 年在重点人群和慢性病患者中推广 20 个中医治未病干预方案。大力普及中医养生保健知识和太极拳、健身气功（如八段锦）等养生保健方法，推广体现中医治未病理念的健康工作和生活方式。

（六）提升中医药特色康复能力。促进中医药、中华传统体育与现代康复技术融合，发展中国特色康复医学。实施中医药康复服务能力提升工程。依托现有资源布局一批中医康复中心，加强中医医院康复科建设，在其他医院推广中医康复技术。针对心脑血管病、糖尿病等慢性病和伤残等，制定推广一批中医康复方案，推动研发一批中医康复器具。大力开展培训，推动中医康复技术进社区、进家庭、进机构。

三、大力推动中药质量提升和产业高质量发展

（七）加强中药材质量控制。强化中药材道地产区环境保护，修订中药材生产质量管理规范，推行中药材生态种植、野生抚育和仿生栽培。加强珍稀濒危野生药用动植物保护，支持珍稀濒危中药材替代品的研究和开发利用。严格农药、化肥、植物生长调节剂等使用管理，分区域、分品种完善中药材农药残留、重金属限量标准。制定中药材种子种苗管理办法。规划道地药材基地建设，引导资源要素向道地产区汇集，推进规模化、规范化种植。探索制定实施中药材生产质量管理规范的激励政策。倡导中医药企业自建或以订单形式联建稳定的中药材生产基地，评定一批国家、省级道地药材良种繁育和生态种植基地。健全中药材第三方质量检测体系。加强中药材交易市场监管。深入实施中药材产业扶贫行动。到 2022 年，基本建立道地药材生产技术标准体系、等级评价制度。

（八）促进中药饮片和中成药质量提升。加快修订《中华人民共和国药典》中药标准（一部），由国务院药品监督管理部门会同中医药主管部门组织专家承担有关工作，建立最严谨标准。健全中药饮片标准体系，制定实施全国中药饮片炮制规范。改善市场竞争环境，促进中药饮片优质优价。加强中成药质量控制，促进现代信息技术在中药生产中的应用，提高智能制造水平。探索建立以临床价值为导向的评估路径，综合运用循证医学等方法，加大中成药上市后评价工作力度，建立与公立医院药品采购、基本药物遴选、医保目录调整等联动机制，促进产业升级和结构调整。

（九）改革完善中药注册管理。建立健全符合中医药特点的中药安全、疗效评价方法和技术标准。及时完善中药注册分类，制定中药审评审批管理规定，实施基于临床价值的优先审评审批制度。加快构建中医药理论、人用经验和临床试验相结合的中药注册审评证据体系，优化基于古代经典名方、名老中医方、医疗机构制剂等具有人用经验的中药新药审评技术要求，加快中药新药审批。鼓励运用新技术新工艺以及体现临床应用优势的新剂型改进已上市中药品种，优化已上市中药变更技术要求。优化和规范医疗机构中药制剂备案管理。国务院中医药主管部门、药品监督管理部门要牵头组织制定古代经典名方目录中收载方剂的关键信息考证意见。

（十）加强中药质量安全监管。以中药饮片监管为抓手，向上下游延伸，落实中药生产企业主体责任，建立多部门协同监管机制，探索建立中药材、中药饮片、中成药生产流通使用全过程追溯体系，用5年左右时间，逐步实现中药重点品种来源可查、去向可追、责任可究。强化中成药质量监管及合理使用，加强上市产品市场抽检，严厉打击中成药非法添加化学品违法行为。加强中药注射剂不良反应监测。推进中药企业诚信体系建设，将其纳入全国信用信息共享平台和国家企业信用信息公示系统，加大失信联合惩戒力度。完善中药质量安全监管法律制度，加大对制假制劣行为的责任追究力度。

四、加强中医药人才队伍建设

（十一）改革人才培养模式。强化中医思维培养，改革中医药院校教育，调整优化学科专业结构，强化中医药专业主体地位，提高中医类专业经典课程比重，开展中医药经典能力等级考试，建立早跟师、早临床学习制度。加大省部局共建中医药院校投入力度。将中医课程列入临床医学类专业必修课，提高临床类别医师中医药知识和技能水平。完善中医医师规范化培训模式。改革完善中西医结合教育，培养高层次中西医结合人才。鼓励西医学习中医，允许临床类别医师通过考核后提供中医服务，参加中西医结合职称评聘。允许中西医结合专业人员参加临床类别全科医生规范化培训。

（十二）优化人才成长途径。通过学科专科建设、重大科研平台建设和重大项目实施等，培养造就一批高水平中医临床人才和多学科交叉的中医药创新型领军人才，支持组建一批高层次创新团队。支持中医药院校与其他高等学校联合培养高层次复合型中医药人才。建立高年资中医医师带徒制度，与职称评审、评优评先等挂钩。制定中医师承教育管理办法。经国务院中医药主管部门认可的师承教育继承人，符合条件者可按同等学力申请中医专业学位。大力培养中药材种植、中药炮制、中医药健康服务等技术技能人才。完善确有专长人员考核办法，加大中医（专长）医师培训力度，支持中医医院设置中医（专长）医师岗位，促进民间特色技术疗法的传承发展。

（十三）健全人才评价激励机制。落实允许医疗卫生机构突破现行事业单位工资调控水平、允许医疗服务收入扣除成本并按规定提取各项基金后主要用于人员奖励的要求，完善公立中医医疗机构薪酬制度。改革完善中医药职称评聘制度，注重业务能力和工作实绩，克服唯学历、唯资历、唯论文等倾向。国家重大人才工程、院士评选等加大对中医药人才的支持力度，研究在中国工程院医药卫生学部单设中医药组。研究建立中医药人才表彰奖励制度，加强国家中医药传承创新表彰，建立中医药行业表彰长效机制，注重发现和推介中青年骨干人才和传承人。各种表彰奖励评选向基层一线和艰苦地区倾斜。

五、促进中医药传承与开放创新发展

（十四）挖掘和传承中医药宝库中的精华精髓。加强典籍研究利用，编撰中华医藏，制定中医药典籍、技术和方药名录，建立国家中医药古籍和传统知识数字图书馆，研究制定中医药传统知识保护条例。加快推进活态传承，完善学术传承制度，加强名老中医学术经验、老药工传统技艺传承，实现数字化、影像化记录。收集筛选民间中医药验方、秘方和技法，建立合作开发和利益分享机制。推进中医药博物馆事业发展，实施中医药文化传播行动，把中医药文化贯穿国民教育始终，中小学进一步丰富中医药文化教育，使中医药成为群众促进健康的文化自觉。

（十五）加快推进中医药科研和创新。围绕国家战略需求及中医药重大科学问题，建立多学科融合的科研平台。在中医药重点领域建设国家重点实验室，建立一批国家临床医学研究中心、国家工程研究中心和技术创新中心。在中央财政科技计划（专项、基金等）框架下，研究设立国家中医药科技研发专项、关键技术装备重大专项和国际大科学计划，深化基础理论、诊疗规律、作用机理研究和诠释，开展防治重大、难治、罕见疾病和新发突发传染病等临床研究，加快中药新药创制研究，研发一批先进的中医器械和中药制药设备。支持鼓励儿童用中成药创新研发。研究实施科技创新工程。支持企业、医疗机构、高等学校、科研机构等协同创新，以产业链、服务链布局创新链，完善中医药产学研一体化创新模式。加强中医药产业知识产权保护和运用。健全赋予中医药科研机构和人员更大自主权的管理制度，建立知识产权和科技成果转化权益保障机制。改革完善中医药科研组织、验收和评价体系，避免简单套用相关科研评价方法。突出中医药特点和发展需求，建立科技主管部门与中医药主管部门协同联动的中医药科研规划和管理机制。

（十六）推动中医药开放发展。将中医药纳入构建人类命运共同体和"一带一路"国际合作重要内容，实施中医药国际合作专项。推动中医中药国际标准制定，积极参与国际传统医学相关规则制定。推动中医药文化海外传播。大力发展中医药服务贸易。鼓励社会力量建设一批高质量中医药海外中心、国际合作基地和服务出口基地。研究推动现有中药交易平台稳步开展国际交易。打造粤港澳大湾区中医药高地。加强与台湾地区中医药交流合作，促进两岸中医药融合发展。

六、改革完善中医药管理体制机制

（十七）完善中医药价格和医保政策。以临床价值为导向，以中医优势服务、特色服务为重点，加大政策支持力度，完善医疗服务价格形成机制。医疗服务价格调整时重点考虑中医等体现医务人员技术劳务价值的医疗服务价格。健全符合中医药特点的医保支付方式。完善与国际疾病分类相衔接的中医病证分类等编码体系。分批遴选中医优势明显、治疗路径清晰、费用明确的病种实施按病种付费，合理确定付费标准。通过对部分慢性病病种等实行按人头付费、完善相关技术规范等方式，鼓励引导基层医疗卫生机构提供适宜的中医药服务。及时将符合条件的中医医疗机构纳入医保定点医疗机构。积极将适宜的中医医疗服务项目和中药按规定纳入医保范围。鼓励商业保险机构开发中医治未病等保险产品。研究取消中药饮片加成相关工作。

（十八）完善投入保障机制。建立持续稳定的中医药发展多元投入机制，在卫生健康投入中统筹安排中医药事业发展经费并加大支持力度。加大对中医药事业发展投资力度，改善中医医院办院条件，扩大优质服务供给。切实保障公立中医医院投入责任落实。鼓励地方设立政府引导、社会资本参与、市场化运作的中医药发展基金。引导商业保险机构投资中医药服务产业。

（十九）健全中医药管理体制。完善中医药工作跨部门协调机制，强化国务院中医药工作部际联席会议办公室统筹职能，协调做好中药发展规划、标准制定、质量管理等工作，促进中医中药协调发展。各级卫生健康、药品监督管理等各相关部门要坚持中西医并重，制定实施中医药相关政策措施要充分听取并吸纳中医药主管部门意见。完善中医药服务监管机制。依据中医药法有关规定建立健全中医药管理体系，省市县都要明确承担中医药管理职能的机构，合理配置人员力量。

（二十）加强组织实施。地方各级党委和政府要结合实际制定落实举措，将本意见实施情况纳入党委和政府绩效考核。围绕以较低费用取得较大健康收益目标，规划建设一批国家中医药综合改革示范区，鼓励在服务模式、产业发展、质量监管等方面先行先试。推动中央主要新闻单位、重点新闻网站等各类媒体加大对中医药文化宣传力度，加强和规范中医药防病治病知识传播普及，营造珍视、热爱、发展中医药的社会氛围。

进一步加强军队中医药工作，大力开展新时代军事卫勤新型中医诊疗装备研发和新药物、新疗法挖掘创新工作，持续深化基层部队中医药服务能力提升工程，提高军队中医药整体保障水平。

少数民族医药是中医药的重要组成部分，有关地方可根据本意见，制定和完善促进本地区少数民族医药发展的相关政策举措。

# 附件三 《中医药发展战略规划纲要（2016—2030 年）》的通知

## 国发〔2016〕15 号

### 中医药发展战略规划纲要（2016—2030 年）

中医药作为我国独特的卫生资源、潜力巨大的经济资源、具有原创优势的科技资源、优秀的文化资源和重要的生态资源，在经济社会发展中发挥着重要作用。随着我国新型工业化、信息化、城镇化、农业现代化深入发展，人口老龄化进程加快，健康服务业蓬勃发展，人民群众对中医药服务的需求越来越旺盛，迫切需要继承、发展、利用好中医药，充分发挥中医药在深化医药卫生体制改革中的作用，造福人类健康。为明确未来十五年我国中医药发展方向和工作重点，促进中医药事业健康发展，制定本规划纲要。

一、基本形势

新中国成立后特别是改革开放以来，党中央、国务院高度重视中医药工作，制定了一系列政策措施，推动中医药事业发展取得了显著成就。中医药总体规模不断扩大，发展水平和服务能力逐步提高，初步形成了医疗、保健、科研、教育、产业、文化整体发展新格局，对经济社会发展贡献度明显提升。截至 2014 年年底，全国共有中医类医院（包括中医、中西医结合、民族医医院，下同）3732 所，中医类医院床位 75.5 万张，中医类执业（助理）医师 39.8 万人，2014 年中医类医院总诊疗人次 5.31 亿。中医药在常见病、多发病、慢性病及疑难病症、重大传染病防治中的作用得到进一步彰显，得到国际社会广泛认可。2014 年中药生产企业达到 3813 家，中药工业总产值 7302 亿元。中医药已经传播到 183 个国家和地区。

另一方面，我国中医药资源总量仍然不足，中医药服务领域出现萎缩现象，基层中医药服务能力薄弱，发展规模和水平还不能满足人民群众健康需求；中医药高层次人才缺乏，继承不足、创新不够；中药产业集中度低，野生中药材资源破坏严重，部分中药材品质下降，影响中医药可持续发展；适应中医药发展规律的法律政策体系有待健全；中医药走向世界面临制约和壁垒，国际竞争力有待进一步提升；中医药治理体系和治理能力现代化水平亟待提高，迫切需要加强顶层设计和统筹规划。

当前，我国进入全面建成小康社会决胜阶段，满足人民群众对简便验廉的中医药服务需求，迫切需要大力发展健康服务业，拓宽中医药服务领域。深化医药卫生体制改革，加快推进健康中国建设，迫切需要在构建中国特色基本医疗制度中发挥中医药独特作用。适应未来医学从疾病医学向健康医学转变、医学模式从生物医学向生物—心理—社会模式转变的发展趋势，迫切需要继承和发展中医药的绿色健康理念、天人合一的整体观念、辨证施治和综合施治的诊疗模式、运用自然的防治手段和全生命周期的健康服务。促进经济转型升级，培育新的经济增长动能，迫切需要加大对中医药的扶持力度，进一步激发中医药原创优势，促进中医药产业提质增效。传承和弘扬中华优秀传统文化，迫切需要进一步普及和宣传中医药文化知识。实施"走出去"战略，推进"一带一路"建设，迫切需要推动中医药海外创新发展。各地区、各有关部门要正确认识形势，把握机遇，扎实推进中医药事业持续健康发展。

二、指导思想、基本原则和发展目标

（一）指导思想。

认真落实党的十八大和十八届二中、三中、四中、五中全会精神，深入贯彻习近平总书记系列重要讲话精神，紧紧围绕"四个全面"战略布局和党中央、国务院决策部署，牢固树立创新、协调、绿色、开放、共享发展理念，坚持中西医并重，从思想认识、法律地位、学术发展与实践运用上落实中医药与西医药的平等地位，充分遵循中医药自身发展规律，以推进继承创新为主题，以提高中医药发展水平为中心，以完善符合中医药特点的管理体制和政策机制为重点，以增进和维护人民群众健康为目标，拓展中医药服务领域，促进中西医结合，发挥中医药在促进卫生、经济、科技、文化和生态文明发展中的独特作用，统筹推进中医药事业振兴发展，为深化医药卫生体制改革、推进健康中国建设、全面建成小康社会和实现"两个一百年"奋斗目标做出贡献。

（二）基本原则。

坚持以人为本、服务惠民。以满足人民群众中医药健康需求为出发点和落脚点，坚持中医药发展为了人民、中医药成果惠及人民，增进人民健康福祉，保证人民享有安全、有效、方便的中医药服务。

坚持继承创新、突出特色。把继承创新贯穿中医药发展一切工作，正确把握好继承和创新的关系，坚持和发扬中医药特色优势，坚持中医药原创思维，充分利用现代科学技术和方法，推动中医药理论与实践不断发展，推进中医药现代化，在创新中不断形成新特色、新优势，永葆中医药薪火相传。

坚持深化改革、激发活力。改革完善中医药发展体制机制，充分发挥市场在资源配置中的决定性作用，拉动投资消费，推进产业结构调整，更好发挥政府在制定规划、出台政策、引导投入、规范市场等方面的作用，积极营造平等参与、公平竞争的市场环境，不断激发中医药发展的潜力和活力。

坚持统筹兼顾、协调发展。坚持中医与西医相互取长补短，发挥各自优势，促进中西医结合，在开放中发展中医药。统筹兼顾中医药发展各领域、各环节，注重城乡、区域、国内国际中医药发展，促进中医药医疗、保健、科研、教育、产业、文化全面发展，促进中医中药协调发展，不断增强中医药发展的整体性和系统性。

（三）发展目标。

到2020年，实现人人基本享有中医药服务，中医医疗、保健、科研、教育、产业、文化各领域得到全面协调发展，中医药标准化、信息化、产业化、现代化水平不断提高。中医药健康服务能力明显增强，服务领域进一步拓宽，中医医疗服务体系进一步完善，每千人口公立中医类医院床位数达到0.55张，中医药服务可得性、可及性明显改善，有效减轻群众医疗负担，进一步放大医改惠民效果；

中医基础理论研究及重大疾病攻关取得明显进展，中医药防治水平大幅度提高；中医药人才教育培养体系基本建立，凝聚一批学术领先、医术精湛、医德高尚的中医药人才，每千人口卫生机构中医执业类（助理）医师数达到0.4人；中医药产业现代化水平显著提高，中药工业总产值占医药工业总产值30%以上，中医药产业成为国民经济重要支柱之一；中医药对外交流合作更加广泛；符合中医药发展规律的法律体系、标准体系、监督体系和政策体系基本建立，中医药管理体制更加健全。

到2030年，中医药治理体系和治理能力现代化水平显著提升，中医药服务领域实现全覆盖，中医药健康服务能力显著增强，在治未病中的主导作用、在重大疾病治疗中的协同作用、在疾病康复中的核心作用得到充分发挥；中医药科技水平显著提高，基本形成一支由百名国医大师、万名中医名师、百万中医师、千万职业技能人员组成的中医药人才队伍；公民中医健康文化素养大幅度提升；中医药工业智能化水平迈上新台阶，对经济社会发展的贡献率进一步增强，我国在世界传统医药发展中的引领地位更加巩固，实现中医药继承创新发展、统筹协调发展、生态绿色发展、包容开放发展和人民共享发展，为健康中国建设奠定坚实基础。

三、重点任务

（一）切实提高中医医疗服务能力。

1. 完善覆盖城乡的中医医疗服务网络。全面建成以中医类医院为主体、综合医院等其他类别医院中医药科室为骨干、基层医疗卫生机构为基础、中医门诊部和诊所为补充、覆盖城乡的中医医疗服务网络。县级以上地方人民政府要在区域卫生规划中合理配置中医医疗资源，原则上在每个地市级区域、县级区域设置1个市办中医类医院、1个县办中医类医院，在综合医院、妇幼保健机构等非中医类医疗机构设置中医药科室。在乡镇卫生院和社区卫生服务中心建立中医馆、国医堂等中医综合服务区，加强中医药设备配置和中医药人员配备。加强中医医院康复科室建设，支持康复医院设置中医药科室，加强中医康复专业技术人员的配备。

2. 提高中医药防病治病能力。实施中医临床优势培育工程，加强在区域内有影响力、科研实力强的省级或地市级中医医院能力建设。建立中医药参与突发公共事件应急网络和应急救治工作协调机制，提高中医药应急救治和重大传染病防治能力。持续实施基层中医药服务能力提升工程，提高县级中医医院和基层医疗卫生机构中医优势病种诊疗能力、中医药综合服务能力。建立慢性病中医药监测与信息管理制度，推动建立融入中医药内容的社区健康管理模式，开展高危人群中医药健康干预，提升基层中医药健康管理水平。大力发展中医非药物疗法，充分发挥其在常见病、多发病和慢性病防治中的独特作用。建立中医医院与基层医疗卫生机构、疾病预防控制机构分工合作的慢性病综合防治网络和工作机制，加快形成急慢分治的分级诊疗秩序。

3. 促进中西医结合。运用现代科学技术，推进中西医资源整合、优势互补、协同创新。加强中西医结合创新研究平台建设，强化中西医临床协作，开展重大疑难疾病中西医联合攻关，形成独具特色的中西医结合诊疗方案，提高重大疑难疾病、急危重症的临床疗效。探索建立和完善国家重大疑难疾病中西医协作工作机制与模式，提升中西医结合服务能力。积极创造条件建设中西医结合医院。完善中西医结合人才培养政策措施，建立更加完善的西医学习中医制度，鼓励西医离职学习中医，加强高层次中西医结合人才培养。

4. 促进民族医药发展。将民族医药发展纳入民族地区和民族自治地方经济社会发展规划，加强民族医医疗机构建设，支持有条件的民族自治地方举办民族医医院，鼓励民族地区各类医疗卫生机构设立民族医药科，鼓励社会力量举办民族医医院和诊所。加强民族医药传承保护、理论研究和文献的抢救与整理。推进民族药标准建设，提高民族药质量，加大开发推广力度，促进民族药产业发展。

5. 放宽中医药服务准入。改革中医医疗执业人员资格准入、执业范围和执业管理制度，根据执业技能探索实行分类管理，对举办中医诊所的，将依法实施备案制管理。改革传统医学师承和确有专长人员执业资格准入制度，允许取得乡村医生执业证书的中医药一技之长人员在乡镇和村开办中医诊所。鼓励社会力量举办连锁中医医疗机构，对社会资本举办只提供传统中医药服务的中医门诊部、诊所，医疗机构设置规划和区域卫生发展规划不做布局限制，支持有资质的中医专业技术人员特别是名老中医开办中医门诊部、诊所，鼓励药品经营企业举办中医坐堂医诊所。保证社会办和政府办中医医疗机构在准入、执业等方面享有同等权利。

6. 推动"互联网+"中医医疗。大力发展中医远程医疗、移动医疗、智慧医疗等新型医疗服务模式。构建集医学影像、检验报告等健康档案于一体的医疗信息共享服务体系，逐步建立跨医院的中医医疗数据共享交换标准体系。探索互联网延伸医嘱、电子处方等网络中医医疗服务应用。利用移动互联网等信息技术提供在线预约诊疗、候诊提醒、划价缴费、诊疗报告查询、药品配送等便捷服务。

（二）大力发展中医养生保健服务。

7. 加快中医养生保健服务体系建设。研究制定促进中医养生保健服务发展的政策措施，支持社会力量举办中医养生保健机构，实现集团化发展或连锁化经营。实施中医治未病健康工程，加强中医医院治未病科室建设，为群众提供中医健康咨询评估、干预调理、随访管理等治未病服务，探索融健康文化、健康管理、健康保险于一体的中医健康保障模式。鼓励中医医院、中医医师为中医养生保健机构提供保健咨询、调理和药膳等技术支持。

8. 提升中医养生保健服务能力。鼓励中医医疗机构、养生保健机构走进机关、学校、企业、社区、乡村和家庭，推广普及中医养生保健知识和易于掌握的理疗、推拿等中医养生保健技术与方法。鼓励中医药机构充分利用生物、仿生、智能等现代科学技术，研发一批保健食品、保健用品和保健器械器材。加快中医治未病技术体系与产业体系建设。推广融入中医治未病理念的健康工作和生活方式。

9. 发展中医药健康养老服务。推动中医药与养老融合发展，促进中医医疗资源进入养老机构、社区和居民家庭。支持养老机构与中医医疗机构合作，建立快速就诊绿色通道，鼓励中医医疗机构面向老年人群开展上门诊视、健康查体、保健咨询等服务。鼓励中医医师在养老机构提供保健咨询和调理服务。鼓励社会资本新建以中医药健康养老为主的护理院、疗养院，探索设立中医药特色医养结合机构，建设一批医养结合示范基地。

10. 发展中医药健康旅游服务。推动中医药健康服务与旅游产业有机融合，发展以中医药文化传播和体验为主题，融中医疗养、康复、养生、文化传播、商务会展、中药材科考与旅游于一体的中医药健康旅游。开发具有地域特色的中医药健康旅游产品和线路，建设一批国家中医药健康旅游示范基地和中医药健康旅游综合体。加强中医药文化旅游商品的开发生产。建立中医药健康旅游标准化体系，推进中医药健康旅游服务标准化和专业化。举办"中国中医药健康旅游年"，支持举办国际性的中医药健康旅游展览、会议和论坛。

（三）扎实推进中医药继承。

11. 加强中医药理论方法继承。实施中医药传承工程，全面系统继承历代各家学术理论、流派及学说，全面系统继承当代名老中医药专家学术思想和临床诊疗经验，总结中医优势病种临床基本诊疗规律。将中医古籍文献的整理纳入国家中华典籍整理工程，开展中医古籍文献资源普查，抢救濒临失传的珍稀与珍贵古籍文献，推动中医古籍数字化，编撰出版《中华医藏》，加强海外中医古籍影印和回归工作。

12. 加强中医药传统知识保护与技术挖掘。建立中医药传统知识保护数据库、保护名录和保护制度。加强中医临床诊疗技术、养生保健技术、康复技术筛选，完善中医医疗技术目录及技术操作规范。加强对传统制药、鉴定、炮制技术及老药工经验的继承应用。开展对中医药民间特色诊疗技术的调查、挖掘整理、研究评价及推广应用。加强对中医药百年老字号的保护。

13. 强化中医药师承教育。建立中医药师承教育培养体系，将师承教育全面融入院校教育、毕业后教育和继续教育。鼓励医疗机构发展师承教育，实现师承教育常态化和制度化。建立传统中医师管理制度。加强名老中医药专家传承工作室建设，吸引、鼓励名老中医药专家和长期服务基层的中医药专家通过师承模式培养多层次的中医药骨干人才。

（四）着力推进中医药创新。

14. 健全中医药协同创新体系。健全以国家和省级中医药科研机构为核心，以高等院校、医疗机构和企业为主体，以中医科学研究基地（平台）为支撑，多学科、跨部门共同参与的中医药协同创新体制机制，完善中医药领域科技布局。统筹利用相关科技计划（专项、基金等），支持中医药相关科技创新工作，促进中医药科技创新能力提升，加快形成自主知识产权，促进创新成果的知识产权化、商品化和产业化。

15. 加强中医药科学研究。运用现代科学技术和传统中医药研究方法，深化中医基础理论、辨证论治方法研究，开展经穴特异性及针灸治疗机理、中药药性理论、方剂配伍理论、中药复方药效物质基础和作用机理等研究，建立概念明确、结构合理的理论框架体系。加强对重大疑难疾病、重大传染病防治的联合攻关和对常见病、多发病、慢性病的中医药防治研究，形成一批防治重大疾病和治未病的重大产品和技术成果。综合运用现代科技手段，开发一批基于中医理论的诊疗仪器与设备。探索适合中药特点的新药开发新模式，推动重大新药创制。鼓励基于经典名方、医疗机构中药制剂等的中药新药研发。针对疾病新的药物靶标，在中药资源中寻找新的候选药物。

16. 完善中医药科研评价体系。建立和完善符合中医药特点的科研评价标准和体系，研究完善有利于中医药创新的激励政策。通过同行评议和引进第三方评估，提高项目管理效率和研究水平。不断提高中医药科研成果转化效率。开展中医临床疗效评价与转化应用研究，建立符合中医药特点的疗效评价体系。

（五）全面提升中药产业发展水平。

17. 加强中药资源保护利用。实施野生中药材资源保护工程，完善中药材资源分级保护、野生中药材物种分级保护制度，建立濒危野生药用动植物保护区、野生中药材资源培育基地和濒危稀缺中药材种植养殖基地，加强珍稀濒危野生药用动植物保护、繁育研究。建立国家级药用动植物种质资源库。建立普查和动态监测相结合的中药材资源调查制度。在国家医药储备中，进一步完善中药材及中药饮片储备。鼓励社会力量投资建立中药材科技园、博物馆和药用动植物园等保育基地。探索荒漠化地区中药材种植生态经济示范区建设。

18. 推进中药材规范化种植养殖。制定中药材主产区种植区域规划。制定国家道地药材目录，加强道地药材良种繁育基地和规范化种植养殖基地建设。促进中药材种植养殖业绿色发展，制定中药材种植养殖、采集、储藏技术标准，加强对中药材种植养殖的科学引导，大力发展中药材种植养殖专业合作社和合作联社，提高规模化、规范化水平。支持发展中药材生产保险。建立完善中药材原产地标记制度。实施贫困地区中药材产业推进行动，引导贫困户以多种方式参与中药材生产，推进精准扶贫。

19. 促进中药工业转型升级。推进中药工业数字化、网络化、智能化建设，加强技术集成和工艺创新，提升中药装备制造水平，加速中药生产工艺、流程的标准化、现代化，提升中药工业知识产权运用能力，逐步形成大型中药企业集团和产业集群。以中药现代化科技产业基地为依托，实施中医药大健康产业科技创业者行动，促进中药一二三产业融合发展。开展中成药上市后再评价，加大中成药二次开发力度，开展大规模、规范化临床试验，培育一批具有国际竞争力的名方大药。开发一批中药制造机械与设备，提高中药制造业技术水平与规模效益。推进实施中药标准化行动计划，构建中药产业全链条的优质产品标准体系。实施中药绿色制造工程，形成门类丰富的新兴绿色产业体系，逐步减少重金属及其化合物等物质的使用量，严格执行《中药类制药工业水污染物排放标准》（GB21906-2008），建立中药绿色制造体系。

20. 构建现代中药材流通体系。制定中药材流通体系建设规划，建设一批道地药材标准化、集约化、规模化和可追溯的初加工与仓储物流中心，与生产企业供应商管理和质量追溯体系紧密相连。发展中药材电子商务。利用大数据加强中药材生产信息搜集、价格动态监测分析和预测预警。实施中药材质量保障工程，建立中药材生产流通全过程质量管理和质量追溯体系，加强第三方检测平台建设。

（六）大力弘扬中医药文化。

21. 繁荣发展中医药文化。大力倡导"大医精诚"理念，强化职业道德建设，形成良好行业风尚。实施中医药健康文化素养提升工程，加强中医药文物设施保护和非物质文化遗产传承，推动更多非药物中医诊疗技术列入联合国教科文组织非物质文化遗产名录和国家级非物质文化遗产目录，使更多古代中医典籍进入世界记忆名录。推动中医药文化国际传播，展示中华文化独特魅力，提升我国文化软实力。

22. 发展中医药文化产业。推动中医药与文化产业融合发展，探索将中医药文化纳入文化产业发展规划。创作一批承载中医药文化的创意产品和文化精品。促进中医药与广播影视、新闻出版、数字出版、动漫游戏、旅游餐饮、体育演艺等有效融合，发展新型文化产品和服务。培育一批知名品牌和企业，提升中医药与文化产业融合发展水平。

（七）积极推动中医药海外发展。

23. 加强中医药对外交流合作。深化与各国政府和世界卫生组织、国际标准化组织等的交流与合作，积极参与国际规则、标准的研究与制订，营造有利于中医药海外发展的国际环境。实施中医药海外发展工程，推动中医药技术、药物、标准和服务走出去，促进国际社会广泛接受中医药。本着政府支持、民间运作、服务当地、互利共赢的原则，探索建设一批中医药海外中心。支持中医药机构全面参与全球中医药各领域合作与竞争，发挥中医药社会组织的作用。在国家援外医疗中进一步增加中医药服务内容。推进多层次的中医药国际教育交流合作，吸引更多的海外留学生来华接受学历教育、非学历教育、短期培训和临床实习，把中医药打造成中外人文交流、民心相通的亮丽名片。

24. 扩大中医药国际贸易。将中医药国际贸易纳入国家对外贸易发展总体战略，构建政策支持体系，突破海外制约中医药对外贸易发展的法律、政策障碍和技术壁垒，加强中医药知识产权国际保护，扩大中医药服务贸易国际市场准入。支持中医药机构参与"一带一路"建设，扩大中医药对外投资和贸易。为中医药服务贸易发展提供全方位公共资源保障。鼓励中医药机构到海外开办中医医院、连锁诊所和中医养生保健机构。扶持中药材海外资源开拓，加强海外中药材生产流通质量管理。鼓励中医药企业走出去，加快打造全产业链服务的跨国公司和知名国际品牌。积极发展入境中医健康旅游，承接中医医疗服务外包，加强中医药服务贸易对外整体宣传和推介。

四、保障措施

（一）健全中医药法律体系。推动颁布并实施中医药法，研究制定配套政策法规和部门规章，推动修订执业医师法、药品管理法和医疗机构管理条例、中药品种保护条例等法律法规，进一步完善中医类别执业医师、中医医疗机构分类和管理、中药审批管理、中医药传统知识保护等领域相关法律规定，构建适应中医药发展需要的法律法规体系。指导地方加强中医药立法工作。

（二）完善中医药标准体系。为保障中医药服务质量安全，实施中医药标准化工程，重点开展中医临床诊疗指南、技术操作规范和疗效评价标准的制定、推广与应用。系统开展中医治未病标准、药膳制作标准和中医药保健品标准等研究制定。健全完善中药质量标准体系，加强中药质量管理，重点强化中药炮制、中药鉴定、中药制剂、中药配方颗粒以及道地药材的标准制定与质量管理。加快中药数字化标准及中药材标本建设。加快国内标准向国际标准转化。加强中医药监督体系建设，建立中医药监督信息数据平台。推进中医药认证管理，发挥社会力量的监督作用。

（三）加大中医药政策扶持力度。落实政府对中医药事业的投入政策。改革中医药价格形成机制，合理确定中医医疗服务收费项目和价格，降低中成药虚高药价，破除以药补医机制。继续实施不取消中药饮片加成政策。在国家基本药物目录中进一步增加中成药品种数量，不断提高国家基本药物中成药质量。地方各级政府要在土地利用总体规划和城乡规划中统筹考虑中医药发展需要，扩大中医医疗、养生保健、中医药健康养老服务等用地供给。

（四）加强中医药人才队伍建设。建立健全院校教育、毕业后教育、继续教育有机衔接以及师承教育贯穿始终的中医药人才培养体系。重点培养中医重点学科、重点专科及中医药临床科研领军人才。加强全科医生人才、基层中医药人才以及民族医药、中西医结合等各类专业技能人才培养。开展临床类别医师和乡村医生中医药知识与技能培训。建立中医药职业技能人员系列，合理设置中医药健康服务技能岗位。深化中医药教育改革，建立中医学专业认证制度，探索适应中医医师执业分类管理的人才培养模式，加强一批中医药重点学科建设，鼓励有条件的民族地区和高等院校开办民族医药专业，开展民族医药研究生教育，打造一批世界一流的中医药名校和学科。健全国医大师评选表彰制度，完善中医药人才评价机制。建立吸引、稳定基层中医药人才的保障和长效激励机制。

（五）推进中医药信息化建设。按照健康医疗大数据应用工作部署，在健康中国云服务计划中，加强中医药大数据应用。加强中医医院信息基础设施建设，完善中医医院信息系统。建立对患者处方真实有效性的网络核查机制，实现与人口健康信息纵向贯通、横向互通。完善中医药信息统计制度建设，建立全国中医药综合统计网络直报体系。

五、组织实施

（一）加强规划组织实施。进一步完善国家中医药工作部际联席会议制度，由国务院领导同志担任召集人。国家中医药工作部际联席会议办公室要强化统筹协调，研究提出中医药发展具体政策措施，协调解决重大问题，加强对政策落实的指导、督促和检查；要会同相关部门抓紧研究制定本规划纲要实施分工方案，规划建设一批国家中医药综合改革试验区，确保各项措施落到实处。地方各级政府要将中医药工作纳入经济社会发展规划，加强组织领导，健全中医药发展统筹协调机制和工作机制，结合实际制定本规划纲要具体实施方案，完善考核评估和监督检查机制。

（二）健全中医药管理体制。按照中医药治理体系和治理能力现代化要求，创新管理模式，建立健全国家、省、市、县级中医药管理体系，进一步完善领导机制，切实加强中医药管理工作。各相关部门要在职责范围内，加强沟通交流、协调配合，形成共同推进中医药发展的工作合力。

（三）营造良好社会氛围。综合运用广播电视、报刊等传统媒体和数字智能终端、移动终端等新型载体，大力弘扬中医药文化知识，宣传中医药在经济社会发展中的重要地位和作用。推动中医药进校园、进社区、进乡村、进家庭，将中医药基础知识纳入中小学传统文化、生理卫生课程，同时充分发挥社会组织作用，形成全社会"信中医、爱中医、用中医"的浓厚氛围和共同发展中医药的良好格局。[1]

解读

未来十五年，中医药的发展方向在哪里？中长期目标如何实现？记者采访了主管部门和有关专家，对此进行梳理。

中医医疗：完善覆盖城乡的中医医疗服务网络

【战略规划】切实提高中医医疗服务能力。完善覆盖城乡的中医医疗服务网络。全面建成以中医类医院为主体、综合医院等其他类别医院中医药科室为骨干、基层医疗卫生机构为基础、中医门诊部和诊所为补充、覆盖城乡的中医医疗服务网络。提高中医药防病治病能力。推动"互联网＋"中医医疗。

【解读】国家中医药管理局副局长于文明指出，规划目的就是提高中医药的服务能力、方便患者就医，提高中医药服务的可及性。

"通过全面建成覆盖城乡的中医医疗服务网络，实施中医临床优势培育工程、基层中医药服务能力提升工程，来提升中医药的服务能力，尤其是解决重大疑难疾病、慢性病、常见病的服务能力。"于文明说，增加中医院服务供给，保障患者需求，方便患者就医，缓解"看病贵、看病难"的矛盾。

养生保健：加快服务体系建设

【战略规划】加快中医养生保健服务体系建设，支持社会力量举办中医养生保健机构。提升中医养生保健服务能力，推广融入中医治未病理念的健康工作和生活方式。推动中医药与养老融合发展，促进中医医疗资源进入养老机构、社区和居民家庭。推动中医药健康服务与旅游产业有机融合，发展融中医疗养、康复、养生、文化传播等与旅游于一体的中医药健康旅游。

【解读】"上工治未病。"我国中医典籍《黄帝内经》早在2000多年前就记载有"治未病"的思想。

"中医在'治未病'中发挥主导作用。"中国中医科学院信息所所长李宗友说，中医"治未病"的预防医学思想是通过养神健体、合理膳食、谨慎起居等方法促进身心健康，达到保健和防病作用。这种理念和方式能够实现让人民群众不生病、少生病、延缓生病、不生大病的目标，还能降低医疗费用，实现"多赢"。[2]

继承创新：继承理论方法加强科学研究

【战略规划】加强中医药理论方法继承，全面系统继承当代名老中医药专家学术思想和临床诊疗经验，总结中医优势病种临床基本诊疗规律；开展中医古籍文献资源普查，编撰出版《中华医藏》。强化中医药师承教育。健全中医药协同创新体系。加强中医药科学研究，运用现代科学技术和传统中医药研究方法，开展经穴特异性及针灸治疗机理、中药药性理论研究。

【解读】中医药在几千年的发展中积累了丰富的防治疾病和健康养生的理论、技术、知识和方法。中国药学家屠呦呦和她的团队翻阅数十本古医籍，终于从《肘后备急方》中汲取灵感，开发出高效、低毒的新型抗疟药"青蒿素"。

在安徽中医药大学校长王键看来，中医药学术和经验的继承与中医药临床和学术的创新，必须并重并举。"要创新中医药的继承思路和发展思路。创新中医药继承的方法和与时俱进的发展方法。中医药想更好得到健康发展，需要高素质的人才队伍、高水平科技创新、创新体制机制、良好的社会环境和文化环境。在中医药行业领域，要明确目标，理清思路，突出重点，争取在提高临床疗效、学术水平等方面通过创新思路和创新方法的有机结合，得到更好发展和提升。"他说。

海外发展：加强对外交流合作扩大国际贸易

【战略规划】加强中医药对外交流合作，实施中医药海外发展工程，推动中医药技术、药物、标准和服务走出去，促进国际社会广泛接受中医药；推进多层次的中医药国际教育交流合作。将中医药国际贸易纳入国家对外贸易发展总体战略，加强中医药知识产权国际保护，扩大中医药服务贸易国际市场准入；支持中医药机构参与"一带一路"建设，扩大中医药对外投资和贸易。

【解读】据统计，中医药已传播到世界上 183 个国家和地区，中医针灸诊所已达 10 万多家，针灸师超过 30 万人，注册中医师超过 5 万人。中医针灸已列入"人类非物质文化遗产代表作名录"。我国政府与外国政府和地区主管机构签订含有中医药内容的合作协议达 85 个。

"《规划纲要》提出，将中医药国际贸易纳入国家对外贸易发展总体战略，构建政策支持体系，突破海外制约中医药对外贸易发展的法律、政策障碍和技术壁垒，这对我们中药企业走出去将产生积极的推动作用。"天士力控股集团生产制造事业群首席执行官叶正良说，中成药复方丹参滴丸正在进入发达国家主流医药市场的注册和研究体系，中药国际化将带动更多现代中药产品走向世界。

文化氛围：推动中医药进校园

【战略规划】推动中医药进校园、进社区、进乡村、进家庭，将中医药基础知识纳入中小学传统文化、生理卫生课程，同时充分发挥社会组织作用，形成全社会"信中医、爱中医、用中医"的浓厚氛围和共同发展中医药的良好格局。

【解读】弘扬中医药文化不仅仅在于营造氛围，更重要的是要通过多种形式深入浅出地传播，让民众真正理解和认同。

据了解，北京有 4 个区县的 35 所中小学教授中医药文化知识。2011 年，北京中医药大学在北京东城宏志中学选择对中医药感兴趣的学生，设立"高中杏林实验班"，从高中开展中医药文化教育。2014 年杏林实验班 28 人本科率达到 90%，共有 3 人考入了北京中医药大学。

中国中医科学院广安门医院副院长仝小林认为，中医药文化进校园的形式非常好。中国传统文化弱化，逐步失去了中医药存在的文化环境。应该让百姓更多地感受中国传统文化，这样中医药才有传承和发扬的根基。

# 附件四 《中医药发展战略规划纲要（2016—2030 年）》解读

摘要：2016 年 2 月国务院印发了《中医药发展战略规划纲要（2016—2030 年）》。《规划纲要》围绕我国中医药发展的现实需求和未来发展趋势，明确了未来 15 年中医药的发展目标和工作重点，制定了较为完善的保障措施和组织措施，在中医药发展任务和措施方面进行了系统规划，是新时期推进中国中医药事业发展的纲领性文件。

2016 年 2 月 22 日国务院正式印发了《中医药发展战略规划纲要（2016—2030 年）》，确定了未来 15 年中医药发展战略部署。以下结合个人的思考对其做一些解读。

（一）《规划纲要》制定的时代背景及其深远意义

1.1 中医药医疗发展的国内政策环境和国际发展空间

党的十八大召开后提出了"两个百年"的奋斗目标和"五位一体"的总布局，习总书记提出实现中华民族伟大复兴的"中国梦"。十八届五中全会提出"创新、协调、绿色、开放、共享"发展理念。特别是在现阶段，我国经济发展进入新常态，进入全面建成小康社会决胜阶段。

2009 年国务院颁布《关于扶持和促进中医药事业发展的若干意见》（以下简称《若干意见》），为中医药发展打下良好的政策基础。在《若干意见》框架的指导下，中医药迎来了一系列重大的发展机遇。2014 年第 67 届世界卫生组织（World Health Organization，WHO）大会讨论通过了《传统医学决议》，实施了《2014—2023 年传统医学发展战略》。2015 年 2 月国务院常务会议通过《中医药法（草案）》，同年 12 月 21—27 日全国人大常委会第一次审议了该草案。2016 年，党的十八届五中全会进一步提出了"人人享有基本医疗卫生服务，提高人民健康水平"的目标任务，强调坚持"中医药并重"方针，从而"扶持中医药和民族医药事业发展"。尤其是屠呦呦研究员获得了 2015 年诺贝尔生理学或医学奖，更开启了国际主流科学界对中医药研究的高度关注及开展国际科技交流与合作的愿望。

1.2 中医药在经济、社会、科技、文化、生态等领域的作用已成新常态下国家重要的战略思考

2016 年是"十三五"的开局之年。在新常态下，国内医疗面临"调结构、转方式、惠民生"的迫切需求，中医药在经济、社会、科技、文化、生态等领域的作用备受重视。如何重视中医药工作，更好地发挥中医药的作用，已成为党和国家重要的战略思考。习近平总书记提出："中医药学是中华古代科学的瑰宝，也是打开中华文明宝库的钥匙。中医药振兴发展'迎来天时地利人和的大好时机'，要切实把中医药这一宝贵财富'继承好、发展好、利用好'。"李克强总理提出："坚持中西医并重，突出中医药特色与优势，在深入推进医改中发挥更大作用，为增进人民健康福祉，全面建成小康社会做出新贡献。"刘延东副总理指出："中医药是我国独具特色的卫生资源，具有自主知识产权的科技资源，优

秀的文化资源，潜力巨大的经济资源，重要的生态资源，在我国经济社会发展中发挥了重要作用。"党和政府对中医药发展的高度重视，中央领导的密集指示，这在中医药发展史上是前所未有的。《规划纲要》正是在这样的大背景下诞生的。它是自 2009 年《若干意见》颁布以来国务院对中医药改革发展做出的又一次全面部署，是党中央国务院高度重视中医药事业发展的体现，是贯彻落实中央领导同志关于中医药工作批示的具体体现，是列入国家战略的重要标志。

《规划纲要》站在国家和民族的高度明确了中医药发展事业的指导思想、基本原则和主要任务，是新时期指导我国中医药工作的纲领性文件，是中医药事业发展的又一个里程碑。《规划纲要》对全面振兴中医药事业，加快医药卫生体制改革，构建中国特色医药卫生体系，推进健康中国建设和全面建成小康社会，实现"两个百年"的奋斗目标具有重要的现实和深远的历史意义。

2.《规划纲要》主要内容解读

2.1《规划纲要》分析了中医药发展形势

《规划纲要》首先就新中国成立后特别是改革开放以来中医药发展的基本形势做出了分析。包括三部分的内容。

2.1.1 初步形成医疗、保健、科研、教育、产业、文化整体发展新格局

自改革开放以来中医药总体规模不断扩大，发展水平和服务能力逐步提高，初步形成了医疗、保健、科研、教育、产业、文化整体发展新格局。截至 2014 年年底，全国共有中医类医院（中医、中西医结合、民族医医院，下同）3732 所，中医类医院床位 75.5 万张，中医类执业（助理）医师 39.8 万人，2014 年中医类医院总诊疗人次 5.31 亿。2014 年中药生产企业达到 3813 家，中药工业总产值 7302 亿元。中医药已经传播到 183 个国家和地区。

2.1.2 明确中医药发展的机遇

《规划纲要》提出中医药符合未来医学发展的模式和趋势，中医药迫切需要继承和发展。

人民群众需要简、便、廉、验的中医药服务，这项需求迫切需要大力发展健康服务业，拓展中医药领域。

深化医改，推动健康中国建设，迫切需要在构建中国特色基本医疗制度中发挥中医药的独特作用。

经济转型升级，培育新的增长动能，迫切需要发挥中医药原创优势，促进中医药产业提质增效。中药产业具有自主知识产权独特的科技资源，在创新性国家建设中发挥重要作用，同时中医药的产业链长，对拉动就业、拉动内需、带动结构调整和转型升级都会起到重要作用，在经济领域中医药能发挥更大的作用。

传承和弘扬中华优秀传统文化，迫切需要进一步繁荣发展中医药文化知识。打造国家软实力、加强以中华优秀传统文化为主体的文化建设是习总书记强调的文化建设主流。中医药文化是中华文化的优秀代表，弘扬中医药文化能够进一步弘扬中华优秀文化。

进一步推进"一带一路"走出去战略，迫切需要带动中医药海外创新发展。

2.1.3 中医药发展面临的六大挑战

资源：中医药资源总量仍然不足，中医药服务领域出现萎缩现象，基层中医药服务能力薄弱，发展规模和水平还不能满足人民群众健康需求。

学术：中医药高层次人才缺乏，继承不足、创新不够的问题依然存在，学术发展缓慢。

中药：中药产业集中度低，野生中药材资源破坏严重，部分中药材品质下降，影响中医药可持续发展。

法律：适应中医药发展规律的法律体系、政策体系还有待进一步完善。

国际：中医药走向世界面临制约和壁垒，国际竞争力有待进一步提升。

管理：中医药治理体系和治理能力现代化水平亟待提高。

## 2.2《规划纲要》的指导思想、原则、目标

### 2.2.1 指导思想

《规划纲要》坚持以十八届五中全会提出的"创新、协调、绿色、开放、共享"发展理念为指导，在此基础上，结合中医药具体实际提出了具体的指导思想：坚持一个方针，遵循一个规律，坚持中西医并重，从思想认识、法律地位、学术发展和实践运用上落实中医药与西医药平等地位，充分遵循中医药自身发展规律。围绕"四个方面"的主线：以推进继承创新为主题，以提高中医药发展水平为中心，以完善符合中医药特点的管理体制和政策机制为重点，以增进和维护人民群众健康为目标。这是中医药发展的主线。促进中西医结合，拓展中医药服务。中西医结合是继承创新重要途径之一。

### 2.2.2 基本原则

《规划纲要》提出了"坚持以人为本、服务惠民；坚持继承创新、突出特色；坚持深化改革、激发活力；坚持统筹兼顾、协调发展"的基本原则。

### 2.2.3 发展目标

《规划纲要》设定了两个阶段的发展目标：第一阶段，到2020年，实现人人基本享有中医药服务；中医药产业成为国民经济重要支柱之一。实现人人基本享有中医药服务，需要可及性、可得性，也就是中医药服务网络要能覆盖全国各地，人员的配置、百姓的支付能力都要达到一定水平。在经济比重中占有一定比重才能成为支柱产业。到2020年，中医药服务体系进一步完善，每千人口公立中医类医院床位数达到0.55张。基础理论研究及重大疾病攻关取得明显进展，产业化水平进一步提高，中药工业总产值占医药工业总产值的30%以上。另外，提出"四化"和"四大体系"，即实现标准化、信息化、产业化、现代化，建立符合中医药发展的法律体系、标准体系、监督体系和政策体系。以上内容都首次写在了《规划纲要》中。

第二阶段，到2030年，中医药服务领域实现全覆盖。中医药服务能力显著增强，其在治未病中的主导作用，在重大疾病治疗中的协同作用，在疾病康复中的核心作用均需得到充分发挥。中医药在治未病中和康复中的作用需进一步深化。因此提出了基本形成一支由百名国医大师、万名中医名师、百万中医师、千万职业技能人员组成的中医药人才队伍。中医药工业智能化水平将迈向新台阶。

## 2.3 中医药发展的七方面重点任务

《规划纲要》中提到了7个方面24项任务，158项政策和措施，内容十分丰富。主要包括：医疗服务、养生保健、继承、创新、中医药产业发展、中医药文化、海外发展。

### 2.3.1 切实提高中医医疗服务能力

提高中医医疗服务能力涉及：完善覆盖城乡的中医医疗服务网络，地市、县级区域设置1所市办、县办中医医院，在乡镇卫生院、社区卫生服务中心建立中医馆、国医堂等，使得中医服务机构服务的范围得到拓展。《规划纲要》再次强调了中西医结合的促进与发展，将其提升到非常重要的位置。其中包括建设中西医结合研究平台、开展重大疑难疾病中西医联合攻关、形成独具特色的中西医结合诊疗

方案、建立和完善国家重大疑难疾病中西医协作工作机制与模式。该段还提出建设中西医结合医院，完善人才培养政策措施与"西学中"制度，推动"互联网+"中医医疗。

《规划纲要》首次明确提出建立覆盖城乡的中医药服务网络的框架和内容，健全中医医疗服务体系是中医药发展的基础、主体和重点；提出各级医疗机构的功能定位和发展方向，具有指导意义，强化了中西医结合以及民族医药发展等内容，对中医药发展具有重要意义。

2.3.2 大力发展中医药养生保健服务

《规划纲要》提出要加快中医养生保健体系建设，提出公立和社会共同发展的格局和模式，并明确其定位。此外，纲要中还明确了提升中医养生保健服务能力的方法和路径，提出了拓展中医养生保健服务的新领域、新业态，比如中医健康养老和健康旅游。

2.3.3 扎实推进中医药继承

中医药继承是七大重要任务之一，《规划纲要》将其单独列出，并做了重要的论述。其中包括加强中医药理论方法的继承，提出传统知识保护与技术挖掘以及强化中医药师承等。本章节的亮点在于首次将"继承"单独设一节，表明国家对继承工作的高度重视。纲要还提出了"全面继承"的概念，要求全面继承中医药的理论技术和方法。

在中医药传统技术挖掘研究方面强调了传统知识保护这一重要领域，同时也在数据库、保护名录与制度上提出了详细要求，并提出了建立中医药的师承教育体系和中医师管理制度。

2.3.4 着力推动中医药创新

《规划纲要》提出要健全中医药协同创新体系，加强中医药科学研究，完善中医药科研评价体系。这一节的亮点是将创新单独设立章节，表明其在中医药发展中的分量，也表明了创新的引领作用，这是前所未有的。纲要提出了协同创新体系，有一定的机制与布局；纲要从理论创新、临床创新、新药创新、设备创新4个途径详细描述了中医药协同创新体系的建立，提出要建立符合中医药特点的科研和临床疗效的评价标准体系。

2.3.5 全面提升中药产业发展水平

《规划纲要》提出了加强中医药资源保护和利用、中药材规范化种植的相关内容，提出了具体措施，并提出促进中医药工业转型升级和构建现代中药材流通体系。

提升中医药产业发展水平，促进中医药工业转型升级既符合国家总体发展的趋势和要求，也符合国家战略的大方向。这一章节《规划纲要》系统地提出了中医药资源的保护、规范种植、中药工业、流通体系产业链发展的布局。从产业链大的思路角度进行了论述，从信息化、标准化、产业化的角度阐述了中医药工业领域的发展思路。

2.3.6 大力弘扬中医药文化

《规划纲要》认为中医药文化具有传统文化的独特魅力，对提升我国文化软实力具有重要作用。纲要具体提出要繁荣发展中医药文化，大力提倡大医精诚，加强中医药非物质文化遗产的传承。提出要大力发展中医药文化产业，创造精品产品，培养品牌和企业。经济学家认为品牌和企业是我国经济产业的重大发展方向，要走出去，创造国际品牌、知名品牌，打造跨国型的大企业集团。

2.3.7 积极推动中医药的海外发展

这部分内容包括加强中医药对外交流与合作，扩大国际贸易。这项重要任务对中医药的海外发展做出了战略考虑和布局：一是服务于国家对外的发展战略；二是有利于增强我国的国际竞争力和影响力；三是考虑充分利用国际上的两种资源、两个市场，促进中医药的自身发展。

《规划纲要》提出了大资源、大市场的概念。"资源"的概念非常丰富，包括：技术资源、管理资源、物资资源。国内市场也可以获取部分国外的中药资源，以扩展国内种植领域。两个市场包括产品市场和服务市场，两个市场的发展模式促使中医药具备更强的发展后劲。纲要中还提出中医药对外合作、建立中医药海外中心、扩大服务贸易、鼓励到海外开办中医机构等。这些作为国家政策，对中医药未来的发展具有指导意义。

2.4 提出中医药发展的保障措施

《规划纲要》提出健全法律体系、完善中医药标准体系、加大中医药政策扶持、加强人才队伍的建设等保障措施。纲要中提出推动颁布并实施中医药法，实施中医药标准化工程。标准化在国家经济社会发展中具有重要作用，有助于国家提升工业发展水平，提质增效，既符合整个国家的发展战略，也对中医药具有重要作用。

人才队伍建设方面涉及很多新的内容。比如，执业分类制度、认证制度、传统中医师承培养教育体系等，评选国医大师制度，打造一批世界一流的中医名校、重点学科。这些内容都将具体落实，在实施方案中有所体现。

2.5 中医药发展的组织实施办法

中医药发展的重点在于提出部际联席会议制度，国务院领导担任召集人，国务院下设办公室。办公室强调统筹协调，研究提出中医药发展的具体政策措施，协调解决重大问题，加强政策落实指导、督促与检查，确保各项措施落到实处。目前，国家中医药管理局正在协调20多个部门共同落实此项规划。

为了加强《规划纲要》的组织实施，需要解决各省市如何落实的问题；各地要将其列入经济社会发展规划，也要制订具体实施方案。目前，各省正拟订具体实施方案，制定考核机制。另外，还提出省、市、县各级管理体制建设的具体要求，以及倡导营造良好的社会氛围。

3.《规划纲要》的亮点

3.1 贯穿"创新、协调、绿色、开放、共享"五大理念

本次《规划纲要》的指导思想、原则、任务、措施之中均贯穿了这5大理念，充分激发和释放了中医药的活力、潜能。《规划纲要》中有很多新政策，并有放宽、激励政策，对中医药发展资源、提升潜力起到重要作用。

3.2《规划纲要》体现了五个字的新意

"高"，即文件发布层级高、站位高。《规划纲要》是第一个经国务院审议通过的，以国务院名义发布的中医药发展规划，首次从国家层面、全局角度长远谋划中医药发展。

"新"，根据中国经济社会发展新常态总要求，结合中医药发展实际，在文件结构和布局上进行了调整：继承、创新与产业链等内容单独提出，又加入许多新内容、新政策，充分融合了引领现代化发展的新领域、新科技和新成果。

"全"，《规划纲要》涵盖了医疗保健、科研教育、文化产业、海外发展，以及经济社会发展的新业务、新领域，是指导"十三五"时期中医药全面系统发展的纲领性文件。

"实"，《规划纲要》既着眼当前，又规划未来；既有宏观性，又有具体性。目标任务明确，具有指导性，操作性强；指标明确，可考核，有抓手，易落实。

"远"，谋划远，着眼于未来，着眼于世界。执行到 2030 年，强调两个市场、两种资源。

### 3.3 统筹"六个"结合

坚持继承与创新相结合；坚持中医与西医相结合；坚持中医与中药相结合；坚持事业与产业相结合；坚持统筹兼顾与突出重点相结合；坚持政府发展与市场作用相结合。

### 3.4 突出"四个"强化

#### 3.4.1 强化制度保障

《规划纲要》提出需加强对中医药工作的领导，完善国家中医药工作部际联席会议制度，由国务院领导担任召集人。健全中医药管理体制，建立健全国家、省、市、县级中医药管理体系是本次《规划纲要》的大突破，使得地方建设有依据，中医药管理部门协调也有依据。

建立健全中医药法律体系、标准体系、监督体系、政策体系。以往中医药发展的困境在于用西医的制度和法规管理中医，医师法也是按照西医西药管理模式制定的，中医药特点不够。中医药发展要建立一个稳定长效的机制，还需建立相关制度体系。

#### 3.4.2 强化政策创新

《规划纲要》提出要放宽准入，要改革执业资格准入、执业范围和执业管理制度，以及根据执业技能探索分类管理。另外，纲要还提出继续实施不取消中药饮片加成政策，这项政策具有导向性，并将有利于医院对饮片的管理和使用，尤其是基层卫生机构对中药饮片的使用。建立中医职业技能人员系列，增加中成药品种数量，把中医药知识纳入中小学课程，也是《规划纲要》的重大突破之一。

#### 3.4.3 强化工程支撑

《规划纲要》提出了 10 大工程：中医临床优势培育工程、基层中医药能力提升工程、中医治未病健康工程、中医药传承工程、野生中药材资源保护工程、中药材质量保障工程、中药绿色制造工程、中医健康文化素养提升工程、中医药标准工程、中医药海外发展工程。

#### 3.4.4 强化体系建设

《规划纲要》注重体系机制、规划计划、项目基地建设。共提出 26 个体系，22 个机制（制度），7 个规划，3 个计划，29 个项目，20 个基地。

虽然《规划纲要》仍存在不足，如思想性、理论性稍显欠缺，但总体来看，该纲要在中医药发展的任务与措施方面写得很足、很实。

# 附件五 《关于加快发展养老服务业的若干意见》

## 一、总体要求

（一）指导思想。以邓小平理论、"三个代表"重要思想、科学发展观为指导，从国情出发，把不断满足老年人日益增长的养老服务需求作为出发点和落脚点，充分发挥政府作用，通过简政放权，创新体制机制，激发社会活力，充分发挥社会力量的主体作用，健全养老服务体系，满足多样化养老服务需求，努力使养老服务业成为积极应对人口老龄化、保障和改善民生的重要举措，成为扩大内需、增加就业、促进服务业发展、推动经济转型升级的重要力量。

（二）基本原则。

深化体制改革。加快转变政府职能，减少行政干预，加大政策支持和引导力度，激发各类服务主体活力，创新服务供给方式，加强监督管理，提高服务质量和效率。

坚持保障基本。以政府为主导，发挥社会力量作用，着力保障特殊困难老年人的养老服务需求，确保人人享有基本养老服务。加大对基层和农村养老服务的投入，充分发挥社区基层组织和服务机构在居家养老服务中的重要作用。支持家庭、个人承担应尽责任。

注重统筹发展。统筹发展居家养老、机构养老和其他多种形式的养老，实行普遍性服务和个性化服务相结合。统筹城市和农村养老资源，促进基本养老服务均衡发展。统筹利用各种资源，促进养老服务与医疗、家政、保险、教育、健身、旅游等相关领域的互动发展。

完善市场机制。充分发挥市场在资源配置中的基础性作用，逐步使社会力量成为发展养老服务业的主体，营造平等参与、公平竞争的市场环境，大力发展养老服务业，提供方便可及、价格合理的各类养老服务和产品，满足养老服务多样化、多层次需求。

（三）发展目标。到2020年，全面建成以居家为基础、社区为依托、机构为支撑的，功能完善、规模适度、覆盖城乡的养老服务体系。养老服务产品更加丰富，市场机制不断完善，养老服务业持续健康发展。

——服务体系更加健全。生活照料、医疗护理、精神慰藉、紧急救援等养老服务覆盖所有居家老年人。符合标准的日间照料中心、老年人活动中心等服务设施覆盖所有城市社区，90%以上的乡镇和60%以上的农村社区建立包括养老服务在内的社区综合服务设施和站点。全国社会养老床位数达到每千名老年人35～40张，服务能力大幅增强。

——产业规模显著扩大。以老年生活照料、老年产品用品、老年健康服务、老年体育健身、老年文化娱乐、老年金融服务、老年旅游等为主的养老服务业全面发展，养老服务业增加值在服务业中的比重显著提升，全国机构养老、居家社区生活照料和护理等服务提供1000万个以上就业岗位。涌现一批带动力强的龙头企业和大批富有创新活力的中小企业，形成一批养老服务产业集群，培育一批知名品牌。

——发展环境更加优化。养老服务业政策法规体系建立健全，行业标准科学规范，监管机制更加完善，服务质量明显提高。全社会积极应对人口老龄化意识显著增强，支持和参与养老服务的氛围更加浓厚，养老志愿服务广泛开展，敬老、养老、助老的优良传统得到进一步弘扬。

## 二、主要任务

（一）统筹规划发展城市养老服务设施。

加强社区服务设施建设。各地在制定城市总体规划、控制性详细规划时，必须按照人均用地不少于0.1平方米的标准，分区分级规划设置养老服务设施。凡新建城区和新建居住（小）区，要按标准要求配套建设养老服务设施，并与住宅同步规划、同步建设、同步验收、同步交付使用；凡老城区和已建成居住（小）区无养老服务设施或现有设施没有达到规划和建设指标要求的，要限期通过购置、置换、租赁等方式开辟养老服务设施，不得挪作他用。

综合发挥多种设施作用。各地要发挥社区公共服务设施的养老服务功能，加强社区养老服务设施与社区服务中心（服务站）及社区卫生、文化、体育等设施的功能衔接，提高使用率，发挥综合效益。要支持和引导各类社会主体参与社区综合服务设施建设、运营和管理，提供养老服务。各类具有为老年人服务功能的设施都要向老年人开放。

实施社区无障碍环境改造。各地区要按照无障碍设施工程建设相关标准和规范，推动和扶持老年人家庭无障碍设施的改造，加快推进坡道、电梯等与老年人日常生活密切相关的公共设施改造。

（二）大力发展居家养老服务网络。

发展居家养老便捷服务。地方政府要支持建立以企业和机构为主体、社区为纽带、满足老年人各种服务需求的居家养老服务网络。要通过制定扶持政策措施，积极培育居家养老服务企业和机构，上门为居家老年人提供助餐、助浴、助洁、助急、助医等定制服务；大力发展家政服务，为居家老年人提供规范化、个性化服务。要支持社区建立健全居家养老服务网点，引入社会组织和家政、物业等企业，兴办或运营老年供餐、社区日间照料、老年活动中心等形式多样的养老服务项目。

发展老年人文体娱乐服务。地方政府要支持社区利用社区公共服务设施和社会场所组织开展适合老年人的群众性文化体育娱乐活动，并发挥群众组织和个人积极性。鼓励专业养老机构利用自身资源优势，培训和指导社区养老服务组织和人员。

发展居家网络信息服务。地方政府要支持企业和机构运用互联网、物联网等技术手段创新居家养老服务模式，发展老年电子商务，建设居家服务网络平台，提供紧急呼叫、家政预约、健康咨询、物品代购、服务缴费等适合老年人的服务项目。

（三）大力加强养老机构建设。

支持社会力量举办养老机构。各地要根据城乡规划布局要求，统筹考虑建设各类养老机构。在资本金、场地、人员等方面，进一步降低社会力量举办养老机构的门槛，简化手续、规范程序、公开信息，行政许可和登记机关要核定其经营和活动范围，为社会力量举办养老机构提供便捷服务。鼓励境外资本投资养老服务业。鼓励个人举办家庭化、小型化的养老机构，社会力量举办规模化、连锁化的养老机构。鼓励民间资本对企业厂房、商业设施及其他可利用的社会资源进行整合和改造，用于养老服务。

办好公办保障性养老机构。各地公办养老机构要充分发挥托底作用，重点为"三无"（无劳动能力，无生活来源，无赡养人和扶养人或者其赡养人和扶养人确无赡养和扶养能力）老人、低收入老人、经济困难的失能半失能老人提供无偿或低收费的供养、护理服务。政府举办的养老机构要实用适用，避免铺张豪华。

开展公办养老机构改制试点。有条件的地方可以积极稳妥地把专门面向社会提供经营性服务的公办养老机构转制成为企业，完善法人治理结构。政府投资兴办的养老床位应逐步通过公建民营等方式管理运营，积极鼓励民间资本通过委托管理等方式，运营公有产权的养老服务设施。要开展服务项目和设施安全标准化建设，不断提高服务水平。

（四）切实加强农村养老服务。

健全服务网络。要完善农村养老服务托底的措施，将所有农村"三无"老人全部纳入五保供养范围，适时提高五保供养标准，健全农村五保供养机构功能，使农村五保老人老有所养。在满足农村五保对象集中供养需求的前提下，支持乡镇五保供养机构改善设施条件并向社会开放，提高运营效益，增强护理功能，使之成为区域性养老服务中心。依托行政村、较大自然村，充分利用农家大院等，建设日间照料中心、托老所、老年活动站等互助性养老服务设施。农村党建活动室、卫生室、农家书屋、学校等要支持农村养老服务工作，组织与老年人相关的活动。充分发挥村民自治功能和老年协会作用，督促家庭成员承担赡养责任，组织开展邻里互助、志愿服务，解决周围老年人实际生活困难。

拓宽资金渠道。各地要进一步落实《中华人民共和国老年人权益保障法》有关农村可以将未承包的集体所有的部分土地、山林、水面、滩涂等作为养老基地，收益供老年人养老的要求。鼓励城市资金、资产和资源投向农村养老服务。各级政府用于养老服务的财政性资金应重点向农村倾斜。

建立协作机制。城市公办养老机构要与农村五保供养机构等建立长期稳定的对口支援和合作机制，采取人员培训、技术指导、设备支援等方式，帮助其提高服务能力。建立跨地区养老服务协作机制，鼓励发达地区支援欠发达地区。

（五）繁荣养老服务消费市场。

拓展养老服务内容。各地要积极发展养老服务业，引导养老服务企业和机构优先满足老年人基本服务需求，鼓励和引导相关行业积极拓展适合老年人特点的文化娱乐、体育健身、休闲旅游、健康服务、精神慰藉、法律服务等服务，加强残障老年人专业化服务。

开发老年产品用品。相关部门要围绕适合老年人的衣、食、住、行、医、文化娱乐等需要，支持企业积极开发安全有效的康复辅具、食品药品、服装服饰等老年用品用具和服务产品，引导商场、超市、批发市场设立老年用品专区专柜；开发老年住宅、老年公寓等老年生活设施，提高老年人生活质量。引导和规范商业银行、保险公司、证券公司等金融机构开发适合老年人的理财、信贷、保险等产品。

培育养老产业集群。各地和相关行业部门要加强规划引导，在制定相关产业发展规划中，要鼓励发展养老服务中小企业，扶持发展龙头企业，实施品牌战略，提高创新能力，形成一批产业链长、覆盖领域广、经济社会效益显著的产业集群。健全市场规范和行业标准，确保养老服务和产品质量，营造安全、便利、诚信的消费环境。

（六）积极推进医疗卫生与养老服务相结合。

推动医养融合发展。各地要促进医疗卫生资源进入养老机构、社区和居民家庭。卫生管理部门要支持有条件的养老机构设置医疗机构。医疗机构要积极支持和发展养老服务，有条件的二级以上综合医院应当开设老年病科，增加老年病床数量，做好老年慢病防治和康复护理。要探索医疗机构与养老机构合作新模式，医疗机构、社区卫生服务机构应当为老年人建立健康档案，建立社区医院与老年人家庭医疗契约服务关系，开展上门诊视、健康查体、保健咨询等服务，加快推进面向养老机构的远程医疗服务试点。医疗机构应当为老年人就医提供优先优惠服务。

健全医疗保险机制。对于养老机构内设的医疗机构，符合城镇职工（居民）基本医疗保险和新型农村合作医疗定点条件的，可申请纳入定点范围，入住的参保老年人按规定享受相应待遇。完善医保报销制度，切实解决老年人异地就医结算问题。鼓励老年人投保健康保险、长期护理保险、意外伤害保险等人身保险产品，鼓励和引导商业保险公司开展相关业务。

# 三、政策措施

（一）完善投融资政策。要通过完善扶持政策，吸引更多民间资本，培育和扶持养老服务机构和企业发展。各级政府要加大投入，安排财政性资金支持养老服务体系建设。金融机构要加快金融产品和服务方式创新，拓宽信贷抵押担保物范围，积极支持养老服务业的信贷需求。积极利用财政贴息、小额贷款等方式，加大对养老服务业的有效信贷投入。加强养老服务机构信用体系建设，增强对信贷资金和民间资本的吸引力。逐步放宽限制，鼓励和支持保险资金投资养老服务领域。开展老年人住房反向抵押养老保险试点。鼓励养老机构投保责任保险，保险公司承保责任保险。地方政府发行债券应统筹考虑养老服务需求，积极支持养老服务设施建设及无障碍改造。

（二）完善土地供应政策。各地要将各类养老服务设施建设用地纳入城镇土地利用总体规划和年度用地计划，合理安排用地需求，可将闲置的公益性用地调整为养老服务用地。民间资本举办的非营利性养老机构与政府举办的养老机构享有相同的土地使用政策，可以依法使用国有划拨土地或者农民集体所有的土地。对营利性养老机构建设用地，按照国家对经营性用地依法办理有偿用地手续的规定，优先保障供应，并制定支持发展养老服务业的土地政策。严禁养老设施建设用地改变用途、容积率等土地使用条件搞房地产开发。

（三）完善税费优惠政策。落实好国家现行支持养老服务业的税收优惠政策，对养老机构提供的养护服务免征营业税，对非营利性养老机构自用房产、土地免征房产税、城镇土地使用税，对符合条件的非营利性养老机构按规定免征企业所得税。对企事业单位、社会团体和个人向非营利性养老机构的捐赠，符合相关规定的，准予在计算其应纳税所得额时按税法规定比例扣除。各地对非营利性养老机构建设要免征有关行政事业性收费，对营利性养老机构建设要减半征收有关行政事业性收费，对养老机构提供养老服务也要适当减免行政事业性收费，养老机构用电、用水、用气、用热按居民生活类价格执行。境内外资本举办养老机构享有同等的税收等优惠政策。制定和完善支持民间资本投资养老服务业的税收优惠政策。

（四）完善补贴支持政策。各地要加快建立养老服务评估机制，建立健全经济困难的高龄、失能等老年人补贴制度。可根据养老服务的实际需要，推进民办公助，选择通过补助投资、贷款贴息、运营补贴、购买服务等方式，支持社会力量举办养老服务机构，开展养老服务。民政部本级彩票公益金和地方各级政府用于社会福利事业的彩票公益金，要将50%以上的资金用于支持发展养老服务业，并随老年人口的增加逐步提高投入比例。国家根据经济社会发展水平和职工平均工资增长、物价上涨等情况，进一步完善落实基本养老、基本医疗、最低生活保障等政策，适时提高养老保障水平。要制定政府向社会力量购买养老服务的政策措施。

（五）完善人才培养和就业政策。教育、人力资源社会保障、民政部门要支持高等院校和中等职业学校增设养老服务相关专业和课程，扩大人才培养规模，加快培养老年医学、康复、护理、营养、心理和社会工作等方面的专门人才，制定优惠政策，鼓励大专院校对口专业毕业生从事养老服务工作。充分发挥开放大学作用，开展继续教育和远程学历教育。依托院校和养老机构建立养老服务实训基地。加强老年护理人员专业培训，对符合条件的参加养老护理职业培训和职业技能鉴定的从业人员按规定给予相关补贴，在养老机构和社区开发公益性岗位，吸纳农村转移劳动力、城镇就业困难人员等从事养老服务。养老机构应当积极改善养老护理员工作条件，加强劳动保护和职业防护，依法缴纳养老保险费等社会保险费，提高职工工资福利待遇。养老机构应当科学设置专业技术岗位，重点培养和引进医生、护士、康复医师、康复治疗师、社会工作者等具有执业或职业资格的专业技术人员。对在养老机构就业的专业技术人员，执行与医疗机构、福利机构相同的执业资格、注册考核政策。

（六）鼓励公益慈善组织支持养老服务。引导公益慈善组织重点参与养老机构建设、养老产品开发、养老服务提供，使公益慈善组织成为发展养老服务业的重要力量。积极培育发展为老服务公益慈善组织。积极扶持发展各类为老服务志愿组织，开展志愿服务活动。倡导机关干部和企事业单位职工、大中小学学生参加养老服务志愿活动。支持老年群众组织开展自我管理、自我服务和服务社会活动。探索建立健康老人参与志愿互助服务的工作机制，建立为老志愿服务登记制度。弘扬敬老、养老、助老的优良传统，支持社会服务窗口行业开展"敬老文明号"创建活动。

# 四、组织领导

（一）健全工作机制。各地要将发展养老服务业纳入国民经济和社会发展规划，纳入政府重要议事日程，进一步强化工作协调机制，定期分析养老服务业发展情况和存在问题，研究推进养老服务业加快发展的各项政策措施，认真落实养老服务业发展的相关任务要求。民政部门要切实履行监督管理、行业规范、业务指导职责，推动公办养老机构改革发展。发展改革部门要将养老服务业发展纳入经济社会发展规划、专项规划和区域规划，支持养老服务设施建设。财政部门要在现有资金渠道内对养老服务业发展给予财力保障。老龄工作机构要发挥综合协调作用，加强督促指导工作。教育、公安消防、卫生计生、国土、住房城乡建设、人力资源社会保障、商务、税务、金融、质检、工商、食品药品监管等部门要各司其职，及时解决工作中遇到的问题，形成齐抓共管、整体推进的工作格局。

（二）开展综合改革试点。国家选择有特点和代表性的区域进行养老服务业综合改革试点，在财政、金融、用地、税费、人才、技术及服务模式等方面进行探索创新，先行先试，完善体制机制和政策措施，为全国养老服务业发展提供经验。

（三）强化行业监管。民政部门要健全养老服务的准入、退出、监管制度，指导养老机构完善管理规范、改善服务质量，及时查处侵害老年人人身财产权益的违法行为和安全生产责任事故。价格主管部门要探索建立科学合理的养老服务定价机制，依法确定适用政府定价和政府指导价的范围。有关部门要建立完善养老服务业统计制度。其他各有关部门要依照职责分工对养老服务业实施监督管理。要积极培育和发展养老服务行业协会，发挥行业自律作用。

（四）加强督促检查。各地要加强工作绩效考核，确保责任到位、任务落实。省级人民政府要根据本意见要求，结合实际抓紧制定实施意见。国务院相关部门要根据本部门职责，制定具体政策措施。民政部、发展改革委、财政部等部门要抓紧研究提出促进民间资本参与养老服务业的具体措施和意见。发展改革委、民政部和老龄工作机构要加强对本意见执行情况的监督检查，及时向国务院报告。国务院将适时组织专项督查。

# 参考文献

[1] 秦伯未，余瀛鳌．内经类证 [M]．上海：上海科学技术出版社，1962 年．

[2] 汤钊猷，侯云德，秦伯益．医药院士世纪谈 [M]．杭州：浙江科学技术出版社，1998 年．

[3] 张景春，陈可冀学术思想及医案实录 [M]．北京：北京大学医药出版社，2007．

[4] 赵惠敏，王福根．痛、镇痛与治痛——论疼痛研究方向 [J]．颈腰痛杂志，1997，38（2）．

[5] 李晓峰，吴弢，莫文，等．论慢性筋骨病从痹辨治 [J]．上海中医药杂志，2017，51（3）．

[6] 陈文思，周红海，吴晶琳，脊柱与中医五脏病症关系的研究进展 [J]．中国中医骨伤科杂志，2017，25（9）．

[7] 赖淑华，李黎，王金玲，等．急性骶髂关节紊乱症的推拿治疗探析 [J]．2016，24（12）．

[8] 张法尧，赵树森，朱立国．颈部旋转极限体位对椎动脉血流的影响 [J]，中国中医骨伤科杂志，2017，25（3）．

[9] 孙江涛，李宇卫，沈晓峰，等，中医络病学说与腰椎间盘突出症证治关系探析 [J]．中国中医骨伤科杂志，2016，24（3）．

[10] 王炳强，田伟．腰痛防治指南 [M]．北京：人民卫生出版社，2003．

[11] 乔敏，陈健，朱海杭．颈椎病消化系统症状及发生机制研究进展 [J]．国际骨科学杂志，2013，34（5）．

[12] 齐越峰，张军，孙树椿，等，国外颈性心绞痛研究进展 [J]．中国骨伤，2002，19（7）．

[13] 王康锋，邱振刚．桃红四物汤 [M]．北京：中国中医药出版社，2005．

[14] 孙树椿．骨伤名医二十三讲 [M]．北京：人民卫生出版社，2008．

[15] 张洪，慕容慎行．一氧化氮合成酶与脑缺血的研究进展 [J]．医学综述，1999，5（6）．

[16] 唐家广，侯树勋，张伟佳，等，一氧化氮在神经根性疼痛中的作用 [J]．中国矫形外科杂志，2003，11（21）．

[17] 祝总骧，郝金凯．针灸经络生物物理学 [M]．北京：北京出版社，1988 年．

[18] 冯伟，冯天有，王飞，等，腰椎间盘突出症突出髓核对硬膜囊机械作用临床对照试验 [J]．中国骨伤，2007，20（12）．

[19] 甄志亚．中国医学史 [M]．上海：上海科学技术出版社，1984 年．

[20] 罗曼．内经绪论与《内经》现代研究概况，内经选读（附篇），上海师范大学，2009．

[21] 蒋森．血瘀论 [M]．北京：中国中医药科技出版社，2001 年．

[22] 焦东海，杜上鉴．大黄研究 [M]．上海：上海科学技术出版社，2000 年．

[23] 邱颂平．大黄药学与临床研究 [M]．北京：中国中医药出版社，2007．

[24] 刘洪强. 椎间盘退变性疾病治疗新法 [M]. 北京北京科学技术出版社，2014 年.

[25] 崔目犁. 中医沉思录 [M]. 北京：中医古籍出版社，1997.

[26]（英国）吉姆·艾尔哈利利，约翰乔·麦克法登. 神秘的量子生命 [M]. 侯新智，祝锦杰，译. 杭州：浙江人民出版社，2016 年.

[27] 薛立功，张海荣. 经筋理论与临床疼痛诊疗学 [M]. 北京：中国中医药出版社，2002.

[28] 韩建伟.《理瀹骈文》中关于中药透皮吸收的理论和认识 [J]. 湖北中医杂志，2006，28（10）.

[29] 司国民，李云，李咸营，等. 中医外治法与透皮给药系统 [J]. 中国医学科学院学报，2006.

[30] 李静，王冬梅，徐月红，等. 中药复方经皮给药制剂研究概述 [J]. 中草药，2005，36（8）.

[31] 唐良平.21 世纪是中药透皮制剂蓬勃发展的时代 [J]. 药品评价，2005，2（1）.

[32] 李义凯. 脊柱推拿的基础与临床 [M]. 北京：军事医学科学出版社，2005 年.

# 后 记

  国务院 2016 年发布的《中医药发展战略规划纲要（2016—2030 年）》指出：全面系统继承当代名中医药专家学术思想和临床诊疗经验，总结中医优势病种临床基本诊疗规律。将中医古籍文献的整理纳入中华典籍整理工程，开展中医古籍文献资源普查，抢救濒临失传的珍稀与珍贵古籍文献。推动中医古籍数字化，编撰出版《中华医藏》，加强海外中医古籍影印和回归工作。运用现代科学技术和传统中医研究方法，深化中医基础理论、辨证论治方法研究，开展经穴特异性及针灸治疗机理、中药药性理论、方剂配伍理论、重要复方药效物质基础和作用机理等研究，建立概念明确、结构合理的理论框架体系。本书正是以纲要要求为指导，收集整理了全国现代十二位名中医大师在"伤筋"和"痹证"方面的治疗经验和学术思想，结合现代科技前沿分子生物学和"分子医学"的理论来诠释中医药博大精深的奥秘。

  附录篇中整理了党中央关于继承、发展、创新中医药的法规和文件，从法制上保障了中医药在各项医疗服务及养老事业中的地位与作用，为中医药走向世界，为造福人类健康作出巨大贡献。

龙荫生于古都洛阳

2020 年 9 月

# 声　明

　　本书所概述及名中医治疗颈肩腰腿痛的各种方药及方法，均应在专业医师指导下应用，否则一切不良后果自负。